精品牙科诊所管理指南

Dental Practice Transition: A Practical Guide to Management

（原著第 2 版）

主　编　［美］David G. Dunning

　　　　［美］Brian M. Lange

主　译　陈　悦

译　者　陈　悦　苗　棣　刘　瑾　朱春晖

　　　　应　绚　石　磊　童钰鑫　张佳喻

　　　　石旭妍　王　旭　张凯利　刘彦乐

世界图书出版公司

西安　北京　广州　上海

图书在版编目（CIP）数据

精品牙科诊所管理指南/（美）大卫·邓宁（David G. Dunning），（美）布莱恩·朗格（Brian M. Lange）主编；陈悦主译. —西安：世界图书出版西安有限公司，2020.8

书名原文：Dental Practice Transition：A Practical Guide to Management

ISBN 978 - 7 - 5192 - 7019 - 3

Ⅰ.①精… Ⅱ.①大… ②布… ③陈… Ⅲ.①口腔科医院—管理—指南 Ⅳ.①R197.5 - 62

中国版本图书馆 CIP 数据核字(2020)第 045780 号

Title：Dental Practice Transition：A Practical Guide to Management by David G. Dunning, Brian M. Lange. ISBN：9781119119456

This edition first published 2016 © 2016 by John Wiley & Sons, Inc.

First edition first published 2008 © 2008 by John Wiley & Sons, Inc.

All Rights Reserved. This translation published under license.

本书中文简体中文字版专有翻译出版权由 John Wiley & Sons, Inc. 公司授予世界图书出版西安有限公司。未经许可,不得以任何手段和形式复制或抄袭本书内容。

书　　名	**精品牙科诊所管理指南**
	JINGPIN YAKE ZHENSUO GUANLI ZHINAN
主　　编	[美]大卫·邓宁(David G. Dunning)　[美]布莱恩·朗格（Brian M. Lange）
主　　译	陈　悦
责任编辑	马元怡
装帧设计	绝色设计
出版发行	**世界图书出版西安有限公司**
地　　址	西安市高新区锦业路 1 号都市之门 C 座
邮　　编	710065
电　　话	029 - 87214941　029 - 87233647(市场营销部)
	029 - 87234767(总编室)
网　　址	http://www.wpcxa.com
邮　　箱	xast@ wpcxa.com
经　　销	新华书店
印　　刷	陕西奇彩印务有限责任公司
开　　本	787mm × 1092mm　1/16
印　　张	31
字　　数	660 千字
版次印次	2020 年 8 月第 1 版　2020 年 8 月第 1 次印刷
版权登记	25 - 2017 - 0089
国际书号	ISBN 978 - 7 - 5192 - 7019 - 3
定　　价	296.00 元

医学投稿　xastyx@ 163.com ‖　029 - 87279745　029 - 87284035

（版权所有　翻印必究）

（如有印装错误,请与出版社联系）

原作者名单

Alderman Bradley D. D. S. Dental Practice Owner, Lincoln, NE

Anderson Ronda Hu-Friedy, Iowa/Nebraska Regional Account Manager, Louisville, NE

Boartfield Rebecca Human Resource Consultant, Bent Ericksen Associates, Eugene, OR

Callan Richard D. M. D. EdS. Associate Professor and Department Chair, General Dentistry, College of Dental Medicine, Georgia Regents University, Augusta, GA

Crist Ross L D. D. S. M. A. M. S. Dental Practice Owner (orthodontics), Sioux Falls, SD

Cumby Dunn D. D. S. M. P. H. Chair, Division of Community Dentistry and Dental Services Administration, University of Oklahoma, College of Dentistry, Oklahoma City, OK

Dunning David G Ph. D. Professor of Practice Management, Department of Oral Biology, University of Nebraska Medical Center College of Dentistry, Lincoln, NE

Harris David M. B. A. C P. A. C. M. A. C. F. E. C. F. F. Chief Executive Officer and Embezzle-ment "Guru", Prosperident, Halifax, Nova Scotia, Canada

Heller Eugene W. D. D. S. Vice President, Henry Schein, Inc: Vice President, Professiona Practice Transitions Division, Woodstock, GA

Itaya Lisa E D. D. S. Associate Professor and Group Practice Leader, Department of Dental Practice, University of the Pacific Arthur A. Dugoni School of Dentistry, San Francisco, CA

Kirsch Amy R. D. H. Founder and President of Amy Kirsch Associates, Centennial, CO; Member of the Academy of Dental Management Consultants, Formerly a Senior Dental Consultant with the Pride Institute

Lange Brian M Ph. D. Professor of Behavioral Science, Department of Oral Biology, University of Nebraska Medical Center College of Dentistry, Lincoln, NE

Lyon Lucinda J R. D. H D. D. S. Ed. D. Associate Professor and Chair, Department of Dental Practice, University of the Pacific Arthur A. Dugoni School of Dentistry, San

Francisco, CA

Madden Robert D. D. S. M. B. A. Dental Practice Owner, Littleton, CO

Nadershahi Nader A D. D. S. M. B. A. Ed. D. Interim Dean, University of the Pacific Arthur A Dugoni School of Dentistry, San Francisco, CA

Neumeister David D. D. S. Dental Private Owner, Brattleboro, VT

Opp Darold D. D. S. Dental Practice Owner, Aberdeen, SD

Shea Gavin Senior Director Sales and Marketing, Wells Fargo Practice Finance, Pleasanton, CA

Smith Tyler D. D. S. Dental Practice Owner, Omaha, NE

Spitsen Jim Insurance Broker and Consultant, Harold Diers Company, Lincoln, NE

Strasheim Kristen R. D. H Amertias Group Customer Connections and Operations, Manager Dental Consultant Review, Lincoln, NE

Terronez Thomas Chief Executive Officer, Medix Dental, Bettendorf, IA

Twigg Tim Owner and President, Bent Ericksen Associates, Eugene, OR; Board Member Academy of Dental Management Consultants

Wacker Mike Equipment Specialist, Benco, Omaha, NE

Webb William "Dana" Co-Founder and Financial Advisor, Fortress Wealth Advisors, Omaha

Wiederman Arthur S C. P. A C. F. P. Wiederman Associates, Tustin. CA

Willis David O D. M. D. M. B. A. Professor Emeritus, Practice Administration and Health Policy Research, University of Louisville, School of Dentistry, Louisville, KY

Wolff Steven C D. D. S. Owner of ADS MidAmerica Dental Practice Sales, Raytown, MO

Workman Rick D. M. D. Founder and Chief Executive Officer, Heartland Dental, Effingham, IL

译 者 序

由于口腔诊疗的特殊性，口腔医生可以在没有医院大环境的支持下单独开业，甚至比集中服务的大型口腔医院更灵活、更个性化、更富有竞争力，越来越多的口腔诊所如雨后春笋般出现，依据国家权威机构分析，到2020年，中国牙科诊所的数目将达到16万～17万家，而据2013年统计，中国共有牙科诊所6.5万家，口腔专科医院344家，其中公立口腔医院为157家，民营口腔医院为187家。由以上数据可以看出，私立口腔机构占据非常大的比例。口腔诊所是口腔卫生服务资源的重要组成部分，在国内的发展起步较晚，但起到不可取代的作用。但是，对于很多已经或准备开展口腔诊所业务的口腔医生或投资人来说，开办诊所会遇到哪些问题、如何解决、如何经营等依然是非常困扰的问题。

我有幸读到 David G. Dunning 和 Brian M. Lange 等编写的这本书，感觉受益匪浅。本书围绕牙科诊所的转让与管理从多个方面进行阐述，包括诊所的财务管理，转让/建立诊所之前所需的准备工作，商业系统及其相关问题，诊所经营中营销以及医患沟通，诊所中个人与个人以及个人与组织之间的合作与支持，个人及诊所的资金管理。

在美国，口腔诊所的经营运作模式相对成熟，我们希望能够将其中的经验介绍给更多的读者，包括已经或准备开办口腔诊所的口腔医生/投资人、口腔医院/口腔科的管理者/口腔医生以及广大的医学生们，为大家答疑解惑或提供借鉴，建立和提升管理经营的理念和手段。"他山之石，可以攻玉"，这是我们翻译本书的初衷。

本书的译者们是一支来自西安交通大学口腔医学院的中青年医生队伍，他们都具备口腔专业背景以及丰富的临床经验积累，具有良好的专业英语水平，在整个翻译过程中，大家都表现出了极高的工作热情，态度严谨、团结合作。在此对所有人的辛劳付出表示深深的感谢！

经过译者、编者们的辛勤工作，本书终于得以与各位读者见面。因时间仓促和水平所限，纰漏在所难免，希望各位读者加以指正。

陈　悦

2020.3

前　言

曾经编辑过或写过书的人都知道，这项工作的完成离不开几位重要成员的不懈支持。Debbie Merritt——我们领导部门的办公室人员，在很多时候给了我们及时的支持。Wiley 的关键团队成员，特别是 Teri Jensen 和 Catriona Cooper，在本书出版过程中也给予了很大的支持。

本书的内容设计使每一章节都能独立成章。这意味着各章节在内容上是互补的，甚至可能在个别情况下有所重叠，对一些相同或相似的内容在不同章节进行不同深度的讨论。每一章主要为了充分阐述一个主题，不依靠其他章节补充。读者也能够在各章节的附加内容中获得更多信息。管理诊所的导师可以独立或组合分配章节，读者也可以根据需要和兴趣来阅读各章节。

美国具有一个典型特点，就是牙科市场和生活成本在不同的地区差异巨大。举个例子，在人口稀疏的农村地区牙科诊所一年的平均收入只有发达城市地区的30%～50%甚至更少。同样的，个人预算在不同的地区差异也巨大，特别是由于租金/按揭的花费差异很大。网络资源可以帮助我们理解生活成本在不同地区的差异(如：www. bestplaces. net—Spealing's best place—and city-data. com)。

感谢所有章节的作者，他们平常工作繁忙，但是参与了章节的编写，并且在如此繁忙的情况下"随叫随到"。

同时感谢我们的章节审阅人员，他们在完成各自日常工作的同时投入了大量的时间给我们提供反馈意见：

Dr. Bradley Alderman

Ms. Ronda Anderson

Ms. Rebecca Boartfield

Dr. Richard Callan

Dr. Ross Crist

Dr. Dunn Cumby

Dr. David Dunning

Mr. David Harris

Mr. Drew Hinrichs

Ms. Amy Kirsch

Dr. Brian Lange

Dr. Lucinda J. Lyon

Dr. Robert Madden

Dr. Nader Nadershahi

Dr. David Neumeister

Dr. Darold Opp

Mr. Gavin Shea

Dr. Tyler Smith

Mr. Jim Spitsen

Ms. Kristen Strasheim

Mr. Tom Torronez

Mr. Tim Twigg

Mr. Mike Wacker

Dr. David O. Willis

Dr. Steven Wolff

Dr. Rick Workman

以上人员为了让本书更加完善和精彩贡献了时间和心血。我们尽可能地保证各个作者按照各自的表达方式写作。因此,读者可能会注意到各章节的写作风格有所差异。从编辑的角度来说,我们是有意而为之的。

本书并不提供或意图提供法律、财务、投资或会计等方面的建议。我们强烈建议读者去具有资质的律师、财务计划师、会计和咨询师那里咨询,获得相关的专业服务。

感谢上帝的慈悲、指引和保佑,本书能够开始并完成。感谢家庭的支持和鼓励,特别是 Kathy 和 Anne,有她们的支持,本书才能够完成。

关于本书的相关网站

本书附赠网站：

www. wiley. com/go/dunning/transition

网站内容包括

- 样表和清单
- 书中的所有图片
- 一段牙科健康晨会的视频

怎样进入网站：

1. 密码是第 14 章的第 1 个单词（Appointment）。

2. 到达 www. wiley. com/go/dunning/transition 后点击 Resource，键入密码并进入网站。

目　录

第1部分

牙科诊所转让，财务报表及财务分析简介

PART

1

概　述

David G. Dunning, Brian M. Lange

本书的目的是向您提供在做诊所转让决定时需要的概念和观点。我们强调尽可能公正平衡地提出合理的意见。我们并不出售任何东西，只是提供在做决策时需要的有用信息。

把诊所转让过程中需要的所有信息收集到一章里是非常困难的。更多关于不同问题的细节处理方法在此列表里。比如，在这一章的最后，有一部分美国牙医协会（American Dental Association，ADA）出版物的列表。同时，本书还提供一些通常不会出现在书里的基本信息。

职业选择

> 你看到的未来即你得到的未来。
>
> 罗伯特·G. 艾伦[①]

关于职业主要问题的回答已经很清楚了。你在牙医学院学习或者已经毕业了。对于那些牙医学生，问题通常集中在将要在哪一领域执业：私人全科诊所、私人专科诊所、公共卫生、军队服务、牙医教育，或者你会和一个或更多的亲戚一起加入你的家庭诊所？我们的目的不是复制 ADA 的关于职业选择的出版物《通向诊所之路：牙医学院毕业及获得执照后的职业指南》。相反，我们鼓励你安静下来深入思考，退后想一想，选择职业的过程以及在这个过程中的基本问题。

多数牙医学生在进入牙医学院第一年和第二年的时候会问，现在我已经进入牙医学院了，然后呢？你的心中涌出各种问题。我想在哪里生活？或者如果我结婚了，我们想在哪里生活？如果我成为专科医生，这会对我在哪里生活造成影响吗？我想要在城市生活，还是在乡村生活，或是倾向于二者略有融合的生活方式？如果你已

---

① 译者注：罗伯特·G. 艾伦（Robert G. Allen）是知名作者和成功企业家，知名理财顾问，著有《一分钟亿万富翁》《无所不能》《创造财务》等多部畅销书。

经或者计划成家，你还要给孩子寻找最好的教育机会和社会资源。你希望你的孩子每天接触到的什么样的价值观。那些有宗教信仰的人会问自己：上帝希望我去哪？我能够迅速把学生贷款偿还了吗？在我期望的速度下，这偿还过程应该是缓慢的还是快速的呢？

以上的问题无疑是令人崩溃的。这意味着你需要考虑你自己、你的家庭、你的诊所地点和诊所类型（如全科还是专科）之间的关系。表1.1的内容为你提供一个制定决策的起点。你可以列出上面所有需要考虑的问题，对你想要开设的诊所类型进行决策，最终决定在哪一个区域的诊所最能符合你的标准。在决策过程中请考虑以下问题：

- 听取身边最亲近的、会被你的决定影响的人的意见。
- 牙医学院第二年时的好主意可能在你进入第三年时并不是一个好主意了。灵活一些，有时，生活可能有急速的改变。
- 在决策过程中要有理有据。任何决定，尤其是那些你正在考虑的决定，需要合理的证据和他人意见，并且需要时间。要耐心。

人们在做出重要决策的时候经常会问这个问题：

当进入诊所工作或者进入其他职业领域后，我发现我并不喜欢。我是否做了正确的决定，我是否满意我的决定？这是个令人深思、多角度的问题，答案可简可繁。简单的答案是你可以随时转换，尽管就你的现状而言，这可能需要花费一些时间。牙科的许多不同领域都有工作需求。而复杂的答案基于以下一系列问题：

- 执业过程中或职业领域里，有什么是你不喜欢的？
- 关于你的社区，有什么是你不喜欢的？
- 这些能够改变而使你更容易适应吗？
- 你所经历的和你所期望的有差别吗？
- 如果要选择另一个职业领域，你会怎么做？

如果你花时间和你的家人一起解决这些问题，并且如果你为某些或和某些牙医工作，你会发现你最终会解决这些令你不愉快的问题。然而，如果你不能通过回答上述问题而解决这些令你不愉快的问题，那么你最好准备好决定下一步该干些什么。

根据 McDaniels 等（1995）的建议，在做决策时，需要谨记以下几点：

- 决策可能是尝试性的，你可以改变主意。
- 通常并没有绝对正确的选择。
- 决策是一个过程，并不是一个瞬间的决定。我们会随时根据新的信息来重新评估和调整。
- 当进行职业选择时，记住你并不是终身选择一种职业。为了现在而进行选择，不要担忧20年后你是否仍然喜欢。生命是流动的，改变随时发生。
- 决策和结果是不同的。你可能基于现有的信息做出了好的选择，但是仍然可能得到一个不好的结果。决策在你的掌握之中，但结果不是。所有的决策都有风险。

● 试想一下最坏的结果你能接受吗？如果你能接受最坏的结果，那么其他结果就不会那么糟糕。

● 尽量避免非此即彼的思维：通常会有两个以上的选择。

表 1.1 决定因素

	我们想要的生活方式（如农村地区）	我们期待的价值观	偿还贷款	子女的教育机会	离家近	我们想的和能够负担得起的住所	其他重要因素
全科牙医							
专科诊所							
军队							
公共卫生							
牙科教育							
牙科服务							
机构管理							
公立机构内执业（医院）							

当前市场及其对你的含义

21 世纪的牙科市场犹如人生的青少年时期，对牙医和患者来说，都带来独一无二的机会和挑战。这些情况对你有深刻的影响。让我们来审视现在的牙科时代和当今的市场，它们代表了本书的背景——最坏的时代和最好的时代。

铂金时代：现已褪色

"牙医学的铂金时代"这个名词最早从 2000 年的春天开始出现（Takacs，2000）。为什么人们从那个时候起描述牙医学处于铂金时代呢？很多原因取决于数字，这些数字大多数你们已经听说过了，我们只指出最关键的。

我们的人口寿命在增长，并且与上一辈或上两辈人相比有更好的口腔健康状况。因为现在人们缺失的牙齿更少，更多的牙齿和支持组织保留下来并且得到修复，简单地说，假如患者能够支付并且有机会得到治疗，那么会有更多的工作需要完成。另外，研究显示牙医现在单位小时内挣得的钱高于内科医师，尽管内科医师因为有更长的工作时间因而年收入更高（Seabury，Jena，Chandra，2012）。美国新闻和世界报告将牙医列为 2015 年排在第一位的职业（http：//money. usnews. com/money/careers/slideshows/the-25-best-jobs-of-2015/2），而牙科卫生保健员作为重要的协作团队成员，排序也落后不远，在第五位。

尽管曾经因为这样那样的原因，牙医学曾有段时间被称为牙医们的"铂金时代"，但我们不能忽视的是：对某些群体的患者而言并非如此。没有牙科保险的患者、居住在一些农村地区的患者以及低收入的患者，都很可能无法获得他们需要的牙科治疗。所以，牙医学的从业者们可能正享受着处于铂金时代的盛世美好，而对于某些患者来说这可能更多的是一个艰难的时代。因为你获得了些许，我们希望你能回馈些许，不管以何种方式，来消除那些患者获得治疗的障碍。这可以有很多选择，比如美国公共医疗补助（Medicaid）项目、非营利性门诊、慈善项目（志愿者周末为低收入者提供治疗），甚至作为交换提供一些免费的、有折扣的或者可以议价的治疗。

为什么会说铂金时代在失去光泽？很多因素在减弱铂金时代的光芒，即使牙医被看作是第一位的职业。可能有很多不同原因，但有四点最为突出：

第一，牙科服务的费用开始下降并且在现在经济情况的影响下似乎不会反弹。同时，儿童的就诊率（去牙医那里寻求服务）增长了但是成人的就诊率下降了（Wall，Vujicic，Nasseh，2012；Vujicic，2013）。另外，给你一些数字，美国的牙科诊疗总人次从 2006 到 2012 下降了 7%。2006 年全美范围内约有 2.71 亿次的牙科治疗就诊人次，而 2012 年只有 2.52 亿次（这意味着 2012 年牙科就诊人次比 2006 年减少了 1900万）。这在同一时间段内，美国的人口增长了 5.3%，而执业牙医数量增长了 9.4%。因此，平均每人每位牙医的就诊次数大大减少了。即便是更多的人现在享有一些不同种类的牙科保险，如 Medicaid、优惠医疗服务提供者（preferred-provider）等（McGill，2014），患者仍然很难获得治疗，如果要得到治疗，仍然需要花费不少的钱。

第二，牙医学生的负债猛增，推动了一些对学生招生和职业决策影响的研究。截止至本书的写作时间，学生的平均负债大约在 24 万美元并且仍在急剧地增加，公立大学毕业生的平均负债稍低，而私立大学毕业生稍高（http：//www. asdanet. org/debt. aspx）。对于一笔超过 10 年的 22.5 万美元的负债，利率约为 6.5%，在不考虑到对学生贷款利息和总收入所得税的严格限制的情况下，需要每月偿还 2555 美元。一个刚毕业的牙医需要挣得 30 660 美元以上的年收入才能保证每月偿还 2555美元。当他们想要成为诊所合伙人并获得购买诊所的贷款时，这些负债便对他们的经济境况带来影响（关于这方面的内容将在第 3、20、21 章中详细描述）。

第三，新的牙医学院已经建成或正在新建，最终可能会因为有了更多从业者而使市场饱和，尤其在某些市场（Solomon，2015a，2015b）。

第四，一些牙科保险公司的报销计划减少，对牙医来说实现利润的压力增加，这也是一个持续的挑战。从汇集的数据中总结，Boechler 认为：尽管牙医和卫生保健员每月工作的时间增加了，他们每个小时每个患者的净收入在总收入中只占很小的比例。这是由于将保险用于支付的患者越来越多，带来更多的调整，使净产值占得的比例更小。不幸的是，对于牙医，在《平价医疗法案》（Affordable Care Act，ACA）下这个趋势会持续到未来。换句话说，牙医将来的工作长度会增加，并且实现利润的压力越来越大。仔细阅读其他相关章节，特别是第3，第12，第13章，了解更多关于诊所开业利润，牙科收费和牙科保险/获益的内容。

最好的时代，最坏的时代？

狄更斯的小说《双城记》可以准确地描述目前牙科诊所转让中的各种机会："这是最好的时代，也是最坏的时代；这是智慧的年代，也是愚蠢的年代；这是信仰的时期，也是怀疑的时期。"这些文学描述怎么会和转向私人诊所类似呢？

从许多方面看，现在确实是最好的时代。尽管之前提到了各种方面"铂金时代的光芒在暗淡"的影响（如负债和低利用程度的问题），牙科成为2015年第一位的职业选择绝不是偶然。在可预见的短期时间内，投资的回报仍然是良好的。

然而，具有讽刺意味的是，就某种意义上而言，现在也是最坏的时代。因为对牙科服务需求的不可预测和牙医学生需要偿还贷款，这个职业的前途光明与否变得更加复杂。除了其他技能，还需要培养一种能够客观评估各种选择的能力，来做出明智的决定。另外，人们普遍认为：牙医学生将来会变得富有。这就意味着许多个人和公司，打个比方来说，在牙医学生身上打主意，等他们事业有成后分一杯羹。我们要对个人和商业保险、要对转向诊所的概念和过程、要对从未有过的巨大投资保持警惕。关于这些问题请见第25章和26章，详细讲述了关于个人/商业保险和个人投资/理财的问题。

在这最好的和最坏的时代中，大量的转向诊所的安排和转向模式已经出现。坦白讲，我们确实对现在一些合伙关系的协议和购买诊所的方式感到惊讶，尤其是考虑到学生还在负债的情况下。在现在竞争激烈的市场下，合同内仍然有很明显的空间，在某些方面偏向于有诊所所有权的牙医。在一些竞争非常激烈的市场条件下，有诊所所有权的牙医会获得难以置信的谈判立场，这使得在合伙人位置的牙医得到的好处少很多，在诊所实践的花费反而更高。一些咨询公司在各种多变的市场环境下营销和实施关于转向诊所的商业模式，使其他人大为头疼，思考如何使他们的模式在如此多变的市场内运作。

这本书的主要目的之一就是为你提供一些明智的观点，它们是基于已证实有效的观念之上的，使你穿过铂金时代光芒暗淡的迷雾，在这个最好的时代和最坏的时代里寻找自己的出路。最后，可能并不存在绝对和无可争议的正确方法，教会你如何成为一位合伙人或者购买一个诊所。然而，在这当中确实有一些套路或多或少可以帮到你。这就要求你成为一个有商业头脑的机智的消费者。

转向诊所中的"百慕大三角"

从牙医学院或初期的职业道路（军队或公共卫生）转向到私人开业是一个非常艰难的过程，机会稍纵即逝。因此，标题中的"百慕大三角"是一个在民间传说和神话里，能够使船只和飞机消失得毫无踪迹的地方（图 1.1）。不论"百慕大三角"的传说真实与否，这个词可以比喻牙医学院的毕业生进入商业领域时脆弱的极易倾覆的过程，他们试图通过购买、入股、或成为牙科诊所合伙人，来进入这个领域。

这个三维的诊所过渡三角形模型包括了这些因素：牙医学院学生/毕业生，有诊所所有权的牙医和双方的建议人（视模型自身情况而定）。在模型内部，诊所有其特定的动态平衡和特点，它们取决于各方的消长和制衡，同时这样的相互关系也容易失去稳定。比如，一个准买家认为这个诊所的员工在收购后会留下来继续工作，但是却发现所有的员工都离开了。一些信息可能很容易使这些平衡关系失去稳定，比如不同区域牙医的观念，管理费用的比例等。模型外部环境是影响诊所开业的外部因素，包括更宽泛的经济情况如失业率、通货膨胀和利率等。

三个原则加固了这个模型，当然，这些原则本身也是有争议的。

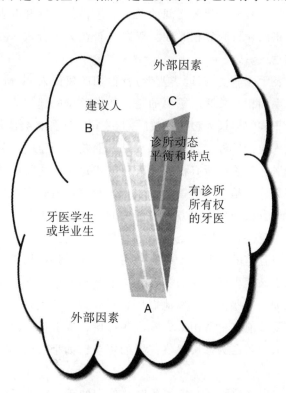

图 1.1　诊所转让中的"百慕大三角"

原则一：任何一方在转向开业过程中都应保留所有权利。我们认为这个原则是公平的。有诊所所有权的牙医，显然比将来的合伙人或者买家更有主动权。但是后者的权利不能被忽视。为了保证成功转向，必须保持某种程度的平衡和互惠互利。

原则二：每一方的利益都互相在竞争，因此这个过程需要一定的谈判，从小的调整到标准雇佣协议的达成，以得到各具特色的合同。有时候个人的利益似乎看上去有些奇怪。这些可能来源于个人的历史。比如，一个合伙协议可能偶尔包含了一些非常具体的条款，这些条款的内容在与以前的合伙人合作时非常不明确（举个例子，不应批准购买任何产品。）

原则三：如果任何一方保持不合理的谈判地位或不合理的立场，谈判的过程很容易就停滞不前。我们认为转向诊所开业需要从大处入手，而不是纠缠于细枝末节。因为一个很小的争论而停止谈判是很不明智的，类似谁来付一年的医疗责任险，或者诊所到底值 50 万还是 53 万这种问题。我们的意见是，你无须为诊所的售价降低 3 万美元而终止交易（不过你也许应该为了 10 万美元的调整暂停交易并且听取专业的意见）。

让我们来审视这个利益竞争的三角形。在交界点 A，代表牙科学生（或新近毕业生）和拥有诊所的牙医之间的关系和相互关联。这一模型的建立，取决于准备在诊所开业的人和有诊所所有权的牙医之间的关系。怎样使个性和开业理念、价值观引导下的行为及所提供的牙科服务相匹配？双方是否在关于合伙人或购买诊所的基本理念和架构原则上达成一致？

交界点 B，代表牙科学生（新近毕业生）及他们的建议人和有诊所所有权的牙医的建议人之间的关系和相互关联。重要的是，注意这里的建议人，可能是正式的也可能是非正式的。正式的建议人包括过渡顾问/公司、律师、会计师、贷款方、职员等。非正式的建议人包括父母、其他家庭成员、朋友和同学等。处于转向诊所开业中的牙医学生或牙医和有诊所所有权的牙医的正式建议人之间能够达到一个什么程度的理解沟通？咨询公司是否提供一个弹性有效的商业模式来使转向诊所开业的过程像学生和有诊所所有权的牙医双方共同预见的一样？除了公司的顾问，学生可以雇佣独立的顾问吗？配偶在谈判中是否具有适当的影响？我们曾经在一些案例中见到过，配偶具有难以置信的影响力，可能运用一些与牙科市场不同的商业模型，在一些相对小的问题上破坏可能达成的协议。如果参与其中，学生是否赞同公司的商业模式及理念？比如，一些公司声称他们代表了双方，学生是否知晓并同意？学生在毕业之前是否需要提前支付费用来观察这些诊所，或者付一定的预付款使最后购买能够达成？贷款人是否会为诊所提供需要的资金？如果会的话，针对诊所他们是否享有留置权？

在交界点 C，代表有诊所所有权的牙医及他们的正式或非正式的建议人和学生的建议人之间的关系和相互关联。有诊所所有权的牙医是否和过渡顾问沟通清楚了他们之前与学生达成的基本协议？不幸的是答案通常是否定的。换句话说，普遍情况下，有诊所所有权的牙医和他们的顾问之间的沟通，都没有包括他们和学生之间已经多次协商、谈判沟通好的内容。这个通常是因为有诊所所有权的牙医的顾问不能制定一个标准化的雇佣协议或使用一个固定的方法。学生的建议人能否提供一个构建好的、把诊所价值和合伙人关系都放在合适位置上的合同？

三角之内

每个牙科诊所都有其构成这个三角内部的各自独特的特点。一些"内在"特点包括了诊所位置、患者基础(和其过往、现在和将来的牙科需求)、独特的员工、诊所的设计(可能会使医生过得更容易或更艰难)，技术条件，患者的数目和财务信息(David Willis 医生在第 2 章和第 3 章的关于牙科财务条款和主要质量指标的精彩总结)。需要了解这个诊所内在的结构特点，特别是那些以后打算购买这个诊所的合伙人和买家。这些都是审慎调查的一部分。比如，一个号称拥有 51 万年产值的诊所在去年的托收值为 45 万美元，这就给你创造了一个"审慎调查"的机会。这是由于未计算税收和(或)牙科保险的调整吗？

三角之外

三角之外是外部的一些相对于社区、城镇/城市、县和州的独特因素。社区是比较老旧的、还是建成完善的；是逐渐衰落的，还是正在成长的？所在城市/县的主要人口是多少？有多少全科医生在开业？这些信息可以通过一系列资源来搜寻，也可以从特定的公司购买到。所在的牙科市场竞争患者的情况激烈吗？如果是的话，诊所的卖价要相对高些。两个州可能被一条 1 英里(1 英里 ≈ 1.61 公里)宽的河流分隔开。因此两个不同的市场可能存在巨大的差异：一个已经被第三方支付者饱和；另一个主要按服务收费。另外，更宽松的经济大环境，税率、失业率、通货膨胀都会对牙科执业有深远的影响。总的来说，这些外部因素不可忽视。

概括来说，持续增长的群体开业代表了国家牙科市场和牙科经济在发生深刻和持续的转变。这个增长趋势不光包括在同一座大楼里和不同的公司合作的群体开业的多个牙医，也包括了牙科服务组织。第 10 章和第 21 章分别讨论了企业单位和牙科服务组织。

一些通常会造成三角沉没的陷阱

在合伙关系中

- 诊所所有者提供的补偿和(或)未来合伙人的期望值低于或高于通常的标准。
- 关系的形式：雇主与独立合同人 IRS 有一套严格的检测系统来检测是否具有独立合同人的资格。你可能知道，一个独立合同人必须要支付自己以及雇员的社会安全税（本书完成为止刚超过 15%）。

- 患者的分配：是公平还是平衡？合同中匹配的补偿条款能够覆盖基本工资还是基本持平？在一些主要为管理医疗/第三方支付的诊所中，患者的分配特别关键，并且产值会有相应的调整（减少）。
- 入股条款/流程（时机、程序等）。
- 第三方运营商对合伙人的补偿和执业经营费用和盈利状况的影响。
- 诊所收入不足无法增加牙医？一些争论认为如果要雇佣一位合伙人，一个只有一位牙医的诊所需要有 80 万美元以上的收入。
- 口腔卫生收入相关的分配：合伙人是否有监督口腔卫生的收入？
- 不合理的限制性条款。
- 合伙人的人际沟通能力和边缘技术技能（Halley et al，2008）。

Eugene Heller 医生（1999）详述了十条合伙人失败的原因。参见参考文献中列出的文章。

在购买中：

- 诊所价格未知或被合伙人和（或）建议人认为过高。
- 诊所价值配置不准确（如所有设备价值和耗材价值 1 万美金而商业信誉价值 35.5 万美元）
- 买家有足够的资金支持吗？一些贷款方可能会限制新近毕业生的贷款数额。
- 购买过程中在诊所发生的重大变化（有诊所所有权的牙医身体残疾，职员离职，有诊所所有权的牙医离婚等）。
- 来自过渡咨询公司的信息显示诊所的规划太好而不像是真实的。
- 关键建议人（正式或非正式）的过度且不准确的影响。

避免交易倾向于一方的一些建议

- 研究一下牙科市场的一些特别领域合伙人牙医在薪水和福利方面倾向于什么？用什么方法来评价诊所？第三方参与和报销的程度范围到哪里？什么是典型的开销/利润范围？从收入比例来算诊所通常的营业额是多少？第 4 章讲述了诊所评估中的一些基础知识。
- 确定在雇佣安排和购买诊所过程中什么是你"不能让步的"，如果有的话。你愿意做预案吗？这要建立在详细个人和家庭预算上，多少钱是你能接受的收入和福利的底线？你想什么时候购买诊所？这个过程以书面形式写下来了吗？为购买诊所你最多愿意支付多少钱？
- 确定你可协商的部分：超过最低标准的薪酬水平，在一定范围内的诊所价格，患者、员工如何交接等。
- 咨询各种建议人，依据他们的专业知识评估他们的意见。Solomon 建议："拒绝好的建议，你的计划将失败；采纳好的意见才能成功。"

- 确保所有重要项目都在合同和协议中特别列出了。
- 管理好你的信用等级，越高越好。尽管基于市场条件，"不能贷款"的最低阈值在变化，本书中认为，一般来说，保持信用等级高于 665 是很关键的。

选择关键建议人

在你开始选择建议人帮你最终完成诊所开业的约定时，你要问一个问题：我需要什么样的建议人？为了找到适合你的最佳诊所，你需要的专业人士名单是相当广泛的。你选择的开业的类型(合伙人、搭档还是有诊所所有权的)将影响建议人的数量和所需建议人的类型。然而，在我们深入挖掘最好的建议之前，不要忽视家庭成员和朋友的意见，特别是从事商业或牙科行业的人。如果你有一个反映你的目标的问题清单，那么跟那些诊所开业者特别是家庭成员聊聊牙科开业是最有成效的。从家庭成员或者朋友那里获取牙科开业相关的信息是个好主意，他们是非常可靠的信息来源。

在牙医学院里最好的资源来自教授诊所管理老师和在社区开业的教职人员。在大多数牙科学院里，多和那些自己拥有诊所的兼职教师聊聊，他们是你了解在私人诊所会遇到什么问题的最好的资源。

教授诊所管理的老师应该教你或者有参考文献，来帮助你决定和什么样的建议人接触，实现你的开业目标。许多牙科学院有提供开业机会的机构和准备出卖的牙科诊所的清单，以及推荐的建议人比如借贷人和公司。多数诊所就在牙科学院所在的州和地区，位于清单上很多诊所的所有者就是学校的校友。你的学校的诊所清单应该是一个好的开头。

不要忽视从牙科供应商那里得到的建议。供应商通常在有诊所所有权的牙医找经纪人或列出诊所清单之前就知道了他们想要出让诊所。多数供应商非常乐意把这些信息传递给可能的买家，以期建立长期的商业合作关系。

你需要的建议人的数量和种类取决于你目前从事的诊所类型。比如，如果你打算做一个合伙人，并不想购买诊所，你的银行、账户和税收需求就和你想购买一个个体私人诊所或者在将来入股一家有多位所有者的诊所是不一样的。

让我们按一定的顺序看一下可用的建议人，他们能够帮助你得到梦想中的诊所或者至少是与你的目标相匹配的诊所。这是一个基本但并不详尽的清单。比如，在这里并不会讨论建筑方面的问题，然而在诊所营销和缓解压力时，有见地的办公室设计会起到非常关键的作用(图 1.2)。

请看下面列表，你需要从中选择建议人，来帮助你实现目标：

会计师/CPA

律师

银行家

保险经纪人

投资顾问

执业经纪人

有一些专业为牙科服务的组织机构，包括牙科诊所注册会计师学会（www. adcpa. org）和牙科执业管理顾问学会（www. admc. net）。

当寻找建议人时，要确保他们在小企业或牙科诊所领域具有丰富的工作经验。如果你找的建议人日常工作并不处理牙科诊所的基本事物，可能最后就你自己付钱给他们交学费了，并且可能因为一些过时或不准确的建议而再三地损失收入或发生法律纠纷。

选择一个会计师

考虑一下，一个会计师/注册会计师应该能够提供：

- 编制定期财务报表和年度审计报告。
- 帮助你分析你的财务报表。
- 帮助你制定预算和月度报告制度，以便你可以定期检查和预算相关的财务交易。
- 准备报税表，协助税务和退休/房产规划。
- 建立一个税务日历和系统，使所有文件符合归档件要求。
- 帮助你建立会计制度。
- 协助决定贷款或投资需求。
- 担任你的财务和行政事务的建议人。
- 帮助你设置和监管关键财务和质量绩效目标并使盈利最大化（参见第 2 章和第 3 章）。

下面的建议旨在帮助你找到合适的专业会计师、律师、银行家、注册会计师、执业经理人等。为了保持一致，我们仍使用会计师作为例子。

确定你希望会计师为你的诊所提供的工作范围。你希望有人管理你的账册并准备月度财务报告吗？你在找一个年度审计吗？你在寻找建议吗？

- 从其他私人牙科诊所的牙医那里寻求推荐。
- 面试两个或三个会计师以便你可以找到你最愿意与之共事的那一个。
- 在面试会计师时，重点关注你是否愿意与之共事并对其有信心。面试时应该询问一些总体性问题。不要在面试筛选阶段就提问会计或税务建议。
- 要求你面试的会计师提供他们曾经为之工作过几年的牙医的推荐信。

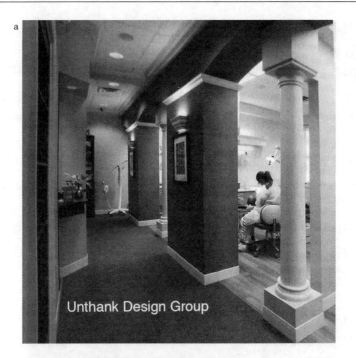

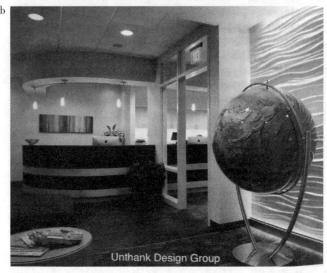

图 1.2 Unthank 设计团队是一家优秀的室外和室内设计公司，专门为牙科从业者提供服务。
Michael Unthank 是一位牙医和注册建筑师，在全世界内设计过超过 2000 个牙科诊所和专科诊室。
a. Davila 位于 Tampa，Florida 的修复治疗室，拥有 8 台牙椅。这是 Davila 医生治疗室的走廊，
非常有个人特色。b. Glenn 和 Katzberg 在 Lincoln，Nebraska 的诊室。将正畸的起源作为主题，
新诊室的中央摆了一个 42 寸直径的地球仪当寻找建议人时，要确保他们在小企业或牙科诊所
领域具有丰富的工作经验。如果你找的建议人日常工作并不处理牙科诊所的基本事物，可能
最后就你自己付钱给他们交学费了，并且可能因为一些过时或不准确的建议而再三地损失收
入或发生法律纠纷

下面的问题应该在面试中提出（引自www. smallbusinessnotes. com）：

• 你为牙科诊所提供的基本服务是什么？

• 你的服务怎么收费？大多数会计师会为一些重复性服务如每月或每季度财务报表建立一个月度维护，并按审计的小时数收费。报税表可按照小时或表格收费。

• 我怎样才能降低费用？确定你是否可通过采纳所提供的建议来使你的会计和业务费用成本下降。

• 当我的诊所业务增长时，你怎么帮助我？让他们描述他们提供给其他牙科诊所的服务。

你可以通过以下措施使你的会计成本下降：

• 寻找可以提前准备些什么，使你的会计师的工作更容易些。会计师越容易阅读和了解你提供的信息，工作就会越快速地完成。现代牙科诊所软件提供了很多对你和你的会计师有帮助的报告。

• 选择一个你会用的会计系统，它能够让你或者其他员工在有限的时间里尽可能更多地做财务管理工作。

• 在做出重大决定之前和你的会计师或税收专家谈谈，这样你就能提前知道税收的影响。

这也要求你把所有的文件及时填写完成，以节省会计师的时间。

• 准备和组织你们的会议。花时间准备你的访问是节省钱和时间的。做笔记，你就不用把问题问第二遍。

• 要求一个详细的账单，对每种类型的服务都有详细账单，包括时间和费率。这会给你一些如何省钱的线索。

要牢记于心的是，把需要你花很多时间学习的服务包给别人实际是可以节省你的钱的。你做牙科工作，比你做账册、账单或税表的产出多得多了。可以在很多方面改善生活质量：有时间和家人在一起，享受你的爱好，放松自己。

选择一个律师

当选择律师的时候，决定你需要哪种律师是十分重要的。如果你想要成为一位牙科诊所的合伙人，或者考虑自己购买一个牙科诊所，最好寻找一位专业做小企业合同法尤其在牙科诊所方面有经验的律师。如果你想寻找律师同时兼任注册会计师，那么可以考虑美国律师－注册会计师协会的会员（https：//www. attorney-cpa. com）。

在很多地方，在某一专业领域的律师是允许打广告的。通常情况下这些专业领域是由美国律师协会管理的。这个协会，类似美国国家牙科协会，会要求会员在一些专业领域内完成全年任务以外的额外研究以保持专业技能水平。选择律师的首要考虑应该是你面试完一位准律师后内心是否舒适。

上文提及帮助你寻找会计的建议，可以并且理应在稍加修改之后，用于寻找合适的律师。比如，决定你需要律师给你提供的服务范围。你希望律师给你一些合同的范本还是审核一份你提供的合同？如果律师在帮你审核合同，你需要提前知道，你想要以什么方式获得补偿、福利和管理费用。

你提问准律师的问题应该包括以下内容（引自 https：//attorneypages. com/help/ch11-attorney-interview-questions. html）：

- 律师从事的专业领域是你感兴趣的吗？
- 你第一次咨询会要求付费吗？
- 律师每小时收费多少？
- 律师认为需要工作多少小时能够完成任务？
- 是否有政府许可或备案的费用？
- 这类工作是否有法定的指导方针？
- 律师是否提供给客户书面合同或信件确认雇佣关系？如果有，要看看例子。
- 律师是否面临过针对自身的控诉？
- 当这位律师在某一专业领域内不是专家，是否会把工作转给这个领域内的其他专家？

你的一生中总会需要律师的服务，帮你解决一些问题如遗嘱、信托或出售诊所等。即便你一起工作的律师不能解决你所有的问题，他可以把你转给你需要的专家。如同会计师，你所在地区中受你信赖的牙医会把律师推荐给你来面试。

选择银行经理

你应该如何选择银行或金融机构？这些选择银行或金融机构的步骤和选择会计师或律师是类似的。所有的金融机构都不尽相同。各机构自行制定下列政策：

- 提供产品类型和服务
- 贷款资格的标准
- 账户的最低余额
- 利率
- 账户服务的收费

你的银行经理可以给你提供以下服务：

- 为您和您的企业协助现金管理。
- 不同期限和不同风险的投资产品。
- 关于最符合你需要的贷款资格的建议。
- 针对小型企业的特殊贷款计划。

比较各金融机构来找到最适合你的服务。不要忽略当地和地区银行。他们可能对当地社区更感兴趣，他们的主要资源都在社区。开始收集信息选择最合适的金融机构，并找到一位能与之建立长期联系的银行经理：

- 下定长期投资的决心。

- 请你信赖的牙医、会计师和律师介绍你到他们熟悉的银行去。

- 与当地商会核实一下哪些银行在社区积极活动。

- 找一个和你个性互补的人——一个可以和你融洽相处的人。

- 向理财中心经理或副总裁自我介绍。如果你需要贷款，要求会见分配给你的贷款专员。

- 向银行经理解释你的业务，以便他们能告诉你什么特别产品、服务或限制可能适用。

- 不要仅因为成本而做决定，而要比较储蓄账户和基本消费贷款的利率。多数商业贷款是通过谈判达成的。并且，你可以协商服务收费。做些比较再购买（www. smallbusinessnotes）。

最好在你需要用钱之前就和一位银行经理建立好关系。好的银行经理会理解你个人的和你业务上的需求。

选择一位保险经纪人

保险经纪人或机构代表他们的客户签订保险合同。基本上有两种保险代理：一种是主要为一家保险公司工作的代理人，另一种是为客户工作的独立经纪人，主要工作是审查各公司的政策。为某一保险公司工作的经纪人只能提供其工作公司的产品，价格也由公司确定。独立经纪代理机构代理所有保险公司的产品并试图以最优的价格提供最好的保险覆盖。

你的保险需求分为个人和业务两大类。保险覆盖到的个人生活方面包括但不限于以下内容：

- 房产/出租

- 汽车

- 人寿保险（你/配偶）

- 残疾

- 伞式责任保险

- 健康（可作为一种公司福利）

保险覆盖到的职业生活方面包括但不限于以下内容：

- 医疗差错

- 残疾

- 健康

如果你是一个牙科诊所的合伙人或独自拥有一个牙科诊所，你需要考虑到以下方面的保险覆盖范围：

- 建筑和（或）仪器

- 工作人员

- 责任/个人损伤

- 员工人寿

- 业务开支(为开业时如火灾或洪水等造成的损害提供保险覆盖)

你可能需要雇佣一个以上的保险经纪人,这取决于你的保险需求。保险经纪人帮助诊所选择合适的保险计划,在寻找保险经纪人时,应该遵循和前述的找会计师、律师和银行经理一样的面试过程。重要的一点将在第 9 章讨论,贷款方可能要求借贷方购买人寿和残疾保险,以保证贷款的安全。

适用于你本人和牙科诊所的保险需求请参阅第 25 章。

选择一位投资顾问

当谈到为你和你的家庭投资时,不管是孩子的教育、新房子或者退休,你有三个基本的选择。首先,你可以做所有的投资,管理自己的投资组合。第二项选择是雇佣他人来管理你的投资;第三项选择是你管理你的一部分资产而其他人管理其余部分。除非你已经受训成为注册理财规划师(Certified Financial Planner™,CFP),或者将投资作为多年的爱好,否则单独理财的风险是非常高的,并且并非所有的风险都在于选择不良的投资。如果你每周要在牙科诊所工作 35 个小时以上并有一个家庭,几乎不会有宝贵的时间留给你来学习投资并监控投资的复杂性。

在你已经规划了投资目标,确定了你能承受的投资风险并且建立了投资策略后,才能把你的全部或大部分投资交给他人来管理。投资顾问当然可以帮助你设立目标,评估风险,并建立积累财富的原则,但最后这些都是由你来决定。规划投资目标的过程始于预算过程。个人理财/投资参见第 26 章。一旦你建立起预算、应急资金和维持预算驱动的生活方式,你需要准备好投资用钱。对多数年轻夫妻来说排在前位的投资目标是:

- 子女/配偶的教育

- 新房/汽车

- 假期

- 退休

一旦目标确定,投资的数目达成一致,就需要确定你对风险的承受能力;这是投资顾问应该会问你的一个问题。基本上,风险是根据你的投资潜在回报率来定义的。通常回报率越高,风险越大。银行存款存单和储蓄账户被认为是投资损失风险最小的。然而,存款存单和储蓄账户也有遭受损失的可能性。如果你的回报率是 2%,通货膨胀是 2%,你的回报实际是 0。同时,你还要为你 2% 的回报付税,因此实际上是损失了钱的。多数投资顾问会建立投资组合(多元化投资组合),投资资金按百分比分配成不同的投资。如果你处于 30 多岁,推荐给你的投资组合可能是

50%～70% 的资产用于共同基金和股票，10%～20% 用于债券，剩下的用于外资股票、稀有金属或现金。

使用一个以上的投资方式称为"资产分配"。对于初学者的资产分配、多元化和再平衡指南，可访问 investor. gov。进入网站后，寻找投资基础并点击指南原则。

能够承受高风险和高波动性的投资者可以把 90%～100% 的资金投资到股市。理由是从 1920 到 1999 年，股市的平均回报率达到 11%。然而，也有波动性非常大的时候，股市骤跌，人们损失了大量的投资。如果你的个性能闯过艰难的年月，并且投资在正确的股票和互动基金上，你会看到好的回报。

然后，你需要决定你的投资是主动的（他人管理）还是被动的（每年审查一到两次的股票或基金）。不论主动或被动的投资方法都会有相应的费用和投资成本。选择投资顾问的关键是他/她怎么收你的费。选择收取年度管理费的财务顾问。提前被付佣金的人没有动力去看好你的钱并在需要调整的时候给出建议。

总结起来，你的投资原则应该包括以下方面：

- 资产分配。
- 多元化投资组合。
- 识别并坚持你的投资风格。
- 你的投资是主动还是被动管理。

选择诊所经纪人

诊所经纪人的任务主要包括以下几个方面：

- 列出拟出售诊所清单。
- 招募合伙人。
- 交易清单上的诊所。
- 将诊所展示给可能的买家。
- 为诊所买卖出价。
- 充当诊所购买者。
- 代理人。
- 确定所有的文件合法并签署。

选择诊所经纪人和选择会计师或律师相似。除了使用寻找会计师或律师的建议，你还需要询问经纪人代表的是诊所的所有者，还是既代表所有者也代表即将成为合伙人/买家的你。后者也称为"双重代理"并包含了内在的伦理挑战。真的能够公正平等地代理双方吗？买方和卖方均可付款给双重代理人。理想情况下，双重代理人会为双方争取到最好的结果。如果你和一位卖方代理人工作（一位双重代理人工作），你确实应该考虑雇佣一位独立律师或经纪人来代表你的利益。

你也会想问你的保证金是怎么处理的。通常情况下，保证金存放在账户中并用于最后诊所的购买。保证金的数目是可以协商的。另一个你需要问的问题是从交易开始直至结束的平均时长是多久？等待的时间越长，你就需要在从诊所赚取收入之前拥有越多的经济来源来赖以生存。

有很多协会/组织为牙科诊所提供经纪人，包括 ADS Transitions（www. adstransitions. com）和 Professional Practice Transitions（https：//dentalpracticetransitions. henryschein. com）。

这章结束之前，需要提及有越来越多的组织领导，包括牙医们，参与到短期或长期的培训咨询服务中。互联网搜索"牙科培训"会找到许多牙科培训服务。一些正式的培训可以从http：//coachfederation. org. 上获得。

参考文献和其他资源

Abernathy, Michael, 2013. The super general dental practice. ［2013］. http://summitpracticesolutions. com/.

American Dental Association. Various years. A few of these titles may be out of print：Associateships. CEO Crash Course. Dental Office Design：Creating an Office Manual. Dental Letters. Creating an Employee Office Manual. Roadmap to Dental Practice：The Guide to the Rest of Your Career After Dental School and Licensure. Smart Hiring：A Guide for the Dental Office. Terminating Employment in a Dental Office. Transitions：Navigating Sales, Associateships and Mergers in Your Dental Practice. Starting Your Dental Practice. Valuing a Practice.

American Dental Education Association（ADEA）, 2013. A report of the ADEA Presidential Task Force on the cost of higher education and student borrowing. Washington, DC.

Boehlert, Alito, 2014. Trends in dental practice management：2012 to 2014. Available at dentalpractice-erports. com（accessed June 18）.

Costes, Mark, 2013. Pillars of Dental Success. North Charleston, SC：CreateSpace Independent Publisher Platform.

Dunning, David, 2013. Dental student debit in the U. S.：a mountain to be scaled. Dent Hypothec, 4（4）：112 – 114.

Dunning, David, 2015. Resources for practice management. Dent Hypothec, 6（2）：1 – 3.

Halley, Meghan,Lalumandier, et al, 2008. A regional study of dentists' preferences for hiring a dental associate. J Am Dent Assoc, 139（7）：973 – 979.

Heller, Eugene, 1999. Top ten reasons why many associateships fail to result in practice purchase. Preview Fall, 12 – 17.

——. 2005. Lecture comments. What to Expect from a Practice Broker. Lincoln, NE：University of Nebraska Medical Center, College of Dentistry, September.

——. 2007. The most important number—active patient count. New Dentist, Spring：6 – 10.

McGill, John, 2014. Ramp up marketing as managed care increases. The McGill Advisory, 29（4）：1 – 3.

Seabury, Seth,Jena, et al, 2012. Trends in the Earnings of Health Care Professionals in the United States,

1987 – 2010. JAMA, 308(20)：2083 – 2085.

Solomon, Eric, 2015a. The future of dentistry：dental economics. Dent Econ, 105(3)（online）.

Solomon, Eric, 2015b. The future of dental practice：dental education. Dent Econ, 105(1)：（online）.

Takacs, Gary, 2000. Strategies to reduce insurance dependency. Dental Angle Online, Magazine, Spring.
[2000]. http://www. dentalangle. com.

Vujicic, Marko, 2013. National Dental Expenditure Flat Since 2008 Begin to Slow in 2002. Chicago, IL：
American Dental Association,Health Policy Resources Center.

Vujicic, Marko, 2015. Where have all the dental care visits gone? J Am Dent Assoc, 146(6)：412.

Wall, Thomas,Vujicic, et al, 2012. Recent trends in the utilization of dental care in the United States. J
Dent Edu, 76(8)：1020 – 1027.

练习题

决定矩阵

列出所学的决定你职业道路的各种矩阵。

确保其中也包含了你的家庭成员。

买 入

你将要开始第四学年的学习。

在短暂的暑假里，你决定购买一个你理想中的诊所。

三年半前一家国家咨询公司对一个诊所做出了45万美元的估价。

Smith医生是现在的所有者，他说他愿意以40万美元的价格将诊所卖给你，尽管在过去的3个税务年里诊所的收入大概在65万美元左右。

1. 你能够做什么来促成这个诊所的出卖，并使你和Smith医生互惠互利？换句话说，你怎样避免这个过程中的"百慕大三角"崩塌？

2. Smith医生能够做什么来促成这个交易成功，并使你和他互惠互利？他怎样避免这个过程中的"百慕大三角"崩塌？

3. 找到你和Smith医生的关键建议人，你将如何选择他们。

4. 找到你需要的诊所信息并思考怎样完成这次购买。

第 2 章

财务报表

David O. Willis

　　财务报表是商业及金融领域的基本报表。不同的商业模式,可以使用相似的财务报表模式。财务预算可用于许多用途:税收合规、绩效考核、借款申请、诊所估值等。了解财务报表的编制方法、组成元素以及反映的内容至关重要。

　　财务报表分为两种形式:个人报表和商业报表。两种报表格式相似,但是并不完全相同。本章主要阐述个人及商业财务报表,分析两者的差异。同时提供四种类型的财务报表:①财务状况表(资产负债)。②损益表。③现金流量表。④预计损益表。你可以跟会计一起编制、运用这些报表。个人报表和商业报表的编制规则不同。

财务报表的类型

　　1. 财务状况表(资产负债表)显示了所有者在特定时间点拥有(资产)及亏欠(负债)的情况。该报表是财务状况的简要说明。因为财务状况会根据资产价值的变化及贷款清还情况改变。银行家及财务规划者常通过资产负债表的变化,评估个人的财务运营状况(总净资产应呈增长状态)。净资产的增长体现在两方面:一方面,资产通过储蓄或增加(提高)资产价值而增长;另一方面,可以通过偿还债务减少负债。利用借款购买资产,使净资产保持不变。一位刚入行的牙医购买新牙科诊所时符合上述情况:在初期,其处于负债状态,同时拥有等值资产,净资产保持不变。当其还清所有债务或牙科诊所价值增加时,净资产将增加。

　　诊所经营过程中会出现净资产为负的情况。这种情况通常发生在有高额教育债务与少数资产的年轻专业人士身上。他们目前的总负债(教育和其他债务)超过现有资产总和。这是一种经常遇到的状况。

　　公司资产负债表的形式类似于个人资产负债表。显示企业所持有的资产金额,欠款金额(负债)以及公司业主资本(公司制企业称之为"股权",合伙人企业称之为"合伙人资本",独资企业称之为"个人资本")。这些是针对企业而非个人的资产和负债。

表 2.1　个人资产负债表标准格式

财务清单(资产负债表)

资产 – 负债 = 资产净值

资产

　现金/现金等价物

　营业资产

　投入资产

　私人财产

负债

　短期

　长期

　　抵押借款

　　票据

　　银行家通常要求借款人提供个人资产负债表及诊所资产负债表。如果是合并诊所或者拥有多个所有者，诊所实体还需出具一个报表，每位所有者需要根据贷方要求，提供个人财务状况表。银行可能有特定版本的资产负债表供所有者填写。

　　表 2.2 是个人资产负债表的一个例子。此表显示：John 和 Mary Doe 拥有总价值为 570 830 美元的资产；根据财务用途进行分类(现金、个人、企业、投资)。Mary 的牙科诊所估值为 300 000 美元。John 和 Mary 负债为 344 070 美元。这些债务按照还款时间分类：短期负债是将在一年内偿还的债务；长期负债是用来购买长期固定资产的贷款，如房屋，汽车和牙科诊所。Mary 的牙科诊所仍负债 250 300 美元，所以她持有牙科诊所不到 50 000 美元的价值或股权。他们持有的资产与负债间的差别在于，本例中夫妻两人的总净资产为 226 760 美元。这意味着，如果这对夫妇出售所有资产，还清所有贷款后，他们将有 226 760 美元的现金剩余。

　　2. 另一项报表称为损益表，营业报表或收益表，显示营业收入/支出以及由此产生的净收益或净亏损。表 2.3 展示了一家独资企业损益表的基本形式。总结了公司某一特定运营时间段的应税收入及费用项目。特定运营时间段可以是一天、一个月、一个季度、一年或者是其他有意义的相关时间段。如果诊所应税收入项目大于支出项目，则为盈利；如果诊所应税收入项目少于花费项目，则为亏损。办公支票簿记录了办公支出(手动或通过计算机系统录入的登记簿都需要按照支出类型进行分组)，并能在办公管理计算机系统中找到收入信息。

表 2.2　资产负债表举例　　　　　　　　　　　　　　　　　　　单位：美元

资产负债表

John 和 Mary Doe 医生

到 201＿年 12 月 31 号截止

资产			
现金/现金等价物			
支票账户	3050		
信用社储蓄	4000		
货币市场账户	7500		
人寿保险现金价值	8000	22 550	
自用资产			
房屋	135 000		
汽车	28 000		
私人财产	52 000	215 000	
业务使用资产			
牙科诊所	300 000	300 000	
投资			
股票投资组合	7800		
证券投资信托基金	6500		
简易员工养老计划（SEP/IRAs）	18 980	33 280	570 830
负债			
短期负债			
信用卡余额	950	950	
长期负债			
自动记录平衡	4920		
住房抵押贷款余额	87 900		
牙科诊所	250 300	343 120	344 070
资产净值			226 760

表 2.3　利润表

利润或损益（收益）表

收益 – 花费 = 利润（亏损）

收益

应收账款

花费

实际成本

营业税

资产折旧

　　损益表可以根据用途分为两类。两类在结构上稍有不同，但是包含相同的信息。一种支出项目可以按照一定顺序（如字母顺序）进行排列，与纳税申报表（C 表）（企业经营的利润或亏损）格式相同；另一种通过支出项目的分类来组织信息。这种分类方式将相似的支出项目进行综合（员工、设施等），使诊所财务分析更加便捷。

　　表 2.4 和表 2.5 分别是两类损益表的示例。总结了 Mary Doe 的牙科诊所截止至 201×年 12 月 31 号的收益和支出情况。报表显示，Mary 的牙科诊所在 1 年内的收入为 337 470 美元，并且以现金、支票及信用卡的形式收回了 327 346 美元。她的支出项目通过两个表格的项目进行汇总，并按分类表格的类别分组。总花费为 230 850 美元，年利润为 96 496 美元。如果年支出大于年收益，则为亏损，需要记录具体数额。

表 2.4　以独资企业利润表为例［纳税申报表（C 表）形式］　　　　　　单位：美元

利润（收益）表

Mary Doe，DDS

到 201 ___ 年 12 月 31 日截止

收入

产品	337 470	
应收账款		327 346

花费

广告	1854
汽车费用	1928
手续费	0
折旧	23 047
职工福利计划	3640
保险金	2650
利息费用	12 487
法律及专业花费	1790
办公费用	3817
养老金/职工分红计划	3048
租金	18 000
维修费	270
日常用品（办公）	4082
税收和许可证	10 108
餐饮，旅行，娱乐费用	139
水电费	10 955
薪资	65 950

表 2.4(续)

其他支出		
临时工程设施	340	
银行手续费	120	
办公场所清洁费用	3055	
牙科用品费用	23 584	
技工室	33 754	
会费和出版物	2050	
继续教育	3492	
邮资	690	
总费用及成本		230 850
利润(亏损)		96 496

表 2.5　以独资企业利润表为例(分类项目形式) 单位:美元

利润(收益)表

Mary Doe, DDS

到 201 __ 年 12 月 31 日截止

收益

产品	337 470	
应收账款		327 346

成本

人员费用		
手续费	0	
职工福利计划	3640	
养老金/职工分红计划	3048	
工资	65 950	
临时工程设施	340	72 978
办公空间成本		
折旧费	23 047	
租金	18 000	
维修维护费	270	
水电费	10 955	
办公场所清洁费用	3055	55 327
办公费用		

表 2.4(续)

保险费	2650	
办公费	3817	
邮资	690	7157
营销费用		
广告费	1854	1854
银行费用		
利息费用	12 487	
银行手续费	120	12 607
可变成本		
牙科用品费用	23 584	
牙科技工室	33 754	
办公用品	4082	61 420
专业费用		
法律和会计费	1790	
税收与许可证	10 108	11 898
所有者支出		
汽车费用	1928	
餐饮、旅行，娱乐费用	139	
会费及出版物	2050	
继续教育	3492	7609
总支出		230 850
利润(亏损)		96 496

　　独资企业或合伙企业的收益表则不需要包括所有者的薪资支出，是否包含商业所有者的薪资并不重要。企业的利润或亏损通过所有者个人所得税的报税表报告。如果企业属于公司形式，则是独立的纳税实体，这种情况下，收益表把所有者的薪资列入公司支出中。公司所有者的个人收益需要用于支付薪资、红利和奖金的个人所得税。上述差异将导致公司与独资企业收益表表中的净收益有所不同。独资企业的损益表显示了诊所总收入扣除所有经营支出后的金额；公司的损益表则将办公人员的工资(包括所有者本身)也纳入经营支出的一部分。

　　个人收益表与独资企业收益表在形式结构上基本相同。它显示了某一特定时间段内个人的收益与支出。大多数人提供家庭收益报表，其中包括配偶和子女的收益和支出。也可以制定单独的报表反映收入及支出情况。

　　3. 现金流量表是财务报表的基本形式，并且可以应用于个人。表 2.6 是现金流量表的一般格式，类似于损益表，但有一些重要区别。该报表显示特定期间的现金收入和现金支出以及由此产生的现金余额变动。现金流量表反映现金簿的变化，即显示现金数额的变化。而收益表显示非现金的会计交易项目（一些交易涉及税务事项而非现金）。例如，收益表将"折旧"列入费用当中（折旧是指固定资产在使用过程中发生的价值损耗）。尽管牙医并不会对折旧付费，但是仍将它列入税收申报费用之中。有些交易涉及现金但与税务无关。例如，一位牙医借钱后存入支票账户，该过程涉及现金交易，但并不涉及应纳税交易（因为牙医并不需要为借款纳税，同样当这位牙医归还借款时，这笔借款在原则上只有利息部分属于支出，而本金不属于支出）。

表 2.6　现金流量表标准格式

流入现金 − 流出现金 = 净现金流量

现金流入量

　应收账款

　取出储蓄

　贷款资金

现金流出量

　办公费用

　贷款偿还费

　税收

　增加储蓄

现金流量表一般用于确定诊所是否有足够的流动资金用于诊所的重复抵押、其他贷款或其他支出项目，如工资单或耗材。现金流量表不"平衡"时，就需要通过储蓄或借款方式弥补现金短缺。反之，就将多余的现金储蓄或存入现金账户。也就是说，总现金流入量与总现金流出量必须相等。

表 2.7 显示了一间诊所的预计现金流量表。它包含了预计产出，应收账款以及诊所经营第一年的月成本。包括每月的按揭贷款费用、薪资支出以及诊所所有者的生活支出。"每月净现金流量"显示了每月预期的现金流量。"累积现金头寸"显示了运行当中现金流量的过剩或短缺。因为现金流入量需要等于现金流出量，这个表显示的是当牙医入股或者建立一家牙科诊所后，需要通过借款支付账单，直到第 9 个月，每月净现金流量变为正值（净现金流量表显示 9 月为盈利）。这个时间点上，诊所需要足够的现金以支付月支出。预估所需现金（作为营运基本）将在 8、9 份达到最大值 53 569 美元，即"每月净现金流量"的最大负值。这个时间点以后，预计超出诊所经营支出的现金将被用于偿还累计现金借款的超额现金流量。

表 2.7　现金流量预测表　　　　　　　　　　　　　　　单位：美元

	1 月	2 月	3 月	4 月	5 月
医生产出	7621	8764	10 079	11 590	13 329
卫生员产出	1732	2078	2494	2993	3591
总产出	9353	10 842	12 573	14 583	16 920
应收款总计（现金收入）	4676	7946	11 084	12 855	14 912
牙科技工室	842	976	1132	1312	1523
临床用品	561	651	754	875	1015
办公用品	187	217	251	292	338
总可变成本	1590	1844	2137	2479	2876
员工工资	5265	5265	5265	5265	5265
雇佣税	684	684	684	684	684
员工总成本	5949	5949	5949	5949	5949
办公室出租/租赁	1500	1500	1500	1500	1500
水电费	800	800	800	800	800
维修	100	100	100	100	100
总的办公空间成本	2400	2400	2400	2400	2400
办公费用	317	317	317	317	317
保险费，商业费	416	416	416	416	416
办公费用合计	733	733	733	733	733
银行手续费用	50	50	50	50	50
按揭付款（诊所）	3041	3041	3041	3041	3041
银行费用总额	3091	3091	3091	3091	3091
市场营销与推广	583	583	583	583	583
总营销费	583	583	583	583	583
开销					
管理咨询	0	0	0	0	0
会计	200	200	200	200	200
总专业费用	200	200	200	200	200
生活费用	4000	4000	4000	4000	4000
个人保险支付	300	300	300	300	300
继续教育	50	50	50	50	50
专业会费和期刊	83	83	83	83	83
所有者总费用	4433	4433	4433	4433	4433
总费用	18 979	19 233	19 526	19 868	20 265
每月净现金流量	− 14 303	− 11 287	− 8442	− 7013	− 5353
累积现金状况	− 14 303	− 25 590	− 34 032	− 41 045	− 46 398

表 2.7（续）

6 月	7 月	8 月	9 月	10 月	11 月	12 月	1 年
15 328	17 627	20 271	2312	26 809	30 830	35 455	221 015
4310	5172	6206	7447	8937	10 724	12 869	68 553
19 638	22 799	26 477	30 759	35 746	41 554	48 324	289 568
17 304	20 086	23 322	27 088	31 473	36 580	42 531	249 857
1767	2052	2383	2768	3217	3740	4349	2661
1178	1368	1589	1846	2145	2493	2899	17 347
393	456	530	615	715	831	966	5791
3338	3876	4502	5229	6077	7064	8214	49 226
5265	5265	5265	5265	5265	5265	5265	63 180
684	684	684	684	684	684	684	8208
5949	5949	5949	5949	5949	5949	5949	71 388
1500	1500	1500	1500	1500	1500	1500	18 000
800	800	800	800	800	800	800	9600
100	100	100	100	100	100	100	1200
2400	2400	2400	2400	2400	2400	2400	28 800
317	317	317	317	317	317	317	3804
416	416	416	416	416	416	416	4992
733	733	733	733	733	733	733	8796
50	50	50	50	50	50	50	600
3041	3041	3041	3041	3041	3041	3041	36 492
3091	3091	3091	3091	3091	3091	3091	37 092
583	583	583	583	583	583	583	6996
583	583	583	583	583	583	583	6996
0	0	0	0	0	0	0	0
200	200	200	200	200	200	200	2400
200	200	200	200	200	200	200	2400
4000	6000	6000	6000	6000	6000	6000	60 000
300	300	300	300	300	300	300	3600
50	50	50	50	50	50	50	600
83	83	83	83	83	83	83	996
4433	4433	4433	4433	4433	4433	4433	65 196
20 727	23 265	23 891	24 618	25 466	26 453	27 603	269 894
− 3423	− 3179	− 569	2470	6007	10 127	14 928	− 20 037
− 49 821	− 53 000	− 53 569	− 51 099	− 45 092	− 34 965	− 20 037	

4. 预计损益表是预测未来业绩的预期报表。它们可以是上面描述的四种类型中的任何一种。预计损益表的基础是对未来某个特定时间有根据的推测。评估一间诊所的预计损益需要提供就诊患者数量、平均收费、员工人数和工资及其他支出项目。很明显，预计损益表主要是对未来经营情况的明确预测。通常，银行会要求借贷人提供预计损益现金流量表（以评估是否有足够的现金满足预期费用）以及收益报表（提供预期收益及税收情况）。

财务报表的应用

财务报表有以下几点重要用途：

1. 通过合同或安全基金的方式，满足债权人或贷款人的需要和条件（借贷）。
2. 提供法律方面要求的相关资料，比如所得税申报表（合规）。
3. 提供诊所管理过程中需要的相关信息（分析）。
4. 提供诊所未来规划中需要的信息（规划）。

借　贷

银行的主要业务是贷款办理，并且倾向于将资金借给能够及时还款的借款人。所以银行通常会收集大量信息，确认新牙医是否具备贷款"资格"或对其贷款风险进行评估。借款人应从商业的角度向银行阐述诊所的经营状况，增加银行收回这笔贷款的信心。借款人应当在第一次会面时，准备好提供诊所的预算、现金流量分析以及商业计划，而非询问银行需要的相关材料。银行可能还需要特定额外的项目（例如，过去 3 年的纳税申报表），但初次接触时就准备好这些材料有助于说服银行该借款人值得借贷，提升成功借款的可能。本书其他两章节与借钱购买诊所相关——第 4 章（业务规划）和第 9 章（诊所融资）。

遵守法规

财务报表是构成企业和个人所得税的基础。根据企业实体的形式，从业者需要通过收益表和资产负债表，显示一年内财务状况的变化。一般来说，会计师会编制相关表格。而专业人员需要明白还可将其用于诊所分析。

损益表是制定联邦所得税收的基础。损益表的相关项目与税收项目相同。独资企业在 IRS（美国国税局）的附表 C 上报告税项，其实是美化的损益表。其他形式的企业所有权有不同的表格要求和计算形式，但多数涉及损益表和资产负债表的计算。第 10 章将讨论各种企业形式或实体以及一些税务问题。

财务分析

财务报表通过提供原始数据，分析牙科诊所的财务状况。这些数据通常用于以下几个方面：诊所可以与其他类似诊所进行比较，以检测超过或不符合基准的领域；可以通过分析，比较数据随着时间推移所发生的变化（每月、每季度或每年）；从业者可以设置自己的具体内部标准，并且通过数据来判断诊所的经营是否符合这些标准。第 3 章详细论述了上述财务分析。

规　划

在传统的牙科诊所经营模式中，新的从业者建立或购买了一间牙科诊所并经营了 30 年。而目前的牙科市场有很大变化。毕业生可以在连锁诊所中工作几年，然后购买一家小型诊所，逐渐扩建并在几年后将诊所迁至一个新的位置。诊所可能会采取卫星式的经营方式，或者是与其他从业者联合开办合资诊所。这种合资诊所需要仔细规划。其中一个阶段是财务分析，进行改进以及计算预期的结果。诊所当前的财务报表（S）是这些计算的基础。

本书的其他几章详细叙述了牙科诊所经营时，财务报表的关键作用，特别是第 3 章、第 4 章、第 7 章、第 8 章和第 9 章。

参考文献和其他资源

推荐图书

Finkbeiner, Betty Ladley, Finkbeiner, et al, 2001. Practice Management for the Dental Team. 4th ed. Philadelphia：Mosby.

Pinson, Linda, 2001. Keeping the Books：Basic Recordkeeping and Accounting for the Successful Small Business. 5th ed. Chicago：Dearborn Trade Publishing.

Rattan, Raj, 1996. Making Sense of Dental Practice Management：The Business Side of General Dental Practice. Abingdon, UK：Radcliffe Medical Press.

Willis, David O, 2007. The dental practice：a management simulation. Available at www. dentalsimulations. com.

Willis, David O, 2013. Business Basics for Dentists. NewYork：John Wiley & Sons, Inc.

网　站

www. dentaleconomics. com/. Dental Economics home page.

www. sba. gov/. Small business administration, steps for starting a business.

www. aabacosmallbusiness. com/. Formerly Yahoo Small Business web site.

练习题

1. 描述以下几种财务报表的基本形式：

A. 资产负债表

B. 收益表

C. 现金流量表

2. 描述以下几种财务报表的目的：

A. 资产负债表

B. 损益表

C. 现金流量表

3. 预计损益表的定义和用途是什么？

4. 讨论说明财务报表的用途。

第 3 章

诊所财务分析

David O. Willis

财务分析通常使用相关数据确认诊所需要提升的方面。这些数据是对全科牙科诊所进行质量管理的基本量化指标。量化方法主要来自办公财务报表以及办公计算机系统。一些数据可以以原始数据的形式加以应用,而其他数据需要转化为财务比率后才能分析评估。例如,某人体重 200 磅(1 磅 ≈ 0.45 千克)并没有实际的意义,只有当我们将体重与性别、身高、体型以及曾经的体重联系起来时,才具有实际意义。

一个诊所从业者可能由于以下几种原因想要进行财务分析。首先,当从业者考虑购买一间诊所时,需要了解该诊所的优势及其发展潜力;其次,从业者需要对诊所运营状况进行分析以提高盈利;最后,从业者需要了解诊所的财务状况,并对合并、收购或者诊所的其他发展战略进行规划。

牙科诊所财务分析

损益表是牙科诊所财务分析的基本数据来源。诊所的收入减去诊所的成本,计算出从业者获得的净利润(或亏损)。利润表(损益表)在下面的内容中被分解成具体基本要素。

牙科诊所收入

诊所总收入取决于牙科诊所治疗项目的数目及类型、每个项目的收费情况、全额费用的调整和类型以及业务的收集率。上述四种因素任何一个出现问题都有可能导致诊所收入较低。下列的公式描述了这种关系:

$$生产总值 = 治疗项目的数目 \times 收费$$
$$净产值 = 生产总值 - 调整费用$$
$$应收账款 = 净产值 \times 应收账项率$$

生产总值是指牙科诊所在一段时间内的收入，即打折前或调整价格前的应收总费用。产值的高低取决于治疗程序的数目、类型以及每项治疗的收费。产值对牙科诊所的经营来说十分重要，没有产值，诊所经营过程就没有流动资金。

调整费用是指在一家诊所的经营过程中，因保险计划（优选医疗机构，PPOs）、市场营销或专业课程等因素扣除掉的部分。诊所的经营需要考察不同类型的调整费用，以明确这些调整对诊所经营过程产生的影响。

净产值是生产总值减去因保险或其他原因调整的部分而得出的。它是指当所有治疗完成后，每位患者（患者和保险公司）将应缴的所有治疗费用付清后的总数。对于有较高保险报销比率的患者（调整费用）需要更多的生产总值，以达到与没有保险患者相当的净产值。

应收账款是指在某段时间内，诊所前台收到的现金总数（现金、支票和信用卡）。它包括本月产值，也可能包括数月前行牙科治疗后本月才付清的账款。付款单位可以是个人、保险公司或政府项目。严格来说，所有来源的资金均属于收入。对于大多数牙科诊所来说，应收账款是收入的主要或唯一来源，所以这两个术语实质是等价的。

应收账项率是指已全额付清的治疗项目所占（净产值）的百分比。不能收回的款项，是指诊所已经放弃收集的款项。诊所通常会在某些时间点（120 天、6 个月、1 年），对个人的支付进行评估，将缺乏支付能力者的资金欠款归为损失部分，即不能收回的款项。如果应收账款与净产值相等，那么应收账项率为 100%，诊所收回了所有期望收集的款项。

牙科诊所的成本

多数人认为任何的花费（开销）都是不利的。而事实上，做生意需要付出相应成本，即开销。所以，带来利润的成本就是正面成本，而造成损失的成本则是负面成本。为了实现盈利，多数管理专家设立了牙科诊所管理规范，将该诊所与相似类型的 正常或"普通"诊所进行比较。这些范例可能来源于牙科出版物，或是管理或会计事务收集的专有资料。例如，每位牙医都有一个与租赁（或购买）办公场所相关的成本。如果一般牙医用于支付租赁的费用占其产值的 6%，而你的达到了 9%，意味着你支付的部分房租减少了实际利润。另外一个例子，假设一位牙医雇用了一位新员工，每小时支付其 15 美元的工资。而这位员工每小时可以为诊所带来 50 美元的额外收入。那么雇佣这位新员工的支出即为正面开销。然而，当诊所增加的收入不足以支配额外花费时，这部分用于雇用新员工的成本则被认为是负面开销。而关键的问题在于确定哪一部分成本是多余的，哪一部分成本可以增加诊所的经营收入。这才是财务分析的真正目的。

牙科诊所成本分为三个基本类别：固定成本、阶梯固定成本以及可变成本。

固定成本不随产值而变化。不论诊所每月产值为 3000 美元或是 30 000 美元，固定成本是恒定的，其中包括租金、牙科协会会费和医疗事故保费。这些成本均是恒定的，与产值多少无关。固定成本每月不完全相同，但是通常是一致的。图 3.1 对固定成本进行描述。

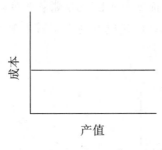

图 3.1　固定成本

固定成本由以下几部分组成；

• 诊所空间/设备由与诊所相关物理空间和设备成本组成，包括支付的房租和物业费、税费或与房屋修理相关的花费。诊所和设备的折旧支出亦包括在内，因为这代表着资产的磨损和消耗。购买或更换设备的成本，也是诊所空间成本的一部分，代表了办公空间的成本。

• 其他固定成本包括银行手续费、诊所保险费用、广告费用、法律费用及其他专业支出。

阶梯固定成本(员工成本)随生产而变化，但是这种变化是不连续的。随着产值的增加，将提升现有员工的工作积极性。最终，工作负荷过大，必须通过雇佣新员工来提升诊所运行效率。当雇佣新员工后，办公成本发生一步离散的跳跃。被聘员工成为全体员工的一部分(人员的增加)。通常认为成本是"固定"在一定范围内，因此当雇佣新员工时，建立一套新的固定成本。除非雇佣一位员工或是一位员工离开，否则在我们的分析范围内，人力成本相对固定。图 3.2 对阶梯固定成本进行描述。

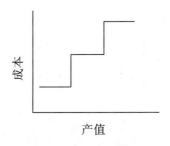

图 3.2　阶梯固定成本

● 员工成本包括员工工资、福利、工薪税、退休计划供款、雇佣和培训支出以及任何其他成本，是雇用诊所员工的直接结果。劳动力成本可以分为文员（前台）、卫生员以及牙科辅助人员部分。

可变成本直接与生产水平相关。如果一间诊所的每月产值为 30 000 美元，诊所的耗材成本大约是每月产值为 3000 美元时的 10 倍。如果一间诊所没有产出，则可变成本为零。可变成本随产量而变，不随应收账款改变。诊所仍然需要购买折扣或未收回费用的治疗过程的耗材。可变成本的类型需要单独进行分析。图 3.3 对可变成本进行描述。

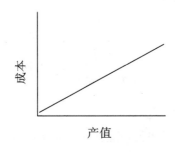

图 3.3　可变成本

● 牙科技工室的成本与技工工作相关。技工室的耗材（石膏、蜡等）在诊所耗材成本之内。如果诊所雇佣了一位牙科技工，那么所有与技工操作相关的成本（薪资、福利、耗材、技工室租金等）均应包括在这一范畴内。

● 牙科耗材是指与牙科相关的所有材料，包括所有消耗性耗材（医用棉球、麻醉剂、合金、复合材料）以及小仪器的更换。

● 诊所耗材指与前台操作相关的材料成本，包括纸质用品、电脑程序费用、邮资、杂志出版物、铅笔以及其他与处理就诊患者相关的材料成本。

总成本是固定成本、阶梯固定成本及可变成本的总和。同样，对总成本的图表描述也要对各种类型的支出进行结合。图 3.4 对总成本进行表述。

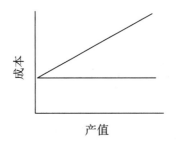

图 3.4　总成本

财务分析：全科牙科诊所质量管理的量化分析

财务分析通过量化治疗费用使诊所收益最大化。相关数据来源于财务报表或者办公计算机系统。财务控制流程可以简单，也可以复杂。数据收集的方法是无穷无尽的。办公计算机系统可以生成许多分析报表，需要确定哪些报告与分析真正有用。请牢记要保证财务分析简单、直接。简化财务分析的信息量；尽量使其简单。并且将主要问题放在首要位置。每一部分从基本比率开始（产值、患者、应收账款、管理式医疗和成本），并寻找这些领域中存在的问题。如果没有问题，则没有必要进行深入分析。相反，当诊所某一个领域出现问题时，则需要特别关注。其他领域可能运营良好时，只需要定期观察。表 3.1 总结了财务比率可以应用的关键领域，以辅助诊所成功运营。下表中罗列了诊所运营成功的每一个关键点，使用一两个常用的比例作为评估的关键。你可以用这些比例评估诊所的经营，提高运营效率，或在购买前判断其运营是否良好。

表 3.1 诊所经营成功的关键因素

1. 提高诊所产值

2. 统一构建患者群

3. 保证应收账款

4. 管理控制

5. 成本控制

多数人在看财务控制情况时只是关注成本，而收入也同样重要。输出（成本）与输入（收入）都与产量相关，所以必须同时控制这两方面，才能提高生产率。表 3.2 总结了相关指标。多年以来，与管理相关的文献、研究以及实践都对质量管理进行了强调。更重要的是，这些影响成功的关键因素是全科牙科诊所质量管理的量化因素。值得注意的是，诊所的顾问及咨询师对表 3.2 括号中的某些问题可能持有不同的观点，和（或）可能会提出额外的变量/目标。同时必须特别注意市场的差异性——例如，乡村地区与大城市相比，可能更易实现较低的开销。同样，管理式医疗部分的产值取决于某个特定市场牙科保险的饱和度。最后，关键是在既定的目标和规划下，实施持续监控，提高诊所绩效。

诊所产值

诊所月产值是指整个牙科诊所每月的总产量。假定是一个单独执业者，诊所的月产量应该是稳步上升的。很明显，当所有者决定休假一周时，该周所在月的产量将会下降；同样，如果诊所的费用提高 5%，总产量也会发生同等程度的上升。

表 3.2　成功的关键因素

诊所经营成功的关键因素和衡量方法

成功因素	衡量要素	价值衡量
1. 保持产值		
总产值	诊所月总产值	持平或增加
净产量	诊所每月净产值	持平或增加
2. 创造新患者		
充足的新病源	新患者的比例	每位医生每天一名新患者
有效的复诊制度	复诊率	＞90% 应该复诊患者
3. 维持应收账款		
应收账款	A/R 应收账款额	半个月至 1 个月的产值
应收账款	应收账项率	净产值的 98%
4. 控制管理式医疗		
管理式医疗计划(1)	管理式医疗 5f n5f	＜50% 总产值
	净产值百分比	
管理医疗计划(2)	管理医疗的调整	＜20% 生产总值
单一计划规模	管理计划规模	任何计划中＜25% 的产值
个人计划效率	管理照护效率	最高的效率
5. 成本控制		
一般成本控制	开销比	＜65%
具体的成本控制	具体的成本比率	员工比例 25%～30%
		可变成本比率 15%～22%
		办公用房比例 8%～10%

许多牙医会为自己的诊所设定产值目标，这将成为产值评估标准。为了实现生产目标，诊所需要对运营进行充分规划。"充分规划"不仅意味着工作紧锣密鼓，同时强调有良好的、高效的治疗程序(比如冠和桥)以及准备程序(比如技工室修复技术)。因为诊所费用表在每座城市中有所差异，所以需要将个人诊所与相似水准的诊所进行对比。如果你的诊所位于美国中西部乡村地区，就无需将自己的诊所与现代化大都市的诊所进行对比。精明的从业者会通过同时追踪总产值与净产值，了解诊所的实际产值以及因保险计划而折损的产值。

为诊所建立患者群体

新患者会占到一间诊所患者群体的很大部分，所以新患者百分比是诊所的一项检测统计指标。每位诊所从业者每月至少需要接诊二十个新患者(或者大约每个工作日接诊一位)以保证诊所足够忙碌。"新患者"是指在诊所完成整个治疗程序的患者，而非急诊或进行突发治疗的患者。新成立的牙科诊所较建立时间比较长久的诊所而言，更需要新患者。

复诊率是衡量每月实际复诊的患者所占比例。这一比值显示了诊所鼓励患者维持周期性治疗的效率。通常在一家已经建立完成的市区牙科诊所中，患者复诊带来的收入占到总产值的60%～75%。复诊计划的管理在综合牙科诊所的管理中是十分重要的部分。部分可预计的患者流失可能由于人群从一个地方搬到另外一个地方，或是由于其他各种原因导致患者更换牙医或放弃治疗。诊所应努力确保本月90%～95%的患者前来复诊。如果患者短期内失访，前台办公人员或者卫生保健员（复诊管理负责人）应该采取措施以提高复诊率。在某种程度上这是一个计划性问题。

保证应收账款

应收账款金额是指没有收回的部分占总产值的份额。应收账款（A/R）的原始数额（例如30 000美元）是没有意义的。它是来自于一间每月总产值为25 000美元还是80 000美元的诊所呢？在其他条件相同的情况下，诊所规模越大，应收账款数额就会越大。也就是说，对于任何一家诊所，应收账款为月平均净产值的3/4或与之相等是在可接受范围内的（假设你保存电子索赔文件并且持续更新电脑中的保险计划文件）。诊所信誉与收款政策会对应收账款金额产生极大影响。宽松的信贷政策将会产生更多的应收账款，而严格的信贷政策则会减少应收账款的数额。那些拥有大量保险的诊所（超过75%～90%的患者）也会拥有高额的应收账款，直到保险公司进行处理并邮寄支票。而即时付费服务在这个范围内处于较低的位置。

总应收账项率是诊所收回的净产值所占百分比，它应该≥98%。理想状态下，每位患者最终都应付清欠款；而实际情况是，你可能被那些承诺将会付清款项而实际却没有付清的患者所欺骗。大多数牙科诊所的应收款项率为95%～99%。因为你对收回调整份额没有期待，所以这些份额并不包含在这个比例中。较低的应收账项率可能提示收账过程存在问题或者生产中出现临时性激增，导致应收账款的增加和出现潜在的现金流问题。一个高额的应收账款数额可能意味着信贷政策过于严格，从而阻止患者接受大型治疗计划。这个问题更常见于建立时间较短的牙科诊所。这个可能与诊所产值（不寻常的大产量及不寻常的高产量月）的短期激增相关。

控制管理式医疗

管理式医疗率是指诊所产值中管理式医疗所占比例。这在很大程度上指出了总产值与净产值的区别。对于这一观点有两种描述方法。第一，如果管理式医疗生产总值超过了诊所总产值的50%，那么管理式医疗就成为诊所的很大一部分。当管理式医疗的患者代替按服务付费的患者时，你不仅会损失部分收入，并且会失去对诊所规划的控制。任何一项计划的收费都不应该超过诊所总收入的25%。如果某个项目改变原还款计划或是取消供应商合同，诊所可能处于较危险的位置。一个折中的办法是调整管理式医疗的比例，使其不超过诊所总产值的20%。这需要你评估总体计划的有效性，而不是评估某个单独的计划。两种方法有相似的结果，第一种总体评估比较简单，第二种单独评估比较具体。这一指标取决于当地市场情况。在拥有大量管理式医疗（保险优惠）计划的区域，管理式医疗所占比例会更高，因为牙医要据此争取患者；而管理式医疗计划比重较低的区域，该比例也会相应较低。

管理式医疗的效率决定了单项计划报销的水平。它对收费返还部分的百分比有要求（与相似的全额患者相比）。通过这种方式，你将知道每一种计划的折扣部分。为了计算这一指标，需要统计每个计划的总收账款（包括任何按人头的付款）。你需要定期查看这一指标，因为计划管理者通常会在未告知你的情况下改变报销的份额以及规则。在其他条件相同的情况下，更高效的计划通常会提高利润以及收益水平。尽管你没有对每一个计划进行追踪，你至少应该关注诊所经营的十大计划。这样一来，在计划的两两比较中，该指标即成为一个相对值。

控制成本

开销比（OH ratio）是对收益表中的信息进行重新整合，最终得到总体成本比。开销表显示了诊所在一定工作量下的成本，而非获得的收益。它可以回答"用于支付成本的产值比例"这一问题。它以一种粗略的方式显示了用于支付诊所成本的每一笔明细。1减去开销比的差代表了诊所的获利情况，即利润率。利润率指产值中盈利部分所占比率。如果开销比占到70%，那么诊所的利润率为30%。支付账单后余下的部分为获利。假定我们正在研究一间独资诊所。它并不把医生的薪资作为一项单独的成本列出。公司经营/特许经营诊所可能给合伙人支付净产值的25%~30%。如果我们将这笔钱算入支出项目中，那么利润率将会减少10%~20%。这部分利润指企业或创业利润。个体经营者通常把这些计算在一起，统称为利润。共同所有者及合资诊所通常将牙科医生薪资作为经营成本的一部分，然后衡量诊所利润。

在独资全科牙科诊所，开销（开销比）高于65%则为高；低于55%则为优良；55%~65%为平均水平。这个比率通常在同一城市的不同区域较为平衡。高收费地区通常也是高消费地区。如果开销降到了"优良"的范畴，你可能对现状满意，认为附加分析与控制的问题可能并没有严重到让人担忧。相反，你也许会想要使诊所的潜在利益最大化，并且通过继续分析观察能够进一步增加盈利的领域。

开销比的大小取决于诊所所处的运营阶段。在初始运营阶段（患者较少，处于相对高比例的负债及支出状态），开销比较高。新的从业者通常仍处于偿还收购或创业贷款的阶段。以利息和折旧费为代表的额外成本是成熟从业者通常不会涉及的额外费用。通过收购入行的新从业者，常常需要花费额外的成本来更换、升级设备，购买物资和耗材。许多新的从业者并不能达到成熟从业者的工作量。这可能与新从业者急需扩充他们的患者群或者缺乏临床经验相关。如果新从业者的总产值较成熟从业者少，开销比等其他许多代表诊所获利情况的比值会出现脱节现象。在偿还债务阶段，新的从业者可能有超过 5%～8% 的开销用于支付债务以及其他初始阶段的花费。在建立患者群的阶段通常可能会亏损（开销超过 100%）。

　　特殊花费控制与开销比关注同样的内容，但它将开销比分成了不同的部分。每一部分的成本分配有各自不同成本范围，见表 3.3。这些分配标准为牙科诊所不同组成部分运营所需支出划定了价值范围。当运用这些数字时，你是将自己的诊所与其他相似诊所进行对比。你可以根据需要将每一笔花费进行对比，但是这样做十分浪费时间。最好将注意力集中在那些最具有影响的开销。绝大多数全科牙科诊所的花费通常集中在三个方面：员工成本、可变成本以及设备成本。表 3.2 展示了每一方面的推荐数额，在实现控制开销成本的期望时，必须牢记市场需求。例如，其他条件相同的情况下，大城市的地区较小乡镇而言，会有更高的劳动力和设施成本。

表 3.3　具体成本项目

典型牙科诊所成本分类	应收账款百分比
员工成本	22%～30%
工资，福利，税收，保险	
可变成本/耗材	12%～22%
技工室，牙科耗材，办公耗材	
设施	8%～10%
租金，公用事业，折旧	
其他	9%～14%
法律、会计核算、广告宣传、税收、社交推广、兴趣爱好	
业主支出	8%～10%
会费，订阅，汽车，继续教育，退休	
利润	35%～45%

　　绝大多数诊所的开销比与净收入占比相关。成本在很大程度上与产值相关，而不是与应收账款相关。如果我们使用总收入，则需要引入新的调整类别来改变传统的描述。

牙科诊所分析

　　可以将这些反映诊所经营运营情况的关键指标作为诊所财务分析的基础。如果一间牙科诊所并没有足够的利润，牙医通常会立即寻找方法降低成本以提高利润。

正如前文讨论中所描述的，收益较低可能与任何一种成功要素的缺失相关。如果因为所需开展的治疗没有足够的资金支持，仅仅直接降低成本可能导致更低的利润。如果问题在于缺少新的患者源，而不是支出过高，那么减少经营成本可能会导致新的患者源减少，产值、收入以及利润降低。并没有一个确切的公式能够发现问题并找到解决方案。相反，需要先理解这一过程并将其应用到你的实例中。下面展示了一个实例。

诊所产值

如果诊所总产值低，产值相关的所有比率都会超出标准水平。较低的产值可能与接诊患者数较少或是诊所所在区域收费较低相关。同时考虑净产值与总产值，以明确是保险计划存在问题还是整体患者就诊量较低。比较牙科治疗程序的费用与该地区的平均费用，以决定是否符合该地区收费标准。

增加诊所就诊量

新患者前来诊所就诊时通常有特定的牙科治疗诉求。大多数情况下他们能够增加诊所产值。患者回访或定期复诊常会为诊所带来源源不断的收益。所以，缺少其中任何一类患者都可能导致诊所产值的降低。如果诊所的总收入及新患者的数目均比较少，那么就需要改变经营策略以吸引更多的新患者前来就诊。包括广告宣传、参与保险计划或者一些其他吸引新患者的方法。

回收应收账款

如果应收账款较低，但是总产值与净产值尚可接受，则问题在于收账过程。可能由于信托政策较松弛（允许较低的首期付款或长期付款），或是前台办公员工对患者的付款计划过于宽松。产值以及应收账款均较低可能与信托政策过紧有关。

医疗管理控制

如果总产值处于可接受范围，而净产值较低，则说明这间诊所医疗管制计划（保险优惠）所占份额过大。这恰是一个较难解决的问题，因为降低保险计划的同时，会降低诊所总产值。检查每个保险计划的效率，减少或消除最低效的计划。制定一个营销计划来吸引具有额外个人消费和可接受的保险计划的患者，并以此取代那些因取消低效率保险计划而损失的患者群（及其带来的产值）。参与额外计划是增加总产值的又一方式，但是需要关注计划本身的利润与其产生的额外工作量是否均衡。

成本控制

成本分析的起点是开销百分比。如果开销百分比与其他诊所相比不一致，那么需要进一步研究该诊所的成本开销。通常问题在于开销比过高，但实际上它可能过低。这通常发生于以下情况：诊所人员不足；成本分析并不能将所有的成本纳入在内（例如配偶工作）；应收账款因收账程序异常而激增；或是诊所并没有购买足量的耗材、设备和材料来更新治疗程序。不同特征的专业诊所，成本的可接受范围不同。这也假定诊所没有使用可以改变成本的逃税策略（例如租用自己名下房屋，或者使用不正常的高薪雇佣一位家庭成员）。

案例分析

以一个问题为例，假设牙医 Mary Doe 想要更深入地了解诊所的财务状况。她与自己的会计讨论制定了一份诊所去年的经营情况收益表，以便利用这些结果对诊所的财务状况进行进一步分析（取整数来作图）。从报表分析中她将各个成本分配到不同类别中，最终得到一份如下所示的诊所去年的财务结果。请注意她并没有完善信息。如果想要进一步完成分析，那么在背景信息方面可能还存在漏洞需要完善。针对这一点，你需要确定为了获得额外的诊所财务数据进行更加完善的数据分析而是否值得。如果你正在进行一项详细、重要的分析，则进行额外工作是十分必要的。

金额类别	总计
新患者就诊	220 美元
应收账款	39 250 美元
生产总值	650 000 美元
调整费用	125 000 美元
净产值	525 000 美元
应收账款	518 000 美元
固定成本	120 000 美元
阶梯固定成本	135 000 美元
可变成本	110 000 美元
总成本	345 000 美元
利润	153 000 美元
开销总产值百分比	56.1%
开销净产值百分比	69.5%

产值分析

我们没有前一年的产值数据可观察其变化趋势，也没有可以用于比较的诊所产值相关数据。如果我们发现 Doe 医生诊所的费用和产值与其他诊所具有可比性，那么可以说明其诊所产值较好。

建立诊所患者群

Doe 的诊所平均每月约有 18 位新患者。这个数据与目标人数 22 人尚有差距。该诊所去年复诊的总数为 1496 人，平均每个工作日约 8 人。但是我们并不知道在这段时间内预计应有多少患者复诊。

应收账款管理

Doe 的诊所在收回应收账款方面工作很完善。应收账款占净收入的 98.6%，占总收入的 79.6%，这种结果是由于调整费用过高引起，而不是收款程序。应收账款金额（39 250 美元）稍低于月收入，是可以接受的。

诊所管理式医疗的控制

Doe 划出总产值的 19% 用于管理式医疗（保险）计划的折扣。她并没有将管理式医疗的产值单独列出并加以分析。她的调整比例较高，接近于出现问题的水平。如果通过全额患者替代保险的折扣部分，成本不会改变很多，但是应收账款会增加到 125 000 美元。

成本控制

Doe 的开销百分比（占净产值的 69.7%）在可接受程度上。员工成本（27%）和可变成本（20.9%）也处于正常高值范围。开销较高可能与产值较低有关，部分是由于诊所管理式医疗保险所占份额较高以及缺少新病源。

盈亏平衡分析

比起简单传统的"开销百分比"，恰当的成本分配能让我们对诊所成本有更加准确的了解。通过盈亏平衡分析将这一信息应用于诊所经营。这种财务分析方法将诊所成本与诊所产值利润相联系。然而，正如它的字面意思一样，它可以通过零获益与零损失点（盈亏平衡点），在提供诊所的成本分配以及各种治疗程序 的风险构成方面有更加广泛的应用。盈亏平衡分析的基本公式如下：

应收账款 – 可变成本 – 固定成本（阶梯固定成本）= 净收益

该等式将直观的概念转变为数学公式；你的诊所收回的钱，减去诊所的费用（固定及可变成本），得到最后的利润或亏损。如果已知公式中的任意三个数字，可以通过计算得到等式中的第四个数字。

盈亏平衡分析也可以通过图表的方式展示（图 3.5）。

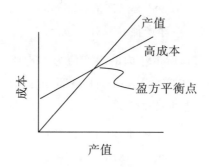

图 3.5　盈亏平衡点

这是将成本构成图叠加在产值图上。收入（应收账款）与总成本的交叉点为盈亏平衡点。产值高于该点代表盈利；产值低于该点代表亏损。可以发现，在盈亏平衡点以上的产值"更有利可图"，因为已经支付固定成本，并且目前只承担较低的可变成本。这种情况在一个牙医与另外一位牙医成为合伙人或是通过其他方式将工作时间相抵销相同。固定成本已被支付；而阶梯固定成本和可变成本仍然存在。任何额外的牙科治疗都为业主牙医带来更高的利润。产量升高所带来的成本增加，但增加的成本与初始的成本比相比是很少的。这一点对于理解管理式医疗及其他降低支付的第三方计划而言至关重要。如果牙椅的使用时间松散，则影响产值的最主要因素是可变成本，因为固定成本已被付清。然而，如果这部分患者替代了按服务付费的患者，成本中必须包括放弃传统患者而产生的生产损失。

我们可以用之前的例子来说明盈亏平衡分析的用途。

在这个例子中，Doe 的年收入为 650 000 美元（月收入为 54 157 美元），调整用于保险的费用为 125 000 美元。她收回了净收入的 98.6%。可变成本占到净收入的 20.9%。总固定成本为 155 000 美元（包括固定成本以及阶梯固定成本）。使用下面的公式以及之前给出的成本数据，她的年收益为：

$$应收账款 - 可变成本 - 固定成本 = 净收入$$
$$净收入 = (0.986 \times 净产值) - (0.209 \times 净产值) - 255000$$
$$净收入 = 518000 - 110000 - 255000$$
$$= 153000$$

153 000 美元为净收入

Doe 的诊所总产值为 650 000 美元，收回 98.6% 的账款，并支付所有的固定成本和可变成本后，净得 153 000 美元（缴纳个人所得税前）。她的诊所经营过程中的盈亏平衡点（净收益为零），可通过以下公式求得：

$$应收账款 - 可变成本 - 固定成本 = 净收入$$
$$(0.986 \times 净产值) - (0.209 \times 净产值) - 255000 = 0$$

$$0.986 \times 净产值 = 255000$$
$$净产值：328185 \text{ 美元}$$

也就是说，如果 Doe 的牙科诊所 1 年内的净产值为 328 185 美元，她能够支付所有的账单，但最后净收益为零（0 美元）。由于调整部分占总产值的 19.2%，她需要获得 406 169 美元的总产值以达到盈亏平衡。

$$总产值 \times (1 - 0.192) = 净产值$$
$$总产值 = 328185 / (1 - 0.192)$$
$$总产值：406169 \text{ 美元}$$

当 Doe 决定购买一间新的诊所或者加入当地的俱乐部时，需要 200 000 美元的税前净收益。当净收益达到这一水平时，产值水平是多少？应用盈亏平衡分析，进行描述：

$$应收账款 - 可变成本 - 固定成本 = 净收入$$

$(0.986 \times 净产值) - (0.209 \times 净产值) - 255000 = 200000$

$0.986 \times 净产值 = 455000$

净产值：585585 美元

总产值 $\times 0.808 = 净产值$

总产值：585585 / 0.808

总产值：724733 美元

Doe 的牙科诊所年收入需要达到 724 733 美元（月收入 60 394 美元），才能最终实现 200 000 美元税前净收益的目标。在现有员工数量、基本设施以及收费结构的条件下能否完成这一目标？这是战略性诊所规划和管理的基础。如果不能完成，她就需要调整计划以及对固定成本及阶梯成本重新评估，并且重新进行财务分析。

当你理解了牙科诊所的成本与收入结构后（也就是说已经建立了具体模型后），可以从经济角度通过提出假设性问题研究不同类型的增长机会。如：假如我雇了一位卫生保健员并且扩张诊所规模会怎么样？假如我加入了小镇中一项新的保险计划会怎么样？假如我将费用提升 10% 但是同时流失了 5% 的患者会怎么样？将数学模型应用于诊所管理可以从财务的角度解答以上问题。许多牙医都能够通过电脑及电子数据表程序建立相对复杂的诊所经营模型。然而，从前面的描述中可以看出，借助一支笔及一个简易计算器，我们就能够建立一个用于记录收支情况的工作模型。幸运的是，应用这些初级工具，就可以在最短的时间内用最少的努力获得一个十分理想的结果。而软件制作的、较为复杂的经济报表可以作为这些初级工具的补充。

合伙关系以及诊所购买的应用

　　诊所财务分析对于牙科诊所合伙关系及诊所估值/购买决策的制定有基本的指导作用。通过比较独资诊所 A 和 B 合伙关系的一些数据，分析联合经营对诊所的影响：

	开销	每月新患者数	管理式医疗产值百分比	管理式医疗效率（费用百分比）	年收入/美元
诊所 A	65%	40	40%	75%	875 000 美元
诊所 B	80%	15	60%	65%	675 000 美元

　　基于以上的变量，在其他条件相同的情况下，诊所 A 看上去更适合雇佣一名合伙人来协助该诊所的拥有者。诊所经营的开销更低，管理式医疗占比更小，并且该诊所管理式医疗的偿还效率更高。而诊所 B 看上去不能为雇佣一名助理提供足够收入，其管理式经营所占份额大，并且偿还率较低。考虑合伙经营诊所的人首先应该评估诊所关键财务指标的表现（见本章详述），其中也包括技工室费用及其支付方式（由所有者支付或者由合作者支付）。技工室单独支出的支付方式将直接影响合作者的收益以及诊所拥有者的开销。在第 20 章及 21 章里，对与传统私人诊所和牙科服务组织中合伙关系相关的金融动力学内容进行了进一步的探讨。

　　同样的，第 5 章、第 6 章以及第 9 章也探讨了牙科诊所的财务指标对诊所购买可行性的重要影响。借款人坚持认为诊所的现金流量应不仅基于诊所所有者的开销/盈利，同时也包括借款人的个人/家庭预算。一间诊所开销百分比与诊所的现金流之间有密切的关系。在上面的关于诊所 A 与诊所 B 的例子中可以看出，诊所 B 的估值较低，不仅因为它的年收入较诊所 A 少 200 000 美金，还因为开销更高、每月新患者数更少、管理式医疗百分比更大以及管理式医疗回报率更低。

参考文献和其他资源

推荐图书

Finkbeiner, Betty Ladley, Finkbeiner, et al, 2001. Practice Management for the Dental Team, 4th ed. Philadelphia：Mosby.

Pinson, Linda, 2001. Keeping the Books：Basic Recordkeeping and Accounting for the Successful Small Business. 5th ed. Chicago：Dearborn Trade Publishing.

Rattan, Raj. 1996. Making Sense of Dental Practice Management：The Business Side of General Dental

Practice. Abingdon. UK：Radcliffe Medical Press.

Willis，David O，2007. The dental practice：a management simulation. ［2007］. http：//www. dentalsimulations. com.

Willis，David O，2013. Business Basics for Dentists. John Wiley and Sons，Inc.

网　站

www. dentaleconomics. com/. Dental Economics home page.

www. sba. gov/. Small business administration，steps for starting a business.

www. aabacosmallbusiness. com/. Formerly Yahoo Small Business website.

练习题

1. 描述一间诊所的产值与应收账目之间的关系。

2. 描述诊所成本的类型并举例。

3. 描述牙科诊所成功经营的五要素。

4. 分别举例说明五要素中的一项指标(比率)。

5. 使用收益表对牙科诊所的财务经营状况进行分析。

6. 描述盈亏平衡分析技术的使用方法。

第2部分

所有权：业务规划，诊所估值，牙科设备，购买/入股诊所，开设诊所，诊所融资及商业实体

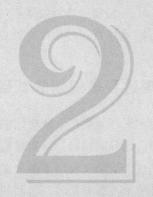

第 4 章

从牙医及银行家的角度进行业务规划

Nader A. Nadershahi，Lucinda J. Lyon，Lisa Itaya

不做规划会失败。

匿名

　　一旦拥有了牙科诊所，你将不只是一位牙医，你也是一个小企业主。在这种情况下，你将负责诊所的全面管理，这要求投入必要的时间，不断学习，并且付出努力。作为一个诊所管理者，成功的一个关键因素是对未来进行规划，并且不寄希望于好事会自然发生。你想做什么？你想什么时候做？你将如何实现它？你将如何衡量你的成功？实现成功的根源是制定并且落实一个经过深入研究的成熟计划，或者就像有些人说的那样：提出工作计划，并且加以执行。

　　通过这一章节的学习，你将明白以下几点：

1. 管理的重要性以及管理程序；
2. 周密的计划对一家成功诊所的影响；
3. 一份商业计划的基本特征；
4. 从银行家的角度对商业计划的关键因素进行分析。

管理过程是规划的基础

　　●管理是指在不断变化的环境中，对有限的资源进行有效果且高效率的计划、组织、领导和控制，以实现组织目标。

　　这个定义反映出了四个关键点：①有效且高效地实现目标；②资源是有限的；③环境是不断变化的，包括组织自身的内部及外部环境；④四项基本的管理职能：计划，组织，领导以及控制。

　　●有效是指完成工作，实现你既定的目标。高效是指使用最少的资源完成这一目标。例如，一对一地向每一位牙科助理介绍一项新的操作程序，将会卓有成效。因为你可以确保每个人都完全理解介绍的内容。然而鉴于需要花费的总时间，这并不高效。相较之下，你也可以通过小组会的方式高效地介绍新的操作程序，但是这种方式可能不像一对一的方式这样有效，因为在这种情况下一些人可能不愿意对不清楚的地方提出疑问。所以作为一个管理者，你的职责是在不对临床工作造成影响的前提下，寻求两者之间的平衡。第二个概念，资源是有限的，这意味着诊所的总资源量是一定的。举例说明，一天只有 24 个小时，牙椅的数量是一定的，而且你只有一个。不断变化的环境是生活的真实反映，包括牙科诊所的内部环境以及外部环境。问题并不在于事物是否会变化，而在于他们变化的速率。就外部变化而言，新的牙科治疗程序以及技术每天都在不断涌现。而经济状况将会影响一间诊所是否会购买一项新的技术或是搬到一个新的位置经营。就内部变化而言，雇佣新的员工可以让你的职员学习新技术并与不同个性的人交际。积极或消极的员工对于你实施新的行政（办公室）程序的决策会有不同的看法。图 4.1 则解释了计划、组织、领导以及控制这四项基本管理职能相互作用的过程。

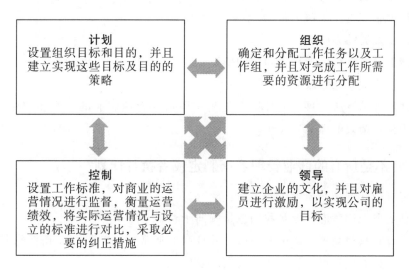

图 4.1　管理的过程

　　管理过程需要从计划开始。没有明确的目标，就无法决定如何组建诊所，如何领导团队，或者如何控制努力方向。当你确立了目标，并且制定了实施计划后，你需要组建诊所结构，并且为团队雇佣合适的人选，以期他们能够在实现目标的过程中支持你。你和你的管理团队需要营造一个积极的、共享的文化氛围，引导你的员工树立统一的愿景与使命。帮助团队成员激发其潜能，将会让他们为个人及诊所的目标实现提供支持。最后，你需要对雇员的进步进行监管督促，以确保目标有效并高效地实现，必要时，可采取相应措施。也就是说，你在规划流程中设定的目标将在控制或是评价过程中，成为衡量雇员表现的标准。如果进展顺利的话，你的工作将支持团队的发展并且促进好的方面的保持。然而，如果目标并没有实现，你需要采取相应措施。你需要对目标实现过程中出现的问题以及员工的表现进行评价分析。

通过评价，你可能会发现目标仍然有效，必须对员工的行为进行更正。然而，也可能决定由于环境改变，原定的目标不再有效。例如，在你制定了目标后，你引进了新的技术或者雇用了有不同个体需求的新员工，抑或是患者数量发生了增减。此时，你需要提高或是降低难度，也就是调整目标。所以，即使所有的事情始于计划，四项管理职能都是相互关联并且不断发展的，而且彼此之间相互影响。

为什么计划十分重要

整体来说，商业计划的主要目标是通过减少管理者在毫无防备时被突发事件困扰的风险，以抵消未来的不确定性。对商业进行详尽、有组织的调研和思考，与拥有完善的商业规划同样重要，并且可以获得更大的利益。优秀的商业计划具有以下特点：

- 会吸引潜在的贷款人。
- 可以吸引患者以及有能力的雇员。
- 帮助企业走向成功之路（并不确定）。
- 提供发展的方向。
- 帮助诊所进行优先努力和管理变革。
- 反映管理职能绩效。
- 帮助评估诊所发展（计划职能会变成评估或管理职能的一个主要组成部分，通过作为衡量绩效的标准）。

为什么并不是所有的商业管理者都制定或者执行计划？

制定好的计划是一项艰难的工作。

计划需要长远考虑，但是我们总是倾向于着眼于短期。

商业计划只是众多工作中的一项，并且我们通常忙于"灭火"。请注意其中的讽刺意味，更好的规划也许可以防止火灾的发生。

一项商业规划可能包含一些我们并不了解或理解的概念。在制定计划时，发挥我们对牙科行业了解的优势，可能会使事情更加容易，虽然有时未必明智。

什么是商业计划

一项商业计划是一份关于商业前景或者商业现状分析的文件报告，包括营销计划、管理计划以及财务计划。尽管并没有明确的成功保障，一个设计周详的计划通常能够给商业管理人带来更高的成功可能性，因为它需要人们对商业状况的每一方面进行周密系统的规划。一份商业计划相当于你的牙科诊所的经营地图。但从另一方面来讲，即使拥有一份极其详细的商业规划，也不能确保经营成功。你计划中的实施事项必须是生动的具有指导性文件。正如一个人曾经说过："管理的落后甚至有可能造成 McDonald 的经营失败。"

为什么书写商业计划

书写商业计划的主要目的是让企业家有机会对商业经营成败的可能性以及成功的方法有一个深入的认识。换句话说，最初的听众是你自己。然而，许多企业家书写商业计划仅仅是为了获得融资。一份书写周密的商业计划可以帮助你回答以下问题：

- 你们可以提供的具体的服务以及产品是什么？
- 在现有的竞争条件下，你们所处地理区域的目标市场是否大到能让你的诊所盈利？
- 哪一种类型的营销对于创造以及维持足够的患者数是必须的？
- 你们将需要哪些基础设备以及技术，需要多少相关投资？
- 你们需要多少人员支持，什么时候需要，支出成本是多少，并且他们的职位描述是什么？
- 现有的专业和支持员工是否达到你的需要或要求的水准？如果没有，你将调用什么资源进行训练以提高团队成员的能力？
- 你每月需要多少获益以达到收支平衡？为了实现这一收入，诊所需要达到什么样的预期能力。

换句话说，你的商业计划将给你提供选址及服务项目的相关信息，可以帮助你决策诊所是否有成功经营的可能性。通过制定一份周密的计划，你会发现可能需要作出相应的调整或者改变；例如，选择另外一个地点，调整营业时间，与其他牙医或是多位牙医合作（同一椅位上的第二位或是第三位牙医只是轻微增加开销成本）。

一份商业计划一般多长？

简单的回答是，按需要进行计划。一份商业计划的主体通常不会超过 25 ~ 30 页。通常，你需要融资的数额越大，你就应该计划得越详尽，以证实你需要这些融资并且证明你有能力向借款人或投资人偿还这笔款项。

这并不是一份你想象中用一个空闲的周末就能够完成的文书。你也不能期待你的第一份草稿就是你的终稿。正如所有重要文件一样，你需要进行相关调查（以你自己的商业计划大纲为指导方针）并且将其整合成初稿。将初稿搁置一两天后，站在投资者的角度上，阅读商业计划，并且对需要更改的地方进行标注。然后，重新书写商业计划，再搁置一两天后重新阅读。重复这一过程直到你对成品感到满意，也就是说它讲述了来龙去脉。然后，回过头去确定文书中语法的正确性，特别是你的附函。记住，人们常常按照说话的方式去写作，但是写与说的规则有所不同。你不想因为商业计划中的错误而失去任何一位潜在的投资人。错误说明管理者缺少对细节的关注，预示着你并不适合作为一个经理（以及资金募集者）。另外，你可能还希望一位值得信任的同事帮助你审阅文书。对作者来说意义鲜明的内容对读者来说可能并不那么明了。同行的评审对发现需要进一步澄清的问题有很大的帮助。

另一个关键点是确保最后财务预测的结果来自你的调查，而不是其他方式。也就是说良性结果需要有"调查"的支持。数字显示出巨大的现金流量和大量的利润通常将会导致后来的一些问题。你甚至有可能让银行家相信你的规划是准确的，但是作为诊所业主，预测不准确会使你承担最大的风险并且承受最多的损失。

商业策划格式

尽管每一份商业计划都是独一无二的，而且需要根据具体的目的进行设计与书写，但某些特定的要素是通用的。图 4.2 提供了一个商业策划的框架，这个框架也是后来相关讨论的基础。

Ⅰ. 封面

  A. 商业名称、地址、电话和电子邮件

  B. 负责人姓名

  C. 日期

Ⅱ. 目录

Ⅲ. 执行摘要(不超过 2 页)

  A. 关于诊所的简要概述——诊所所有者、诊所历史及诊所未来的计划

  B. 市场机遇

  C. 财务计划

  D. 贷款需求——包括你如何利用融资保证诊所的盈利能力以及确保能够如期偿还贷款

Ⅳ. 诊所描述

  A. 任务描述

  B. 目标/目的/商业理念

    1. 你最主要的短期目标，中期目标或者目的是什么？

    2. 你所设定的每一个目标是如何与你的任务协调统一的？

  C. 简要描述牙科行业的商业状况——趋势及挑战。你将如何对诊所进行定位来适应这些状况？

  D. 描述你自己的专业经历、管理团队以及专业顾问。

  E. 诊所的法律结构：独资、合伙、公司。

Ⅴ. 市场调查：人口统计/经济简介

  A. 产品描述

    1. 你将提供什么服务？它们将如何使你区别于你的竞争对手？

    2. 哪些因素会使你处于竞争优势或劣势，如特定的服务、保险服务网络、技术及说话方式。

图 4.2　商业计划的框架结构

B. 行业分析

　　1. 牙科行业目前的状况如何？

　　2. 你正在面临什么样的机会和威胁？例如，有没有新的产品、市场或趋势等可能会为企业带来正面或负面影响的事物，特别是对于你打算在此建立诊所的地理区域？

　　3. 以下这些方面将如何影响你的诊所：经济、地方产业、政府法规和技术的变化。

C. 市场定位（目标市场）

　　1. 讨论一级市场，如果适用再考虑二级市场

　　2. 扩展市场人口，例如年龄、教育程度、收入、主要行业/雇主。

　　3. 有多少潜在的患者？

　　4. 考虑到所处的竞争环境以及寻求你这类服务的人群所占的平均百分比，开拓这一市场的可行性有哪些（潜在的销售）？

D. 竞争力分析

　　1. 你的主要竞争对手是谁应考虑专业和（或）距离？

　　2. 牙医人口比例是多少？

　　3. 他们的强项和弱项分别是什么？

　　4. 你的强项和弱项与你的竞争对手相比如何？

Ⅵ. 营销考虑/计划

A. 位置

　　1. 你预想的诊所位置在哪里？这些地点将对你的客户或患者造成何种影响？

　　2. 空间的大小，建筑的类型、分区等。

　　3. 它的优点和缺点各是什么？

　　4. 你将选择租赁、购买、改造或建设中的哪一种方式？前期和每月费用包括什么？

　　5. 一直存在的维修费用、公共设施费用以及保险费用各是什么？

　　6. 设备的适用性/升级/更换需要是什么？

　　7. 必要的新技术/期望是什么？

B. 价格/费用

　　1. 薪酬模式：保险型、服务费型。

　　2. 你的定价政策/策略是什么；收费与市场平均水平相比是等于、偏高还是偏低？

　　3. 你的产品成本是多少？

　　4. 你的价格是多少？

　　5. 你的竞争对手的价格是多少？

　　6. 你的信用和财务政策是什么？

C. 促销

　　1. 你的广告计划是什么，如媒体选择、广告频率、开幕活动？

　　2. 制定第一年的广告预算。

　　3. 制定你三个月内的促销计划，同时对将要做的内部准备工作进行讨论。

图 4.2（续）　商业计划的框架结构

VII. 管理计划

A. 你将要什么样的商务办公室以及专业人员，比如办公室经理、结算专员或保险专员？

1. 每个团队成员应负责什么职责？

2. 你的团队所寻找的人，对背景、资格、执照类型有什么要求？

B. 组织结构

1. 准备一个组织图，指出每一个人在团队中各履行什么职能。

2. 理解同一个人可能可以承担多个职能。

C. 人事管理

1. 讨论招聘、工资和薪金结构、福利以及工作描述及对工作描述的评估等因素。

2. 目前，你的团队成员的当地市场占有率是多少？

3. 指出需要多少员工，包括一份典型的时间表。

4. 解释培训和发展提升的方法、要求以及相关费用。

5. 你对员工绩效评估的计划是什么？

D. 制度和政策

1. 内部：例如员工标准（行为和着装）、财务控制、财务安排/收集政策、归档保险索赔、调度、应付账款等。

2. 外部：例如信用、收款、支票兑现。

3. 你将使用什么资源来创建就业政策手册？

E. 法律

1. 你的企业的法律结构是什么？

2. 启动阶段和持续阶段的法律成本是什么？

3. 可能用到的其他法律要求有哪些，如合同、执照、许可证、租赁或租金协议和工作场所的规定？

4. 如不属独资经营，讨论损益分配、搭档的增加或赎买以及业务终止等相关事宜。

VIII. 财务计划

A. 关键成本

B. 个人财务报表

C. 预计现金流量（第1年，按月）

D. 预计损益表（3年）

E. 预计资产负债表（3年）

F. 月平均盈亏平衡分析

G. 提出融资

1. 计算所需的总金额，包括营运资金，直到达到实际盈亏平衡，业主开始产生收入。

2. 指明资金来源和用途。

3. 提供的担保/抵押品。

IX. 附录

A. 关键人员的简历

B. 推荐或担保

C. 市场研究

D. 历史财务数据

E. 其他项目

图 4.2（续） 商业计划的框架结构

再次说明，你的商业计划应该满足你自己的需要。并没有"完美"的商业计划范本。在这里讨论的大纲以及在本章节后面将会出现的商业计划范例可以说明这个现象。需要重申的是，商业计划的优势在于系统地研究、分析、计划你的目标过程（从过去、现在、将来的角度）。一个周密翔实的计划可以提供生动有指导性的建议，你建立诊所的时候将会经常参考这个计划。

计划的基本要素

封　面

封面包括名字、地址、商铺及所有者电话以及计划的提交时间。如果你不仅从一家银行申请资金，还应该包括复印数量。

目　录

计划内容中的篇目将以最短的方式对计划的内容进行概述，每一个初级和次级标题后应该附上它开始的页码。例如，主标题是"使命"，次标题就应该是"使命宣言"。

执行摘要

这部分的介绍对你的建议是通过传递有说服力的信息来抓住读者的注意，使读者有兴趣阅读完整个计划。执行摘要是一个简明扼要的内容简介（不超过 2 页），强调的是商业计划中一些本质问题。虽然它是读者阅读的第一部分内容，但却是书写的重要部分。尽管贷方可能会说自己已经阅读过大约 500 份商业策划书，但事实上他真正阅读的是 500 份执行摘要，而不是阅读策划的详细内容。只有极少部分的执行摘要能够吸引贷方将整个计划全部阅读完。所以这些介绍性评论是基础的，也是十分重要的。

设想一下你和一位可能的投资人在同一个电梯里，并且他能给你大约一分钟的时间听你说话。你将如何表述来让这位潜在的投资人相信你的提议具有很大的投资潜力，而且是一个难得的投资机遇。执行摘要就是这种"电梯游说"的书面版，应该简要描述以下几方面：

● 对公司及其创始人进行介绍：描述你们提供的服务，专长项目是什么，以及所有者所具有的资质是什么？

● 市场机遇：对你所在的市场大小及增长率进行描述，同时介绍目前市场的服务现状。

● 财务方面关键点：至少总结出你们第 1 年的销售以及盈利计划。清楚阐明需要所有来源的总资本（包括个人资源），每个来源的资金将有什么用途以及预期的还款计划是什么。尽管你可能对贷款的具体条款并不清楚（如贷款利率和贷款期限），但是你需要进行一个合理的评估。例如，可以以 2% 的利率获得一笔 500 000 美元的贷款。

使　命

使命宣言

公司的使命宣言回答了读者公司存在的价值是什么。这个简单的宣言（大约 25 个词或者更少）可以告诉雇员、顾客以及投资人你想要做什么以及你相信什么。换句话说，它点明了诊所的经营方向并且设定了战略优势。正如你的电梯游说，你的使命宣言清楚简洁地总结出你商业中最本质之处。考虑一下这个格式：包括动词、目标、结果。以 Twitter 的使命宣言为例：赋予每一个人无障碍地创造并及时分享创意和信息的能力。如果，你不能使用少于 25 个词说明你的使命，你可能还并不清楚你是谁，也没能掌控你身边的一切。

目的和目标

尽管使命宣言提供了关于你商业经营的概述，但是目的和目标实际上是帮助你实现自己使命的方法。目的是关于你的诊所最终要实现的广泛、远程声明。比如可能是："成为全美第一的全科牙医"。短期的十分明确的目标的基本形式是在某个特定的时间以某种程度去做某事。例如在 6 个月内，使患者基数增加 300 人；或者在本财政年度年底，减少 2% 的未收回的应收账款。

营销计划

拥有健全的市场调查数据以及设计周全的营销计划，对成功是至关重要的，这同时对于获取所需资金以及维持诊所经营也是重要的。事实上，你的市场调研以及营销计划是你进行财务预测的基础。所以，了解你的目标市场，定义你的产品，采用恰当的定价策略，挑选一个正确的位置以及制定合适的推广策略是你计划中最为关键并且最具挑战性的方面。

市场中的"4Ps"——产品，定位，价格，推广

这 4 个要素就是我们通常所说的营销的"4Ps"——产品（product）、定位（place）、价格（price）及推广（promotion），再加上你的目标市场，就营造出了你的诊所形象。以上 5 个因素需要进行协调，否则你的营销信息将会不一致。如果你改变了其中的任何一个，你将有意无意地改变人们对于你的诊所的看法。例如，如果一个积极的牙周维护系统对你的诊所来说是一项重要服务和生产基石，那么军队或者高校社区等地可能并不能满足你的最佳利益需求。你的地理位置与你想要获得的收益并不

协调。

　　另外一个重要的营销概念是你将如何看待现有市场并与之产生联系。你是否有一个生产导向或者营销导向？生产导向意味着你已经有一个产品，现阶段你需要寻找适合的目标市场。营销导向意味着首先你已经确定了自己的目标市场，然后你需要根据目标市场中的消费人群确定他们需要或想要的产品。换句话说，产品理念说明了你已经生产出了你认为的、有史以来最好的东西，但是你目前必须找到一个与你想法一致的市场——这往往并不是最简单的事情。营销理念是指你已经选择了一个你想要发展的市场，而你现在必须寻找他们需要或想要的产品。传统观点认为拥有一个产品，并且努力想办法说服潜在的客户来购买这些产品（产品向导）比确定某个人需要或者想要的东西并且使其变得可行（营销导向）更加困难。了解你的导向揭示了什么对你来说最重要的：是你的产品还是你的患者。

　　在你开始职业生涯的初始阶段，你可能已经决定了你将投身于牙科行业的什么领域。那是不是意味着你自动归类为产品导向。当然不是！随着你客户基础的发展，基于你选择提供或不提供的服务，你将对患者的需要及渴望有更进一步的认识，并且对你自己的专业发展兴趣以及潜在的继续教育需求有深层的认识。随着这些需求的汇集，你将能够满足患者的更多需求。

产品描述

　　产品的定义可以是一个货物、一种服务，在更多的情况下，产品是两者的结合。货物是真实存在的，而服务不是。例如，半年一次的例行检查可以被归为服务；你给患者的牙刷属于货物；全冠的预备以及粘接则是服务与货物的结合（全冠的预备和粘接是服务，全冠本身是货物）。另外"提供的产品"还应该包括方便的时间、牙科护理的财务方案或者最新的技术。了解你提供的所有类别的服务包括哪些（能够用普通外行也能理解的语言对其进行描述）将会影响你的许多决定。例如，在雇佣新员工时（或者留任当前员工时）你将会注重什么技能。在你的目标市场中，最有成效的推广活动是什么？你的产品将如何定价？你产品的每一方面都有其对应的成本，首先你必须确定你的定价涵盖所有方面的成本。

　　明白你与你的竞争对手所提供的产品之间有什么差异也十分重要。这意味你在竞争中的独特性或者优势——是什么把你与你的竞争对手区分开，以及这会给你带来哪些竞争优势？作为一个在城市商业区域经营一家诊所的全科医生，你可能需要确立办公时间以便你的患者基本不用耽误自己的工作，例如，在特别早的时间或者下班后的时间工作。

行业分析

　　描述你对自己行业的了解情况可以向投资人传达一种你具有长远眼光的概念。对牙科行业的现状进行简要的分析，你将面临什么样的机遇与挑战（例如新的产品、市场以及潮流趋势）及其可能对你的经营产生哪些积极或消极的影响，尤其是你计划在哪个地理区域开展诊所经营业务？你将如何合理利用现有的机会并且面对挑战？

市场的界定

"市场"的界定中包含地理位置和人群两个部分，二者结合构成了你的目标市场。地理成分是指计划服务的地理区域，例如，整个城市或是国家，或者是城市中以特定街道为界限的某个区域。人群成分是对你的潜在患者进行人口统计学描述（如年龄、收益、所需的特定牙科治疗类型）。你需要提出的主要问题（以及回答的问题）是：有多少潜在患者（人群成分）生活（居住）在这个地理区域内（地理成分），也就是需要让你提供相关服务的人口所占百分比是多少？考虑到你所处的竞争环境（详见下一部分），可能在你这里而非你的竞争对手那里寻求治疗的潜在患者总数所占百分比是多少？其次，鉴于你的定价计划，你的潜在销售量是多少？它是否足以涵盖你所有的商业成本，并且有足够的剩余部分用于你的个人需求？

竞　争

了解竞争对手对于刚开始开展业务的你来说是一件十分重要的事情。即使你正在购买或入股一家诊所，你还是应该考虑到，你的诊所所在区域有多少从业者以及有什么样的人口变化，如果有的话，在诊所营业之初就可能存在了。是否有足够的患者来支持加上你之后现有的诊所数量？目前的牙医人口比例是什么？你所购买诊所的现有患者是否注重从业者多年的经验，而对"这个区域的新手"不感兴趣？那么，在专业和（或）相近的领域里，谁是你的主要竞争对手？他们的优势和弱点是什么？你的优势和弱点与他们相比又如何？为了提高你的诊所经营能力，你需要突出你的竞争优势以及独特的竞争力。例如，你刚从牙医学院毕业，你可能会强调你对最新技术的了解。而你的竞争对手与你相比有更多的临床经验，所以你的重点应该放在其他能力上。

地　点

地点通常是指你所在的位置，而实际上它包含更多内容。用"分布"来形容可能更加贴切，但是"4 Ps"听起来比"3 个 Ps 和 1 个 D"更顺耳。当然，你的地理位置包括实体结构，是商业经营的一个关键因素。然而，你需要考虑如何将你的所有产品，即服务和商品，传递给你的顾客。所以，举例来说，除非你有自己的技工室，可以自己加工冠，否则你还需要在你自己的商业计划中涵盖其他的经营部分。你可能会从许多材料供应商中选择各种物品。你将使用哪一种及其原因？它的花费、财务安排以及便利性将如何影响你的决策？尽管银行家可能并不需要知道这些细节，但是你需要清楚地知道这些。如果选择了一家质量比你想象中差或者周转时间较慢的供应商，肯定会对你患者流失的底线产生影响。记住，你的患者其实并不会在乎是别人做了这个密合性差的冠或者未能按约定的时间交活。

关于地理位置，它到底在哪里？它的优势和缺陷是什么？包括例如以下项目：

建筑年限、停车便利性、空间可拓展性以及与客户的接近度。你会租用或者购买一个已经存在的建筑，还是会选择重建一个？前期和每月的成本包括哪些？

价　格

你的价格结构乘以你及你的团队可以提供的各种操作程序的数目，决定了你的最终总销售额。以下这些关于费用的问题是你必须要回答的：

- 你的定价政策/战略是什么——你的费用与市场的平均收费相比，是持平、低于或是高于？
- 这项产品的成本是多少？
- 你的费用是多少？
- 你的竞争者费用是多少？

第 12 章着重描述了牙科诊所的收费费用以及患者的财务政策，而第 13 章则描述了牙科福利/第三方保险的相关内容。

推　广

当非营销领域的人看到或者听到"推广"时，他们通常想到广告。然而，推广实际上并不止于广告。它还包括了销售、礼品赠送和宣传。我们通常不将牙医和医生的行为纳入个人销售中，但当你提供诸如牙齿美白等选择性治疗程序时，你就是在做个人销售。你和你的员工如何与患者沟通同样是个人销售的一部分，通过沟通，你不断推广优质服务，顾客感到十分满意并且转化为忠实的患者。印有你的名字以及标志的赠送物品，如钢笔、牙刷等被称为礼品赠送。宣传在某些时候被认为是"免费广告"，即你的商业或者你自己在诸如报纸文章等大众媒体上成为故事的主角或者被提及。社会媒体属于这个类别，认识到这一点且对其进行管理非常重要。这些信息可能是正面的，也可能是负面的。例如，一篇文章可能会报道你的新诊所开业的相关内容，或者提及你诊所中的全部人员都参与献血的事实。另一方面，你或是你的一位员工因为饮酒而牵涉到一桩单车肇事这一事实就会被视为负面的消息。在报道中提及你是媒体或评论者的选择，不是你的。因为你并没有为这种宣传买单，所以你也无法掌控它。

相反的是，广告是你购买的一个地点或空间，这就意味着，在某种程度上由你管理控制着它的内容及放置地点，例如你的网页或者印刷广告。

在商业计划的这部分中，需要包括①你初始的广告计划（例如媒体类型、广告频率、开幕活动），②3 个月内关于你所有的推广活动的计划，③第一年的广告预算。在本章节内，将讨论任何形式的内部推广。第 17 章和第 18 章各自探讨了外部营销和内部营销的具体概念和策略。

管理计划

不同于营销计划专注对外，即针对你的患者群体；管理计划则是专注对内，即强调商业本身的结构。

关键管理人员

什么样的高管职位对诊所有效、高效的运营是必须的？什么样的人可以担任这些职位？例如，对于一位办公经理或者一位账单/保险专员，通常情况下这些职位并不是由诊所所有者担任。需要明确的是这些职位需要承担的责任是什么。如果一间诊所有多位所有者，每一位所有者各自承担什么职能？你寻找的经理职位要求的背景/资质是什么？第23章包括一些职位描述的例子。

某些形式的所有权需要成立一个董事会——主要是公司形式，换句话说是合伙企业。如果可能的话，记住每位董事会成员的姓名，最起码也要记住他们的职位。如果不需要这种形式的董事会，你可能需要考虑成立"顾问委员会"，其主要功能与董事会相似。

组织结构

制作一个组织结构图，说明团队中每个人承担的职责，将帮助每个人了解诊所不同构成部分之间的相互关系。换言之，它能够清楚地呈现出每个人的职责以及报告对象。因为一些工作人员可能有多重职责，特别是在一些小诊所中，一个名字可能在不止一个"方框"中出现。

人事管理

员工毫无疑问是最重要的财产，同时也是最大部分的支出。如果你正在筹备一间新诊所，可能只需要两名员工、一名牙科助理医师以及一名接待员。这两名员工和你的名字将填满组织结构图的方框。在其他情况下，你的诊所可能需要数名员工。明确需要多少员工以及分别担任什么职位。同时指出是否以及何时计划增加新成员。需要包括以下因素：招聘、工资和薪金结构、福利及职位描述。第22章及23章提供了一些关于人力资源合规以及员工管理策略的见解。

政　策

从一开始就考虑并建立内外两方面政策，可以避免今后做出许多匆忙的决定。提前花时间对通常情况下可能出现的问题从正反两方面进行考虑，将会减少将来面对这些问题时的压力，并有助于做出更多的协调决策。例如，内部政策可能包括个人问题(比如工作迟到、饮酒、吸烟、预支付等)以及财务管理(比如收款负责人及存款负责人)。对外政策可能包括信用和收款政策(比如将超过90天的旧账目出售给一个收账代理商)。识别出创建雇佣政策手册和员工绩效评估方案所需的资源是十分重要的。第16章、22章及23章着重强调了防止贪污、实施完善人力资源政策以及员工管理的相关内容。

保　险

你将需要哪些类型的保险以保障自己的商业资产，包括作为主要劳力资源的你，所需的成本有哪些？尽管十分昂贵，你可能想要确保拥有足够且正确的保险类型。第 25 章对个人及诊所/商业保险需求的相关细节进行了讨论。

法　律

你业务的法律架构是什么？启动和持续成本是多少？如果不是独资诊所，讨论以下相关条例，如损益分配、提高或买下全部产权以及业务终止。第 10 章将对多种形式的企业所有权进行深入讨论。

除了诊所法律构架，诊所中还存在哪些其他重要的法律问题，它们带来的成本又是什么？例如，租赁协议的条款是什么？第 7 章将涉及出租的更多细节。

财务计划

财务计划会详细说明你的收入及支出情况。它显示了如何转为盈利（或亏损），以及资金在经营过程中是如何流入及流出的。同时，它还表明了诊所的资产状况及资产拥有者——你（业主权益）或者是其他人（负债）。财务计划是需要进行整合规划的地方。商业术语中的"底线"指什么？实际上，营销和管理计划中的每一项目都必须是量化的。你的成本包括哪些，是什么时候产生的，又将在什么时候支付？例如，你希望一个月以怎样的价格（目标市场/费用）看多少患者？广告成本是多少（推广计划）？法律、保险、人事成本（管理计划）是什么？

你需要理解的 3 个财务报表（不一定创造，但是必须理解）是现金流量表（包括初建诊所的一站式方案成本）、收益表（有时称为损益表、营业报表或收益表）以及资产负债表。第 2 章对财务报表进行了深入讨论。

现金流量和成套项目预测

现金流量表被许多人认为是财务报表中最重要的一部分，并且适用于任何一位企业所有人。它显示资金实际流入时间以及实际流出时间，而并非像收益表那样在销售或支出发生即刻显示资金变化，这种区别将在随后进行讨论。比如，你在 5 月 5 日提供了一项服务，收费为 100 美元，但是直到 6 月 10 日才收到付款。收益表可能显示在 5 月收益 100 美元，而现金流量表则显示在 6 月份收入 100 美元，因为 6 月份是这 100 美元实际流入公司的时间，而非 5 月。同样的，如果你在 5 月订购 100 美元的物资，但是在 6 月进行付款，利润表可能显示在 5 月份有一笔 100 美元的耗材支出，但是现金流量表则显示这部分钱支出时间是 6 月份，因为这是真正的付款时间。

换句话说，现金流量表就像是你的支票簿。它按月记录了你的实际存款和实际提款。不要将资金流量表与"关于现金流动的说明"或"资金来源和用途说明"混淆，现金流量表通常由会计制作。尽管后两个说明对于资金来源及流向的概览有所帮助，但是并不能逐月反映资金如何在业务中"循环"。根本上说，如果你的诊所不能维持积极的资金流动，其他所有的财务监控信息都是没有用的，因为你将无法继续营业。

在最初 12～24 个月，商业计划应该包含每月预计损益现金流量表。这些预计报表可以预期财务结果(图 4.3f)。

一站式方案成本是在"把钥匙插在门上"以开启业务之前承担的所有成本，例如，施工或装修费用、法律费用、购买设备或耗材以及公用事业保证金等，其中一些费用可以在开始经营以后再支付，也有一些需要在购买时就付清。最后，这些支出将反映在收益表的成本部分中。

收益表

收益表反映了在某一明确时间段内的销售、支出及产生的利润(或损失)情况，例如一个月、一个季度或者是一年。收益表可以建立在权责发生制基础上(出现销售或成本时)或者现金收付制基础上(收取现金或支付费用时)。作为最低限度，你的商业计划应该包括第一年的月预计损益收益表以及第二年的年度总结。

资产负债表

资产负债表显示的是企业总资产及其"所有者" - 你(业主权益)或其他人(负债)。因为所有资产是某人所有，总资产必须与总负债加上所有者权益一致。资产负债表是某一时间点相关情况的反映；例如，财政年度结束点。商业计划需要包括开业当日以及第一第二年底的预计损益资产负债表。

盈亏平衡分析

需要回答一个非常重要的问题，维持何等水平的销量及产值才能负担得起月平均总成本? 明确收支平衡点是非常关键的，尤其是当销售日期与收款日期之间有差距时。你还需要明确，在一个普通的月份中，期望在何时能达到平衡点，也就是说期望何时可以实现实际上的收支相抵? 例如，你计划在一个月的第 20 天达到收支平衡点。现在已经是第 15 天了，而你只收入了总额的一半。明确状况后，你可以更好地计划在面对"月底危机"前能够做些什么。第 2 章对盈亏平衡分析进行了深入讨论。

在预计损益表中，预估哪一个月的产出能够超过开销成本也是一项重要内容。

拟建资产

最后，详细说明你的拟建总资产，或者所有来源的筹措资金，包含权益和债务。股票融资是指来自所有者的金钱，并且不是必须偿还。它被称为"风险资本"，因为生意经营失败可能导致这部分投资丢失。另一方面，债务融资是指你所借用的金钱，必须连带利息一同偿还。指明每一项资金来源将被如何使用，将用什么作为抵押品/担保品，以及你提出的还款条件。诊所融资的部分将在第九章详细讨论。

附　录

将附录(或附件)等任何文件纳入提案以便为其增加有用的细节。其中几项比如关键人员简历、推荐信或担保、市场研究、合同以及历史财务数据。

从银行家的角度评价你的商业计划

银行认可的特点

在一项贷款业务中，当考虑授予商业贷款时，贷款行业通常会引用 5C 信用评级法为评估你和你的商业计划书信贷可靠性及财务可行性的框架。你和你的商业经营是否值得冒险？

品质：包括你在牙科行业甚至更大商界的声誉（以及合作伙伴的声誉）。比如你的诚信、正直、可信赖性以及借款历史，这些可以帮助银行对你是否可以被信赖、秉诚行事进行评估。

资本：指诊所所有者已经投资于商业经营的金钱或股权，与商业总资产相关。所有者持有的股权越多，在商业经营成功中获得的资产越多，拖欠贷款的可能性就越小，那么银行所面临的信贷风险就会越低。将对潜在借款人的个人财务状况、资产和信贷质量进行分析。

条件：这些反映了诊所经营的外部环境，包括整体经济情况、牙科产业的健康状况以及当地市场情况。优势产业的发展以及积极的经济环境是诊所蓬勃发展和偿还贷款的有力支持。全面的市场调研以及经营过程中全方位的竞争分析十分重要。

能力（现金流）：是指借贷人产生足够现金流量以偿还贷款利息和本金的能力。一份书写上乘的商业计划必须要对满足业务目标以及服务所要求的债务展示出强大的潜力。

抵押：为获得贷款，借款人需要抵押所拥有的一些东西，如果贷款违约，这些物品将被没收。这可能是商业不动产、设备、应收账款、商业本身以及个人资产。如果在将来，诊所经营不能产生足够的现金流量以偿还贷款，那么银行将对抵押品进行清算并用所得偿还贷款。

银行家对你的商业计划的评估

考虑到一个精心构思和精心制作的商业计划对成功经营而言的价值，那么对于银行家来说，他们在评估给你发放贷款是否会对银行以及存款人有利时，最看重你计划中的哪一点？

- 一个强大的管理团队是必须的：信誉和经验是有帮助的。证明你了解你的诊所经营。证据可能不仅包括你和你团队的描述与背景，还包括你的企业的经营模式、产品、服务和战略的健全信息。

- 阐述你认为自己为什么会成功以及你对潜在阻碍的认识。为自己和拟建业务提出充分的理由。

- 全面的市场调研：你的产品是否有需求和利润。证明你的主张。结合实际情况清楚地描述你的竞争优势。

- 合理的预测：在第 1～2 年内，资产负债表、损益表及现金流量预测都是十分关键的。现金流尤为重要。与行业规范相比，你的定价应该切合实际。注意不要低估成本或者高估利润。

• 贷款请求金额应该与经营计划一致。申请数额不要多于或少于计划所需额度。展示你需要的数额并且说明将如何使用这笔款项。

一些银行的信贷主管可能只会简要概览你的计划，仅主要关注你提供的财务信息。其他人可能会仔细阅读并与你讨论相关细节，运气好的话，开始建立成熟互利的关系。

商业计划的资源

一般来说，有大量资源可以帮助并指导你整合商业计划，同时针对如何从不同方面管理诊所提供信息与教育，例如解读财务报表。这些资源的来源包括：寻求顾问一对一的个人协助、参阅书籍及在线自助指南以及参加课程和讲座等。一份各种资源的小样本如下所示。

商业顾问

商业顾问专门为那些需要了解如何更好地经营自己业务的人提供相关建议。一些顾问专注于某一特定行业，另一些则是通才。上网进行相关搜索或者是在本地的电话黄页上查找"商业顾问"的电话。一些州立牙科协会可能也会提供一些资源或者参考意见。你可以和你的商业律师或会计师交谈。对他们来说，辅助你整合商业计划是家常便饭。有些人甚至可能有专供制定商业计划的"教学"手册。当然，也存在牙科管理咨询研究院，这个组织对会员顾问有基于经验的要求（www. admc. net）。

联邦政府下属小型企业管理局（SBA）

小型企业管理局（SBA）是美国联邦政府专门为小型企业经营者寻找金融援助而设立的代理机构。然而，针对本章的目的，将会介绍他们通过退休经理人服务公司（SCORE）和小企业发展中心（SBDCs）为小企业者所提供的管理援助。

退休经理人服务公司（SCORE）

SCORE 由退休业务主管组成，他们具有不同的背景，专门为小企业所有者提供免费咨询。并不是所有的行业在每个地方分会都有代表，所以确认你的咨询对象具有与你的需求相适应的背景。请登录 www. score. org，寻找离你最近 SCORE 分会。

小企业发展中心（SBDC）

SBDC 是私营部门、教育界以及联邦、州和地方政府共同努力的结果。协助那些有兴趣建立小型商业或者想要扩大经营范围的人进行项目可行性研究（初创企业的商业计划），是组织提供的众多服务之一。获取关于服务的更多信息或者定位离你最近的诊所，请登录 www. sba. gov，点击本地帮助。

州立和地方机构

许多州立和地方机构提供多种协助。了解所在城市的商会或经济发展办公室以便寻求地方信息。同样的，州立经济发展办公室经常会有大量有助于你的资源和链接。

学术机构

当地学院或大学可能是非常好的协助来源。首先，一些讲师或教授会通过提供私人咨询获得额外收入。同样的，协助进行可行性研究对于小型企业或实习生而言可能是一个卓越的学习项目。虽然工作实际上是由学生完成的，但是会有课程导师的监督。

图　书

从书名上看来，关于市场经营的书籍有数百本，专门帮助经营者制定商业计划。有些含有填空练习，有些附带互动光盘，有些只是简单地提供相关信息。在当地图书馆或者书店进行查阅，如若需要一份更完善的书单请进入亚马逊网站(www. amazon. com)或 Barnes & Noble (www. barnesandnoble. com)在线查询，关键词：商业计划。

关键词

- 积累与管理和管理流程相关的知识是成功经营并且乐在其中的关键。
- 商业计划的主要目的是深入了解商业经营中潜在的发展可能和所需代价，以期实现成功。
- 商业计划的基本特征是相当标准的。通常有很多可以利用的资源帮助你进行市场分析并且建立明确的财务预测。
- 从银行家的专业角度考虑商业计划的几大要素，能够帮助你塑造自己和你的企业，从而实现双赢的结果。

最后一个关键点：本章能够作为第 7 章(购买/入股诊所)、第 8 章(开设诊所)以及第 9 章(诊所融资)的重要补充。

参考文献和其他资源

AllBusiness Editors, 2015. What do bankers look for in a business plan. [2015 – 03 – 07]. http://www. allbusiness. com/what-do-bankers-look-for-in-a-business-plan-3508-1. html.

American Dental Association,2015. Guidelines for developing business plans. Available at www. ada. org (accessed July 15, 2015).

Armstrong, Gary, Kotler, et al, 2004. Marketing：An Introduction. 6th ed. Upper Saddle River, NJ: Pearson Education, Inc.

ATB Financial, 2012. Your business plan, from a banker's perspective. [2015 – 10 – 07]. http://www. atb. com/learn/articles/Lists/Posts/Post. aspx? ID = 81.

Berry, Tim, 2005. What bankers look for in a plan. [2015 – 03 – 07]. http://www. entrepreneur. com/article/80170.

California Dental Association. Practice Support Center. Business Plan Template. [2015 – 07]. www. cda. org.

Daft, Richard L, 2008. Management. 8th ed. Mason, OH: Thomson Higher Education.

Deloitte, 2013. ABCs of a bankable business plan. [2015 – 07 – 15]. http://www. kznfundingfair. co. za/wpcontent/uploads/2014/08/Day_1_Topic_1_The_ABCs_of_a_bankable_business_plan. pdf.

Hellweg, Eric, 2004. The eight-word mission statement. Harvard Business Review. [2015 – 03 – 07]. https://hbr. org/2010/10/the-eight-word-mission-stateme/? cm_sp = Article – _ – Links – _ – Comment.

McKeever, Mike, 2007. How to Write a Business Plan. Berkley, CA: Nolo.

Scarborough, Norman M, Zimmerer, et al. 2006. Effective Small Business Management. 8th ed. Upper Saddle River, NJ: Pearson Education, Inc.

Strischek, Dev, 2009. The 5 Cs of credit. RMA J 91(8): 34 – 37.

Wells Fargo, 2015. Practice and Finance. Business Plan Template. [2015 – 01 – 07]. https://practicefinance. wellsfargo. com/dentists/practice-resources/.

练习题

1. 联系你计划开诊所区域的一位牙医，其诊所刚开始营业(5 年内)，并且与你有类似的商业规划。也就是说，他们可能刚建立或者购买了一间单独所有者的诊所；又或是建立或加入了一间多个所有者共同拥有的诊所。她在建立诊所之前有自己的商业计划吗？为什么有，或者为什么没有？计划的细节是什么？计划用多久完成？是否有人辅助完成准备计划，如果有，是谁？制定计划有帮助吗？为什么有，为什么没有？如果没有计划，他/她是否同意这个决策呢？他/她对于书写一份商业计划有什么建议吗？

2. 采访一位当地的银行家(或其他你可以申请贷款的实体)并询问以下问题，如：

A. 一份准备周密的商业计划有多重要？

B. 对商业计划的内容，尤其是财务分析部分了如指掌并且与银行家进行探讨有多重要？进行流畅的商业计划介绍有多重要？

C. 你的还款计划是什么(关于还款年限以及还款利息的问题)，你在寻找什么类型以及多大数额的贷款？(你需要知道这部分信息以进行财务分析预算。)

商业规划样本（图 4.3）

这份商业计划是由 Lisa Itaya 在 Nader Nadershahi 的指导下书写完成的，作为诊所管理课程的一项作业。这份计划详细地介绍了在福斯特城、圣马特奥县、加利福尼亚建立全科诊所的准备工作。这份商业计划的形式与本章之前提到的框架结构略有差异，说明根据制定商业计划的人的需要，一份商业计划可能有不同的组织结构形式。

机密商业计划

Lisa Itaya

目录

执行摘要

服务

　服务的类型及特点

区域的人口统计和经济概况

　所在区域及城市的地理位置

　人口统计指标

　区域及地方的经济概况

　产业概况

竞争分析

营销计划

租赁和安装信息

人事管理计划

管理及组织计划

诊所财务管理

　预计损益收益表/现金流量

附录

　附录 A：个人履历

　附录 B：个人资产负债表

　附录 C：个人生活预算

　附录 D：信息来源

执行摘要

在完成了毕业相关事项以及达到 California 的执照要求后，Lisa Itaya 准备组织、建立、经营一家私人全科有限责任诊所或专业公司。诊所将位于 Foster City, California，并且将为 San Mateo County 市区不同的患者群服务。这份机密的商业计划对即将建立的诊所的相关事项进行总结。相关工作将在 75 000 美元启动资金到位后陆续展开。资金来源是通过私人配售组合担保，银行贷款，和（或）评估 Itaya 的房屋权益信用额度后获得的。第一年的运营计划见图 4.3a。

第一年预计运营情况总结	
收益	194 600.00 美元
开销	232 624.00 美元
净利润/（亏损）	（38 024.00 美元）

图 4.3a　第一年预计运营情况总结

第一年的净亏损（税前）主要是用于设备和耗材的初始投资。另外，其中 20 400 美元是 Itaya 运营第一年的初始薪资。虽然这个计划是关于第一年的业务运营情况，值得注意的是，盈利的现金流量是从开始经营第八个月以后开始。

服　务

服务的类型及特点

Itaya 将建立一间全科牙科诊所，并且为所有年龄段的患者提供综合护理。基于她在 Pacific Arthur A. Dugoni 大学牙医学院（School of Dentistry）的学习经历，她希望能够为牙科恐惧症患者，残疾人，老人等特殊人群提供服务。

专业的服务将包括笑气镇静、美容修复、牙齿漂白、急诊治疗、拔牙、根管治疗和牙科种植。

办公室内的营销方案（在接待/候诊区播放电脑生成的可视化无声商业宣传）能够让患者知道并了解他们可能会感兴趣的服务。

区域的人口统计和经济概况

所在区域及城市的地理位置

福斯特市成立于 1971 年，坐落在旧金山半岛内，是旧金山及圣何塞之间的大都会城市，社区整体规划中白领阶层占大多数。旧金山人口约 30000，交通的便利性使其适于为整个圣马特奥县的潜在患者提供服务（人口 719 400）。

圣马特奥县的犯罪率很低，是旧金山海湾区域中最低的。该县学校的排名在全国范围位居高位。该县是许多富人的定居地之一，同时也是许多加利福尼亚新移民选择的定居场所。该县是该州最理想的定居地之一，多数归功于其悠远的历史、完备的设施、独特的地形以及特殊的地理位置。福斯特城的住宅大多是新建筑，最古老的建筑结构只有 40 余年的历史。

大约超过 2000 家企业位于福斯特城，其中包括最大的生物制药和生物技术部门。最大的雇主是 Gilead Sciences 公司，拥有全球雇员 7000 人，其中 3400 人定居在 Gilead Sciences。签证、注册总部设在福斯特城，并且雇用了大约 7500 人。

人口统计指标

该县约 700 000 人定居在 20 个城市中，大约占总人口的 91%。它们分别是阿瑟顿、贝尔蒙特、布里斯班、库玛、戴利城、东帕罗奥多、福斯特城、半月湾市、希尔斯堡、门洛帕克、密尔布瑞、帕西菲卡、波托拉谷、雷德伍德城、圣卡洛斯、圣马特奥、南旧金山和伍德赛德。这些城市中每一个与 Foster City 的距离都不超过 15 公里。从 2010 到 2014 年，圣马特奥县的人口增长了 56%。这一数字显著高于 2000 年到 2010 这上一个十年内增长的 1.2%，反映了这一地区的强劲增长趋势。San Mateo 县位于硅谷的中心，由于要服务于高等学历以及高级技术人群，所以需要无数类型的业务和服务，也因此获益良多。

根据美国人口普查局的数据，福斯特城居民平均家庭收益为 114 300 美元，而全县的平均水平保持在稳健的 88 200 美元，见图 4.3b，收入的 59% 是来自所谓的"白领"职业(管理、专业、销售)。预期这些群体将比其他人更有可能拥有获取并维持良好口腔健康的积极性。

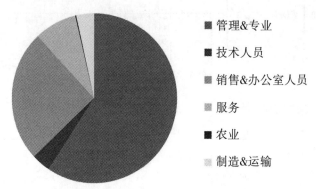

图 4.3b　San Mate 县收益来源

此外，该县的成人教育水平较高，进一步证明会有潜在的患者群体之前就倾向于定期进行口腔护理(图 4.3c)。

最后，该县的人口分布表明，全科牙科诊所有必要进行调整，以适应该郡大量的成年工作者。

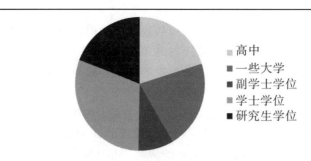

图4.3c　18岁以上人口的教育水平

　　人口预测显示，退休人员，包括年轻的及成熟的，是增长潜能最大的领域（图4.3d）。随着人口老龄化，更多的人有保留牙齿的需要，全科口腔服务的需求将进一步增长。

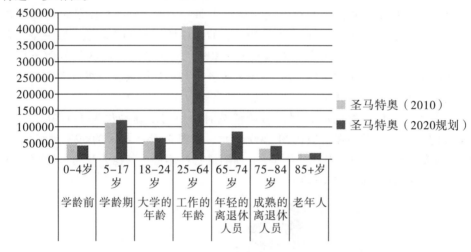

图4.3d　人群特征

区域及地方的经济概况

　　旧金山湾山区，特别是圣马特奥县一直是强劲的经济区域。虽然高科技公司代表了经济蛋糕中极大的、不容忽视的一块，但是该地区的发展不依赖于任何单独行业。除了高技术，该地区还受到航空公司，生物技术产业、农业、媒体、石油和电信公司的巨大影响。

　　根据加利福尼亚财政部门的预测，到2020年，①该地区的退休人口超过30%，累计超过140 000人；②全县总人口将增长7%；③将增加超过140万个就业机会，总量将达到430万。海湾地区政府协会预测，有大量老年人口的城市将被要求提供更多考虑到老年人需求的服务，其中包括医疗保健。显然，随着婴儿潮一代逐渐发展为数量巨大的老年人群，对老年牙科的需求量将会有所上升，针对老年牙科的就诊需求将越来越大。

福斯特市最大的雇主，Gilead Sciences 公司计划扩大园区面积，在未来 5 年从 120 万平方英尺增加到 250 万平方英尺。该计划包括扩大办公室，实验室和仓库的面积(其中包括一个新的试验工厂)。随着扩张而来的是其相应的增加劳动力的意图。

福斯特城市的城区，目前有 11 个由私人土地开发商开创的大型项目，或是已经在建，或是正在考虑更改土地用途使其可以混用于住宅或零售。重建计划要求兴建 180 万平方英尺的新商业空间，包括零售业、餐饮业、办公室，以及超过 1700 个新住房单位。新住房将包括低收益居民单位。众多的扩建项目将为该地区牙科服务的发展提供新的机会。

产业概况

根据美国牙医协会和美国卫生与人类服务部的说法，牙科行业具有以下特点：

- 2015 年的调查结果显示，牙科在 100 个最好的工作中位列第 1 位，在全美收入最佳就业岗位中位列第 2 位。

- 牙医的诚实和道德标准排名第五。

- 开设牙科诊所是创业企业中排名最高的第三个类别，并且其成功概率最大。2009 年的统计结果显示，一名全科牙科医生的年平均净收益为 175 400 美元。牙医的收入位列美国家庭收入的第 92 位。

- 随着口腔疾病预防意识的提高以及口腔疾病发病率的减低，老年人的牙齿存留率更高，存留时间更长，进行定期口腔护理的意识也更强。

竞争分析

尽管已有数据表明，旧金山湾的牙科医生人数已趋于饱和状态，但是 Itaya 医生对于在福斯特市建立一间积极的盈利性全科诊所的做法仍持有乐观态度。圣马斯特拥有 523 名儿科及全科牙医，而其容许的牙医患者比为 1∶1375。福斯特县有 25 名全科牙医和 3 名儿科牙医。而常住人口可以容许的牙医患者比为 1∶1091，每天大企业的雇主们都会引进数千名专业人士(图 4.3e)。商业的高速发展，研究数量的增长以及高新技术企业员工的增多，为商业的新发展带来了更多的机会。相较于加利福尼亚甚至圣福马斯特地区的普通居民而言，他们拥有更多的牙科保险和可支配收益。

	圣马斯特县	福斯特县
全科牙医	492	25
儿童牙科医生	31	3
牙医总数	523	28
人口数	719 440	30 570
市场占有率	1∶1357	1∶1091

图 4.3e　牙医——患者比例

营销计划

对于专业的牙科诊所，营销活动可以刺激潜在新患者的增长，并且激励现存患者的额外治疗和复诊治疗。为达成策划目的，它确定了两大类营销计划。

内部营销计划是指能够在诊所内实施的行动和程序，以期额外提升服务质量以及现有患者的满意度：

- 通过开展常规培训，鼓励诊所内的工作人员从患者或是自己的家人、朋友及同事那儿招揽引荐患者。
- 诊所印刷材料(宣传手册)有很强的实用性，可以描述服务范围、非营业时间急诊治疗以及星期六营业时间。
- 为推荐新客户的患者设置推荐奖金。
- 通过任务陈述，阐明诊所的价值观(关于质量、卓越、高效的承诺；保证环境健康超过职业安全与卫生管理条例规定的感染控制和废物管理标准；保证以清楚明确的沟通开展社区参与的口腔健康卫生宣教)。
- 早上员工"会议"，包括非正式的连续性继续教育及行政管理教育(见第24章相关的早晨"会议")

外部营销计划包括牙科诊所开展的、以提高社区意识并获得新患者为目的的相关活动：

- 成为圣马特奥牙医协会以及商务商业促进局的会员与引荐人。
- 创建一个牙科诊所网站和一个脸谱网页面，以教育主题为特色并突出诊所的员工。
- 参与800 – 牙医项目。
- 提供患者推荐奖金。
- 赞助福斯特城美国青年足球组织，每年秋季将有数百名青年和成年人到该市。
- 联系二十人以上的企业，利用午餐时间进行口腔健康宣教并给予赠品。
- 加入福斯特扶助社，因为他们参与并赞助了许多当地活动，并且能够吸引大量人群。

租赁和安装信息

诊所将开设在东部代尔大道1289号。这栋成熟的两层医疗/牙科建筑，可便捷到达市政厅、大型商业聚集地以及充满活力的新城中心，那里高楼林立，容纳着许多大小型企业。该诊所位置交通便利，从城市中任何一个地方经过短途车程即可到达，包括住宅区、签证总部以及 Cilead Sciences 总部。该建筑拥有广阔的免费停车场，对于区县的患者，可通过附近的 101 和 92 高速公路直接到达。

图 4.3(续)

Itaya 非常幸运，预期的诊所套件拥有 1351 平方英尺配套齐全的可用空间，包括两个设备齐全的操作间、一个咨询室、一个营业厅和一个卫生间。正如在财务规划中详述的一样，建筑租赁时间要求 3 年以上，每月租金 3310 美元，包括水、下水道、电力和垃圾等公用服务设施。

诊所包括了前台接待员的个人计算机系统和办公室。在每个操作间中，都配有可用的数字成像设备、电动器械以及灭菌设备，并且全都运行良好。随着收入增多，需要添加用于冠、桥以及种植技术的 3D 成像打印机，以提高工作效率和患者的舒适度。

会计制度

对商业软件包进行评估，选择一个权责发生制会计系统，并与牙科特定预约、保险索赔处理以及患者信息记录等功能相整合。

每月营业结束时，将收益表及损益表与年度预算进行比较。由 Itaya 和企业顾问对报表进行分析，以便对目前的运营情况进行管理。运营第一年内的月度收入和现金流量预测如图 4.3f 所示。

门诊系统

使用电子健康记录系统对患者进行记录，能够进行完整的电子记录并进行患者档案检索。如上所述，电子健康记录系统应该能够与应付账款、应收账款、患者账单及损益会计管理软件相结合。

接待员有责任确保患者在本次就诊完成之前，确定下一次的预约时间。接待员还负责确认即将到来的预约。

患者复诊将通过上述程序和(或)随访中的提醒明信片实现半自动化。而自动化的病患记录和跟踪系统可以轻松地提醒接待员按时召回需要复诊的患者。

人事管理计划

根据劳工统计局的数据结果，在旧金山湾，牙科诊所接待员和牙科助理的薪资是 20.00 美元/小时，而牙科卫生保健员的收入约为 50.00 美元/小时或 104 000 美元/年。该计划旨在通过打破坚持持续固定成本的保守主义，来跨越可持续的收入增长率以平衡所需，从而更好地帮助医生和服务患者。诊所在开始运作阶段将雇两个基本的正规员工。很可能在不使用昂贵招聘服务的基础上，从本地就业池获得以下职位的填补。

- 一位前台办公接待员，每小时 20.00 美元。他的职责包括迎接患者、接电话、确认预约时间、收费和登记支付以及管理日常操作时间表。
- 一名牙医助理，每小时 20.00 美元。他的职责是迎接安顿患者、拍 X 光片、取印模与灌注印模、确保仪器灭菌、按计划治疗程序准备操作间并协助医生进行四手操作。在美国，他必须持有拍摄 X 线片的相关认证。

图 4.3(续)

诊所运营至预期的稳定情况后，可按需新增两名雇员。

• 一个已注册的牙科卫生保健员，每小时 50.00 美元。当诊所产值达到每月 50 000 美元的时候，团队需要加入这样一位有执照的专员，最初每周工作 2 天，负责接待前来复诊的患者，回顾患者病史的变化，拍摄最新的 X 线光片观察病情变化，进行龈上洁治和根面平整预防，进行大概的牙体硬组织检查。在雇佣这个人之前，Itaya 医生将亲自完成这些程序。

• 一位财务管理员。目前还没有决定何时雇此人。按照计划，Itaya 医生的丈夫具有 30 年以上的开发新业务的经验，会针对诊所营销（推广）活动提供建议，并亲自制定会计账簿。直到诊所可以维持一个兼职会计的薪资，才会寻求付费服务。

一般来说，聘用职位将受到以下条款的约束，具有典型的行业和地区特点：

• 职位是全职，雇佣是"随意"。

• 诊所政策手册将对职位描述、福利、请假和病假政策、社会媒体政策和专业精神进行详尽的阐述。每位员工都会得到一本诊所政策手册，并且签名表示他们已经阅读并理解了其中的内容。

• 工资将如上所述，半月一副。

• 每名雇员在工作满 1 年后，能够获得为期 1 周的带薪假期。工作满 2 ~ 5 年后，可获得为期 2 周的带薪假期，之后可进一步延长至 3 周。

• 员工将获得法定假日的带薪假期。随着诊所的发展，这项政策有望得到拓展。诊所最初准许每位普通员工每年最多请 5 天病假。

• 诊所将争取获得医疗健康保险的团体价格。最初这些保费将由员工全额支付。

管理及组织计划

Itaya 将对诊所发展方向和运作方式做出决策性决定。在诊所的收入足以聘用办公室经理和会计之前，Itaya 医生的丈夫将为运营提供无偿的商业咨询服务。他将确保对应付账款和应收款项进行及时到位的跟踪。

为了吸引在 Foster City 工作及定居的患者，该诊所从星期二营业至星期六，营业时间从上午 9 点到下午 5 点。如果一般患者更加倾向于在其他时间就诊，则对营业时间进行调整。营销工作将主要强调牙科急诊人群能够产生新业务的可行性。

图 4.3（续）

预计损益收益表/现金流量

单位：美元

2016 年 4 月 23 日	1 月	2 月	3 月	4 月	5 月	6 月	7 月	8 月	9 月	10 月	11 月	12 月	1 年
收入													
牙科服务收入	5 000.00	6 000.00	7 500.00	9 000.00	10 800.00	13 600.00	16 400.00	19 400.00	21 800.00	24 300.00	28 800.00	32 000.00	1 94 600.00
银行服务费用	0.00	0.00	0.00	0.00	0.00	0.00	0.00	0.00	0.00	0.00	0.00	0.00	0.00
总收入	5 000.00	6 000.00	7 500.00	9 000.00	10 800.00	13 600.00	16 400.00	19 400.00	21 800.00	24 300.00	28 800.00	32 000.00	1 94 600.00
支出													
可变支出													
牙科耗材　8%	400.00	480.00	600.00	720.00	864.00	1 088.00	1 312.00	1 552.00	1 744.00	1 944.00	2 304.00	2 560.00	15 568.00
试验费用　9%	450.00	540.00	675.00	810.00	972.00	1 224.00	1 476.00	1 746.00	1 962.00	2 187.00	2 592.00	2 880.00	17 514.00
总变动费用	850.00	1 020.00	1 275.00	1 530.00	1 836.00	2 312.00	2 788.00	3 298.00	3 706.00	4 131.00	4 896.00	5 440.00	33 082.00
占收入的百分比	17%	17%	17%	17%	17%	17%	17%	17%	17%	17%	17%	17%	17%
固定费用													
会计费	0.00	0.00	0.00	0.00	0.00	0.00	0.00	0.00	0.00	0.00	0.00	0.00	0.00
广告费	1 000.00	1 000.00	1 000.00	1 000.00	1 000.00	1 000.00	1 000.00	1 000.00	1 000.00	1 000.00	1 000.00	1 000.00	12 000.00
继续教育费	0.00	0.00	0.00	0.00	0.00	0.00	0.00	0.00	0.00	0.00	0.00	0.00	0.00
会费与订阅费	165.00	165.00	165.00	165.00	165.00	165.00	165.00	165.00	165.00	165.00	165.00	165.00	1 980.00
职工福利	0.00	0.00	0.00	0.00	0.00	0.00	0.00	0.00	0.00	0.00	0.00	0.00	0.00
保险费：残疾	0.00	0.00	0.00	0.00	0.00	0.00	0.00	0.00	0.00	0.00	0.00	0.00	0.00
保险费：保健	0.00	0.00	0.00	0.00	0.00	0.00	0.00	0.00	0.00	0.00	0.00	0.00	0.00
保险费：治疗不当	100.00	100.00	100.00	100.00	100.00	100.00	100.00	100.00	100.00	100.00	100.00	100.00	1 200.00
保险费,员工薪酬	0.00	0.00	0.00	0.00	0.00	0.00	0.00	0.00	0.00	0.00	0.00	0.00	0.00
律师费	400.00	400.00	400.00	400.00	400.00	400.00	400.00	400.00	400.00	400.00	400.00	400.00	4 800.00
维修保养	0.00	0.00	0.00	0.00	0.00	0.00	0.00	0.00	0.00	0.00	0.00	0.00	0.00
办公耗材　2%	15 000.00	120.00	150.00	180.00	216.00	272.00	328.00	388.00	436.00	486.00	576.00	640.00	18 792.00

图 4.3f　预计损益表

2016 年 4 月 23 日	1 月	2 月	3 月	4 月	5 月	6 月	7 月	8 月	9 月	10 月	11 月	12 月	1 年
工薪税 13.65%	1 178.54	1 178.54	1 178.54	1 178.54	1 178.54	1 178.54	1 178.54	1 178.54	1 178.54	1 178.54	1 178.54	1 178.54	14 142.49
邮费和快递费	0.00	0.00	0.00	0.00	0.00	0.00	0.00	0.00	0.00	0.00	0.00	0.00	0.00
租金	3 310.00	3 310.00	3 310.00	3 310.00	3 310.00	3 310.00	3 310.00	3 310.00	3 310.00	3 310.00	3 310.00	3 310.00	39 720.00
薪水:办公人员	3 467.00	3 467.00	3 467.00	3 467.00	3 467.00	3 467.00	3 467.00	3 467.00	3 467.00	3 467.00	3 467.00	3 467.00	41 604.00
薪水:助手	3 467.00	3 467.00	3 467.00	3 467.00	3 467.00	3 467.00	3 467.00	3 467.00	3 467.00	3 467.00	3 467.00	3 467.00	41 604.00
薪水:医生	1 700.00	1 700.00	1 700.00	1 700.00	1 700.00	1 700.00	1 700.00	1 700.00	1 700.00	1 700.00	1 700.00	1 700.00	20 400.00
税收&许可证	175.00	175.00	175.00	175.00	175.00	175.00	175.00	175.00	175.00	175.00	175.00	175.00	2 100.00
电话费	100.00	100.00	100.00	100.00	100.00	100.00	100.00	100.00	100.00	100.00	100.00	100.00	1 200.00
旅游费,餐费,等	0.00	0.00	0.00	0.00	0.00	0.00	0.00	0.00	0.00	0.00	0.00	0.00	0.00
公共事业	0.00	0.00	0.00	0.00	0.00	0.00	0.00	0.00	0.00	0.00	0.00	0.00	0.00
其他	0.00	0.00	0.00	0.00	0.00	0.00	0.00	0.00	0.00	0.00	0.00	0.00	0.00
固定费用总额	30 062.54	15 182.54	15 212.54	15 242.54	15 278.54	15 334.54	15 390.54	15 450.54	15 498.54	15 548.54	15 638.54	15 702.54	199 542.49
占收入的百分比	601%	253%	203%	169%	141%	113%	94%	80%	71%	64%	54%	49%	103%
营业费用总额	30 912.54	16 202.54	16 487.54	16 772.54	17 114.54	17 646.54	18 178.54	18 748.54	19 204.54	19 679.54	20 534.54	21 142.54	232 624.49
占收入的百分比	618%	270%	220%	186%	158%	130%	111%	97%	88%	81%	71%	66%	120%
净收益(亏损)	-25 912.54	-10 202.54	-8 987.54	-7 772.54	-6 314.54	-4 046.54	-1 778.54	654.46	2 595.46	4 620.46	8 265.46	10 857.46	-38 024.49
占收入的百分比	-518%	-170%	-120%	-86%	-58%	-30%	-11%	3%	12%	19%	29%	34%	-20%
银行贷款(利率)7.1													
利息	438.00	438.00	438.00	438.00	438.00	438.00	438.00	438.00	438.00	438.00	438.00	438.00	5 256.00
利息支付总额	438.00	438.00	438.00	438.00	438.00	438.00	438.00	438.00	438.00	438.00	438.00	438.00	5 256.00
占收入的百分比	9%	7%	6%	5%	4%	3%	3%	2%	2%	2%	2%	1%	3%
现金流量检查	-26 350.54	-10 640.54	-9 425.54	-8 210.54	-6 752.54	-4 484.54	-2 216.54	213.46	2 157.46	4 182.46	7 827.46	10 419.46	-43 280.49

图 4.3f(续) 预计损益表

2016年4月23日	13月	14月	15月	16月	17月	18月	19月	20月	21月	22月	23月	24月	2年
收入													
牙科服务收入	0.00	0.00	0.00	0.00	0.00	0.00	0.00	0.00	0.00	0.00	0.00	0.00	0.00
银行服务费用	0.00	0.00	0.00	0.00	0.00	0.00	0.00	0.00	0.00	0.00	0.00	0.00	0.00
总收入	0.00	0.00	0.00	0.00	0.00	0.00	0.00	0.00	0.00	0.00	0.00	0.00	0.00
支出													
可变支出													
牙科耗材 8%	0.00	0.00	0.00	0.00	0.00	0.00	0.00	0.00	0.00	0.00	0.00	0.00	0.00
试验费用 9%	0.00	0.00	0.00	0.00	0.00	0.00	0.00	0.00	0.00	0.00	0.00	0.00	0.00
总变动费用 占收入的百分比	0.00 0	0.00 0	0.00 0	0.00 0	0.00 0	0.00 0	0.00 0	0.00 0	0.00 0	0.00 0	0.00 0	0.00 0	0.00 0
固定费用													
会计费	0.00	0.00	0.00	0.00	0.00	0.00	0.00	0.00	0.00	0.00	0.00	0.00	0.00
广告费	1 050.00	1 050.00	1 050.00	1 050.00	1 050.00	1 050.00	1 050.00	1 050.00	1 050.00	1 050.00	1 050.00	1 050.00	12 600.00
继续教育费	0.00	0.00	0.00	0.00	0.00	0.00	0.00	0.00	0.00	0.00	0.00	0.00	0.00
会费与订阅费	173.25	173.25	173.25	173.25	173.25	173.25	173.25	173.25	173.25	173.25	173.25	173.25	2 079.00
职工福利	0.00	0.00	0.00	0.00	0.00	0.00	0.00	0.00	0.00	0.00	0.00	0.00	0.00
保险费:残疾	0.00	0.00	0.00	0.00	0.00	0.00	0.00	0.00	0.00	0.00	0.00	0.00	0.00
保险费:保健	0.00	0.00	0.00	0.00	0.00	0.00	0.00	0.00	0.00	0.00	0.00	0.00	0.00
保险费:治疗不当	105.00	105.00	105.00	105.00	105.00	105.00	105.00	105.00	105.00	105.00	105.00	105.00	1 260.00
保险费:员工薪酬	0.00	0.00	0.00	0.00	0.00	0.00	0.00	0.00	0.00	0.00	0.00	0.00	0.00
律师费	420.00	420.00	420.00	420.00	420.00	420.00	420.00	420.00	420.00	420.00	420.00	420.00	5 040.00
维修保养	0.00	0.00	0.00	0.00	0.00	0.00	0.00	0.00	0.00	0.00	0.00	0.00	0.00
办公耗材 2%	1 644.30	1 644.30	1 644.30	1 644.30	1 644.30	1 644.30	1 644.30	1 644.30	1 644.30	1 644.30	1 644.30	1 644.30	19 731.60

图 4.3f(续) 预计损益表

2016年4月23日 13.65%	13月	14月	15月	16月	17月	18月	19月	20月	21月	22月	23月	24月	2年
工薪税	427.23	427.23	427.23	427.23	427.23	427.23	427.23	427.23	427.23	427.23	427.23	427.23	5 126.74
邮费和快递费	0.00	0.00	0.00	0.00	0.00	0.00	0.00	0.00	0.00	0.00	0.00	0.00	0.00
租金	0.00	0.00	0.00	0.00	0.00	0.00	0.00	0.00	0.00	0.00	0.00	0.00	0.00
薪水:办公人员	3 640.35	3 640.35	3 640.35	3 640.35	3 640.35	3 640.35	3 640.35	3 640.35	3 640.35	3 640.35	3 640.35	3 640.35	43 684.20
薪水:助手	3 640.35	3 640.35	3 640.35	3 640.35	3 640.35	3 640.35	3 640.35	3 640.35	3 640.35	3 640.35	3 640.35	3 640.35	43 684.20
薪水:医生	1 700.00	1 700.00	1 700.00	1 700.00	1 700.00	1 700.00	1 700.00	1 700.00	1 700.00	1 700.00	1 700.00	1 700.00	20 400.00
税收&许可证	183.75	183.75	183.75	183.75	183.75	183.75	183.75	183.75	183.75	183.75	183.75	183.75	2 205.00
电话费	105.00	105.00	105.00	105.00	105.00	105.00	105.00	105.00	105.00	105.00	105.00	105.00	1 260.00
旅游费、餐费，等	0.00	0.00	0.00	0.00	0.00	0.00	0.00	0.00	0.00	0.00	0.00	0.00	0.00
公共事业	0.00	0.00	0.00	0.00	0.00	0.00	0.00	0.00	0.00	0.00	0.00	0.00	0.00
其他	0.00	0.00	0.00	0.00	0.00	0.00	0.00	0.00	0.00	0.00	0.00	0.00	0.00
固定费用总额	13 089.23	13 089.23	13 089.23	13 089.23	13 089.23	13 089.23	13 089.23	13 089.23	13 089.23	13 089.23	13 089.23	13 089.23	157 070.74
占收入的百分比	0	0	0	0	0	0	0	0	0	0	0	0	0
营业费用总额	13 089.23	13 089.23	13 089.23	13 089.23	13 089.23	13 089.23	13 089.23	13 089.23	13 089.23	13 089.23	13 089.23	13 089.23	157 070.74
占收入的百分比	0	0	0	0	0	0	0	0	0	0	0	0	0
净收益（亏损）	-13 089.23	-13 089.23	-13 089.23	-13 089.23	-13 089.23	-13 089.23	-13 089.23	-13 089.23	-13 089.23	-13 089.23	-13 089.23	-13 089.23	-157 070.74
占收入的百分比	0	0	0	0	0	0	0	0	0	0	0	0	0
银行贷款（利率）7.00													
利息	0.00	0.00	0.00	0.00	0.00	0.00	0.00	0.00	0.00	0.00	0.00	0.00	0.00
利息支付总额	0.00	0.00	0.00	0.00	0.00	0.00	0.00	0.00	0.00	0.00	0.00	0.00	0.00
占收入的百分比	0	0	0	0	0	0	0	0	0	0	0	0	0
现金流量检查	-13 089.23	-13 089.23	-13 089.23	-13 089.23	-13 089.23	-13 089.23	-13 089.23	-13 089.23	-13 089.23	-13 089.23	-13 089.23	-13 089.23	-157 070.74

图4.3f(续)　预计损益表

附　录

　　A：个人履历（从样品计划中截取）

　　B：个人资产负债表

　　C：个人生活预算

　　D：信息来源

附录 B：个人资产负债表（图 4.3g）

资产	
现金	500.00
银行账户（支票/储蓄/货币市场）	1500.00
证券（股票/债券/其他）	0.00
账户/应收票据	0.00
人寿保险（保险退保解约金值）	0.00
汽车（S）	0.00
不动产	0.00
养老金/退休计划（既定的）	0.00
个人资产（艺术品/珠宝，家具/等）	27 000.00
总资产	**34 000.00**
负债	
应付账款（信用/循环账户/等）	0.00
约定应付款（分期付款）	0.00
应付票据（汽车……）	0.00
不动产贷款本金余额	0.00
学生贷款本金余额	241 000.00
其他负债	0.00
总负债	**241 000.00**
净资产（总资产 − 总负债）	**− 207 000.00**

图 4.3g　个人资产负债表（单位：美元）

附录 C：个人生活预算(图 4.3h)

定期按月支付	
租金或抵押	2500.00
汽车贷款	0.00
电气用具	0.00
个人贷款	0.00
教育贷款	1700.00
汽车保险	0.00
其他保险	0.00
杂项	0.00
总每月定期付款	4200.00
总支出百分比	76.85%
家庭经营支出	
电话	100.00
公用事业	100.00
其他家庭开支	0.00
总家庭经营费用	200.00
总支出百分比	3.66%
膳食支出	
家里用餐(食品杂货)	0.00
外出就餐	300.00
总就餐费用	300.00
总支出百分比	5.49%
个人支出	
服装、清洁、洗衣	100.00
中西药品	0.00
医疗/牙科	0.00
慈善捐赠	0.00
旅行	0.00
订阅	0.00
汽车费用燃料/维修/停车	100.00
其他支出补贴	0.00
总个人支出	250.00
总支出百分比	4.57%
税收支出	
联邦和州所得税	500.00
财产税	15.00
其他税	0.00
总税收支出	515.00
总支出百分比	9.42%
月总支出	5465.00
非营业收入(重大其他/配偶/投资)	3765.00
净月个人现金需求	1700.00

图 4.3h　个人预算(单位：单元)

附录 D：信息来源

U. S. Census Bureau, 2010 Census

City of Foster City, Crime Stats, www. fostercity. org/projectsandinitiatives/crimestats. cfm

Manta, Companies in Foster City, http://www. manta. com/mb_51_ALL_1NP/foster_city_ca

San Jose Mercury News, 2011. Gilead Sciences expansion in Foster City grows, www. mercurynews. com/business/ci_18871114

U. S. Census Bureau and County QuickFacts, 2013. http://quickfacts. census/gov/qfd/states/06/0625338. html

Metropolitan Planning Group, Foster City General Plan Update, 2011. Snapshot Workbook, http://www. fostercity. org/departmentsanddivisions/communitydevelopment/PlanningCodeEnforcement/Planning-Commission. cfm

County of San Mateo, 2012 – 2013 Profile, http://www. co. sanmateo. ca. us/bos. dir/budget/recommend2012/county/a – 19. pdf

California Department of Finance, Report P-1: Summary Population Projections by Race/Ethnicity and by Major Age Groups, http://www. dof. ca. gov/research/demographic/reports/projections/P-1/

City of Foster City, Amendment to the Gilead Sciences Corporate Campus Master Plan, http://www. fostercity. org/departmentsanddivisions/communitydevelopment/Features/Gilead-Sciences – General-Development-Plan-Project. cfm

Best Health Care Jobs-Dentist, U. S. News & World Report. http://money. usnews. com/careers/bestjobs/dentist

Newport, F. Congress retains low honesty rating; Nurses have highest honest rating; Car salespeople, lowest. 2012 Gallup Poll http://www. gallup. com/poll/159035/congress – retains – low – honesty – rating. aspx

ADA, 2010 Survey of Dental Practice, http://www. ada. org/~/media/ADA/Science% 20and% 20Research/HPI/Files/10_sdpi_highlights. ashx

May 2014 Metropolitan and Nonmetropolitan Area Occupational Employment and Wage Estimates for San Francisco-San Mateo-Redwood City, CA Metropolitan Division, http://www. bls. gov/oes/current/oes_41884. htm

第 5 章

诊所估值

C. Steven Wolff, DDS

引 言

企业估值的主题——更加符合我们具体目标的牙科诊所估值——在许多教科书中都有涉及。这是本科生和研究生课程的重点。我们不能期望在一章内容里涵盖牙科诊所估值的整个主题。相反的,我们希望为读者提供足够有关该主题术语和技术方面的信息,以应对工作需要。毫无疑问,在职业生涯的某一时期,你需要了解如何进行牙科诊所评估。本章中始终运用"我们"这一词,因为所要描述的诊所估值的过程一般涉及的都是团队的努力。

美国国税局(Internal Revenue Service, IRS)关于公允市场价值的定义是:买卖双方均出于自愿,未受到任何强迫,且双方都已知晓所有有关信息后,自愿买家和自愿卖家进行交易时的市场价格。如果 IRS 的定义总是能让双方以某些一致同意的价格成交,那将会很方便。然而,市场并不总是按着理想的方式来运作,因此,应当保留一个评估人,以确定双方之间协商的起点。

在我们深入探讨过程和技术之前,先澄清一个常见的误区。术语"估值"和"评估"经常互换使用,而事实上它们的含义明显不同。估值主要用于确定公开市场上诊所的适当要价。在不动产中,可能被称为 BOV 或经纪人估值意见。在对诊所、市场和财务数据进行资料收集和回顾后,估价师给出一个价值范围(有时基于所感知的销售紧迫性),允许卖方对要价作出最终的决定。然而,在真实评估过程中,估价师根据其工作经验和文凭,向客户呈现一份有重大价值和约束力的文件,具体说明企业的货币价值,并做好准备对这一数值做出解释。相关材料可能会交给一位有法律顾问、金融机构或诉讼的潜在买家。正如你所想,评估文件需要花费相当多的时间和费用,但在诊所的大萧条后期,转让已成为融资和销售的必要起点。很显然,本书的其他几章对本章的内容有所补充,强烈鼓励读者着重阅读第 6 章(牙科设备),第 7 章(购买/入股诊所)和第 9 章(诊所融资)。

流程概述

根据任务性质，在决定具体价值或价值范围之前，有 4 个确切的步骤。每个步骤对于项目的可靠性和准确性至关重要，并要求有相当多关于估价师和客户的详细资料。

第一步

首先，必须确定任务的目的和范围。完成这项工作是为了在公开市场上出售诊所，还是为了用于两个合作伙伴之间的诉讼？生效期是哪天，这些信息将会展示给谁？客户是否理解这些服务的费用，以及完成项目的时间限制是什么？

第二步

第二步是收集所有必要的与诊所相关的财务和人口数据。要求客户填写有关诊所的调查问卷，并提供有关目标诊所所在地区的统计和文化信息。此外，我们需要一个当前的损益表，以及过去 3～5 年完整的企业联邦纳税申报表。我们通常会列出一份全面的盘点，并通过实际操作对客户进行关于仪器、涡轮手机和日常用品的指导。

第三步

第三步，我们需要花费相当多的时间来处理数据，以便将其用于随后的估值计算中。根据我们的经验和对市场的熟悉程度，确定所有设备的状态、功能和生产价值。请注意，大多数情况下，这个值不会与零售、批发、预定教科书或清算价格相同，而是低于典型牙科诊所总价值的 35%。

在处理阶段所需的重要工作被称为报税表的"标准化"。当医生和其报税员煞费苦心地从总收入中尽可能多地寻找合法扣除的项目时，我们的工作是将必要的营业费用与企业所有权福利分开，以确定真实的现金流量，企业利润和超额收益。超额收益被定义为在支付标准化管理费以及在业主/供应商获得用于生产牙科的公平补偿之后可用的现金。在大型企业估值中，通常被称为 EBITDA 或税息折旧及摊销前利润。在理想状态下，这个数额将等于总收入的 10%～15%。这是一个关键步骤，将用于随后的估值方法中。

将这些支出以标准化的方式分为 3 类：医生个人支出、购买期权债务以及不明项目。

1. 医生个人支出有时也被称为生活支出或津贴。举个例子，在夏威夷 8 小时继续教育课程的旅行被认为是可以容许的正当商业费用，会从诊所的总收入中扣除。

这 8 小时的培训也可以来自各种低成本的在线学习课程。当继续教育课程是获取牙科诊所所有权的必要开销时，估价师必须确定一个标准，并据此做出调整。其他个人支出包括以下几点：

　　a. 汽车费用

　　b. 慈善捐款

　　c. 保险费

　　d. 退休缴费

　　e. 旅游和娱乐开支

　　2. 购买期权债务　对于可从各种来源获得的某些开销类别，存在公认的行业标准。如果这个诊所与这些指南差别太大，我们会进行调查和相应的调整。注意，调整可以向上，也可以向下：

　　a. 日常物资

　　b. 电话

　　c. 薪资

　　d. 技工室

　　3. 不明项目：所有不明项目都调整为零。在利息支出中，假定转让时诊所所有资产无任何债务或负担，那么买方唯一的利息支出将用于诊所抵押以及随后任何改进生产设备的费用。

　　a. 购买有形资产（例如设备）的折旧

　　b. 利息

　　c. 购买无形资产（如"商誉"）的摊销

　　因为有会计师为其做准备，因此纳税申报表可能会出现更多的变化。必须仔细分析申报表，以准确了解可用于支付日常开销、税收、生活支出和还本付息的资金。它也有助于我们初步了解牙科中常用的不同类型的商业模式。包括独资企业、有限责任公司（LLC）、S 型股份有限公司以及在极少数情况下针对成熟诊所而言的 C 型股份有限公司。有关商业形式/实体的更多信息，请参阅第 10 章。

　　现在开始介绍各种估值方法的应用流程。我们稍后将从纯粹的数学计算到基于评估者经验的主观技术方面，更详细地讨论这些方法。可以使用几种方法的部分、全部或者是加权组合来得出结论。牙科医生喜欢按准则行事，所以，虽然我们的客户最欣赏严格守规的技术，但事实是，大多数评估师会结合艺术，科学和数学方面的知识得出结论。

第四步

　　第四步涉及根据实际评估的要求撰写报告，或者向潜在卖方/客户建议将该诊所投放于市场的可行性。该报告将简要回顾评估者对目标诊所与其他类似诊所的比较。

依据其在市场上的经验，向客户推荐市场价格。销售的紧迫性可能对上市价格的最终决定具有相当大的影响。在真实评估的情况下，最终报告将以好几份装订成册的形式展现。报告会详细介绍评估人的资质、使用的估值方法以及这些方法的权重。最后，报告会给出一个能够代表估价师对诊所具体价值专业意见的数字。

评估方法

如前所述，评估方法的范围可从纯数学到评估师的直觉。本书还将讨论在商业估值中经常使用的一个术语，并讨论该术语是否可以应用于牙科。用于确定牙科诊所价值最常用的方法包括资产总额、可比销售额、收益资本化及其类似方法以及超额收益偿还债务的计算。我们先设定一些基本规则，然后逐一讨论。本文中我们的讨论将限于单业主诊所销售资产的估值（不是股票），并期待在最终进行现金交易。关于这一主题的变化随后将进行讨论。

资产总额

评估人在熟悉市场并提前确定有形资产的价值后，根据目标诊所与标准化诊所模式的比较来建立价值。该评分包括诸如位置、工作人员经验、设备、卫生效率、患者数量和人口统计学资料、现金流量和盈利能力等与统计规范相关的项目。例如，目前病例的数量是否大于或者小于你对典型全科诊所所期望的数量？这个诊所位于郊区还是偏远的农村地区？可以有多达 20～25 个数据点被纳入该等式。该方法的结果是评估师根据专用程序得出的结论。

可比销售额

所有经过认证的评估人员应该有权访问一个数据库，该数据库可以跟踪相似市场上收入相近的类似诊所的卖价。所有的牙医都有其独特性，因而他们的诊所也是独一无二的，从两个或三个不同数据库中可以发现 5 个或更多的信息，这些信息可以非常有说服力地确定一个诊所在市场上的地位。我们经常使用不动产进行类比：在邻近城市的郊区有半英亩（1 英亩 ≈ 4046.9 m^2）土地，其上有 50 个民宅，每间民宅拥有 1500 平方英尺（1 平方英尺 ≈ 9.3 m^2）的生活空间，3 间卧室和 2 个浴室，如果你知道这 50 个民宅的卖价是多少，那么你可能会确切地了解第 51 个民宅的市场价值。

收益资本化

该方法利用基于诊所利润得出的盈利率来计算。这种盈利率称为收益率，涉及本章范围之外的各种因素，包括当前美元价值、市场风险及固定证券收益等。现在，我们把收益率看作诊所超额收益的盈利率。一旦从标准化报税表中确定了这些收益，评估员就可以使用其衍生的收益率来推断诊所价值。

我们用未知价值存款单的例子来简化这一点。假设你刚刚从银行收到通知，告知你存入了一笔6000美元的年收益，这笔收益来自一个年利率为5%的被遗忘已久的存款单（CD）。通过以下公式，可以确定该存款单（CD）的价值为120 000美元。

$$价值 = \frac{超额收益（6000）}{收益率（5\% = 0.05）} = 120\ 000 \quad （单位：美元）$$

别被这个例子误导了，但是，从以往来看，牙科诊所收益的收益率是5%的几倍，通常在20%~35%的范围内。

超额收益偿还债务

此计算使用了分期偿还计划（贷款支付计划），先用行业标准的采购融资确定超额收益，然后从相反方向计算该超额收益可支付多少债务。例如，假设我们计算的结果是超额收益为70 000美元。鉴于利率为8%，贷款摊销/时间长短为7年，那么买方可支付近375 000美元的贷款。由于大多数买家在有收入来源之前，还需要一些营业资本以便支付诊所支出，所以销售价格将比总贷款金额少10%~15%。该测试有时被称为"可用性测试"，以检测从其他方法得出的数字有效性，并快速确定交易的合理性。

其他方法

有时评估师将根据购买待售诊所可减少多少成本来确定价值。扩建和启动三个诊所的全国平均成本目前超过350 000美元。因此，当缺乏足够的资金流动作为典型估值方法时，要认真考虑买方通过购买或搬至另一诊所可以减少多少成本，因为诊所已存在且准备妥当，所以可能会有一些固有价值。购买附近诊所时会有一些战略价值，在不必增加营销成本或同意参与可能导致显著调整/销账的优选医疗机构（preferred provider organizations，PPOs）的情况下，可用于控制本地市场或作为增加诊所收入的手段。

资产总和的简化方法取决于是否有权访问国家数据库，该数据库列出了无形资产或软性资产的价值，其中包括患者基群，"虚拟价值"或"商誉"，竞业禁止协议，训练有素的可用工作人员，以及得到公认的企业持续经营能力。该数据库被医疗保健组织（The Healthcare Group）称为商誉注册表（Goodwill Registry），以占最近一年总收入百分比的形式来表示无形价值的配给情况。然后可将所得数值加到诸如设备、家具、仪器和用品等已知硬性（有形）资产价值上，作为估价人抵消诊所任何一项负债的另一个价值指标。

经验法则

在这个行业，经常讨论的另一个习语是经验法则。它所需要的数据资源不少于美国牙医协会（ADA）的"诊所估值"，具体指基于 5 年数据得出的收益增值率。收益增值率与总收入和净收益结合使用。这些数据在引人关注的同时，也可对买卖双方造成很大的误导。我用下面的例子来说明考虑平均值和收益增值率时需要谨慎注意的地方。如果让一个 1.58 米的牙科学生站在身高依次为 1.95 米、1.71 米、1.83 米的学生们旁边，那么经验法则可能会认为所有学生的身高都是 1.8 米。这是可以理解的，虽然很接近，但是还是不够准确。

需要更切题的例子进一步说明，在确定诊所价值时考虑此方法的需求。我们假设 Smith 和 Jones 的诊所总收入都为 60 万美元。鉴于下列详细信息，他们的诊所价值是否相同？

1. Smith 诊所有 100% 按服务付费的患者基群，Jones 诊所有 50% 的医疗补助患者。

2. Smith 诊所有一个稳固的低于市场利率的 7 年租约期，Jones 的诊所因城市土地征用将被迁移。

3. Jones 的诊所在社区有 20 年的历史，收入稳步增长，然而 Smith 的诊所由于众多医生技术不同而存在高峰和低谷。

4. Smith 的诊所有长期训练有素的工作人员，而 Jones 的诊所一直被人员的频繁更迭所困扰。

从这些极端（但非常真实）的估价例子应该可以很明显地看出，这些诊所价值不可能相同。在中西部市场，我们看到有的诊所以仅达总收入 25% 的低价出售，也有的诊所以接近总收入 85% 的价格出售。我们知道位于全世界某些区域的诊所以超过100% 收入的价格出售。我们的建议是用经验法则作为检查机制以便考察评估、要价或报价的合理性。如果数字超出预期范围，可能需要进行详细说明。

诊所价值的影响因素

我们不会假装自己能创建一个完整列表，可以包括影响牙科诊所价值的所有因素。我们只需要等待找到新因素的下一个转变。然而，有一些关键变量，始终影响着诊所的价格和市场性。当然，最重要的是现金流量和盈利能力。诊所是为了赚钱而买的。如果一个诊所不能获得足够的收入以便支付常规开销，生产者的合理工资，一些投资资本的回报，以及偿还债务，那么它的价值就会低于预期价值。收入充足的时间越长，对潜在买方的风险越小，因此，可以认为此种诊所有更高的价值。同样，向新所有者的收入流转移得越多，诊所价值就越高。

在诊所价值评估中，下一个最重要的因素是诊所位置。在诊所分析中要考虑的位置因素包括大都市与农村、贸易区域内的位置和可见性以及该地区患者的人口统计学资料。

诊所的现症病例数量、有利租赁、新患者发展、培训后员工的可用性以及诊所对外的整体吸引力和设备都可以对诊所价值产生重大影响。甚至不得不将诸如费用，治疗程序组合和优选医疗机构（PPO）合同百分比等纳入考虑。我们将在本章随后的评估练习中将所有这些问题以及许多其他问题结合在一起。

我们还被问及，是否需要考虑一些与患者维持相关的折扣因素。我们的经验是，在精心策划诊所转让的情况下，如果诊所患者损失大于正常诊所患者损失率，那么不会带来太大损失。虽然难以获得硬性数据，但我们认为诊所购买中典型的患者损失在10%左右。这个数字对农村诊所来说可能很高，但对大都市诊所却有点低。即使没有购买诊所，也总是有一些患者损失。如患者迁移，死亡，或只是与诊所的个性不相符。因此，随着新患者的正常涌入，大多数购买者注意到诊所净损失很少。假设诊所有新患者流动的长期历史，那么净损失甚至可能不会引起人们的注意。市场已经对此问题作出了说明，所以诊所价值没有因患者流失而进一步存在折扣。

历史表现与未来收益

诊所是根据一段时间的绩效评估的。虽然现金流量预测可以成为吸引买方的有效营销工具，但其在评估诊所过程中只会被略微提及。然而，现金流量和盈利能力的预测在融资诊所中可能更加突出。长期正向充足的现金流动对于潜在买家及其贷款人而言肯定是有些安慰的。这意味着降低资金流动损失的风险，因此会更有价值。正如大多数其他投资都有免责声明，表明过去的表现不能保证未来的收入，对牙科诊所的投资也是同样的。买家必须亲自出面完成工作并且经营业务以便享有前业主所拥有的福利。商业和金融的经济世界是不可预测的 ——例如，当经济大萧条在许多情况下迫使收入低于诊所平均水平时，基于2007年乐观预测所定的销售额往往带来的是痛苦和沮丧。虽然通常情况下收入长期上升，但也不一定每年都会上升，所以预测现金流量应该保守一些。

尽管如此，精明的买家仍然可以随着时间的推移挖掘并发挥诊所增值的潜力，在给定诊所中提高盈利能力。人口急剧增长，竞争减少或扩大治疗程序组合的能力可能确实会带来良好的购买机会。这些因素很难量化，因此通常都超出了评估和价值观的范围。

诊所评估和销售的其他问题

正如前面提到的，在本章中，我们的讨论大多基于这样一个前提，即目标诊所涉及一个独立所有者/经营者购买或出售资产，而非股票，并期望在收盘时有一个现金交换。此外，我们所有的工作都局限于中西部地区，因此有一定倾向性。显然要对全国范围内市场变化的讨论留有余地。

我们指出，可比销售数据在国家的不同部分之间可能会有很大差异。人口密度，近期牙科毕业生之间的竞争以及生活费等变量可以使类似规模的诊所价格有很大不同。同样，在工作中，我们注意到大城市和农村诊所之间的差异，尽管诊所环境和设备可能相同，但农村诊所的盈利能力可能更高。一般来说，评估后大都市诊所价值更高。始终确保被保留的评估人员拥有特定市场中与目标诊所相关的最新经验。

讨论股票而非资产的销售几乎是毫无意义的，因为绝大多数交易以资产销售的形式进行。如果可能的话，我们建议用此种方法，因为它会带来一个更纯粹、资金更多、税务友好的交易。股票销售通常在涉及更大的集体诊所以及在获得新的合作伙伴时进行。虽然我们知道这种类型的转让可能不常见，但请不要忽视让有资格的律师协助此过程。集团诊所似乎正在增加，因此涉及的股票购买可能会随时间延长而增加。请特别参阅第 7 章（购买/入股诊所），第 9 章（诊所融资）和第 10 章（商业实体）。

虽然这种情况并非只存在于十多年前，但大多数的诊所评估和估值是基于"现金收盘"的价值。随着资本贷款人的当前态度，卖家很少会在当前市场中预期以票据（贷款）的形式"回扣"（融资）所有购买价格。如果卖方（特别是贷款人/银行）是这样要求的，那么付款的不确定性将带来更大风险，但是由于风险与回报等值，所以该诊所的价值可能会增加。短期内全额付款可以消除未来付款的风险，但也可能因此降低评估后的价值。

本章讨论的最后一个项目涉及牙科诊所的少数权益的估价，以及随后的折扣应用价值。任何持股比例低于 100% 都会导致缺乏控制性和可销售性。有几个因素在起作用。持股者权益的融资更加困难，因为贷款人可能无法有足够的抵押品来支付贷款。少数股权所有者不能像多数股权所有者或独立所有者一样对其命运行使同样的控制权。同样的道理，由于少数第三方所有者的存在，多数所有者可能会对他们的利益市场不太满意。每一种情况都需仔细核查，但折扣价值为 25%~40% 且少于非多数购买者购买的诊所价值比例时，可能比较合理。

评估练习

我们看一下是否可以确定一家假想的、位于中西部并且拥有四间诊疗室的全科诊所的上市价格。放心，没有绝对正确或绝对错误的答案，因为未知变量太多。事实上，如果不能对设备进行实际检查，将会违反诊所评估的一个基本原则。诊所的外观，给人的感觉以及自身的氛围可以对其价格和可销售性产生巨大的影响。说了这么多，我们需要看一下诊所的相关数据和描述，看看我们能否达到预期要价。

目标诊所是建于1983年的一个专业建筑，那时位于城市的郊区。城市发展使这个位置位于"市中心区"和大都市外围之间。诊所占地1700平方英尺，有四个大小适宜的诊疗室，还有一个技工室、一个消毒中心以及一个员工休息室。此外，医生有一个不错的私人办公室，经过测量，恰好可以转换为第五手术室。设备于2005年更新并且维护良好。诊所使用数字化X线摄影，但仍保留纸质图的使用。最近重新装修的现代色彩和材料使诊所看起来很新，很舒适。

四名员工是长期和短期员工的混合搭配，接待员的任期最长，为12年，近期聘请的椅旁助手任期少于6个月。接待员当前所获薪资可能是其薪资范围的最高值。接近1800名"现症病例"的患者基群随着卖方逐渐趋于老龄化，一半以上的人年龄超过60岁。这种诊所中青春期的孩子只占小部分（注意：现症病例通常定义为在过去18个月内在诊所进行可计费治疗，并且不知道是否已经迁移或死亡的患者）。卫生保健员一周工作3.5天，可以接诊30至35名患者。医生有退休愿望。他和全体员工每周工作4.5天。

2015年的总收入为712 000美元，与2014年大致相同。直到2008年为止，此诊所的年收入总是稳定增长2%~3%。2015年的标准化支出为433 000美元，毛利润为279 000美元。28%的薪资（200 000美元）使超额收益约为79 000美元。（注：如果医生在没有卫生保健员的情况下工作，我们将会有30%的薪资津贴。）卖方最近签署了一份为期3年的新租约，买卖双方各有5年的选择权。比率似乎与附近的其他房产相当。由于该地区有几个大型雇主存在，所以诊所也参与了几个不同的优选医疗机构（PPO）计划。诊所不接受医疗补助或任何其他折扣服务计划。

总而言之，这是一个非常有吸引力的诊所，最有可能在市场中发展良好。然而，这并非完全没有问题，因为每个潜在上市公司都有一些缺点。不管是分析这个诊所还是其他诊所，我们都提到了许多需要考虑的项目。在这种情况下，这个位置仍旧生机勃勃还是正在衰退？该设备现在至少落后十年了——是否需要立刻进行更新以便买家感到舒适？你能否给接待员支付其薪资范围中的最高值？如果接待员不再迎接患者，这个诊所会不会遇到阻碍？虽然总开销似乎控制得很好，但买方是否能够做一个类似的治疗程序组合，保持当前的盈利水平？新医生和大多数患者之间的年龄范围是否是一个问题？房东是否愿意接受租赁转让，或者他会认为这是一个使合约价格大幅增加的机会吗？如果所有的定制设备都是为左利手牙医配置的，而大多数的潜在买家都是右利手时怎么办？无论是建立资产总值或严格执行财务分析，所有这些问题以及其他许多问题都将对最终结果产生影响。

由于读者无法访问计算机模型或统计数据库，我们将为此练习提供以下数据。

资产总和：462 650美元

可比销售价格与总收入：474 000美元（五个中西部地区类似规模和位置的诊所

气泄漏，你可以每半年执行一次。这项测试需要至少一小时，且要在不使用牙科综合治疗椅和气动配件的情况下进行，所以午餐时间很理想。午餐前接诊完最后一个患者后，运行一些涡轮手机和气枪，直至空气压缩机启动。然后将气枪/水枪和涡轮手机放回牙科综合治疗椅，并保持牙科综合治疗椅、气动附件和空气压缩机处于打开状态。一小时后听听空气压缩机是否启动了，如果是，则记录在该小时内启动了多少次。如果空气压缩机在这一小时内启动，则肯定有空气泄漏，必须要维修以使压缩机的寿命最大化。

制造商的维护计划

购买任何新设备后，你会收到一份包含使用和保养说明的手册。通常，具有特定维护要求的一些设备会在该设备附近张贴有单独的维护指南，作为执行维护的提醒。要始终遵循制造商的建议维护程序，这点再怎么强调也不为过。在保修期内进行维修时，备有维修记录的证明至关重要。通过遵循制造商的维护计划，会最大限度地延长设备的使用寿命。由于每台设备可能都有不同的维护计划，因此应该设置一个维护日历以便跟踪各种不同的维护计划。

空气压缩机有年度维护（正常运行状态下）。机油润滑空压机的年度维护包括换油以及对过滤器和干燥系统的维护。无油空压机的年度维护包括对过滤器和干燥系统的维护。湿式真空泵应在每周的周末清洁固体收集器（如果使用一次性固体收集器，则应该更换）。

应每天检查灭菌器门封条是否正确贴合以及是否存在切口或撕裂。应检查垫片和内壁开口表面是否有碎屑。器械和（或）手持件灭菌时，磨损、切割或脏的门衬垫和（或）内壁开口表面将导致灭菌器循环失效。如果有循环灭菌器（蒸馏水反复使用），则需要在几个循环后执行彻底的维护过程。使用和保养指南会告诉你，特定循环运行多少次后就必须执行此项维护。不遵守维护指南会造成内壁和水箱变脏，并且会使某些内部零件过早失效，造成昂贵的维修费。

室内装饰保养和维护

目前用于医生和助理座椅垫衬以及牙椅垫衬的材料是乙烯基或皮革。虽然这两种材料都非常耐用，但是乙烯基触感更硬，而皮革触感更柔软。具有皮革垫衬的牙椅非常吸引人，而且可以让患者身心放松。装饰软垫时，你会想做一些尽可能生活化的事情。患者坐上牙椅之前，要检查其后兜中是否有任何尖锐物体。有许多关于后兜中尖锐物体刺穿牙椅垫衬的恐怖故事。墨水笔有双重威胁，因为它们在刺穿牙椅的同时还会使垫衬染上墨渍。还要注意新鲜染色的皮革服装，因为它们会弄脏垫衬。

至于清洁医生和助理座椅及牙椅的垫衬时，请避免使用高酒精含量的消毒剂。

重复使用会让垫衬褪色甚至开裂，并且会显著降低材料的使用寿命。目前许多牙科诊所在牙椅上使用塑料屏障，可以消除使用有害化学物质的影响。每个患者使用完后丢弃塑料屏障，并在下一个患者坐到牙椅之前放置新的屏障。

最后一点，大多数新的医生和助理座椅及牙椅的垫衬具有 1 年的保修期。

最后的帮助提示

"购买新设备的提示"部分涵盖了采购新设备的相关内容。如果你打算获得多个牙科设备的竞标，那么请确保投标是针对完全相同的设备。某一牙科设备供应商可能有品牌"X"。另一个牙科设备供应商可能有品牌"Y"，并且可能告诉你它与品牌"X"类似。如果品牌"X"是你真正想要的，那么尝试找到另一个有该品牌的经销商。

最后，提供一个开设诊所或重新改建诊所的建议。在团队中（你、员工、牙科设备供应商、建筑师和建筑承包商）保持一致、清晰的沟通至关重要。确认团队中每个成员都在同一步调上，并且从构想/规划到实际建设的每个阶段都有相同见解。这有助于避免可能因错误假设而带来的潜在的、非常昂贵的代价。

参考文献和其他资源

一些制造商网站

A-dec：http：//us. a-dec. com/en/

Belmont：www. belmontequip. com.

Brasseler：http：//brasselerusa. com/

DentalEZ：http：//www. dentalez. com/products/dentalez

Gendex：http：//www. gendex. com/home-pages-1. php

KaVo：www. kavousa. com

Marus：http：//marus. com/.

Midmark：www. midmark. com.

Pelton and Crane：www. pelton. net.

Premusa：http：//www. premusa. com/home/default. asp

American Dental Association，Review of dental manufacturers by name，location，and product：

http：//www. ada. org/en/publications/ada-professional-product-review-ppr/manufacturers-and-distributors

一些供应商网站

Benco Dental：www. benco. com

Goetze：www. goetzedental. com.

Patterson Dental:www. pattersondental. com.

Sullivan-Schein Dental:www. henryschein. com/us-en/DENTAL/default. aspx.

其他资源

美国拍卖网站(Internet auction sistes)。

美国国家牙科协会(State dental associations)。

练习题

假设你要购买自己的牙科诊所。你有一个很好的出租建筑,但现有的牙科设备需要更换。现在你处于做出购买设备决定的阶段。

1. 描述你将采用的决策过程。

2. 回顾下列需要你作答的部分问题清单,如有必要可进行适当扩展:

- 你能花多少钱?
- 哪些二手设备可以/应该被原样购买?
- 你计划购买的二手设备的公平市场价值是多少? 你如何确定或协商其销售价格?
- 你需要购买什么新设备?
- 有人会帮你决定或推荐需要更换的设备吗?
- 更换的设备是新的、二手的还是两者的组合?
- 你如何给该设备定价?
- 你需要什么类型的服务协议?
- 你会改建诊所吗? 如果是,改建诊所需要多长时间?
- 你一次更换一个设备还是一次更换所有设备?
- 还需要解决哪些其他问题?
- 还需要提出哪些其他问题?
- 做决定还需要什么其他信息?

第 7 章

购买/入股诊所

Nader A. Nadershahi, Lucinda J. Lyon

> 经商比起其他职业来说，更是一种不断挑战未来的活动：它需要不断进行盘算，是前瞻未来的本能举动。
>
> Henry R. Luce

对于大多数牙医来说，购买诊所在一生做出的决定之中位列前三。假如把视角定位在其如何影响生活质量、资产和专业满意度上，那上述所言即为真理。这正是为什么花费必要时间对每个时机进行全面评估，继而做出深思熟虑的决定是很重要的。

本章中，我们探讨了两种最常见的加入牙科诊所的途径。第一个途径是购买牙科诊所，即业主将整个牙科保健服务业务出售给买方。第二个途径是入股一个诊所，即所有者出售业务股份给那些将会成为合作伙伴或股东的买方。本书中有许多其他章节能够对本章要点加以补充，特别是：财务报表（第 2 章）、诊所财务分析（第 3 章）、业务规划（第 4 章）、诊所估值（第 5 章）、诊所融资（第 9 章）和个人理财及退休选择（第 26 章）。

本章的学习目标是了解以下内容：

1. 选择诊所地点时，需考虑的不同因素
2. 购买和入股诊所之间的区别
3. 每个交易中需注意的内容
4. 为保护你的利益，应该如何与其他专业人士合作

> 在现代商业中，最令人害怕的不是骗子，而是那些不知道自己在做什么的老实人。
>
> William Wordsworth

选择合适的地点

　　将本节有意放在本章的第一部分，是因为它是购买诊所决策过程中至关重要的一部分，但却往往被忽视。如果在一个不能给个人和职业生活带来快乐的区域找到好机会，那么它对你来说并非恰当的时机。无论是决定购买还是入股诊所，第一个决定应该是找到你想生活和工作的大致区域。

生活质量

　　随着美国许可证中发生的变化，例如更大区域的考核以及州间互惠待遇，医生不像过去那样被锁定在一个位置。你要做的就是从全球范围开始，逐步缩小想建立职业根基的区域。在做出有关生活质量的决定时，有很多问题需要考虑：

　　1. 你想距朋友或家人近些吗？

　　2. 你和家人喜欢住在农村地区、郊区还是大城市？

　　3. 你对哪些休闲户外活动感兴趣，如雪地运动、水上运动或狩猎？

　　4. 你想有机会接触某些文化活动中心吗？如歌剧院、剧场或运动场所？

　　5. 你想找一个有学校或其他可用区域的地方吗？

　　6. 社区是否为你的配偶或其他重要员工提供工作？

　　上述问题以及许多其他与生活质量有关的问题对缩小选择、决定在哪里购买或入股诊所来说至关重要。

职业环境

　　在确定了一些满足个人需求的特定领域和社区后，就该考虑职业环境了。专科医生会希望在有足够全科医生和适当人群的地区建立诊所，以保持良好的转诊流程。作为一个全科牙医，最好能够确保有其他专业人员可与之合作，以便为患者创建必要的医疗团队。例如，如果你认为某些外科手术不属于你的专业范围，或者你不打算将其纳入服务列表，那么你应确保有足够数量的口腔颌面外科医生或牙周病学医生可与之共事，以满足患者的治疗需求。

　　你还应确保可以得到其他专业人员的帮助，能够与其进行协调跨专业的治疗，或者作为转诊和支持的来源。这个团队可能包括诸如医生、公共卫生护士、药剂师及心理学家等。

商业环境

　　下一个评估领域是商业环境。商业环境分为内部和外部商业环境。我们在本书其他章节会涉及内部环境，比如与员工（第 22～24 章）、体系（如第 14 章中的预约日程）和牙科诊所的其他内部方面等相关的问题。本节的重点是外部商业环境。

当我们选择适当的诊所地点时，应该看一下商业环境中对牙科诊所有一定影响力的全部利益相关者。在 *Business and Its Environment* 这本书中，Baron（1996）将外部环境描述为"市场环境"，包括对产品的影响、患者关系和反馈、创新以及为诊所引进新的程序和技术。第 12 章和第 13 章强调了牙科费用和牙科福利的一些市场影响。"非市场环境"是由不受自由市场驱动的事业单位相互作用而形成的。非市场影响的例子包括环境保护（美国环境保护局，EPA）、卫生安全（《职业安全与卫生管理条例》，OSHA）、其他法规（《健康保险流通与责任法案》，HIPAA、辐射安全等）、公共责任和伦理。这些影响逐渐增加了对诊所管理的需求。第 15 章讨论了政府合规的某些领域。

确保哪些法规和力量会影响到牙科诊所，并且确保没有来自外部环境的法规或力量使你难以在小企业中取得成功，这些都很重要。例如，对于某些城市或城镇来说，可能会更欢迎专业型企业，而对其他城市或城镇来说，由于监管障碍和成本，可能会阻碍你在该地建立诊所。

符合目标

最后，当缩小了建立诊所的区域并做出决定时，需要确保是否可以容许此地有一家与你的个人和职业目标相一致的诊所。这可能是需要考虑的第一步，但本节中讨论的所有项目在决策过程中具有同等重要性。第 1 章介绍了一些生活目标问题。

规划和目标设置是成功的关键组成部分。你可能听人描述过 1953 年在耶鲁大学进行的一项研究，研究人员调查了高中生的目标问题，发现只有 3% 的人有特定的书面目标。20 年后，研究人员发现，这 3% 具有特定目标的人积累的财富比其他97% 没有特定目标的人合计积累的财富还要多。现在无论这个故事是否属实［很可能不是，因为有几篇文章对这个故事的真实性提出了质疑，包括 Tabak（1996，1997）发表于 *Fast Company* 杂志上的文章］，但设定目标是朝个人和商业成功迈出的重要一步。

如果你还没有这样做，那么考虑为自己设定短期和长期目标是明智的。这些目标可以分为 1 年和 3 年的，然后再分为个人和职业的。有很多人同意 SMART 目标准则，而这归功于 George T. Doran（1981）。这些目标具有下列特征：

- 明确性—清晰、明了、简单，
- 可衡量性—确保有据可依，证明你已经完成了目标，
- 可实现性/可行动性—目标应有所延伸，但是可以实现，
- 实际性—符合需求，
- 时限性/可追踪性—包括截止日期，以提高责任感。

个人目标可能包括健康、家庭、退休、旅行和娱乐。职业目标可能包括定量项

目，例如接诊的新患者数量、收入或员工规模。还可以包括定性目标，如诊所形象、服务范围、为社区内缺医少药人群提供护理的时长或目标市场人群。目标设定在第 22 章关于员工管理和第 25 章关于财务规划中有所讨论。

选择一个能尽可能多地实现个人和职业目标的地点，将帮助你取得更令人满意的进步，从而向成功的诊所职业生涯迈进。如果你打算为儿科患者提供护理服务，那么应该避免具有以下人口统计学特征的地区，这些地区的儿童、新家庭和新学校几乎没有增长，老年人却在不断增多。另一方面，如果你打算建立面向综合性牙科修复、种植或美容牙科的诊所，则需要确保所有的人口统计学特征和职业环境都支持这样的诊所。

决定购买或入股诊所

本章中，我们假设不选择白手起家建立诊所。白手起家建立诊所最初需要承担的风险很大，但潜在的报酬更多；它也可以提供以你想要的方式建立诊所的机会，并且更快地增长业务和股权。开设新诊所将在第 8 章中进行详细讨论。相反，许多人选择进入盈利企业，以便在第 1 天有固定的资金流动，而不是从零开始建立现金流量。这是我们在本章剩余部分自始至终都需关注的问题。在做出我们最初讨论的决定时，需要考虑几个更广泛的问题，然后对每种交易类型中的一些细节进行对比。

机会成本

购买诊所、入股诊所以及白手起家是建立诊所的三种最常见的形式。第 5 章讨论诊所估值，第 9 章讨论诊所融资。所有这些讨论通常侧重于实际成本，或者关注我们支付了多少现金或是小额商业贷款，这些贷款来源于私营、商业或联邦的支持。在牙科诊所市场中通常被忽视的另一种成本概念是机会成本。Ross 等（1996）在 *Essentials of Corporate Finance* 中将机会成本描述为"进行特定投资时放弃的、最有价值的替代品"。换句话说，当决定购买诊所时，应该考虑一下那些因金钱而放弃的其他选择和潜在增益。在入股诊所或开设诊所时，计划投资在购买诊所的 500 000 美元资金，在市场中还面临哪些其他选择？另一个例子是，如果你已经有一家诊所，并且正在寻找另一家出售中的诊所。那么你在现有诊所中放弃的一切，其成本是多少？你会选择出售诊所、设备以及患者资料，还是打算将一些资产转移到新诊所？了解和评价机会成本将帮助你评估所有其他的可选方案，使你在选择购买诊所或入股诊所时努力做出最明智的选择。

独立从业者或合作伙伴

在早期决策过程中作出的另一个非常重要的决定与想要的诊所类型有关。你想自己作为独立医生在诊所工作，还是想在一个有其他全科医生和（或）专科医生的环境中工作？这个决定取决于你的个人风格和专业兴趣。

独立从业者具有做出所有决定的灵活性，并且可作为诊所的领导者。他将为诊所创建愿景、任务和目标，然后创造一个可以实现这些目标的环境。当涉及员工管理、诊所体系、财务和所有其他企业经营方面的管理时，独立从业者也需承担所有责任。

随着时间的推移，越来越多的牙医似乎正在寻求合伙企业或医生联合开业的机会。在某种程度上，这些选择可能使医生更多地关注执行牙科操作，而很少关注企业经营管理。合伙或联合执业还可以为从业者创建固定的专业支持系统。业务管理职责和领导角色在某种程度上有所重叠，有时也存在区别，以便每个人都可以充分发挥其个人优势，并且专注于感兴趣的方面。然而，以合伙或团体形式开办诊所要求在重要业务决策（诸如采购重要物品或员工问题）上达成共识或妥协。要为每个医生明确划分角色，以避免合伙人或员工对如何制定决策和完成工作产生困惑。

一旦做出了独资经营（购买）或合伙经营（入股）的选择，你需要在会计师和律师团队的帮助下，考虑现存诊所的企业类型和你想要建立的企业实体。在美国，医疗保健诊所最常见的业务结构形式包括独资经营、合伙企业、有限责任公司或股份公司。有关这些选择的详细信息将在第10章中进一步讨论。

转让的注意事项

决定选择哪种转让方法可能与你当前的情况或选择有关。此时，或在将来，你可能有机会作为合伙人在诊所中工作，形成合伙企业或收购企业。如果是这种情况，那么你必须对转让期的情况有一个清醒的认识。你应和当前诊所的所有者讨论某些细节问题，并创建一份书面协议或备忘录，并附上雇佣合同中的法律建议。本备忘录将防止任何一方随着时间的流逝而产生任何误解。其中要纳入的项目包括但不限于以下内容：认购期权可用之前的时间长短、如何及何时确定诊所价值、如何支付购买的详细信息、企业实体转让后的情况（合伙企业、有或没有合伙人的独资企业以及公司等等）以及销售医生在交易完成之后在诊所中的角色。

留在诊所中的其他医生

如果考虑购买或入股的诊所里有其他工作的医生，那么你需要考虑几个问题。

1. 就业层次的结构是什么？这些医生是员工还是独立承包商？这里有几个存在不同税务和法律影响的因素需要考虑，因此，你要确保在查看此信息时拥有适合的顾问人员。表7.1描述了员工和独立承包商之间的一些差异。

此外，你需要确保与每个合伙人或员工签订就业协议，并且可以在适当的时候转让给你。例如，如果在购买诊所时，将合伙人产值作为最终定价的一部分，但是如果没有将竞业禁止协议转让给你，导致合伙人将患者及产值转到其他诊所，你的购买将即刻失去等值性。

2. 卖家和这些医生之间的关系是什么？评估这种关系，并确定为什么这些人没有购买诊所，这是个不错的想法。也许他们是因为一些你尚未注意到的问题所以没兴趣购买诊所，或者他们正在为销售医生没有给他们购买或入股诊所的机会而感到沮丧。你必须在接手后处理这种关系。

3. 剩余的医生和患者之间的联系是什么？此时，评估将用来确定这些医生是否已经在诊所中定期接诊患者，并确定在销售医生离开后，患者是否更倾向于找他们看病而不是找你。

第 20 章和第 21 章分别讨论了传统私人诊所和牙科服务机构环境中的合伙人职业道路。

表 7.1　员工与独立承包商的一般比较

员工	独立承包商（IC）
由雇主按固定时间定期支付薪资	雇主按标准或统一收费制度支付薪资
员工有福利	没有福利
雇主纳税	雇主不纳税
雇主雇佣工作员工	IC 雇佣工作员工
雇主负责设备和日常用品	IC 负责设备和日常用品
雇主有权指导或控制工作完成的方式	IC 完全控制自己的时间以及如何完成任务

尽职调查

尽职调查是一个名词，在进行商业交易之前，一个理性的人利用其收集和评估所有必要信息，以避免财务和个人损害。在购买或入股牙科诊所时，需要通过尽职调查考虑一些事情。以下内容更详细地讨论了现金流量、操作系统、设施和设备以及与销售医生或其他合作伙伴相关的个人注意事项等问题。

现金流量问题

正如我们所知，在不动产中需要考虑的三个最重要的因素是位置、位置还是位置。相应的，在商业中，需要考虑的三个最重要的因素则是现金流量、现金流量还是现金流量。现在，我们知道这是对医疗诊所的一种简单化的看法，还有许多其他需要考虑的因素，其中最重要的因素是患者和公众的口腔健康。但是，如果不管理好企业的现金流量，将无法向社区中的任何人提供优质服务。铭记前几章中现金流量的重要性，特别是第 2 章（财务报表）和第 4 章（业务规划）。

在任何购买或入股诊所的交易中，需要仔细审查诊所的财务状况，并创建预计损益表。这些工具将会帮助你和会计师做出明智的决定，判断所评估的诊所机遇能够承担诊所开销、偿还诊所债务，并且满足个人生活预算的可能性。

在评估任何购买交易时，需要询问销售医生几个财务项目：最后 3~5 年的财务报表（损益表和资产负债表）、同期的纳税申报表、与财务报表相一致的银行对账单、应收账款账龄分析表和任何有效的租赁副本。我们将逐一讨论上述项目的概念以及需要加以注意的内容。

财务报表和纳税申报表

当查看最后 3~5 年的财务报表和纳税申报表时，首先应查看该诊所显示的所有动态趋势。例如，过去几年内产值是否逐渐减少，或者支出是否突然增加？你需要深入探索，找出这些变化背后的原因，然后决定在做最后交易时，它们是否可以被接受。如果卖方愿意与你一起审查，那么你和会计师也可以查看一些银行对账单，以确保财务报表、纳税申报表和银行对账单彼此协调一致。

我们来看几个例子，讨论除了提供的内容之外，还需要什么样的信息。

诊所 A（表 7.2）位于一个大型城市的郊区，该地区发展迅猛并且收入水平不断上升。销售医生已经在这个诊所工作了 15 年，打算从牙科行业退休并将重点转移到家庭和其他兴趣上。患者基群几乎完全由一家晶体管设计和制造公司的员工组成。现有的医生很少做营销，并且只参与一项优选医疗机构计划（preferred provider plan，PPO）以及其他赔偿型保险计划。

表 7.2 示例诊所 A

	2016	2015	2014	2013	2012
收入（美元）	698 733	641 039	588 110	539 550	495 000
支出（美元）	647 132	562 724	489 325	425 500	370 000

这个诊所的优点在于该地区的持续发展，并且事实上，这种发展已转化为生产力的提高，并且仅需投入最低限度的营销资源。然而，你会希望深入探究其余两个方面以便获取更多信息。

首先，从表 7.3 中可以看出，一旦计算了净收益，就会发现尽管收入在增长，但是这些年来诊所的盈利能力却在下降。事实上，支出以每年 15% 的速度增长，而收入只以每年 9% 的速度增长。你希望知道是否可以控制这一趋势使其有所改善，或者如果这种现象是因为薪资和租金的成本上涨引起的，那么即便实施更加密切的管理，也难以造成影响。第二个重要方面是，当进入一个地区时，其发展和患者基群只与一个主要雇主相关。你需要评估这家半导体公司停业、缩小规模或将其制造业务转移至海外时所带来的风险。因为大多数患者来自这家企业，所以以上任何情况都会对维持牙科诊所的有效运营产生重大影响。

表 7.3　示例有净收益/利润的诊所 A

	2016	2015	2014	2013	2012
收入（美元）	698 733	641 039	588 110	539 550	495 000
支出（美元）	647 132	562 724	489 325	425 500	370 000
净收益（美元）	51 601	78 316	98 785	114 050	125 000

诊所 B（见表 7.4）位于农村地区，该地区发展缓慢并且以农业为来源的收入水平保持稳定。

表 7.4　示例诊所 B

	2016	2015	2014	2013	2012
收入（美元）	540 250	495 642	359 250	539 550	495 000
支出（美元）	466 475	405 630	420 219	425 500	370 000

销售医生已经在这个诊所工作了 12 年，打算卖掉诊所并将其家庭迁移到不同的州。患者基群由诊所周围半径为 50 英里内的工作员工和居民组成。现有的医生很少做营销，并通过现金付款或补偿保险付款来获赔。

在这个例子中，注意到的第一件事是生产力有点不稳定，在表 7.5 中可以看到，当完成净收益的计算时，诊所实际上在 2014 年遭受了严重损失，导致净收益大幅度下降。因此，虽然这个诊所在 2012 年与诊所 A 有相同的财务模式，但却在 2014 年发生重大改变。当提出更多问题时，你会发现这个医生在 2014 年遭受了人身伤害，但她并不想在洽谈初期就提及这一问题。她受伤后诊所再次取得良好发展，所以对你来说，这可能是一个追求更进一步的好机会。

表 7.5　示例有净收益的诊所 B

	2016	2015	2014	2013	2012
收入（美元）	540 250	495 642	359 250	539 550	495 000
支出（美元）	466 475	405 630	420 219	425 500	370 000
净收益（美元）	73 775	90 012	− 60 969	114 050	125 000

在这两个例子中，可以看到许多诊所盈利能力稳步增长背后的差异，但它们都说明一个事实，即你需要检查财务报表，并将其作为继续深入评估该诊所的来源。

应收账款

应收账款（accounts receivable，A／R）报表将帮助你更好地了解诊所的运营效率以及用于患者账户财务管理的系统。在应收账款(A/R)报表中评估的第一个项目是定量的,即 A/R 的大小。例如,如果这个诊所每月平均收入为 35 000 美元,而应收账款(A/R)报表显示的总 A/R 为 100 000 美元,那么诊所的收款过程和财务安排就会存在一些危险预警(关于收款和财务安排的建议见第 12 章)。应收账款(A/R)几乎是每月收入的三倍,这个数字并不利于诊所的维持,因为这对诊所的资金流动造成了巨大压力。你希望看到的是应收账款(A/R)与收入比值更接近 1 的账目。以下示例阐明了我们在说什么:

A/R = 100 000

收入 = 35 000

A/R/收入 = 100 0000/35 000 = 2.86

A/R = 35 000

收入 = 35 000

A/R/收入 = 35 0000/35 000 = 1.00

接下来,需要对应收账款(A/R)进行定性评估。你应该收到一份应收账款(A/R)的账龄报表,即注明了应收账款形成时间的长短,或治疗开始到患者结账时间长短的应收账款(A/R)。患者的财务安排应为书面形式,并且保留在每个患者的电子/纸质病历或其他已建立的存储单元中。

接下来我们看一下诊所 C 和诊所 D 的例子(见表 7.6 和 7.7)。这两个诊所的月收入平均为 46 000 美元,应收账款(A/R)为 88 000 美元,从而使 A/R/收入比略高于 1.91。表面上,这两个诊所看起来是一样的。然而,看一下应收账款(A/R)账龄报告,你会发现,诊所 D 在前 3 个月的收款做得非常好,但是有超过 90 天坏账的历史。诊所 D 有近一半的应收账款(A/R)逾期超过 90 天,这种情况比短期应收账款更糟糕,也更不可能收回。这可能是由于诊所中的财务政策发生了变化,或者是新进员工对账目进行了清算。你不可能想从销售医生那里购买这些应收账款(A/R),因为如果不经过更加繁杂的收款流程,从这些长期债务中得到零星偿还的可能性就非常小,而作为一个诊所的新业主,你并不想面临这样的情况。

表 7.6 示例诊所 C 的应收账款账龄分析表

	<30d	30~60d	60~90d	>90d	合计
应收账款(美元)	45 000	23 000	8000	12 000	88 000

表 7.7 示例诊所 D 的应收账款账龄分析表

	<30d	30~60d	60~90d	>90d	合计
应收账款(美元)	38 000	10 000	0	40 000	88 000

如果诊所参与第三方付款人协议,例如健康维护组织(HMOs)、优选医疗机构

（PPOs）或按人头付费计划（capitation programs）等，那么将会对现金流量和应收账款产生影响。第 12 章和第 13 章将帮助你更全面地了解这些补偿模式。

现有设备出租

上面所提到的需从销售医生那里获得的最后一个项目是，任何现有设备的租赁信息。在这种情况下，无论是购买或入股诊所，你都应该了解企业对这些租赁的承诺，以及你是否将接管这些租赁责任。我们不建议将其作为首选，但必须将它作为售价谈判的一部分来讨论。例如，你已经接受诊所设备的价值为 180 000 美元，其中包括牙科综合治疗台和 CAD CAM 机器。这些设备还有 8 年的待付款项，因此首先要确保这些债务在交易中得到支付，或者你可以与会计师合作，提供一个价值以便说明折旧和待付款项的净现值。这些情况可能会变得比较复杂，所以在交易结束前付清这些租赁款项，符合各方当事人的最大利益。

财务预测

从销售医生处获得并评估所有财务信息报告并感到满意时，还须执行尽职调查的最后一步，即与现金流量相关的财务预测。这是会计专业人员可以利用其经验为你提供帮助的另一方面。为企业创建的一个财务预测文件称为预计损益表。除了根据现有的历史资料对预期收入、支出和损益进行有根据的猜测外，基本上与标准损益表相同。这种创建预计损益表的锻炼将帮助你评估不同购买机遇下的财务回报潜力。如果需要商业贷款时，这也是任何贷款人都会要求的财务文件之一。图 7.1 是虚构诊所预计损益表的一个例子，显示购买这个特定诊所会在第 5 个月时与总支出达到平衡，最终在第 11 个月时满足医生的个人生活预算（图 7.2）。

操作系统

首要并且最重要的管理系统与员工配置有关。在评估诊所时，应该审查每个职位的员工数量，并决定员工是否过多或不足。例如，如果你想购买的诊所只有一个医生，却有三个前台工作人员，而诊所的收入和活动只够支持一个前台职位，那么这就有可能成为未来缩减开支的一方面。相反的情况也是真实存在的，综合诊所会需要更多的员工来保持收益增长。另一个关于员工配置的考虑为，是否有卖方医生的家庭成员或合作伙伴在诊所工作。这可能会在谈判开始时，产生一些需要考虑和解决的冲突或忠诚问题。员工变动也很重要。在诊所工作的短期员工不会与患者建立类似的关联，那么在诊所转让后，一个全新的医生及员工团队可能会导致患者的流失超出正常范围。多年来一直与医生共事的老员工，同样需要更长的时间来与新

	1月份的预计	2月的预计	3月的预计	4月的预计	5月的预计	6月的预计	7月的预计	8月的预计	9月的预计	10月的预计	11月的预计	12月的预计	1年的预计
收入													
牙科服务集合	45 000.00	45 000.00	45 000.00	45 000.00	50 000.00	50 000.00	50 000.00	55 000.00	55 000.00	55 000.00	60 000.00	60 000.00	615 000.00
总收入	45 000.00	45 000.00	45 000.00	45 000.00	50 000.00	50 000.00	50 000.00	55 000.00	55 000.00	55 000.00	60 000.00	60 000.00	615 000.00
支出													
可变动支出													
牙科耗材　8%	3 600.00	3 600.00	3 600.00	3 600.00	4 000.00	4 000.00	4 000.00	4 400.00	4 400.00	4 400.00	4 800.00	4 800.00	49 200.00
实验室费用　9%	4 050.00	4 050.00	4 050.00	4 050.00	4 500.00	4 500.00	4 500.00	4 950.00	4 950.00	4 950.00	5 400.00	5 400.00	55 350.00
总变动支出	7 650.00	7 650.00	7 650.00	7 650.00	8 500.00	8 500.00	8 500.00	9 350.00	9 350.00	9 350.00	10 200.00	10 200.00	104 500.00
占收入的百分比	17%	17%	17%	17%	17%	17%	17%	17%	17%	17%	17%	17%	17%
固定支出													
会计费	1 500.00	150.00	150.00	150.00	150.00	150.00	150.00	150.00	150.00	150.00	150.00	1 200.00	4 200.00
广告费	500.00	500.00	500.00	500.00	500.00	500.00	300.00	300.00	300.00	300.00	300.00	300.00	4 800.00
继续教育费	0.00	0.00	0.00	0.00	0.00	0.00	0.00	0.00	0.00	0.00	0.00	0.00	0.00
会费与订阅费	150.00	150.00	150.00	150.00	150.00	150.00	150.00	150.00	150.00	150.00	150.00	150.00	1 800.00
保险费:残疾	200.00	200.00	200.00	200.00	200.00	200.00	200.00	200.00	200.00	200.00	200.00	200.00	2 400.00
保险费:保健	400.00	400.00	400.00	400.00	400.00	400.00	400.00	400.00	400.00	400.00	400.00	400.00	4 800.00
保险费:医疗事故	400.00	400.00	400.00	400.00	400.00	400.00	400.00	400.00	400.00	400.00	400.00	400.00	4 800.00
保险费:员工薪酬	450.00	450.00	450.00	450.00	450.00	450.00	450.00	450.00	450.00	450.00	450.00	450.00	5 400.00
律师费	2 000.00	0.00	0.00	0.00	0.00	0.00	0.00	0.00	0.00	0.00	0.00	0.00	2 000.00
办公用品	400.00	400.00	400.00	400.00	400.00	400.00	400.00	400.00	400.00	400.00	400.00	400.00	4 800.00
工薪税　8%	1 941.92	1 941.92	1 941.92	1 941.92	1 941.92	1 941.92	1 941.92	1 941.92	1 941.92	1 941.92	1 941.92	1 941.92	23 303.04

图7.1　预计损益表（单位：美元）

	1月份的预计	2月的预计	3月的预计	4月的预计	5月的预计	6月的预计	7月的预计	8月的预计	9月的预计	10月的预计	11月的预计	12月的预计	1年的预计
邮费和快递费	250.00	250.00	250.00	250.00	250.00	250.00	250.00	250.00	250.00	250.00	250.00	250.00	3 000.00
租金	2 500.00	2 500.00	2 500.00	2 500.00	2 500.00	2 500.00	2 500.00	2 500.00	2 500.00	2 500.00	2 500.00	2 500.00	30 000.00
薪资：办公员工	4 864.00	4 864.00	4 864.00	4 864.00	4 864.00	4 864.00	4 864.00	4 864.00	4 864.00	4 864.00	4 864.00	4 864.00	58 368.00
薪资：助手	3 040.00	3 040.00	3 040.00	3 040.00	3 040.00	3 040.00	3 040.00	3 040.00	3 040.00	3 040.00	3 040.00	3 040.00	36 480.00
薪资：卫生员	6 000.00	6 000.00	6 000.00	6 000.00	6 000.00	6 000.00	6 000.00	6 000.00	6 000.00	6 000.00	6 000.00	6 000.00	72 000.00
薪资：合伙人	0.00	0.00	0.00	0.00	0.00	0.00	0.00	0.00	0.00	0.00	0.00	0.00	0.00
薪资：医生	10 370.00	10 370.00	10 370.00	10 370.00	10 370.00	10 370.00	10 370.00	10 370.00	10 370.00	10 370.00	10 370.00	10 370.00	124 440.00
税收 & 许可证	500.00	500.00	500.00	500.00	500.00	500.00	500.00	500.00	500.00	500.00	500.00	500.00	6 000.00
电话费	50.00	50.00	50.00	50.00	50.00	50.00	50.00	50.00	50.00	50.00	50.00	50.00	600.00
旅游费、餐费、娱乐费	150.00	150.00	150.00	150.00	150.00	150.00	150.00	150.00	150.00	150.00	150.00	150.00	1 800.00
固定支出总额	35 665.92	32 315.92	32 315.92	32 315.92	32 315.92	32 315.92	32 115.92	32 115.92	32 115.92	32 115.92	32 115.92	33 165.92	390 991.04
占收入的百分比	79%	72%	72%	72%	65%	65%	64%	58%	58%	58%	54%	55%	64%
营业支出总额	43 315.92	39 965.92	39 965.92	39 965.92	40 815.92	40 815.92	40615.92	41 465.92	41 465.92	41 465.92	42 315.92	43 365.92	495 541.04
占收入的百分比	96%	89%	89%	89%	82%	82%	81%	75%	75%	75%	71%	72%	81%
净收益（亏损）	1 684.08	5 034.08	5 034.08	5 034.08	9 184.08	9 184.08	9 384.08	13 534.08	13 534.08	13 534.08	17 684.08	16 634.08	119 458.96
占收入的百分比	4%	11%	11%	11%	18%	18%	19%	25%	25%	25%	29%	28%	19%
银行贷款（利率）10%	5 181.85	5 181.85	5 181.85	5 181.85	5 181.85	5 181.85	5 181.85	5 181.85	5 181.85	5 181.85	5 181.85	5 181.85	62 182.17
本金（美元）575 000.00													
银行贷款总额	5 181.85	5 181.85	5 181.85	5 181.85	5 181.85	5 181.85	5 181.85	5 181.85	5 181.85	5 181.85	5 181.85	5 181.85	62 182.17
占收入的百分比	12%	12%	12%	12%	10%	10%	10%	9%	9%	9%	9%	9%	10%
现金流量检查	-3 497.77	-147.77	-147.77	-147.77	4 002.23	4 002.23	4 202.23	8 352.23	8 352.23	8 352.23	12 502.23	11 452.23	57 276.79

图 7.1（续） 预计损益表

每月的个人预算	
每月定期支出	
租金	2500.00 美元
汽车贷款	600.00 美元
电器	0.00 美元
个人贷款	0.00 美元
教育贷款	2000.00 美元
汽车保险	150.00 美元
其他保险	0.00 美元
其他杂费	0.00 美元
每月定期支付总额	5250.00 美元
占总支出的百分比	50.63%
家庭日常开支	
电话费	70.00 美元
水电费	200.00 美元
其他家庭开支	0.00 美元
家庭日常开支总额	270.00 美元
占总支出的百分比	2.60%
餐费	
在家吃饭(食品费)	150.00 美元
在外就餐	100.00 美元
餐费总额	250.00 美元
占总支出的百分比	2.41%
个人支出	
服装，清洁，洗熨	75.00 美元
药物	50.00 美元
医学/牙科	175.00 美元
慈善事业和捐款	0.00 美元
旅游	0.00 美元
订阅	100.00 美元
汽车燃油费/维护费/停车费	200.00 美元
其他津贴费	0.00 美元
个人支出总额	600.00 美元
占总支出的百分比	5.79%
税费	
联邦政府收入所得税	2500.00 美元
财产税	1500.00 美元
其他税费	0.00 美元
税费总额	4000.00 美元
占总支出的百分比	38.57%
每月总支出	10 370.00 美元
营业外收入(其他重要的人/配偶/投资)	0.00 美元
每月个人净需现金	10 370.00 美元

图 7.2　个人预算

的所有者建立信任关系。最后，你应该确保有良好的员工政策手册。这对概述诊所的一些政策和程序很重要，也与我们前面讨论的一些非市场环境法规相对应。对员工的基本要求是帮助你取得成功，所以你需要了解他们，尽早与其建立关系，并激励他们帮助你获得成功。第 23 章针对诊所新任所有者与员工的单独访谈，提出了一些意见。

诊所管理软件系统还将为你提供一些其他有价值的诊所系统信息以供查阅。你可以在诊所查看费用表，并就这些费用的恰当性进行评估。还可以查看报告，例如患者来源的人口统计数据以及诊所最常执行的治疗组合程序，以确保符合你的职业目标。该系统还可以提供关于新患者接诊数量、取消预约、失约以及持续护理频率和效率的信息。这些信息都是很重要的，它们能让你了解患者随访的细致程度以及新患者推动诊所发展的情况。第 11 章回顾了技术合作在诊所中的应用。

设施和设备

既然已查看了在访问诊所之前可以获得的大部分信息，如果你还没有去过那里，那么是时候进行实地考察了。你可以从对邻近街区的感觉开始，逐步了解该地区的住房、新学校、犯罪率和商业状况。租赁区域内是否存在任何与既定规划相关的问题，会对你的商业造成干扰？彻底的人口统计分析将帮助你发现这些问题的答案。当前租赁的期限是多长时间，你是否有机会占用？还应该从外部和内部两方面来评估诊所的实际结构。患者和员工是否有足够的停车位？这是你每天早上一起床就想去的地方吗？拿数码相机拍摄一些照片或数字视频，记录某些细节，以便在需要时加以回顾，这是一个好主意。如果你计划在未来扩建诊所，还需要考虑发展空间的问题。

接下来，看看设备（其他信息请参阅第 6 章）。设备的运行和维护状况如何？你要确保不需要在短短几年内花高价更换设备。还要确保所需设备可用于你计划为患者提供的治疗。你需要一个配有数字化 X 线摄影装置的电脑化办公室吗？需要 CAD CAM 机器或激光设备吗？当认真对待这个交易时，你还需要对设备价值进行独立评估。此外，如前所述，确保在交易完成后仍保留的设备没有未结的租赁费用。

病历系统也是一个关键的评估因素。这里有几点需要注意。诊所用的是纸质病历还是电子病历？为了避免日后面临法律问题，需要确保有足够的就诊记录和资料可用。转诊模式是怎样的？病历的质量和完整性如何？每位患者是否有足够数量的优质 X 线片？患者已经完成了什么样的治疗？例如，现有患者中，大多数都已完成修复，无须提供进一步治疗了吗？或者是大多数处于随访或维护阶段，可能对你的治疗计划产生抵抗心理？审计和评估的另一个重要部分是客观地对现症病例进行统计。这是显示诊所运营状态的一个重要步骤。人们对此各持己见，没有唯一的正确答案。但对于一个独立经营的诊所而言，如果在过去 2 年内能够接诊 2000 位患者，将会处于一个良好的运营状态。

根据恰当的文件手册、材料安全数据表以及任何对诊所安全隐患进行提醒的标志牌，来评估诊所与职业安全与卫生管理条例（OSHA）的相符程度。参观诊所应该会让你更好地了解诊所与你的个人风格和目标的符合程度。

销售医生或合作伙伴

最后，如果是购买诊所，你要考虑与销售医生的契合性，如果是入股诊所，则要考虑与销售医生和其余医生的适合性。在此方面可能犯的一个重大错误是，诊所文化与你的个人风格相冲突。例如，你相对内向并且喜欢安静，而且在治疗患者时倾向于集中精力，而非闲聊。你从一个医生那里购买了诊所，他以外向和滔滔不绝的性格特点被员工和患者所熟知，会在整个就诊期间讲故事或讲笑话，有时还会因为这个特点匆匆结束检查。很有可能当你进入诊所后，你会开始失去患者，因为他们期待与销售医生开玩笑，或者他们突然觉得你是因为不喜欢或不关心他们所以才那么安静。同样的困境也会发生在入股诊所后，患者可能会选择其他合作伙伴或你一直无法获得员工的支持。道理很简单，在诊所转让（或其他）时期，个性匹配是至关重要的。一些从业者通常将个性评估作为招聘员工和团队建设的一部分。

你还应试图了解医生出售该诊所的原因，确保不是因为企业衰退。如果这个医生搬走了，而不是退休了，那么他（她）打算去哪开业？他们以前的患者会跟随其到新诊所吗？你也有机会在谈判价格时评估其利益。大多数医生都想要公平交易，他们会提出一个交易方案，在维护患者健康的同时，为买卖双方创造真正的共赢局面。

常见交易

入股诊所

当入股诊所时，通常会有两个或更多从业者仍然留在诊所。你可能购买现有诊所的部分股份，并创建新的合伙关系，或者带来曾经团队的原有合作伙伴。你将在交易后创建某种形式的法人实体。购买的诊所可能作为独资企业、有限合资企业、普通合资企业、C型或S型股份有限公司、有限责任公司或合伙企业存在。购买后，你将作为新股东、普通合伙人或有限责任合伙人进入诊所，这取决于你与咨询团队选择的诊所结构。有关各种所有权形式的讨论，请参见第10章。大多数情况下，将共享患者基群且共同承担责任。独立团体和空间共享两种形式不存在真正的伙伴关系，因此这很可能不会成为最后交易的一部分内容。

购买诊所

当购买诊所时，你通常会取代诊所的现有医生。与上述入股的选择不同，企业的最终构想也可能包括独资企业。

合　同

医疗保健诊所的购买合同受一些规则和法规的约束，因此，每次审查和签署合同时，你都应从作为企业支持小组的一部分所建立的专业团队中寻求适当的法律建议。还应注意不要使用与卖方相同的律师或会计师，因为在某些情况下，你们彼此的目标会直接相对立。影响交易的一些联邦和州法律包括但不限于以下列表（Johnson 2002）：

1. 州立牙科诊所法和任何其他法律对你所在州医疗保健诊所的所有权类型和种类进行规范。

2. 保密法，如美国卫生和公共服务部（the U. S. Department of Health and Human Services，HHS）1996 年颁布的影响患者信息隐私性的健康保险流通与责任法案（Health Insurance Portability and Accountability Act，HIPAA）

3. 州立境内不动产法和离婚法影响配偶在牙科诊所的权益

4. 管理竞业禁止协议和违约赔偿金的法律

5. 有关患者放弃治疗的相关法规，可能会影响患者在治疗医生之间的转诊过程以及患者的知情同意状况

6. 影响州级或国家级证券购买的法律

7. 医疗事故及职业责任法律法规

8. 针对反歧视的州级和联邦级法律，可能涉及与性别或种族问题相关的任何交易过程

入　股

入股诊所与购买诊所有一些细微差别。两者的合同都包括协商的销售价格，如果你本身就在诊所中并且持续为另一位所有者创收，事情会更加复杂。入股诊所或合伙协议一般包括以下几点内容：

1. 协议将概述购买内容以及分配给你的商业和利润部分。需要明确列出利润的计算公式，包括任何基于产值的收入以及除此之外单独的净收益或开销。

2. 应收账款（A / R）的管理，其实就是应计和托收。

3. 明确管理职责，清楚了解谁负责管理人事问题、营销、运营和开支。

4. 支出、福利、付款和税收的分配与计算。

5. 探讨和界定保险所限制的个人责任，以便在发生任何不可预测的事件时保护每个人，包括医疗事故、死亡和伤残。

6. 最后，与任何良好的合伙协议一样，应该有一个解约计划，这样在面临压力

或冲突时，可以按照每个人在关系形成时商定的步骤明确地加以执行。

购买诊所

购买合同有几种格式，包括许多细节。以下是诊所购买合同的一些常规内容：

1. 金融条款：虽然有许多关于金融条款和诊所评估的文章和意见，但是第 4 章、第 5 章和第 9 章仍然对该主题进行了专门的讨论，所以这里我们不做详细讨论。重要提示：交易的金融条款应提前谈判，并清楚地包括在购买或入股诊所的协议中。这些条款包括价格、价格中包含的内容以及支付的时间和方式。

2. 买价和明细：此明细包括诸如设备、应收账款（A／R）、日常用品、家具和固定装置、竞业禁止协议、患者资料、承租人整修和商誉等项目。重要提示：当协商价格明细时，双方当事人应听取各自税务顾问的意见。卖方通常希望在产生长期资本收益的项目中提高价值，因此征税率较低，例如商誉。卖方的另一个选择是将物品的缴纳税款作为普通收入，这种方法税率更高，甚至翻倍，从 15％ 到接近 40％ 不等。另一方面，买方希望在其纳税申报表上尽可能多一些更快贬值的项目，例如日常用品、仪器以及通常在 1 年内被扣除的应收账款（A／R）。其他是需要较长时间才会贬值的项目，例如在 5 年内贬值的设备或商誉，以及在 15 年内贬值的竞业禁止协议。再次强调，请咨询税务顾问，因为这些只是一般情况。

3. 资产/特约条款：该部分介绍被出售的资产以及与这些资产有关的任何特约条款。通常包括所有现有家具、固定装置和设备。

4. 应收账款（A／R）：该部分涵盖 A／R 是否被购买以及被购买的价格。例如，你将支付 80 美分现金还是鉴于账目账龄附带其他折现率？如果不购买应收账款（A／R），那么你是否会向卖家收取名义上的托收手续费？

5. 再治疗：该部分介绍一些方法，用来处理销售医生近期已完成但买方需要重新替换的治疗。细节包括因员工配置带来的时间消耗、治疗类型、如何追讨二次治疗的支出以及其他有关项目。

6. 保险：该部分合同涉及任何与保险有关的事项，例如每一方如何酌情将另一方纳入医疗事故保险中。本书第 25 章讨论有关保险的内容。

7. 托管人记录：该部分合同通常将买方确定为卖方记录的保管人，解释说明记录，并规定其保留这些记录的时长。

8. 免受损害协定：该部分阐述了每一方在未来采取任何行动时，使另一方免受损害的方式和程度。

9. 意外事故：该部分涵盖合同中规定的任意一方的任何意外事故，这些意外事故将导致合同无法完成，但不会将个体置于违反合同的境地。

这些是有关购买合同常见方面的一些常规意见，不作为法律意见。

通常在购买交易中看到的另一个合同是租赁协议。这些协议通常包括以下部分：

1. 面积和条款：该部分将介绍租用空间的总面积和通用条款。

2. 附加成本/NNN［净租赁地产投资，通常包括财产税、保险费和维护费］：该部分将介绍你负责的任何诸如公共区域维护等的附加成本或净租赁地产投资（NNN）支出。

3. 可用与可租用的面积：租用的空间与实际可用的空间之间可能存在差异。

4. 按原样或 TI（承租人整修）津贴：该部分介绍业主将给予或已给予租赁或承租人整修津贴（若有的话）。

5. 期权：当仔细检查购买合同时，这是需要了解的重要部分，因为你会希望选择重续，以便当租约快到期时不必因搬迁而产生支出。许多贷款人还要求租赁期限和期权涵盖贷款期限。

6. 优先购买权：该部分将给予你拒绝其他牙医进入该建筑的权利，或是在该建筑即将被出售时的优先购买选择权。

我们希望在阅读了这部分内容后，你能够准备得更加充分，在工作地点、诊所类型、购买或入股诊所前需要回顾和准备的事物等方面，做出更明智的决定。购买诊所是你将做出的最重要的决定之一，我们希望你做好充分准备并获得最佳机会。

关键点

- 审查所有变量后再决定诊所的地点，对工作/生活的平衡和提高满意度来说至关重要。

- 每个诊所和每次诊所购买交易都是独一无二的——尽职调查对购买或入股诊所而言是很关键的。

- 利用团队专业人士，如诊所经纪人、会计师和律师，在这一里程碑式的交易中协助你，能够从根本上保护你的利益。

参考文献和其他资源

ADA Division of Legal Affairs, 2005. Business format guidelines for buying a practice. J Mass Dent Soc 54 (1): 34 – 35.

Almonte, Peter, 2002. So you want to buy a dental practice. NY State Dent J 68(4): 20 – 23.

Baron, David P, 1996. Business and Its Environments. 2nd ed. Upper Saddle River, NJ: Prentice – Hall.

Conner, Vincent L, 2003. The due-diligence process of purchasing or buying into a dental practice. Gen Dent 51(6):538 – 540.

Doran, George T, 1981. There's a S. M. A. R. T. way to write management's goals and objectives. Manage Rev 70(11): 35 – 36.

Gage, David, 2001. Choosing the right partner. J Clin Ortho 35(6): 365 – 368.

Johnson, Bruce A, 2002. Clean dealing: legal considerations for buy/sell agreements. MGMA Connex 2 (10): 38 – 40.

Laing, Alan R, 2002. Practice transition tips for buyers and sellers. J Mich Dent Assoc, 84(11): 38 – 41.

Lasky, Jeffrey I, 2003. Shall we dance? Taking a partner into your practice. NY State Dent J, 69(4): 28 – 29.

Mattler, Martin G, Mattler, et al, 2002. The ABCs of buying or selling a dental practice. J N J Dent Assoc, 73(1 – 2): 13, 15 – 17.

Rosen, Gerald, 2001. Twenty things you must know before you buy or sell a practice. Alpha Omegan, 94 (3): 14 – 18.

Rosen, Larry, 2005. What are the tax issues in acquiring a dental practice? J Mass Dent Soc, 54(1): 36.

Ross, Stephen A, Westerfield, et al, 1996. Essentials of Corporate Finance. Boston: Richard D. Irwin.

Schumann, Theodore C, 2006. The basics of due diligence for buyers. J Mich Dent Assoc, 88(4): 16 – 17.

Simon, Risa, Wilkinson, et al. 2005. Buyer beware: practice value drops without team buy-in. J Mass Dent Soc 54(1): 18 – 20.

Spiegelman, Randa, 2015. Taxes: what's new for 2015? Charles Schwab. [2015 – 07 – 23]. http://www. schwab. com/public/schwab/nn/articles/Taxes-Whats-New (accessed July 23, 2015)

Stockton, H Jack. 1992. The dental practice purchase/sale: creating a win – win transaction. J Can Dent Assoc 58(8): 637 – 641.

——. 1997. Dental practice transitions: potential problems and possible solutions. J Can Dent Assoc, 63 (7): 539 – 541.

Tabak, Lawrence, 1996/1997. If your goal is success, don't consult these gurus. [2015 – 07 – 26]. http://www. fastcompany. com/27953/if-your-goal-success-dont-consult-these-gurus.

Winter, Lois, 1996. Associateship/partnership: can it work for you? NY State Dent J, 62(3): 38 – 41.

Wood, Patrick J, Wood, et al, 2006. Why an attorney cannot represent both sides of a practice sale. J Calif Dent Assoc, 34(5): 371 – 373.

U. S. Internal Revenue Service, Independent Contractor or Employee. [2015 – 07 – 23]. http://www. irs. gov/pub/irspdf/p1779. pdf.

练习题

1. 确定以下项目是固定成本还是可变成本：

A. 牙科技工室

B. 员工薪资

C. 信用卡处理费

D. 租金

E. 电话费

F. 牙科耗材

2. 计算这个诊所的净收益（表 7.8），并评估你对购买此诊所的机会是否有兴趣。

表 7.8 计算净收益

	2016	2015	2014	2013	2012
收入（美元）	459 356	567 000	588 110	583 000	525 000
支出（美元）	422 560	438 250	489 325	425 500	370 000
净收益（美元）					

3. 请确定以下内容是租赁协议项目还是购买合同项目：

A. 承租人整修

B. 应收账款（A/R）

C. 净租赁地产投资（NNN）成本

D. 竞业禁止协议

E. 托管人记录

F. 续保期权

答 案

1. A、C 和 F 是可变成本。D 和 E 是固定成本。

2. 见表 7.9。

表 7.9 净收益的计算结果

	2016	2015	2014	2013	2012
收入（美元）	459 356	567 000	588 110	583 000	525 000
支出（美元）	422 560	438 250	489 325	425 500	370 000
净收益（美元）	36 796	128 750	98 785	157 500	155 000

这不是一个有吸引力的诊所，因为过去 3 年内收入因不稳定而呈下降趋势，并且没有控制开支。可能有机会提高这个诊所的效率，但这是一个冒险的提议。

3. A、C 和 F 是租赁协议项目。B、D 和 E 是购买合同项目。

第 8 章

开设诊所

David G. Dunning，*Bradley Alderman*，*Tyler Smith*

> 一个企业家和一个政客的经验之间的联系可以归结为一个词：自由。
>
> 西尔维奥·贝卢斯科尼

本章描述了与牙科诊所开业相关的一些关键变量和步骤。虽然本章内容不能完全涵盖牙科诊所开业的每一个细节，但会发现大多数的问题都被罗列了出来，包括具体的开业方法。第 1 章中虽然提到牙科白金时代光芒开始黯淡，越来越少的牙科毕业生能在毕业后立即开业，但是，从全美牙科医生的履历来看，大多数牙科学生最终会独立拥有或合作共同拥有自己的牙科诊所。因此，关于牙科诊所开业的这一章仍有一定的现实意义。

做自己的老板

申请牙科学院的人经常会被问："你为什么要成为牙医?"，或遇到其他类似的这种问题。对这类提问的回答经常包含着人文关怀和对"生活方式"的思考(一种对相对较高的收入和自由的工作安排的代称)。另一个常见的诚实回答是，"我想成为我自己的老板"。事实是，牙医作为一个非常独立的群体，很享受发号施令(没有双关语)。这种倾向通常不适用于喜欢被动做事的人或自发遵从上司意愿的好下属。显然，有些人单独开业(或收购诊所)是因为他们很想成为自己的老板。这种"做自己的老板"的心态可能反映出根植于一些牙医心中的永恒创业精神。

你是一个企业家吗?

究竟什么是企业家? 在线词源字典表明这个概念源于法语，将企业家定义为"一个承担或管理企业的人"。Chad Brooks(2015)提出了一个对企业家精神简单并且深刻的定义：白手起家——将一家企业从提出想法发展到成为可盈利的业务。

从历史上看，企业家精神就如同领导力，已被理解为个人的特征和技能。企业家的基本特质包括以下方面：金钱意识、竞争意识、承担风险、专业、自控力、自信、紧迫感、理解复杂问题的能力、现实主义、情绪稳定、社会人际关系丰富、对成功极度渴望、积极向上的态度、预见发展的能力、以结果为导向、技术知识、勤奋工作、遵守纪律、注重利润、全面承诺。企业家特质的其他列表可以在各种资源中找到，包括 Bowser(2015)，Resnick(2014)，Robinson(2014)和 Stephenson(2015)。

可以通过互联网搜索"企业家测验"和"企业家测试"来检测你的企业家倾向。本文写作的几个网站包括 allthetests.com，www.wesst.org/businesstoolkit/entrepreneuer-quiz/izmove.com，www.bizmove.com 和 www.entrepreneur.com 等。虽然你有可能会得到一个结果，认为你具有企业家潜质，但是仍要谨慎地解释这些和其他评估结果，因为结果可能不完全准确

此外，那些对牙科诊所创业有兴趣的人可以在http：//truedentalsuccess.com/blog/category/podcast/这个网站上收听 Mark Costes 的播客"白手起家的牙医(The Dentalpreneur)"来了解自我。

你的效能意识：你相信自己可以吗

标准化(科学性)是通过调查研究，对于创业精神功效意识的测量。标准化的(科学性的)测量方法已经产生。笔者建议与研究人员联系探讨测量工具的使用事宜。

企业家或企业家精神的定义是什么，是公认的那些不完整列表里的企业家特征，还是和你有关的企业自我效能的概念。这些和你有什么关系呢？简单来说：你就像儿童经典故事中那个"相信它可以"的小小引擎。如果你认为自己可以，那你很可能成功。如果你认为自己不行，那你就很可能失败。若将这一理论应用于牙科诊所开业，你真的需要做一个全面的"勇气检查"。即使你可能有一些疑虑，还是要在开始冒险之前将"我可以"的理念深深根植于心。

你可以利用的特别的竞争优势是什么

我们现在是自相矛盾的，至少部分人是。前面罗列的关于企业家精神的定义包括"创造或抓住机会并追求它，而不管目前控制的资源"。根据笔者的经验，最成功的牙科诊所创业之初会涉及一些特殊的资源。企业家利用这种资源，在相对较短的时间内，可能是几周或几个月，就取得成功(盈利)。这里有一个不完整但具有代表性的资源类型列表：拥有难以置信的能量，有每周工作 80~100 小时的超凡精力(可能比之前列表中所说的勤奋要求更高)；能从一个有创业经历，尤其是牙科方面经历的亲戚的智慧中受益；可以享受到作为总承包商的父母给予的优势，可以在成本允许范围内扩建租赁空间或者采购优良的设备；将您的诊所定位在您拥有无与伦比

的战略和(或)财务优势的领域。无与伦比的优势可能是在人口数量达 3500 的农村地区，方圆 25 英里没有与你竞争的牙医；或者通过一些奖励政策开始创业，比如在指定的牙医短缺的地区开业，美国州政府、地方政府或社区项目会提供一些无息或低息的贷款、或给予财产税豁免、或免除学生贷款等等。有创造性的企业家可能会将上述部分独特的机会"堆叠"在一起。

这并不是说没有上面列出的竞争优势，就不可能创立一个诊所；只是说明这些资源在创立诊所方面可以提供巨大的帮助。

其他考虑

特殊营销理念

要更周密地面对营销问题，请参阅内部营销/客户服务章节(第 18 章)和外部营销(第 17 章)。我们的目的显然不是回顾营销的准则，而是传达那些已经开办牙科诊所的人使用过的一些成功的营销策略。特德·特纳引用过一句话："做广告，早睡、早起，像在地狱中一样工作"(Shapiro, 2004)。这条格言对创业初期的创业者有借鉴意义。本章的作者之一，确实到周围社区的每一户去推销他自己和他的诊所。这是一个独特的方法，尤其是对于专业的服务行业。与成百上千的潜在患者会谈和问候，是一个能够直接与公众交流沟通的方法。

笔者认识的另一个牙医在中西部的一个小镇开了一家诊所，并利用了以前的牙医现有的设备。他的广告策略是采用一系列独特的黑白对比报纸广告。他购买了报纸的一部分版面，画上一个磨牙的简单图像。从一个小磨牙开始，这个牙齿每周都在这个版面"长大"。几个星期后，社区的人们都在讨论与牙齿相关的事情，然后这位牙医利用相同的版面空间，宣布他的诊所开业和可预约的时间表。这种简单和相对便宜的策略使工作变得非常有效率。在这个互联网和社交媒体充斥的时代里，显然任何新的创业都应该有一个高质量的网络呈现平台，因为大多数人是通过网络搜索做决定的。

特殊地产问题

一个诊所的开始建立与购买或租赁设备是息息相关的。这些类似的影响决策的因素参与了单纯购买或者彻底买断产权的过程。然而，随着创业开始，牙医创业者没有可靠的患者带来资金流动和应收账款。很可能在营业初期，必须使用借贷人或其他收入来源(如配偶有稳定和充足收入)提供的信贷额度，来支付所有的管理费用和维持最低限度的收支平衡，甚至为牙医提供生活费。

鉴于这种脆弱的情况，购买或租赁设备的决定可能会很棘手。每月现金流动是变化的。也就是说，租赁所需的花费，每月按揭付款加上保险、房产税以及保养的费用都是变化的。在大多数地区，尤其当资金紧张时，租赁是更合算的，但并不总是这样。

Sullivan-Schein 转型服务国家主管 Eugene Heller（2012 年）确定了购买牙科诊所地产的三个标准：①与新建筑物相比，重置成本是 50%~75%（或更低）；②建筑物在 7 – 10 年甚至更长时间都有很好的前景；③建筑物足够大可以开业或可以扩大至足够大。所以，除了资金流动和可负担性的问题，在决定租赁或购买牙科诊所时需要对这三个标准进行审查。

此外，一些人持有一种"租房者"心态，喜欢避免"持有"所造成的麻烦（比如屋顶和管道泄漏）。一个人从创业一开始在这个特定问题上就倾向于某一边的情况并不多见，但是，这一点是必须考虑到的。一些创业者的目的是开展牙科治疗，而不是修建诊所。而另外一些有着超人般精力和建造技能的创业者可能会享受解决屋顶和管道问题的过程。

融资是另一个与房地产有关的问题。由于购买/租赁空间、购买柜子、椅子、设备、技术以及物资的支出，毕业生们可能会不断逼近放贷者的忍耐底线才能将诊所开起来。从某种意义上来讲房地产业对放贷人风险较小（如果必要可以转售建筑物），而在风险更大的创业投资中，总借款额可能受到限制。从而无法获得足够资金以购买诊所所需的设备，给开业造成困难。

还有一些少见的盈利的机会，特别是农村地区，城镇或城市的牙科医生可能有一些针对新诊所房地产的特殊股利措施。牙科学生购买诊所时，事实上他们只支付了建筑的花费（相对旧但是仍然可用的设备也是建筑价值的一部分）。显然，如果不想为任何声誉或者不切实际的想法付出代价，那么购买建筑会是一个明智的选择。

设备问题

第 6 章提供了关于诊所所有权背景下设备问题的详细信息。我们提醒任何想开牙科诊所的人员，要检查和维护每件二手设备。此外，和某些能够随时打通老旧设备服务电话的人建立可靠关系是非常重要的。一个新成立的牙科诊所一定程度上是由现金流动所支撑的，是经不起压缩机故障的，这会使未来几天本能挣到的收入打了水漂。

对于新诊所，购买任何二手的或新的设备，支付一个合理的价格至关重要。可以找一位公正的评估人员，检查二手设备并对其估价。

另一个与设备相关的评论也值得注意。作为美国国家知名的注册建筑师，Mike Unthank 博士警告（这是一个释义）：任何一件有"牙医"标识设备，无论是事实上还是象征性的，都要花费你更多的钱（Unthank，2015）。这可能特别适用于陈列柜。所以，你要成为一个知道自己在买什么的明智的消费者。

商业计划和融资

下文中的隐喻有助于帮你理解商业计划和融资在创立牙科诊所方面的重要性。你必须在河流上建立一座桥梁，以达到盈利的另一边。桥梁包括所有的商业决策、技能和不可缺少的工作人员。要跨越的河流包括所有在建立诊所的竞争中所需要的市场力量和运营费用。根据与你谈话的对象，根据市场力量和运营费用，可能需要几个月到一年或更长时间去建立桥梁去跨越河流来达到盈利能力。换句话说，很可能需要几个月的时间支付你的开销，并赚取利润。最初几个月的启动中你可能需要一个信用额度，然后贷款来支付你的生活费，除非你有一些有力的支持（比如有固定收入的配偶）。

第 2 章、第 3 章、第 4 章和第 9 章详细介绍了财务报表、实务绩效指标、业务规划和诊所融资。在创立诊所时，要建立好通往盈利的桥梁，这一点至关重要。你的业务计划可以通过构建软件程序来扩充，如 Business Plan Pro 和 Wells Fargo Practice Finance's Practice Success Series，这些软件程序的内容包括一个可以与你互动的创业计划者，他（她）可以帮助你建立支出收入的预算。为了跨越河流，一定要确保你的商业计划中包括了可用的贷款资金或信用额度。

融资过程中，我们的建议是坚持，坚持再坚持。贷款行业与市场有着细微的不同，它总是以一种神秘而不可预测的姿态，经历着潮起潮落。换句话说，对于创业，拿到贷款有时会相对容易，有时却异常困难。在任何情况下，如果你被一个放贷人拒绝，特别是银行，我们鼓励你去另一个，如果必要，一个一个地去尝试。

附加学习的关键参考

Gordon Osterhaus（2011）出版了一本非常有用的关于开设或搬迁牙科诊所的书籍。这本书涵盖了规划和参与者（包括供应商、建筑师/设计师、承包商），协调和监督（包括工程、安装设备和安全许可证），关于设备的抉择以及非营利性组织针对建立诊所的详细提示。附录中增了有用的资源，例如工作表和总体流程图。

一步一步开业

你不能高估计划和准备的作用。在我所犯的那些错误中，很多都与事前准备不当有关。在创业中，你真的不能过度准备！

克里斯·科里根

南达科他州的 Steve Jacobs 博士和他的妻子 Trista，一个注册会计师，创建了第一个启动列表（表 8.1）。日期已经更新至本书的出版时间。Jacobs 博士的列表原本是主要源于本章的末尾部分通过 Wells Fargo Practice Finance 的例子总结出来的第三个列表。Jacobs 博士的列表和 Wells Fargo Practice Finance 的相比可能内容会多一些。Brad Alderman 博士在 Jacobs 博士的基础上重新建立了详细列表（表 8.2）。我们相信你开启牙科诊所需完成的关键步骤涵盖在以下三个表中。这些列表经过了时间和学员们的考验，显示出了不可或缺的价值。

表 8.1　Steve Jacob 博士的新牙科诊所启动清单和时间表

任务	时间框架（为配合本书出版原始时间进行更新）		完成人
	开始	结束	
制定整体营销计划（参考 17/18 章）	10/1/2016	10/31/2016	S
完成年度预算	10/1/2016	10/31/2016	S
决定租赁还是购买建筑	10/1/2016	10/31/2016	S
找一个好律师（网络需要）	10/1/2016	10/31/2016	S
商业贷款的完整文书	10/1/2016	11/31/2016	S
在布鲁金斯看看设备	10/1/2016	12/31/2016	S
从二手经销商那里看看设备	10/1/2016	12/31/2016	S
列出购买新设备的清单	10/1/2016	12/31/2016	S
研究和购买残疾保险	10/1/2016	12/31/2016	S
为每个职位进行职位描述	11/1/2016	1/31/2017	T
为每个职位创建面试问题列表	11/1/2016	1/31/2017	T
研究当地支付利率	11/1/2016	1/31/2017	S
记录年薪制/时薪制的利率以及各个职位的福利	11/1/2016	1/31/2017	T
网络招聘员工	11/1/2016	5/31/2017	S
招聘前台接待员	11/1/2016	5/31/2017	S
招聘助手	11/1/2016	5/31/2017	S
招聘牙科保健员	11/1/2016	5/31/2017	S
确定当地主要雇主的保险计划并决定是否加入	12/1/2016	12/31/2016	S
针对治疗计划管理，评估会员制的利弊并决定是否加入（capitation，PPOs 等）	12/1/2016	12/31/2016	S
注意有七分之一的牙医有贪污行为并且有保护措施阻止这种企图	12/1/2016	12/31/2016	T
获得本地营业执照或许可证	12/1/2016	12/31/2016	T
制定所有纳税表的到期日列表（工资单、收入、销售、财产）	12/1/2016	12/31/2016	T

S：Steve Jacobs；T：Trista

表 8.1(续)

任务	时间框架（为配合本书出版原始时间进行更新）		完成人
	开始	结束	
与供应商代表或建筑师设计办公室	12/1/2016	1/31/2017	S
更新设施	12/1/2016	3/31/2017	S
获得贷款批准	1/1/2017	1/31/2017	T
创建同意书	1/1/2017	1/31/2017	S
和供应商代表评估二手设备	1/1/2017	1/31/2017	S
订购设备、办公用品和牙科用品	1/1/2017	4/30/2017	S
在学校张贴招聘宣传	1/1/2017	5/31/2017	S
在互联网或报纸上刊登招聘广告	1/1/2017	6/30/2017	S
使系统就位并遵守 OSHA 和 HIPPA 的指南和要求	2/1/2017	2/28/2017	S
安排设备存放（如有必要）	2/1/2017	2/28/2017	S
建立目标患者人群的列表（朋友，邻居，附近的企业）	3/1/2017	3/31/2017	S
为接受保险分配利润以及是否向患者宣传保险产品制定策略	3/1/2017	3/31/2017	S
概述理想的时期，这样可在小修复、大程序、新的患者检查和卫生之间取得平衡	3/1/2017	3/31/2017	S
预留出日程表的一部分进行重要的治疗以满足生产目标	3/1/2017	3/31/2017	S
选择牙科软件系统	4/1/2017	4/30/2017	S
书写诊所愿景/任务说明，识别理想的患者、护理的质量、以及所创造的诊所环境的类型	4/1/2017	6/30/2017	S
在计算机软件上训练	5/1/2017	5/31/2017	S，T
获取电话号码（在获取授权后）	5/1/2017	5/31/2017	T
获取商业名片，并制定使用计划	5/1/2017	5/31/2017	T
建立每日的数据备份盘并每周将其更新转存于另外的磁盘中	5/1/2017	5/31/2017	T
安排付款方式，比如信用卡、医疗信用卡、ATM	5/1/2017	5/31/2017	T
安排从办公室牙科软件进行电子索赔	5/1/2017	5/31/2017	T
有一个手动或计算机的新的患者日志来追踪姓名、引荐来源、已诊断的数量、已接诊/预约的数量	5/1/2017	5/31/2017	T
从美国司法部获得 DEA 许可证	5/1/2017	5/31/2017	T
在南达科他州公共卫生部注册，获得管控药物的处方权	5/1/2017	5/31/2017	T
从南达科他牙科协会订购检验处方本	5/1/2017	5/31/2017	T
研究和购买不当行为保险	5/1/2017	5/31/2017	T
研究和购买工人赔偿保险	5/1/2017	5/31/2017	T

表 8.1（续）

任务	时间框架（为配合本书出版原始时间进行更新）		完成人
	开始	结束	
研究和购买一般商业责任保险	5/1/2017	5/31/2017	T
研究和购买个人财产保险	5/1/2017	6/30/2017	T
获得牙科许可证	5/1/2017	7/31/2017	S
有设备交付	6/1/2017	6/30/2017	S
有书面人事政策并准备分配给员工	6/1/2017	6/30/2017	T
办公室文件标准操作程序（或购买 off-the-shelf 模型）	6/1/2017	6/30/2017	T
确认患者的账单列出的具体到期日	6/1/2017	6/30/2017	T
制订取消预约的政策，包括发放提醒或终止合作通知，对于反复爽约患者罚款	6/1/2017	6/30/2017	S
使 X 线设备通过南达科他州公共卫生部的检验并获得许可	6/1/2017	6/30/2017	T
获得南达科他州税务执照	7/1/2017	7/31/2017	T
获得南达科他州公司注册证书	7/1/2017	7/31/2017	T
准备卫生保健工作，直到能雇佣全职卫生保健师	7/1/2017	7/31/2017	S
公司章程草案	7/1/2017	7/31/2017	T
以公司名义开立银行账户	7/1/2017	7/31/2017	T
获取雇主识别号码	7/1/2017	7/31/2017	T
获取硝铵类物品使用许可证	7/1/2017	7/31/2017	S
网络：医生、药剂师、附近的企业家、房地产代理、专家、美容美发、外科整形医生、社区活动、运动队等等	7/1/2017	7/31/2017	S
构建要求患者帮助引荐其他患者的草案，并计划与员工一起实践	7/1/2017	7/31/2017	S
检查每天的工作量表后银行存款额	7/1/2017	7/31/2017	S
为所有卫生保健的患者进行下一次预约	7/1/2017	7/31/2017	S
通过使用明信片或者提前两天电话确认以减少患者取消预约	7/1/2017	7/31/2017	S
开发一个系统来追踪延迟或尚未接受的治疗，并积极敦促患者完成目前所需的治疗	7/1/2017	7/31/2017	S
利用计算机或者手工报告来追踪以下信息：每月/年初至今的工作量（医生或卫生保健员）、合集、新患者数、因管理式医疗的调整后的工作量、每月总支出和应收款项	7/1/2017	7/31/2017	T

表 8.2　成功的旅程：Brad Alderman 博士的牙科诊所启动指南

X	任务
	购买一个已有的牙科诊所或者开立自己的
	参观其他牙科诊所，注重提问！
	完成商业贷款的文书
	位置，位置，位置。一定要找到正确的开业位置！
	购买商业贷款，从当地银行开始，虽然很困难，但不要轻易说"不"
	找一位律师
	提前寻找二手的牙科设备，也许会找到很划算的交易
	与牙科设备供应商见面，不要被过度兜售，记住你是客户！
	通过网络雇佣工作人员，面向牙科团体
	开始你的办公室手册，要周密，但要牢记它会随着时间的推移而改变
	研究当地工资水平
	聘请工作人员，要挑剔，因为他们代表你！
	开始营销计划，跳出固有思维模式！
	决定是否成为保险公司的首选供应商，接受医疗补助等，但不能构成你必须做 PPO 的理由！
	找一位会计师，可以给这片地区的牙医打电话寻求建议
	办公室设计可以由设备代表或者如 Unthank 建筑设计组来完成（www.unthank.com）
	预定设备、办公室用品及牙科用品
	开始招募患者的列表
	宣布牙科诊所开业。我不能在没有执照的情况下宣传我的名字，但是我挂了一个标志，"牙科诊所——六月开业"
	选择牙科软件
	对所有员工进行牙科软件培训
	获得一个电话号码，一个容易被记住的号码（5555）
	为自己和员工制作名片并使用
	考虑诊所的财务政策/书写财务政策，注册第三方融资（护理信用），不要是银行！
	从美国司法部 www.dea.gov 获得 DEA 许可证
	查找不当行为保险
	寻找诊所日常管理保险
	获得牙科执业许可证
	制定诊所预约取消政策
	获得内布拉斯加州卫生部的 X 线设备使用许可证
	获得内布拉斯加州报税号码
	从律师处获得公司的章程

表 8.2（续）

X	任务
	与员工一起度过"典型"的一天
	宣传自己，通过寻求推荐、商业宣传卡片，上街发广告
	将 W-9 发送给保险公司，以便进行索赔
	开发持续的护理系统
	确保每个患者在离开之前协商好下次预约时间
	在当天的治疗服务完成后，收集需要患者支付的部分
	为每天任务的一部分而努力，实现治疗的多产以满足工作量的需求，尽管刚开始会困难重重，虽然这在首次启动时很难做到。
	为所有的员工提供优质的客户服务培训
	对员工进行紧急情况应对方法的培训

通过 Jacobs 和 Alderman 提供的列表，再结合 Smith 的评论，可以了解这三个例子在不同市场环境下的大致情况。第一个市场是中西部的一个小城市，相对而言有较好的人口统计特征以便于诊所初创。第二个是中西部的城市，有相对市场竞争力。第三是一个非常小的中西部农村地区，迫切需要一个牙医。虽然在 Alderman 所提供的范例中，诊所所处的市场环境竞争激烈。在更激烈的市场中建立一个诊所虽然更具挑战性，但还是完全可能的。重要的是，如果你正在考虑在一个更大的大都市地区初创公司，请学习同样的商业计划。详见第 4 章。

美国牙科协会也制定了一个"新诊所开业清单"。它仅适用于 http：//success. ada. org/en/practice/ownership-life-cycle/starting/starting-a-new-dental-practice-checklist. 的成员。它列出了主要类别和相关项目完成，详细介绍了开设一个新的诊所涉及的许多关键问题。类别包括许可证、规章制度、保险、感染控制、OSHA 以及员工安置。

在审查/研究这些列表时，认识到本书中其他信息的价值对于开设牙科诊所而言至关重要。事实上几乎所有其他章节都会提出、认可或者解释这些步骤列表，第 2~4 章以及第 22~24 章涉及牙科团队和员工配备，第 25 章涉及业务相关内容和个人保险，第 26 章涉及个人金融/投资。

Jacobs 医生的开业步骤

Jacobs 翻新了位于南达科他州布鲁金斯的一个现有但未使用的牙科诊所，该地区人口约 2 万，市场范围约 25 000 名患者。他在毕业的几周内就开启了他的诊所。这个诊所地段并不理想，要经过小巷子才能进入诊所。

Brad Alderman 的补充步骤

Brad Alderman 在内布拉斯加州林肯牙科市场紧俏的环境下租赁了地方，开设他的诊所，这个位置周围几乎没有竞争对手。林肯是一个大约二十五万人的城市，牙医供大于求，这在很大程度上是因为内布拉斯加大学医学中心的牙科学院位于这里。和 Jacobs 一样，Alderman 从学校毕业几周后就开了自己的牙科诊所（图 8.1）。Alderman 从零开始开启牙科诊所并且大获成功。3 年后，他帮助他的妻子 Katherine Alderman 于毕业后在位于内布拉斯加州林肯市竞争市场的战略位置建立了诊所（图 8.2）。

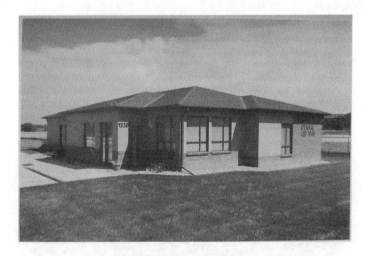

图 8.1　Brad Alderman 的诊所

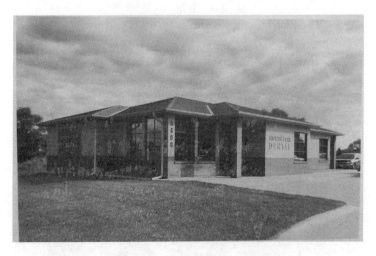

图 8.2　Brad 与 Katherine 的诊所

Tyler Smith 医生关于开业的见解

Tyler Smith 于 2000 年获得金融学士学位，并在大型消费金融公司担任分析师 5 年。他对企业环境不再抱有幻想，想寻求一个 能够在小型商业环境中充分利用自己创业技巧的职业，每天直接与人接触、工作。他一直认为牙科是一个具有吸引力的行业，他在高中期间参加过牙科探索项目。由于渴望找到更适合他自身技能的职业生活，在 2009 年，他与其他 44 位有抱负的牙医一起，成为内布拉斯加大学医学中心牙科学院的一员。毕业后，Smith 从头开始创建他的牙科诊所，在内布拉斯加州奥马哈市西南部的一个郊区租赁了一块有发展前景的位置。他在这里分享他在开设牙科诊所时要考虑的关键问题的经验和建议。图 8.3 和 8.4 是 Smith 的牙科诊所的照片。

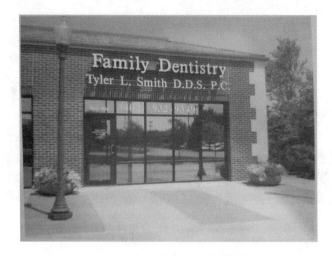

图 8.3 Smith 诊所

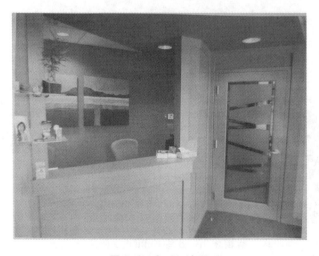

图 8.4 Smith 诊所

Smith 的见解见下文。从我在牙科学校的第四年开始，我慢慢有一种感觉，我将很快离开这良好的、遵循精心设计教学大纲的学术环境。我将进入现实世界，为生活而工作！我没有选择专门从事牙科的某一特定领域，因为我享受每一天能提供各种各样牙科服务的体验。这让我面临两个非常简单的选择：找一个牙科诊所聘请我作为助理牙医或从头开始创立自己的牙科诊所。以前，在我作为一个金融分析师时，我知道有老板的感觉和做决策时的不悦。此外，我经历了几年"现实世界"，它并不像那些还没工作的研究生想的那么吓人。结合这些原因，我选择从头开始创立牙科诊所。

回首往事（当时我还没有完全认识到），我认为一个人想要成功地创立一个牙科诊所（不管是从零开始还是利用其他来源获取的现成的患者资源），必须具备的关键特质就是一种坚定的不可否认的自信感。这种自信感不是指你从奋斗的一开始就知道所有答案的那种"自信"，而是当问题来临时你可以凭借努力和决心找到答案。不论是哪个年龄阶段的人，不论经验水平如何，都不可能知道所有问题的答案。关键之处在于，每个杰出的企业家都有一种自信感，无论要面对什么样的挑战或者问题，他都会通过努力与坚持来获得答案。

有了这个信心，我选择在内布拉斯加州奥马哈西南部一个有发展前景的地区开设我的牙科诊所。开牙科诊所的魅力之处在于你可以把它开在你想生活的地方。如果你喜欢滑雪，去一个多山的国家；如果你喜欢开阔的海洋，就去一个沿海国家；如果你喜欢一个全年可以日晒的地方，那就去南方。我之所以将位置选在奥马哈，是因为我可以离家很近，想培养出一个和我有着相同价值观的孩子，没有比这里更合适的地方。更具体地说，我非常熟悉我诊所的周边环境，因为我长大的地方距离这里不到五英里远。我的患者包括大量年轻、已婚的专业人士，受过高等教育的人以及收入高于平均水平的人。虽然我可以描述无数其他细节来解释选址的成功之处，但关键点是我对我的城镇的特定区域有着深刻的了解，所以我能争取到更多的患者。我知道我处于奥马哈市的增长和扩张核心。我知道我与该地区的一般牙医离得多近。我了解了我诊所几英里半径内的人口特征。我当然不是说你必须在你的故乡开一个牙科诊所。相反，我要强调如果你因为一些外部因素（优良的徒步旅行，全年的阳光，丰富的渔业）选择定位到某一个地区，就需要做大量的研究，甚至花一些时间亲临这个特定的地区，亲自接触你即将服务的人群和社区。毕竟你在未来几年内要成为那里的一分子。

幸运的是，我所选择的位置在过去 6 年里，病员量平稳增加，已经有能力支付得起我所租赁的地方。在过去六年里，始终如一的主题在我诊所的成功中发挥了重要作用。我认为任何自信坚决地遵从这些主题，在自己充分调研过的地方选址建立诊所的人都可以取得成功。诊所的主题如下面所述：

像家人一样对待你的患者。这可能看起来是一个显而易见而且过于简单的声明，但是令人惊讶的是，在做出治疗的决定时，有很多外部力量会跳入你的脑海。当你跟你的患者解释在牙齿上做根管治疗的必要性时，你可能担心你的患者对你感觉如何，他们会如何在邻居面前评价你。当你着手检查一个新患者的时候，你可能担心你给家里新买的洗碗机。你可能有感觉你的患者没有遵从你制订的治疗计划的意愿。做治疗决定不是一个简单的黑白过程，每个牙医在诊断牙科问题时激进程度都不同。你会发现适合自己的方式。无论你的治疗计划在哪个范围，如果你将患者视为自己的父亲、母亲、兄弟或者姐妹来与患者交流，强调自己的观点，患者会认识到你对他们口腔健康真诚的关心，同时会认识到你制订的治疗计划是诚实的、客观的。这是患者与你保持的特殊的信任，什么样的"推销"都不如真诚的关心来得有效。如果你是诚实的，并且总是给出建议，告诉患者什么对他们来说是最好的，他们凭直觉就会认识到这一点，并且会继续光顾你的诊所，继续支持你的生意。

教育你的患者。 正如本章前面的部分指出建立一个竞争优势的重要性，我发现给患者提供一点额外的牙科知识将使我比我的竞争对手略显优势。在我的诊所，我们利用数码放射线成像和口内数码拍照，使得患者坐在牙椅上时可以看到安装在天花板上的电视机上显示的照片。我们制作了可以带回家的小册子，带有详细治疗方案的解释说明。最重要的是，我会故意花费一两分钟与我的患者谈论支持我的治疗方法的证据。患者经常看不到我们牙医能在他们嘴里看到什么。如前所述，通过讨论，患者一定会基于信赖的因素而认可并坚持完成我们制订的治疗方案。想要增加这种信任并且让患者对你的诊断感到更舒心，就要解释为什么我们制订了这样的治疗计划。我从患者第一次进入我的诊室就坚持这样去做，并且在发生任何对患者而言不寻常的事情时，都坚持给予他们相应的健康教育。你的患者会感激你付出的额外时间，当知道了治疗建议背后的"为什么"后，无论是谁都会感到更舒心。

建立一个杰出的团队。 这一点说起来容易做起来难，建立起一个大的团队（你的团队）的重要性是首要的。我相信许多因素都必须逐一实现才能建立你的梦之队，因此可能需要很多年才能实现这一目标。事实上，许多牙医很可能从来没有一个真正的梦之队，有的话也只能在短时间内。雇主/雇员的关系在过去几十年中已经改变，它从基于忠诚的模型转向了这山望着那山高的模式。员工坚持追随同一雇主20～30年的日子已经过去了。你更可能体验到的是，你的诊所员工相比之前一代，有着更高的周转率。这非常令人沮丧，因为它经常发生在你刚刚开始完全信任团队成员的那个阶段，并且培训过程终于慢下来；然后，他们会来找你，宣布要离开诊所。人们离开牙科诊所的原因是无穷无尽的，但关键是你不能因为员工流失而影响你寻找和建立一个优秀的团队。你的患者花费了更多的时间在你的卫生员、前台、甚至你的椅旁助理那里，而不是你那里。你的团队给人的印象对患者能产生积极的影响或潜在的负面影响！积极的影响让患者会愿意回到这里继续以后的治疗。你是否曾经在离开诊所时有不愉快的经历，因为你最后接触的那个人（通常是前台员工）

粗鲁、不友善或态度轻蔑。不要让这种情况发生在你自己的牙科诊所中。尽管在你建立自己的"梦之队"的时候，会不断地遇到挫折，但"梦之队"值得你付出十倍的努力。

精明地管理资金流动。在我上大学期间，快完成我的工商管理学学士学位时，我有机会得到一家成功的金融服务公司的初级职位。在面试的第一分钟，面试官请我描述"资金流动"的概念及其对企业的重要性。不知为什么，尽管在商学院的教室里面花费了无数的时间，我还是不知道如何回答。我用茫然的眼神有效地结束了面试。

这次耻辱的经历给我留下了深刻的印象，如果我要冒险进入商业界，我就必须紧紧把握资金流动的概念。这不是我们常说的"现金流动"（特别是正向资金流）而是一个难以理解的概念，更确切地说这是一个有规则要你去遵守的，难以理解的概念。太多的企业家看到他们的支票账户余额增长，认为他们可以立即提取资金并为他们梦想的车付首付。他们忘记了几天之后就要支付员工工资；下周还要订购必需品；在几个月后，他们还可能要修复旧的高速手机。患者为你的工作买单所支付的钱并不是即时到账。你必须在你的支票账户中建立一个缓冲，允许资金的流入流出，但不会超出会使你透支的那个额度。花得比挣得少时基本上就不用担心现金流动的问题。研究你的购买力，对牙科销售代表正在向你销售的最新的和最好的产品表示怀疑。如果有疑问，请记住：不在用品和设备上花过多的钱也可以完成极好的牙科治疗。

避免倦怠。我发现在牙科日常工作中避免倦怠的两个最佳策略：①找一段时间抽离诊所的事务。②保持对牙科领域新知识的渴望。身体上花时间离开你的牙科诊所（我的意思不仅仅是周末和假期！）可能意味着去度假，前往另一个城市进行牙科继续教育课程，或在家里与家人一起度过一天。不管是什么理由，建立自己的诊所所带来的巨大好处之一就是可以依自己的判断打破常规。我建议不要滥用这种特权，因为工作上过多的缺席不仅会对你的团队士气产生负面影响，也可能使患者对你的职业操守留下不好的印象。但是，有了完善的计划，你就可以离开你的诊所，给自己一个精神和身体上的放松。

打破 2000 平方英尺诊所空间的限制将打开你的头脑，会有新的想法，与同伴牙医之间进行互动，会迫使你走出每日的细节并战略性地思考你的诊所发展方向。当你短暂地离开日常生活，我相信你会认为继续教育是很有必要的。阅读期刊，参加实时课程或观看在线讲座，通过学习俱乐部与同行交流，以及其他在诊所之外的研究学习都将深刻地影响你对自己事业保持兴奋的能力。我个人认为，每年应至少参加一次外地继续教育课程。虽然外地课程比由当地牙科专家赞助的市内课程贵，但一个需要你旅行到另一个地方参加的课程几乎总是会带给你更大的收获。当谈到牙科继续教育，你的付出通常会得到回报。我有时间就会阅读 Gordon Christensen 每月的临床报告通讯。这是一个来自牙科领域最举足轻重的教育家的报告，它是完全独立和客观的，对于使用的产品、设备并没有偏好（没有牙科供应商或设备公司提供的研究经费）。阅读此报告将提高你的临床技术，并且降低临床费用。最后，我建议继续在牙科以外的学科进行继续教育。你会发现你的头脑经过音乐、历史、园艺、运动竞赛或任何其他形式课外活动的熏陶，会有更健康的鉴赏力和更充沛的精力去经营牙科诊所。我选择研究和精通的领域是投资和个人金融。如果你也对这方面感兴趣，我会强烈推荐一本简短的书，名为 *The White Coat Investor*。作者是 James M. Dahle，MD。Dahle 揭示了投资和财务规划，你可以像管理你的牙科诊所一样精通管理你的财务事宜。

开办牙科诊所是一个极具挑战，同时，又会给你带来无限收获的体验过程。你会有几天时间不能想象自己处于哪种状况，又会有几天理智地选择单飞。最后，我相信，只要你保持正确的观点和坚定的信心，优势总会战胜短暂的挫折。我祝你好运（图 8.4）！

来自富国银行实务金融的诊所开业清单摘要

富国银行实务财务部创建了一份详细的诊所开业的清单。清单包括主要部分和样品项目。可以通过 888 - 937 - 2321 或 wellsfargo.com/newdentist 联系富国银行实务金融获得完整的清单，

位置和可行性

- 我调查了我想开诊所的地区的人口，确认它和我的开业目的相一致。

技　术

- 我选择了一个牙科诊所管理软件系统，并计划完成培训继而操作该系统。

员　工

- 我已经为我计划雇佣的每个职位制定了职位描述

营　销

- 我制定了一个接受保险分配福利的政策，并确定我是否会为患者支付保险费。

预约计划

- 我已经概述了我理想的一天，以便在小的修复治疗，大的治疗，首诊患者检查和卫生保健预约之间取得平衡。

贪污保障

- 我知道四分之一的牙医（或更多）是贪污的受害者，我知道如何采取保障措施以保护我的诊所（详见第 16 章关于贪污问题的讨论）。

持续护理

- 对需要进行口腔卫生处理的患者进行下次治疗的预约工作有完善的步骤。

结果跟踪

- 我准备利用实践管理软件或电子表格制作一个计算机化的新患者管理日志以便于追踪患者姓名、转诊来源、诊断治疗数量、接受的治疗量。

OSHA 指南

- 我对其中一个员工的职位描述就是去完成 OSHA 官员的职务。

参考文献和其他资源

Bowser, Jason, 2015. 8 traits of successful entrepreneurs: do you have what it takes www. mdba. gov.

Brooks, Chad, 2015. What is entrepreneurship? [2015]. http://www. businessnewsdaily. com.

Business Plan Pro. www. businessplanpro. com.

Costes, Mark, 2013. Pillars of Dental Success. North Charleston, SC: CreateSpace Independent Publisher Platform.

Dahle, James M, 2014. The White Coat Investor: A Doctor's Guide to Personal Finance and Investing. The White Coat Investor LLC.

Heller, Eugene W, 2012. Lecture comments, "Becoming a Practice Owner. " University of Nebraska Medical Center, College of Dentistry, Lincoln, NE, September.

McGee J E, Peterson M, Mueller S L, et al. 2009. Entrepreneurial sell-etticacy: refining the measure. Entrep Theory Prac 33(1):965 – 988.

Moberg, Kare, 2013. An entrepreneurial self-efficacy scale with neutral wording//Fayolle, Alain, et al. Conceptual Richness and Methodological Diversity in Entrepreneurship Research, Entrepreneurship Research in Europe. Northampton, MA: E. Edgar: 67 – 94.

Osterhaus, Gordon F Jr, 2011//K. Curtis, Eric. How to Open a New Dental Office or Relocate Your Current One. Phoenix AZ: GFO Publishing.

Resnick, Nathan, 2014. 5 key characteristics every entrepreneur should have. [2014]. http://www. entrepreneur. com.

Robinson, Joe, 2014. 7 traits of successful entrepreneurs. [2014]. http://www. entrepreneur. com.

Shapiro, Gary, 2004. Turning into Ted Turner at the Y. The New York Sun, September 30.

Stephenson, James, 2015. 25 common characteristics of successful entrepreneurs. [2015]. http://www. entrepreneur. com.

Unthank, Michael, 2015. Lecture comments, "Dental Office Design," University of Nebraska Medical Center, College of Dentistry. Lincoln, NE: February.

练习题

诊所启动案例#1：美国中西部农村

你在中西部农村长大，目前考虑在一个公认的"资源短缺"的县开始创办一个诊所。这个小城镇有 1100 人口，整个县总人口有 2000 人。距离该地最近的牙医在距离本地 30 英里的另一个县的城镇。四个邻县的总人口是 6000，共有三个牙医，其中一个 70 岁，并且每周工作 20 个小时。

当你大三时在牙科学校考虑创建诊所的可能性的时候，有哪些需要考虑/管理的关键变量呢？

要考虑的一些关键变量和问题

你有成为一个企业家的倾向吗？你有创业的自我效能吗？

你预计在未来几年中，其他人会在这个更大的市场中竞争吗？

你可以利用什么资源来最大限度地提高你的成功机会？

社区，县或州是否会提供任何特别的经济援助？

这样的经济援助有没有附加条件？

当地经济的总体和预计健康状况是什么？

该地区是否有其他主要雇主？

人群的收入概况是多少？人群对牙科治疗的理解有多少？

有些人有保险吗？

什么是赔偿率？

有什么空间可以装修？建设新的设施在经济和实际上可能是一个挑战。

牙科供应商可以为您提供哪些帮助？

你需要什么样的顾问，什么时候需要？

翻新空间和购买所需的设备和用品需要多少费用？

你会寻求什么样的融资？你需要开发什么样的商业计划，你如何开发它？

是否聘用了合格的工作人员？你愿意在没有卫生员的情况下练习一段时间吗？招募一个到该地区可能很困难。

诊所启动案例#2：科罗拉多山脉前

你在科罗拉多州的 Quite Lovely 长大，想从头开始创办牙科诊所。Quite Lovely 的人口每年增长约 5%，目前为 8 万。其他正在发展的社区距离 Quite Lovely 有 15 英里远，但你预计，几乎 100% 的患者住在或非常接近 Quite Lovely。

在 Quite Lovely 有 35 名牙医，其中 8 人的年龄超过 65 岁，可能在未来 5 年左右退休。社区诊所似乎比较"封闭"，意味着开业者不愿分享他们开业的信息，并且不认为该地区需要新的牙医。事实上，就连你儿时的家庭牙医都告诉你："我不确定你在这里从头开始建立诊所会不会成功。我不确定我们现在是否需要另一个牙医。"

当你大三时在牙科学校考虑事情发生的可能性的时候，有哪些需要考虑/管理的关键变量呢？

要考虑的一些关键变量和问题

你的家庭牙医对于该地不需要新的牙医的观点真的正确吗？你对市场和需求的自信程度怎样？

有没有人想卖一个现有的诊所，或者可能在接下来 2 年的过渡期中会对一个合作买家感兴趣？

你如何尝试发现这样的机会？

你有成为一个企业家的倾向吗？你有创业的自我效能吗？

你预计在未来几年中，任何人都会在这个市场上竞争吗？

你可以利用什么资源来最大限度地提高你的成功机会？

当地经济的总体和预计健康状况是什么？

该地区是否有其他主要雇主？

人群的收入概况是多少？人群对牙科治疗的理解有多少？

有些人有保险吗？

什么是赔偿率？

有什么空间可以装修？建设新的设施在经济和实际上可能是一个挑战。

牙科供应商可以为您提供哪些帮助？

你需要什么样的顾问，什么时候？

翻新空间和购买所需的设备和用品需要多少费用？

你会寻求什么样的融资？你需要开发什么样的商业计划，你如何开发它？

第 9 章

诊所融资

Gavin Shea

简 介

许多新手牙医会为通过商业贷款获得必要的首次融资而担忧。虽然大多数已经获得学生贷款，仍有许多新的医生还没有做好寻找商业贷款人的准备。他们担心自己不能满足获批的基本要求，这是可以理解的。本章旨在阐明牙科诊断收购中的贷款过程。

行业现状

在当今的商业贷款环境中，牙科转型融资可以覆盖高达 100% 的购买价格并包括额外的营运资本。认真的贷款候选人开办牙科诊所是一个极具挑战，又会给你带来无限收获的体验过程。

新牙医的其他贷款来源包括卖方融资、地方或社区银行融资和由美国小型企业管理局（Small Business Administration，SBA）与另一个贷款人联合担保贷款。一般来说，所有贷款人都在寻找具有管理债务能力的借款人，这可以从个人信用的满意度审查中获得证据。第 26 章讨论了有关个人财务的重要概念。

很少有初创的小企业可以获得这种 100% 类型的融资。牙医具有吸引力的地方在于能全额且及时地支付商业贷款。他们的拖欠债务率很低。这是否是因为有利的人口统计学资料、道德品格和专业精神或者整个行业的成功，使得贷款人支持具有良好个人信用的医生，允许他们以 100% 的优惠条件去融资建立一个合格的诊所。本章将探讨实现这种融资的具体细节。

历史视角

只有在 20 世纪 80 年代，牙科行业才认识到诊所的价值超越了他们可转让的设备。大多数医生在 20 世纪 70 年代时只能选择为另一位牙医工作（本身很少工作），或者"悬挂招牌"从头开始，因为退休的牙医倾向于关闭他们的诊所，而不是试图出售。

当商誉被引进评价和评估时，没有贷款人会对这种不切实际的交易感到舒服。当一个诊所被出售时，对新医生来说，可用融资的主要选择通常是从卖方贷款。

这些内部融资贷款中许多都存在陷阱。有时，贷款取决于卖方作为雇员的时间，如果关系没有破裂，解雇这样一位诊所里的"银行家"是很困难的。有些交易缺乏必要的严格评估来确定买方是否能够负担得起或有足够的资金流动承担诊所贷款。如果没有对贷款人进行客观审视，这种分析是不会出现的。没有分析，买方就不知道诊所的资金流动是否能够支持他或她的生活，导致的结果可能是痛苦的。

为买家贷款而承担的风险。有时当他们想摆脱牙科诊所的责任，却发现自己仍然束缚于诊所的收入。

由于卖方融资的这些问题，再加上可以通过特殊贷款人获取外部融资，现在几乎没有涉及卖方融资的交易了。

准备诊所收购贷款

商业贷款与消费贷款

银行将区分商业和零售（即消费者）产品。通常，商业贷款和零售贷款由银行的不同部门处理。一些银行注重于零售贷款，致力于商业贷款的资源很少。学生贷款、住房抵押贷款、汽车贷款和个人信用卡都被认为是零售贷款。寻求商业融资的新医生通常是第一次进入银行的商业部门。

一般来说，商业贷款是基于借款人的资金实力和他（她）所具有的商业机会而授予的。贷款通常用借款人的资产、包括企业作担保。典型商业贷款的结构为 5 ~ 10年。利率可能是固定的或浮动的，也可能与业务（例如，业务所在地的物业租赁）或者借款人（例如，残疾和人寿保险或个人担保等保险要求）的条件有关。最重要的是医生的个人信用资料。

评估借款人的个人信用

准备拥有诊所的第一步是保持良好的个人信用。贷款人和其他供应商通过从三个全美信用代理机构——TransUnion、Equifax 和 Experian 中的至少一个请求信用报告来获得个人信用信息。这些机构收集每个消费者的数据并提供报告，包括账目清单，付款及时性，以及税务留置权或判决等公共信息。这些机构还采用这些数据进行统计建模以基于每个消费者过去的表现创建信用分数。这个分数有助于贷款人评估借款人及时偿还贷款的可能性。信用评分范围为 300~850，较高的分数表明贷款人的风险较低。

超过 750 的信用评分被认为是优秀的，将使借款人获得最佳的优惠率和条款。665 以下的分数将显著降低对融资项目感兴趣的商业贷款人的数量。即便该项目可以获得批准，低的信用评分意味着更高的利率和更严格的条款。

信用评分受以下因素（优先）的影响：

- 每月付款的及时性
- 债务金额
- 债务类型
- 来自外部供应商的查询

Experian 是主要的消费信贷机构之一，建议消费者按时支付账单来维持良好的信用，仅在需要时寻求信用，并每年监测信用以防止出现错误和身份被盗用。

美国联邦贸易委员会（http：//www. consumer. ftc. gov/topics/money - creditwww. ftc. gov）有极好的个人信用信息管理平台。建议消费者通过网站检查其信用评级（www. annualcreditreport. com），该网站委托三个机构每年给消费者一份免费信用报告。

多年评估新医生的信用报告的经验揭示了几个常见但很容易避免的问题。

- 有时，延期付款的学生贷款在信用报告中显示为逾期付款。这些"晚付"可以是也往往是有争议的，最终会被删除。
- 类似地，学生未知的小医疗账单被报告为收款账户。因为学生移动频繁，延迟的医疗账单可能会被发送到过去地址。年轻的医生可能不知道这份迟到的账单，但它最终在他们的信用报告里作为收款账户，成为医生未及时付款历史的证据。

尽管这些理由客观存在，但可以随着时间的推移而消失。年度信用评价或信用报告服务变化可以警告借款人这些疏忽，允许他们迅速地付款和解决。在支付这些账单后，信用评分可能需要时间恢复，从而减小逾期付款的负面影响。

评估收入要求

在购买诊所和申请商业贷款之前，了解你所经营的资金数是必要的，这也被称为个人或家庭预算。在考虑购买特定诊所之前，收入要求是关键的一部分，这是每位医生都应该知道的基本信息。

虽然有许多方法来评估个人收入需求，但表 9.1 所展示的是一种比较成熟的方法，该方法根据每月的债务加上每月分配给每个家庭成员的支出来获得每月的支出。第 26 章包含了个人或家庭预算的另一种格式。

列出你的抵押债券（或租金付款）以及分期付款债务（通常是汽车债务，但它可以是任何与学校债务无关的分期付款债务）；接下来，考虑信用卡和信用额度（使用信用卡的最小支付额作为每月支出）；最后，列出学生债务支付。

表 9.1　评估个人收入（实例）

费用		贷款承诺（美元）	未偿贷款（美元）	月支付（美元）
住房	第一项抵押	200 000	157 936	1385
	第二项抵押	0	0	0
	房产成本	240 000		0
	房产市值	0		0
房屋总额		200 000	157 936	1385
分期付款贷款		贷款承诺	未偿贷款	月支付
1	汽车付款 1	19 885	7155	250
2	汽车付款 2			
3		0	0	0
4		0	0	0
总分期付款贷款		19 885	7155	250
信用卡/周转		贷款承诺	未偿贷款	月支付
1	大通银行	5000	1000	200
2	第一资本金融公司	2000	400	40
3	富国银行	5000	500	60
总信用卡		10 000	1900	300
学生贷款		贷款承诺	未偿贷款	月支付
1		100 000	84 153	631
2		0	0	0
3		0	0	0
总学生贷款额		100 000	84 153	631
总体周转		10 000	1900	300
总体分期付款（汽车/学生）		119 885	91 308	881
每月总负债				2566
总贷款		329 885		
生活费（每个家庭成员每月 300）				1200
总体每月支出				3766
20%"对冲"				753
总收益额要求				4519

除每月债券外的其他费用可通过将家庭成员（数）乘以 300 美元预估。这是大多数日常开支。在这个例子中，医生需要每月至少 1200 美元支付四口之家的基本生活

费。特殊的或其他特定的债务(赡养费、儿童抚养费、特别投资)应计入每月债务。

在查看收入要求时,许多医生询问收入中加上配偶的收入是否合适。如果医生的收入不足以使交易继续进行,许多贷款人将要求额外收入支持,通常以配偶的收入和个人担保的形式提供。如果诊所的资金流动在没有配偶的收入情况下是足够的,则贷款人可以不要求额外的收入和担保。

一旦医生充分了解自己的家庭开支情况,预测收入的要求对他(她)来说将会易如反掌。建议你拿这些基本的支出,再添加一个20%左右的小对冲,并使用这个最终数字作为每月收入要求。在表9.1中,医生每月需要4519美元的收入才能在购买诊所后继续舒适的生活。

在这里必须承认学生债务上升这一现实。要注意学生债务上升的影响,在表9.1中学生债务从10万美元增加到25万美元,这是一种日益普遍的情况,因为目前的平均水平约为225 000美元,并且每年继续增加。相比每月支付631美元的水平,学生贷款已增长到1578美元;“每月总支出”达到4713美元(相比于3766美元)。加入20%的小对冲(4713×1.2),“总收入要求”变成5666美元,而不是4519美元。同样,其他变量的差异,例如住房市场相比表9.1中所列的贵两倍,将对增加每月总收入需求具有重大意义。

为商业贷款人准备文件

提前为贷款人准备财务信息文件是一项简单的任务。建议潜在借款人在申请贷款时准备好以下项目,这样会比较方便。所有贷款人都要求有前三项。其他的项目对描述自己的情况和进行积极的定位是有用的。从现在开始收集这些信息,会大大减轻你在申请商业贷款方面的压力:

- 2年的个人纳税报表
- 简历
- 牙科执照
- 现有联营公司的生产报告(如果有)
- 人寿保险和残疾人政策(如果有)
- 个人财务报表(资产和债务清单)——见表9.1
- 收入需求(个人预算)
- 个人信用报告的副本
- 任何适当的参考(特别是如果你有一个短的工作历史)

了解商业贷款人

许多医生对那些似乎有兴趣与他们做生意的商业贷款人感到困惑。在本节我们探讨用于做出信贷决策的两条首要的信用理念。我们也审查可用贷款人的类型和每种类型的益处及挑战之处。

两种信用理念

一般来说，贷款人可以分为两类：基于资产的和资金流驱动的。顾名思义，基于资产的贷款人一般首先查看企业的抵押品或硬资产以确认贷款安全。设备、家具、库存和在制品都属于硬资产。大多数社区银行和大型非专业银行寻求利用这种资产基础来承担大部分贷款收益。牙科诊所没有这个抵押基础。出售牙科诊所通常并不包括或至少最初的时候不包括这些，仅仅只是出售牙科诊所业务。

资金流动驱动的贷款人倾向于专业化。这些贷款人根据历史的业务效绩（它能够产生足够的利润来偿还债务，同时允许所有者保持他或她的生活）做出决定。这些贷款人通常不期望个人或商业抵押品（资产）保护贷款。相反，他们基于足够的诊所资金流量和他们对牙科行业的了解来批准贷款。

因此，如果医生们只接触社区银行或大型银行，由于这些机构往往缺乏关于诊所购置贷款的经验，医生们很可能被他们拒绝。但是，可能有例外。有时，一个本地或一个区域银行将选择不基于资产的贷款方式，相反他们提供类似于专业贷款人的贷款项目。然而，更常见的是，本地银行继续使用传统理念进行贷款并使用其他方法来支持担保。

贷款人的类型

了解不同类型的贷款人对于申请购买诊所倾向和如何回应，能够帮助寻求贷款者为自己的项目找到合适的贷款人，还会帮助你确定好的"交易"。

潜在的贷款人可以包括卖方、当地银行、SBA、专业贷款人和贷款经纪人。下面将讨论每种类型的益处和挑战。

卖方融资

如前所述，卖方融资从历史观点来说更为常见，并且可以为买方提供一些好处。卖方可以提供比商业贷款人更优惠的条款。如果买方无法获得外部融资（例如，由于信用记录不佳），卖方融资可能是唯一可用的选择。如果交易有一个特殊的挑战——如一个需要指导的、无财务管理经验的新牙医购买了一家大的诊所——卖方可能愿意为买方提供一笔小额贷款来增加外部融资。这种方式中，卖方实际上在诊所转让期间分担了一些风险。

卖方融资的最大挑战是它也许不可用。毕竟，卖家并不一定要必须提供资金来售出他们的诊所。在竞争的情况下，坚持卖方融资贷款可能导致购买失败。

如果卖方融资可行，必须避免前面提到的关系陷阱。对于买家来说，确保他有一个有能力、有经验的牙科专业顾问来审核交易非常重要。卖方融资购买诊所存在明显的利益冲突。卖方可能不会为了保护买方而向买方提供基于真实资金流动情况的客观分析，此外，卖方甚至可能会避免泄露关键的财务信息，而这些信息可能会被其他的贷款人察觉。

本地银行

如前所述，本地商业贷款人通常是持有基于资产贷款理念的通才。然而，一些本地贷款人可能会在某些市场条件下对牙医改变策略。这样的好处是借款的牙医可以将他或她的银行业务集中在一个机构。利息率通常是优惠的，可能会比一些专业贷款人低 0.5% ~ 1%。

通常情况下，当地银行难以提供 100% 的资金。他们可能要求要有一个贷款担保人或寻求个人住宅的留置权以支持抵押品的抵押效力（降低风险）。本地贷款人需要为诊所建立一个商业账户，有时要同意该账户必须存有最低余额。

这种类型的贷款人可能无法决定最终是否能够提供贷款，因为这种贷款请求并不常见。借款人可能不符合贷款标准。因此，银行可能要求在票据上签署联名签名人或担保人（例如，资产负债表为正的父母）。一家本地银行或大型非专业化贷款机构将为年轻医生提供并购贷款，通过小型企业管理局（The small Bussiness Administration，SBA）担保以支持抵押品的抵押效力。

在一些特殊情况下，可以通过所在州机构，当地社区组织，特别是在非常需要牙医的地区获得对购买诊所的特殊财务支援。

SBA 贷款

SBA 成立于 1954 年，其宗旨是帮助小型企业在美国蓬勃发展。自 1991 年以来，SBA 项目为小额企业总额达 946 亿美元贷款提供了担保。

SBA 贷款是银行或商业贷款机构根据 SBA 指南提供的定期贷款，该贷款由小型企业管理局提供部分担保。贷款机构提供资金和贷款条件，而 SBA 为 85% 的 15 万美元以下和 75% 的超过 15 万美元的贷款提供担保。这使得传统的、基于资产的贷款人抵押品有了显著的抵押效力。

SBA 贷款计划以其优惠条件而闻名。传统的商业融资往往需要 20% ~ 30% 或更多的预付款，而 SBA 贷款的首付可低至 10%，分期 25 年。此外，利率可能相当于或低于传统贷款的利率。但是贷款包含了一项费用，通常平均约为总贷款金额 2.6%，具体取决于贷款的大小。此外，对于许多事业刚起步的牙医来说，即使

10% 的首付也可能是困难的。

　　SBA 贷款是许多本地、非专业贷款人为试图购买诊所的牙医提供的贷款方式。最受欢迎和最常用的 SBA 计划是 7(a) 和 504 贷款，特别是涉及商业房地产的交易。事实上，这种类型的贷款在购买不动产时特别有利，几乎所有来自传统贷款机构的商业房地产贷款都需要 20% 的首付款。数千小企业主每年成功地利用 SBA 贷款来融资，购买自己的商业不动产，从现有的设施到未开发的土地和发展中的建筑。

专业贷款人

　　从历史上看，牙科行业的专业贷款人是私人拥有的。虽然他们提供 100% 固定利率融资，但他们的利率明显高于地方银行，并有限制性条款，包括明显的预付款罚金。目前有几家大银行有牙科专业贷款部门。他们和一些区域贷款人占据了牙科行业专业贷款的大部分。他们通过提供 100% 的固定利率融资来使医生受益，通常有最低的收费和灵活的预付条款。专业贷款人通常可以定制贷款包以满足买方的具体预算和情况，也能够提供更广泛的贷款选择，从短期固定利率贷款到低可变利率抵押贷款。

　　专业贷款人通常还有辅助服务，可以帮助促进诊所购买和(或)协助医生处理将在诊所中出现的问题。虽然这些服务不能代替称职的顾问(会计师、律师和诊所管理顾问)，但他们确实使传统的咨询资源更加强大，并且帮助贷款人成为消息更加灵通的医生。

贷款经纪人

　　贷款经纪人将借款人和贷款人结合在一起，但重要的是他们不承担贷款或保持贷款长期有效。此外，经纪人在贷款人已经存在并且活动活跃的市场中价值不会增加。在贷款难以签订的时候，经纪人十分重要。他们可以为借款人简化过程，并且为困难的贷款找一个"家"。

　　经纪人可能是市场上最昂贵的贷款来源，因为必须以某种形式支付经纪人的酬劳，不管是通过直接付费还是增加利息。最后，由于经纪人不是保险公司，他(她)不能提供其他服务，以解决医生在贷款过程中可能遇到的问题。

对潜在贷款人的提问

　　通常，医生直到正式进入贷款过程才会意识到他们之前一直是在与重要的贷款来源共事。但到那个时候，他们会觉得再次开始融资工作很难，只能勉强接受一个他们几乎不太认识的贷款者。如果您预先考虑到这些问题，绝对可以避免这一点。

以下问题将帮助你了解潜在贷款人是否真正有兴趣帮助你，了解你是否具备诊所收购的综合知识，了解你是否是贷款的主要贷款人。

- 您的银行服务于什么市场？
- 您的银行是否为新的专业诊所提供商业贷款？
- 您能提供100％的商业贷款融资吗？
- 您有其他牙科客户吗？我可以和其中一个人谈谈吗？
- 如何做出贷款决定？通常需要多长时间才能做出决定？
- 谁将资助实际贷款？
- 谁将为长期贷款服务？
- 如果我有问题，给谁打电话？

买方分析

当贷款人准备评估贷款申请人购买诊所相关的信用时，会涉及对买方的情况、诊所和交易本身的分析。评价基于在本章前面讨论的参数。

首先，也是最重要的是，贷款者要评估买方的信用记录判断其是否有能力去维护和管理信用贷款。如果买方在申请贷款上准备很充分，包括通过审查并进一步提高自己的信用水平，贷款人就很容易分析，最终融资的条件也会比较理想。

同样，贷款人将审查买方的个人资产和负债，以明晰当前的资金流动情况。收入需求是贷款人需要考虑的另一个关键因素（记住你个人/家庭预算的重要性）。那些中等程度收入的买家被认为是更有能力负担诊所。

除了财务分析，贷款人将评估医生的实际工作经验。一个对牙科行业熟悉的贷款人关注的是买方与诊所环境相匹配的临床技能和利益。例如，如果这位医生是个新手，但以往具有较强的工作能力，能够站在合伙人的立场提出好的工作报告，会加强贷款者对于诊所经营成功的信心。也许目前的诊所外包了所有牙髓或口腔手术治疗，但买方带来的专业知识优势将有利于新的收购。这类个人信息可以帮助分析和支持买方。

贷款人会寻求其他可以帮助评估买方可能面临的风险的主观信息。例如，如果医生计划融入社区，这就在一定程度上预示着成功。牙科是一个以社区为基础的行业。如果医生在某一个区域居住并且诊所就投资在这个区域，他们的诊所可能会比仅仅购买了诊所把它当作一份职业来经营的医生的好，因为后者缺乏与社区的联系。医生的营销、员工配置和其他业务规划问题的计划很重要，并会影响贷款人的分析。

诊所分析

无论评估人或者其他顾问做出了怎样的分析，所有贷款人必须坚持执行他们自己对于诊所资金流动的分析。资金流量不足将阻碍贷款审批。记住第 7 章关于购买或入股诊所中出现"资金流动"的重要性。

专业贷款人通常要求将 2 年的公司报税表（或计划表 C 和费用，如果业主是独资经营者）和本年度损益表作为分析诊所的必需品。其他贷款人通常需要 3 ~ 5 年的报税表来评估潜在的诊所采购机会，时间参数在第 4 章和第 5 章（业务规划和诊所评估）中进行讨论。贷款人将对前一年和年中（如果适用）的检查趋势进行评估。例如，如果一个诊所的收益在下降，可能会成为一个危险信号，提醒贷款人需要对"赤字"做出合理的解释。

分析是通过诊所的净收入和"增加"新的支出来进行的，新业主可以消除或帮助支付债务和个人费用。这与第 5 章描述的标准化有同样的基本过程。常见的"增加"的例子包括：

- 业主补偿
- 与业主有关的养老金
- 员工的工资（如果买方能够在没有员工的情况下开业）
- 折旧费用
- 特殊费用

如果有必要，医生可以添加额外的个人可选择支出，如旅行费用、汽车费用和某些员工职位，以帮助改善资金流动。

当客观分析使贷款人确信买方能够承担合理的风险时，主观因素就变得非常重要。贷款人将审查该地区的人口特征、诊所的装潢设计、员工配置、市场和付款人组合（首选的提供者组织、健康维护组织、私人支付和医疗补助的组合）。贷款人将评估实际空间的大小、运营时间和租赁可用性。需要将特性和因素与逐渐明显的买方需求和能力相匹配。

交接期

对买方来说，平衡匹配诊所的主观因素对于实现长期成功是至关重要的，同时需要一个交接计划。有经验的贷款人会发现在新诊所过渡期出现的问题，并要求卖方进一步分析和解决这些问题。举个例子，贷款人可能会遇到这样的问题：贷款人要求买方购买对临床能力要求很高的诊所，而买方却欠缺临床能力；或者诊所卖方的配偶是诊所的经理，这样尽管能够成功交接，但会涉及这个职位的填补问题。这些问题可以管理，但必须作为交接期计划的一部分被识别和处理。

一个对贷款审批不利的主观因素的例子是无法获得租赁续订权，要确保新买家可以在一个地方至少开业 5 年。记住买方的主要顾问（会计师和具有牙科转型经验的律师）是有帮助的，这会增加对相同问题的关注度，也利于投资交接的成功。

贷款期限、利率和典型条件

贷款期限，利率和条件将随时间和贷款人的不同而不同。本节讨论的条款就像它们在文中写的一样。

提案信

贷款人建议书的目的是在一系列详尽的担保过程之前，帮助借款人评估贷款人可能提供的项目。因此，贷款人起草一份建议利率、期限和条件的信件是对于贷款业务的标准做法。该提案可能在简单的个人信用情况审核后，或者有些时候是在一个更详尽的评估后，提供给借款人。然而，由于还没有真正深入分析，并不能认为这是贷款人最终批准的提案。这封提案信只详细说明贷款人可以提供的期限和条件。并不是一个承诺。

提案信应包含以下利率和期限信息：

- 借款人和担保人的名称
- 融资目的概述，例如购买诊所的金额和营运资本
- 贷款期限（通常 7~10 年）

有经验的贷款人通常会提供 3 个月的延期，使借款人在第 4 个月时开始支付。

- 融资利率

这必须很清楚。在整个贷款过程中，融资利率可以是固定的，或者围绕原定利率变动，也可以在多年内保持固定，然后浮动至贷款期限结束。一般来说，10 年固定利率融资是首选。

- 优惠的到期日期

大多数提案信都有时间限制，或者在某段时间内以某种方式提高或降低利率。通常，贷款人可以固定提案信的利率和期限 30d。

- 明确规定的费用

一个小额的文件费（约 350 美元）是常见的，但其他费用也可能包括其中（某些费用占总贷款额的 1%）。在 SBA 融资中，附加费用可高达 3% 或 3 点。如果贷款金额很高，一些费用可能采取预付款的形式，增加实际融资成本。这些都应该被借款关注。

提案信的下一部分应包含将出现在贷款文件上的标准批准条件。在提案阶段，对于贷款人来说，想要增加更多的条款还为时过早。然而，每个提案信都有标准条

件，贷款人提出这些条件是合理的。条款的例子包括但不限于以下方面：

- 专业执照的证据
- 声誉良好的法人（如果有）的证据
- 有关买/卖协议的满意度的审查，包括设备和买方免受与卖方的竞争的文件证明的列表
- 办公租赁合同，显示医生可以开业至少 5 年
- 一项规定贷款人可以确保在诊所中的第一担保权益（保证金）的条款
- 用于商业目的的可用资金

应当指出，SBA 或没有牙科专业的银行可能会要求附加条件，例如住宅留置权、父母保证等。

提案信中的其他项目可能涉及保险要求。对于较大的贷款额（30 万美元及以上），许多贷款人要求借款人办理人寿保险，残疾或商业保险。所有贷款人需要财产和风险保险。这些保险对于任何新业主来说都是明智的。

对于一些借款人，符合贷款人政策的预付款要求可能引起严重的问题。鉴于这个原因，贷款人的预付款政策应该在提案信中明确说明。要仔细检查预付款政策，确保了解条款后，再与任何贷款人签订条款。预付款并非总是不利的，有时可以帮助降低利率。

最后，提案信应概述从提交到审核的后续步骤，就是做出信贷决策。此时，贷款人应要求借款人提供所有未交付的文件或表格。为继续进行下一个步骤，潜在借款人应表明接受提案信中的条款和条件，签署提案信，支付任何有条件的费用，并全部提交给贷款人。

承诺信

在信用承销（分析）完成并且贷款被批准之后，贷款人将发出承诺信。在大多数情况下，这封信应与提案信相符。然而，承诺信也会说明申请贷款已获批准。一经收到，有必要请一个顾问——你的律师——审查承诺信，以确认期限和条件是否清楚并且符合你的需求。贷款利率、基本条款、保险要求和预付款政策不应更改。材料中这些因素的更改可能引起借款人对贷款人可靠性的怀疑。

但是，如果承诺信中确实需要进行一些更改，那么就要做出简单的解释。正常的处理可能导致贷款的金额和（或）条件发生变化。例如，资金流动分析可以表示所要求的贷款金额是不现实的，是不能支持的。在这些情况下，贷款人可以进行还价和批准减少贷款金额。在另一例子中，资金流动分析可以提示贷款人必须申报月租赁金额的最高额。贷款人可以决定要求额外的保证人，这些情况会出现在承诺信上。

承诺信必须要注明截止日期。在超出了承诺的日期之后，利率不能再被保证。

通过提案信和承诺信将贷款人进行比较

如上所述，雇佣一位顾问评估贷款人的提案信和承诺信是明智的。一些新的借款人往往会犯的错误就是，仅仅关注了提案中的利率，而没有意识到费用、预付款和可能阻碍诊所发展的条款（比如五年相比十年），这些会使条款发生显著的改变。在牙科行业有经验的会计师可以充当顾问，帮助达成"同等条件"的对比。

严格评估和收尾

签署承诺信后，收尾过程开始。此时，买方和他（她）的顾问团队必须按约认真工作来保护新的诊所。留置搜索来确定债权人对买方/卖方的财产有合法的权利。通过可用的资金或者贷款的收入，清算卖方诊所的所有留置权。所有贷款文件（包括票据、担保协议书、个人担保和公司担保）都要经过审查并签名。一位精通于牙科诊所收购的有能力的律师在这个时候对买方很重要。贷款人将跟进所有要求的条款项目（许可证，买/卖协议，保险证据或已提出申请等）。将要求与付款指令建立连线，以便资金在结账当天可用。大多数贷款人在结账时不出席；因为他们的工作已经提前完成。

如何与贷款人保持良好的关系

从借款人的观点

在诊所出售完成并且贷款到位后，借款人将预期到来自贷款人及时和准确的账单。应该有一个好的服务中心来处理问题和防止错误。如果借款人有额外的贷款需求，期望贷款人提供咨询和援助是合理的。专业贷款人还提供相关数据和对诊所本身运转的援助。对于市场信息，以及针对行业标准诊所如何应对的信息，能够转给其他牙科专业人员。这些服务通常不由一般行业贷款人提供。

从贷款人的角度

贷款人希望及时付款。这对于与任何贷款人保持良好的关系至关重要。因此，新买家遇到支付困难时必须优先通知贷款人。经验丰富的专业贷款人可以提供有价值的工具和资源，帮助你的新诊所走上正轨，但前提是他们及时得知问题的存在，这样才能较好地将这些工具应用于实际。通常，优秀的贷款人可以帮助恢复诊所的稳定性并且解决困难。但是，对于贷款人和买家最糟糕的情况是，坏的状况一直到诊所几近违约且期限将至的时候才被发现。在这一点上，贷款人几乎没有备用选择和运转空间去与共事医生一起拯救诊所。

幸运的是，威胁到诊所生存的事件在牙科行业中是少见的。有经验的贷款人和受过教育借款人可以进行成功的转型，并让诊所健康发展。

评估你的未来

也许你仍然在考虑选择购买现有的诊所还是自己开业。虽然有很多因素相似，但仍有一些差异。诊室的设计就是一个例子。如果你是收购，你必须在现有的诊室里工作。如果你开始一个新的诊所，你可以从头开始设计。下面你会看到，在评估你的方向时应该考虑的一些问题示例。记住无论你走哪条路，良好的规划将有助于确保成功。还要记住这些补充的基本信息，特别是第 2 章（财务报表），第 4 章（商业规划），第 5 章（诊所评估），第 7 章（购买/入股诊所）和第 8 章（开设诊所）。

诊所收购

位置和可达性

1. 诊所是否方便到达，包括停车场、公共交通是否方便；是否满足残疾人要求。

2. 什么是竞争格局？该地区已经有了多少牙医？他们提供哪一类型的服务？

诊室布局和设计

1. 患者在诊室门前走动时，看到和感受到什么？

2. 治疗室是否适合你的风格？你需要什么样的更新？

3. 公共、治疗和私人区域之间的划分如何满足你的需求？

业务系统

1. 牙医的治疗费用表是否与你的一致？

2. 诊所接受什么类型的付款？

3. 如何处理预约，取消预约和紧急情况？

4. 如何维护患者记录？

市　场

1. 已经进行了哪些类型的广告和（或）促销来帮助获得新患者？

2. 你对于那些已经消极就诊变得消极就诊的患者有什么样的计划？

员　工

　1. 人事管理已经有哪些流程？

　2. 在诊所成功运转的过程当中，工作人员的关注、涉及或参与程度怎样？

诊所开设

融资和业务规划

　1. 你的项目预算是多少？它是否支持你的所有需求和计划？

　2. 你将接受什么类型的保险和付款？

　3. 你是否为你的新诊所做了资金流动预测？你建立积极的资金流动和维持诊所增长的计划是什么？

位置和可达性

　1. 当地的人口特征是什么？什么类型的诊所最适合这个区域？这是否符合你的愿景？

　2. 竞争格局是什么？该地区已经有多少牙医？他们提供什么类型的服务？

技术与设备

　1. 你将如何处理以下事项：

　（1）时间安排表；预约/取消。

　（2）财务记录？

　（3）员工配置和工资单？

　2. 从一开始你需要有什么临床技术？当你的诊所发展时，你计划以后添加什么？

市　场

　1. 如何制定和实施你的市场销售计划？

　2. 你将使用什么类型的宣传活动让人们了解你的新诊所？

　上面的问题将帮助你开始经营诊所的所有权，但绝不是说你需要考虑所有的问题。有许多优秀的可用资源可以帮助你制定你的计划。例如，Wells Fargo Practice Finance 提供的购买采集和启动清单，以及一个易于使用的业务计划模板可以帮助你建立一个坚实的基础来发展你的诊所。其他贷款人和来源也可能提供同样有帮助的信息。想要获取更多信息，请联系您的区域融资专家，电话：1 - 800 - 326 - 0376

或请访问 wellsfargo. com/contactpracticefinance。Wells Fargo Practice Finance 是唯一可选的贷款机构，特别适用于 ADA 成员和被 ADA 认可的业务资源。

参考文献和其他资源

Federal Trade Commission, 2014. Building a better credit report. [2014]. http://www. consumer. ftc. gov/articles/pdf-0032-building-a-better-credit-report. pdf.

Lovelace, G. (n. d.). For sale: one dental practice. Dental Economics. http://www. dentaleconomics. com/index. html.

Small Business Administration. www. sba. gov.

www. adabusinessresources. com/en/.

www. consumer. ftc. gov/topics/money-credit.

https://practicefinance. wellsfargo. com/dentists/dental-calculators/calc. html.

练习题

完成以下练习，以帮助确保你理解了本章中提供的信息：

1. 抵押贷款理念与现金流动贷款理念有什么区别？举个例子。

2. 在线访问 annualcreditreport. com 并进行以下操作：

(1)确定三个主要的信用咨询公司；

(2)选择一个公司，并从该公司获得你的信用报告；

(3)审查你的个人信用，找出你是否有拖欠贷款或延期付款。

3. 卖方资助的诊所收购贷款主要优点和缺点是什么？

4. 列出四项能成为商业贷款人的机构。

5. 在评估购买诊所时，需要考虑的一些主观因素是什么？

6. 什么是"适当的诊所费用"，可以"增加"到净收入中，以给出一个真实的资金流量的评估？

7. 提案信与承诺信有什么不同？

第 10 章

商业实体

Arthur S. Wiederman, *Ross L. Crist*

独资企业

简　介

独资企业是可用的商业实体形式中最不复杂的。作为独资经营者，业务是以个人名义运营的（例如，John Smith，D. D. S.）。独资企业也可以使用指定的名称，或"做生意"命名。

必要的文件

与本章中将要讨论的其他实体不同，独资公司除了专业执照，一般只需要几种申请表格就可以向美国当地、州或联邦政府机构申请建立此业务实体。通常，开业者只需要获得来自当地司法局（城市、县等）的业务许可证，美国国家牙科许可证以及联邦和州药物处方许可证。独资企业的业主需要获得联邦税号以用于就业税。一些州还可能需要特别税务许可证。虽然牙医可以使用他或她的个人姓名和头衔（例如，John Q. Smith，D. D. S.），但企业也可以在 d. b. a. 名称下运营。在 d. b. a. 的情况下，John Q. Smith，D. D. S. 可用以他的 d. b. a.，林肯大道牙科命名。他可以选择这样做来达到独特的营销和（或）认同目的，因为诊所位于林肯大道。但是为了做到这一点，Smith 通常需要在当地报纸上张贴一段时间（通常是 1 个月或 2 个月）的通知，或者在开业之前向当地县政府提交别名。这是对可能有相似名称的其他人进行法律告示，使其意识到 Smith 打算使用林肯大道牙科作为他的 d. b. a.。如果其他人与 Smith 的 d. b. a. 有冲突，他们有足够的时间合法地争辩 Smith 使用的 d. b. a. 商业名称。

运营和管理方面

作为独资企业运营，需要去银行（通常是当地银行）开设企业银行账户。通常支票账户是第一个建立的账户。此账户开在 John Q. Smith, D. D. S. 或他的 d. b. a. 名下。该账户即使用于商业目的，也被视为 Smith 的个人账户，并且 Smith 在个人和法律上对账户上的所有活动负责，就像是他的个人支票账户。

作为业主，牙科诊所的所有存款或收入都存入此账户，并用于支付诊室花费。另外，开业者还可以决定为该诊所建立企业储蓄账户。储蓄账户虽然用于商业目的，但仍被认为是开业者的个人保证账户。牙医的个人业务收入通常出自企业账户，可直接支取或者使用支票。这可以是任何金额，任何时间，通常取决于可用的资金。而一些牙医可以选择支付个人账单，例如从企业账户里按揭付款，支付家庭物业账单等，这是不推荐的。如果个人账单从企业账户支付，则必须视为个人取款或个人收入。这可能会造成业务费用与个人支出的混淆，使年底计算真实业务开销和支付正确税收费用时出现问题。相反，大多数牙医采取每月定期取款，转移到他们的个人银行账户，并使用他们的个人账户支付个人账单。这明确划分了业务与个人费用。从企业账户取款将明显取决于业务的资金流动或收入和支出。每个月牙科诊所的管理费用不同，当用做个人账户使用时取款支票也随金额和时间而变化。

同样，我们不建议您从企业账户支付您的个人账单。通过采取一个周期性和更可取的计划，每月从企业账户中提款，可以容易地建立个人和商业"预算"。这反过来将允许个人和诊所积累更多的资金，进而通过日积月累的资金来购买大型设备并安排退休计划。通过商业账户支付所有个人账单使你很难在企业和个人生活中省钱和实现目标。本书将在第 26 章讨论个人预算和个人理财。

所得税问题

作为独资经营者，来自牙科诊所的收入报告在开业者的个人所得税申报表上。业务总收入和允许的业务费用在美国联邦表 1040 的附表 C 中报告。诊所的净收入显示在附表 C 的底部，然后转入表格 1040 的第 1 页。因此，企业收入的报告就像任何其他类型的个人纳税收入。

示例：Smith 医生的牙科诊所在当前纳税年度收入了 60 万美元。他的可扣除业务费用（工作人员薪金、实验室、供应品、折旧等）为 40 万美元。Smith 在他年度的个人报税表里将当前年收入报为 20 万美元。

在刚开始经营牙科诊所时，是有可能遭遇收入损失的（最有可能发生在开始经营的头几个月或者头几年）。如果个人在诊所的投资遭遇了风险，那这种损失是可以减免税款的。例如，如果于 10 月 1 日开业的诊所在 10 月、11 月、12 月总共收入 40 000 美金，在同一时期，诊所的支出是 55 000 美元，那意味着 15 000 美元的经营损失。如果承担 15 000 美元损失的资金是从银行贷款来的并且由牙医个人承担责任（银行贷款通常是这种情况，那么牙医就被认为承担着 15 000 美元贷款的风险），那么在他或她的个人报税表中这部分损失是可以扣除的。

为了获得允许减税额，让我们来讨论一下"折旧"的概念。作为牙医，独资经营者通常以所谓的资金基础运转。这需要开业者报告收取的收益（收入），用总收入金额扣除总支付费用。一个例外是为该企业购买固定的资产（如设备，家具或固定装置）。固定资产允许被折旧或逐年消耗后以抵税。这意味着，除了可以在购买设备的同年全额减税，也允许个人将设备折旧或在一段时间内逐年扣除该设备成本。

示例：假设 Smith 医生购买了 10 万美元的牙科设备。美国联邦税法表明他可以在 5 年内进行牙科设备折旧；然而，需要 6 个日历年才能完全折算一个 5 年资产。所以医生购买该设备的每年允许减税额，根据现行税法，如下：

第 1 年（20%）　　　　　20 000 美元
第 2 年（32%）　　　　　32 000 美元
第 3 年（19.2%）　　　　19 200 美元
第 4 年（11.52%）　　　 11 520 美元
第 5 年（11.52%）　　　 11 520 美元
第 6 年（5.76%）　　　　5760 美元

总折旧 10 万美元

注：关于新购买的固定资产的折旧，几年前有项条款写进法律条文。该税法条款被称为"Internal Revenue Code Section 179"，允许在设备购买并投入使用的同一年内，对所支出金额行全额减税至最高额度。《综合拨款法案》（2016 年）将第 179 条的最高总额度规定为 50 万美元，并应对未来通货膨胀做出适当调整。您和您的咨询团队应该继续分析第 179 条中慷慨的折旧机会和任何相关的限制因素。这种税务规定创造了一项激励措施，鼓励小企业主拓展业务。这反过来帮助刺激了美国经济。因此，根据第 179 条规定，像 Smith 医生这样的小企业是允许在 1 年内支出或扣除所有设备的成本，而不是像上述例子所说的在 5 年期间将其贬值。这种一次性减税除了每年的总金额，对独资经营者没有限制；只要个人如前所述在设备成本上承担风险，这种减税有可能对开业者的 C 表造成损失。记住，无论如何支付设备，例如通过银行贷款、牙科专用贷款人或家庭贷款等私人资源，并且不管何时偿还贷款，设备的成本在其投入使用时是减税的。

示例：Smith 医生在 10 月的第一天开设了一家新的牙科诊所。他在一年的前 9 个月作为助理在另一个诊所工作，获得 10 万美元，他打算继续在那里每周工作几天直到他的新诊所足够忙，他才能辞职。他将作为助理，赚取本年度最后 3 个月额外的 2 万美元；因此，他将有作为助理的 12 万美元的总收入。

在他的新诊所开始的前 3 个月（10 月、11 月和 12 月），Smith 的诊室收入为 40 000 美元，而运营费用（折旧前）为 55 000 美元，损失 15 000 美元。假设 Smith 购买了 10 万美元的设备和家具来启动新诊所，并且这些设备在 10 月 1 日诊所开业这天投入使用，他可以选择使用第 179 条扣除 10 万美元的全部或任何部分购买设备和家具的费用(假设国会将第 179 条款的扣除额定于或高于 10 万美元),并可将其在附表 C 中的可扣除损失增加至高达 115 000 美元(15 000 美元的经营亏损加上第 179 条 10 万美元的设备费用)。这 115 000 美元的损失几乎完全抵消了他作为助理的 12 万美元的薪金,从而导致 Smith 当年缴纳极少的税务甚至无须纳税。

正如你可以看到的,应该进行有效的税务计划,特别是在新牙科诊所的第一年。再次强调,咨询在这方面有经验的会计师是至关重要的。

关于工资税,所有雇员工作并获得 W-2 工资,不仅要缴纳收入所得税,还需要支付社会保障和医疗保险系统。一个员工,例如一个牙科助理,支付社会保险税的年度限额为工资的 6.2%,雇主也会支付相匹配的金额。雇员还将支付 1.45% 的工资用于医疗保险税(医疗保险没有收入限制),这是由雇主决定。

作为独资经营者,雇主不仅要支付自己收入中与雇员工资对应部分所需缴纳的税款,而且还需支付作为开业者收入中所需缴纳的自营职业税。因为独资经营者正在赚取收入(钱款),因此不太可能得到真正的工资支票,政府创造了个体经营税,这是根据每年的个人的税表 1040(附表 SE)计算所得。独资经营者实质上是雇主和雇员共同构成,必须支付两等份的社会保障和医疗保险税,根据税务表格 1040 附表 C 计算每年的所得税。综合来说,两等份的社会保障和医疗保险税达 15.3%(社会保障税一旦达到年收入限制而结束)。因此,在规划税务责任时必须非常小心。个体经营税通常会达到每年五位数,如果没有适当的高水平的税务规划,许多独资经营者会发现,在支付他们的收入所得税外加自营职业税之后,他们的经济状况面临挑战。

最后,一些允许 C 类公司享有的减免税额的方法并不适用于独资经营者。例如扣除长期伤残保险费、医疗报销捐款计划、儿童保育捐款计划、自选福利捐款计划等。这将在本章中进一步讨论。

责任问题

将企业作为独资企业经营的一个缺点是,在因业务经营问题引起的诉讼事件中,开业者的个人资产会因债权人的索赔遭受损失。其他类型的商业实体尚待讨论,可以提供个人责任保护防止这种诉讼。如果发生对独资企业的诉讼,债权人可以以个人财产的形式寻求赔偿,即房地产、车辆、甚至个人投资账户。保险可以针对一般和专业责任判决提供保护。

示例:Smith 通过独资企业经营他的业务。他拥有一处房产和三块租赁地产,并有个人投资账户。在他经营的第三年,他解雇了前台的诊室经理 Julie,她反过来起诉 Smith,并在法庭上以不合法的解雇获得民事判决的 75 000 美元。因为 Smith 作为独资经营者经营业务,所以他个人承担对前员工判决的这 75 000 美元。如果他没有现金支付给这个前员工,她可以得到他的家产、房地产和投资账户,以确保和解决针对 Smith 业务的判决。

再次重申，在选择这种商业模式之前，就牙医在独资企业中的责任问题咨询相关的律师是至关重要的。

有利之处

作为独资经营者运营的优势是这种业务形式的简单性。因为很少有政府提出要求，所以业主不需要支付工资和预扣税（个体经营者，通常使用季度预估税额凭证计划和缴纳收入所得税），不需要完成公司、合伙企业或有限责任公司需要完成的年度州或联邦申请。它是业务运营中最简单的业务实体。

不利之处

作为独资经营者有两个主要的缺点。第一，如上所述的责任问题（在许多情况下，单是这一点就使许多商业实体不愿选择成为独资经营企业）。第二，经验表明，附表 C 独资企业被选作 IRS 退税审计的概率比公司、合伙企业或有限责任公司高。

公　司

概　述

对于拥有自己诊所的牙医，成立公司有很多优点，当然也有缺点，本书中将逐一讨论。正如在讨论独资企业时所提到的，企业主积极地去成立公司，为其个人资产提供责任保护。如果方法得当，成立一个公司在大多数情况下能够保护个人资产，如家庭，汽车和投资。

然而，成立企业要求企业所有者遵循某些手续。这些手续包括与其他员工一样的收入或工资（通过工资扣除和自营职业税来支付常规收入所得税），必须在全年提交必要的政府表格。同时提供一种针对个人负债的保险方法，公司也可以提供一定的所得税优惠。这里将要详细说明 C 类公司和 S 类公司间的特征差异，一般是税收方面的差异。

简介和必要的文件

公司是一个法律实体，通常通过交纳一定费用和在特定州的申请而成立。企业主在建立公司时，通过支付钱款或其他财产（该财产是牙科的设备、家具、固定装置和其他诊所资产）购买或者交换公司的股票。在牙科领域，大多数公司的初始成本（或称为资本）在 1000 ~ 5000 美元。

强烈建议聘请律师提交必要的文书工作（例如公司章程）提交给国务卿或其他负

责在国内成立公司的机构。遵循成立公司的法律手续至关重要。如果一个公司的成立是不合法的，则在州内没有良好的信誉，如果出现了诉讼，对方则可以揭穿其非法性。如果公司被发现不是法律实体，那么对于公司的股东来说，诉讼可能是灾难性的。在这种情况下，股东对诉讼判决承担个人责任（就像独资经营者）。

一旦国家批准并返回公司章程，就会创建法人印章。这种印章可以由国家创建，或者可能需要在律师的帮助下完成。接下来在本地银行的帮助下，你可以创建一个公司银行账户。出于法律目的，银行通常会要求你提供公司条款、章程和公司印章的副本，以建立公司业务账户。此外，公司将需要获得联邦雇主号码或税号，也称为 TIN。这个数字用于提交公司纳税申报单，并向保险公司发送牙科服务提供给患者的索赔。

希望以公司形式经营其业务实体的牙医，无论是从新诊所开始还是购买现有的诊所，通常会将一些现金转移到公司账户购买股票，并向公司提供营运资本。然后，牙医/股东可以从银行或从打着公司旗号的专业牙科贷款人那里获得贷款。例如，Susan Jones 将她的牙科诊所作为一个公司实体经营（Susan Jones，D. D. S. P. C.），并决定贷款 40 万美元购买另一个现有的诊所。在购买现有诊所时，在设备、家具、供应品、商誉和竞业禁止合同方面分配该业务的资产。所有这些资产都会成为她公司的资产。该公司实际上是买入诊所，并对其债务负责。所以该公司将有 40 万美元的资产和 40 万美元的银行债务。Jones 只是公司的股东。

然而，对于经营自己诊所多年的独资经营者而言，如果决定合并入公司，那么问题就要复杂得多。在合并之前，咨询会计师是非常重要的，以确定独资经营者在提出合并之前有多少资产和负债。这一决定至关重要，因为美国国内税收法第 357 条可能涉及繁重的税务规定。

当独资经营者成立公司时，如果独资经营者转让超过资产基础的（原始成本）负债（欠款）给新成立的公司，负债资产的超额或差额被认为是牙医应纳税所得（即独资经营者以"书面形式"正在从公司形成中获得收入）。应收账款（应付给企业的款项）和应付账款（业务需要支付的账单）从此计算中排除。

示例：Jones 已经经营她的独资业务 4 年了。她决定于 1 月 1 日成立公司。她的诊所资产原始成本为 25 万美元，由于加速折旧和第 179 条扣除（本章前面已讨论过），Jones 作为独资经营者在折旧方面已经花了 20 万美元。因为这个原因，她在资产中的折旧基准应以原始成本 25 万美元减去累计折旧 20 万美元等于 5 万美元。同时，她还欠了银行 20 万美元的诊室原始建设费用。如果 Jones 成立公司，她有 15 万美元的应税所得（这是 5 万美元的资产基础减去转移到公司的 20 万美元债务）。

上述例子中这个规则背后的原因是 Jones 作为独资经营者因 20 万美元折旧费获得相应的所得税减除额，但她只偿还了 5 万美元的债务。所以她实际获得 15 万美元的税收减免而不必支付现金。因此，当资产和负债转移到公司时，理论上是 Jones

被免除 15 万美元的个人债务（间接获得收入）。

在成立公司过程中时，有三种方式避免这种税务：

• 首先，Jones 可以向公司转移高达 5 万美元的银行债务，而不转移其他 15 万美元的债务。这意味着她将给公司转移 5 万美元的资产和 5 万美元的负债，所以她个人没有债务豁免或应纳税收入。在这种情况下，Jones 必须以税后收入的形式向银行支付 15 万美元。这可能比应税收入 15 万美元更有意义，因为她作为独资经营者，已经从加速的折旧中收到个人税收优惠。然而，银行可能难以同意在公司与个人之间拆分总额为 20 万美元的债务，仍然可能需要个人担保。

• 第二，Jones 可以将 5 万美元的净资产和 20 万美元的债务转移给公司。这样做时，她可以向公司执行 15 万美元的期票，并以公平的利率将其支付给公司。这笔贷款必须是合理时间内的真实贷款。这将允许她用税后美元偿还给公司。

• 处理这个问题的第三种方法是 Jones 将设备保存在她的名下，保留个人设备资本的头衔，然后将设备租给公司。她将个人收到租赁付款，并提交租赁收入的附表 C，并从这笔收入支付债务。

根据作者的经验，这些类型的应税事件问题经常发生，在建立公司过程中经常被忽略。如果独资经营的牙医将他或她的业务实体变更为公司，但没有合理的收入报告，当 IRS 审计时，不合理的报告收入可能会带来高额的税收、利息和罚金。

运营和管理

一旦成立了公司并建立了银行账户，该业务基本上以类似独资企业的方式运行。

独资企业和公司在业务经营方面主要的区别是，独资经营者作为业主并不是该业务的雇员。作为独资经营者，收入减去可减免费用是个人（所有者）支付个人所得税的净额。当业务要合并成公司时，牙医成为公司的雇员，通常获得固定收入和固定的所得税减免。他或她的薪金会在公诉年终签发的 W-2 表格中申报，就像其他员工一样。收入所得税根据收到的薪金支付，并以个人所得税申报表报告。作为一个公司，医生的薪金多少或应该缴纳多少取决于该业务是 C 类公司或 S 类公司。我们在本节后面提供更多关于 C 类和 S 类公司的详细信息。

责任问题

形成公司的最大优势之一是所谓的有限责任。公司可以被起诉，但股东的个人资产被保护免受诉讼。在独资经营和在合伙经营中，如果业主或合伙人被起诉，他或她的个人资产就有风险，如之前所讨论的独资企业。原告（起诉人）在法庭上起诉独资经营者并胜诉后可以获得牙医的个人资产。然而，作为一个公司，股东/所有者的个人资产一般受责任判决的保护。

当涉及医疗事故诉讼时，牙医通常不受企业实体的保护。因为医疗事故诉讼是基于牙医执业服务与患者接受这些服务之间的合同协议，该协议被认为是与牙医的个人合同，因而公司一般不保护牙医个人。然而，牙医应该有值得信赖的医疗事故保险以免受于医疗事故的判决。有关医疗事故保险的更多信息，请参阅第 25 章。

显然，不同的国家可以并且确实有不同的法律，因此与合格律师讨论责任和医疗事故保护问题也是至关重要的。

税收问题

有两个不同类型的公司：C 类公司和 S 类公司。C 类公司和 S 类公司的差异是与税收紧密相关的。

C 类公司

所有公司成立时都自动成为 C 类公司。要成为一个 S 类公司，必须经过筛选（见后文）。C 类公司是一个应税实体，C 类公司的所有者每年提交一份美国联邦表格 1120 报告总收入和支出。在 C 类公司，如果公司的总收入超过可扣除的费用，公司将有应税利润，并将支付企业或营业税。公司允许扣除合理的工资支付给业主。

多年前，C 类公司被视为"个人服务公司"，美国国会要求对 C 类公司的任何应税收入从最开始就按照最高税率征税。在写这篇文章时，这个当前税率为 39.6%。牙科公司是个人服务公司。这对于 C 类公司所有者来说可能是非常昂贵的。

示例：在当前的公历年 Jones 在她的牙科诊所收入为 60 万美元。她一年的可扣除费用，包括她 15 万美元的工资，是 58 万美元。因此，Jones 的 C 类公司有一笔 2 万美元的应税收入。由于她是 C 类公司，她有 7920 美元的企业税（2 万美元利润 × 39.6% 税率）。但是复杂的是，当支付这 7921 美元时，不能从公司扣除。因为不可扣除，在她下一个纳税年度再次纳税时，应纳税收入中就增加了不应有的 7920 美元。这可能导致在接下来的几年里出现额外和复杂的税务问题。

一旦股东支付公司税，他或她也必须在拿走剩余企业利润时再一次支付税务。因此，在上面的例子中，Jones 的利润为 12 080 美元（剩下的是支付 7920 美元企业税后对公司剩余的 2 万美元利润征税）。当她拿出剩余的 12 080 美元的利润时，她会按照自己的税率支付个人所得税。这被称为双重征税，是 C 类公司的巨大劣势。

因此，C 类公司所有者必须每年"清零"公司。这需要详细的年度计划，以确保 C 类公司所有者在这一年结束时支付额外的业务费用，例如获得工资奖金或提供年终企业利润给合格的公司退休计划，以便没有利润留在公司来负责缴税义务。

示例：在上述说明中，Jones 可以使用 2 万美元的利润在年终支付账单（例如 1 月的租金，或她 12 月产生的欠款等实验室和供应账单等），她可以选择 2 万美元的薪金奖金，为公司退休计划捐款 2 万美元。通过这样做，没有年终利润留在公司，因为它是"清零"的年度，并没有欠税。

一般来说，C 类公司的所有者从公司获得"合理"的薪水以支付他们的个人费用，正是这种薪水抵消了公司的利润。在上面的例子中，Jones 领取了 15 万美元的薪水，代表了当年大部分的营业利润。Jones 与任何其他员工一样，将用这份薪水支付社会保障和医疗保险税。如果公司在年终时有额外的 75 000 美元的利润，她可以领取年终奖金，或者她可以把这笔款项用于公司退休计划以"清零"公司。正如我们在本章后面讨论 S 类公司时，对于赚取更高净收入的牙医而言，通过公司运营他们的诊所，也可能存在一个减免医疗保险税收的机会。

经营 C 类公司有一个潜在的缺点，与一部分新纳入平价医疗法案的法律条款有关。任何收入超过 25 万美元的 C 类公司股东，将额外支付 0.9% 的医疗保险税。这个 25 万美元是对已婚或与配偶一起提交的纳税人的限额，包括了工资或夫妻双方的自营收入。单身纳税人或作为未婚户主归档的纳税人的阈值为 20 万美元。

例如，假设 Jones 成立并作为 C 类公司运营。作为 C 类公司，Jones 需要清零她的公司。如果她赚取 40 万美元作为 W-2 的薪水，在她结婚并需提交夫妻共同税单的条件下，假设她的配偶没有 W-2 或其他个体经营收入，她和她的配偶将支付额外的 1350 美元的医疗保险税。这是琼斯医生 15 万美元的收入超过 25 万美元限额的 0.9%。我们将在后面进行讨论，这种税收可以通过经营 S 类公司来避免。

C 类公司也受益于某些特定的所得税扣减，同独资企业、S 类公司以及合伙经营，但 LLC 不能。

C 类公司是允许业主扣除长期伤残保险费的唯一商业实体。对于 50 岁或以上的业主，这是非常有意义的。重要的是，主要通过公司支付长期伤残保险费的缺点是，如果业主成为残疾人并从政策中获益，这些收益向受益人个人征税。我们一般建议个人支付长期伤残保险费，以便在受益时不纳税。

C 类公司所有者还可以建立医疗费用报销计划或 MERPs。这些是为支付那些不被公司医疗保险所承担的医疗费而用建立的书面计划，如自付费用、共付费用、医疗保险不承担的治疗程序，可能还有处方。然而，医疗费用报销计划，必须在非歧视性基础上提供给牙科诊所的所有员工。如果不是，收益被认为是所有者的红利，虽然不向所有者征税，但对公司来说是不能扣税的。

公司还可以将 C 类公司所有者纳入公司的"自选福利计划"中。这是一个向参与者提供一系列个人费用福利（如医疗，儿童看护，团体法律等）的计划（因此名称"自选福利"）。同样，必须向有资格的员工提供自选福利计划。

就保险而言，C 类公司可以支付所有者的健康保险（同样，公司必须为有资格的雇员提供保险）以及长期护理保险。C 类公司不必为员工提供长期护理保险。一般情况下，该保险不需要纳入雇员福利计划。

最后，C 类公司的一个显著缺点是清算时的双重征税。1986 年以前，内部收入法第 337 条允许公司出售业务，将现金分配给股东，同时对出售所得支付一笔资本利得税。

　　第 337 条款被称为一般公用事业原则、在支持这种税收处理的法院案件之后，于 1986 年废除。现在，在出售公司资产时，股东不仅必须支付公司税，也必须在分配公司的任何剩余现金时缴纳个人所得税。

　　例如：Jones 以 30 万美元出售她的诊所。她的股票本金是 1000 美元。她为这 299 000 美元支付公司税约 10 万美元，剩下 20 万美元分配给自己。她然后为这 20 万美元支付个人所得税，所以事实上，她作为股东，缴纳双重税。

　　最近的美国税务法庭案件给牙医提供一个解决双重征税问题的方法，条件是牙医作为个人，而不是公司持有牙科诊所的商誉部分。这消除了公司销售收入的很大一部分，反过来，允许对商誉部分进行更有利的单一资本利所得税处理。

　　因此，作为公司经营的牙医，当销售牙科诊所公司时，需要将这个案例作为权威参考与他（她）的专业顾问进行讨论。

S 类公司

　　C 类公司和 S 类公司之间最大的区别是：C 类公司是应税的实体，并对其中剩余的任何利润纳税，S 类公司的利润被允许直接"流入"到股东的个人报税表。作为一个 S 类公司，没有必要像 C 类公司一样在年底因避税而"清零"公司。S 类公司不受繁重的公司税率的影响，就像前面讨论的每一美元的企业利润。

　　示例：使用前面引用的相同例子（在 C 类公司下），如果 Jones 在支付她的工资和业务费用后有 2 万美元的利润，而不是作为 C 类公司股东支付 7920 美元的公司税，2 万美元将"流入"Jones 的个人报税表。Jones 以所谓公司分配的形式领到这 2 万美元，这笔钱对于公司来说是没有税的。Jones 为分配到的这 2 万美元支付个人所得税。

　　S 类公司每年提交美国联邦表格 1120S 以报告收入和花费。为了从现有业务转换为 S 类公司，股东必须在纳税年度开始的 75 天内提交联邦表格 2553。当牙科医生在开始或购买诊所时，选择形成 S 类公司必须在公司成立之日起 75 天内提出。例如，如果你在 3 月 15 日开始新的诊所或合并一个现有的独资企业，从 3 月 15 日起，将有 75 天或直到 5 月 29 日，选择成为 S 类公司。如果你不在 75 天内选择，选择就不会生效，直到下一年。最近，美国国会提供了慷慨的规则，如果你错过了期限，但你仍然想在本年度成立一个 S 类公司，对于现行法律，你应该与会计师和律师讨论。本章提及的纳税申报表可在 www.irs.gov 和（或）您的账户中找到。

　　在法律中还有一个漏洞适用于医疗保险税，美国国会已提出多年需要改变，但截至本书写作时还未做修改。作为 C 类公司的股东，公司支付的任何费用和所有工资都需要支付医疗保险税。医疗保险税的金额没有限制，但社会保障税有限制。社会保险税至本书写作时，仅适用于高于 118 500 美元的工资收入。如上所述，从 S 类公司获得的任何利润都可以"流入"给股东，这种"流入"利润不需要缴纳医疗保险税（如果股东的工资不足该年的社会保障工资基数，可能不需要缴纳社会保障税）。

示例：Jones 本年度在其工资之外的净利润为 40 万美元。如果 Jones 作为 C 类公司经营，她可以收到 40 万美元的工资，以清零公司，消除所有公司的利润和任何公司税。然而，她将支付 2.9% 的医疗保险税，或 40 万美元薪水中的 11 600 美元。

相比之下，如果 Jones 作为一个 S 类公司运营，她领到 18 万美元的工资，然后以分配的方式领到 40 万美元中剩余的 22 万美元，那么她只需为 18 万美元的工资支付了医疗保险税。因此，她节省出分配所得的 22 万美元的不用缴医疗保险税，节省了 2.9% 或 6380 美元的年度个人医疗保险税。对于那些收入较高的牙医，这种医疗保险的税收节约是显著的。然而，开业者需要知道一些州对 S 类公司的利润收取国家税。例如，加州对 S 类公司的利润征收最低税率 1.5% 的税。这个州税可以减低上述示例中讨论的一些医疗保险税收减免。

如上所述，"平价医疗法"在法律上规定了对工资超过 25 万美元和 20 万美元的额外医疗保险税，具体取决于您的申请状态。这个税可以由 S 类公司的牙医/股东通过适当的规划避免。在上面关于 C 类公司讨论的例子中，Jones 因为运营 C 类公司，她需要把这 40 万美元全部以工资发放以使公司账面清零。

作为 S 类公司股东，Jones 可以简单地把她的工资保持在或低于 25 万美元水平（同样，它必须是牙医的合理工资），她可以将额外的 15 万美元作为分配支付。Jones 收到 15 万美元的 K-1 表格，并将支付 40 万美元的收入所得税(25 万美元的 W-2 表格和 15 万 K-1 表格，Jones 的普通收入显示在她的 K-1 表格上)。她不会支付额外的 0.9% 的由平价医疗法案规定的医疗保险税，因为她的工资在 25 万美元以下，K-1 的 15 万美元不会使 Jones 支付额外的医疗保险税。这个医疗保险税收节约额随着股东收入的增加而增加。例如，如果 S 类公司的股东从他或她的诊所赚取了 80 万美元，他的工资为 25 万美元，那么他或她就可以节约 4950 美元的医疗保险税：

（收入 - 最大工资）× 0.9%，即（800000 - 250000）× 0.9% = 4950（美元）

此外，许多牙医的工资等于或接近于退休计划的最高工资水平，但能否纳入退休计划还进一步取决于他们是否符合条件。2015 年允许考虑退休计划的最高工资为 265 000 美元。因此，如果领取到的工资达到 265000 美元，可以获得退休供款的最高额，并且股东牙医已婚需要与其伴侣共同交税，只需要支付额外的医疗保险税 135 美元，计算方法为：

（工资 - 最大工资）× 0.9%，即（265000 - 250000）× 0.9% = 135（美元）

股东牙医的工资需要注册会计师和退休计划管理员共同规划和磋商。在多数情况下，牙医的工资少于 265 000 美元，现代退休计划仍然可以实现最高额的退休计划供款。

使用 S 类公司的一个缺点是遵守所谓的基本规则的要求。基本上，在独资或合伙经营时，如果业主从银行借款，并个人对债务负责，他或她被认为"有风险"，并有遇到损失、采取大幅度折旧或遵循第 179 条扣除的"先决条件"。然而，在 S 类公司的舞台中，规则是不同的。

举个简单的例子。Smith 支付了 40 万美元购买了一个诊所。在 12 月 31 日本年度结束时，Smith 的新诊所在折旧和分期偿还贷款前共计收入 10 万美元，管理费用为 9 万美元。他对资产进行折旧并花费 5 万美元购买资产。这造成了 4 万美元的损失（9 万美元的管理费用加上 5 万美元的折旧，减去 10 万美元总收入）。作为独资经营者或合伙企业，毫无疑问他可以亲自从他的个人收入中扣除 4 万美元的损失。但是如果史密斯医生选择成为一个 S 类公司，当他购买了诊所并想让损失"流入"，从而减免他的个人税收，他必须有"基础"。

进一步讨论，假设 Smith 在一年的前 9 个月作为合伙人工作，并在 10 月 1 日购买了诊所。他在作为合伙人工作的前 9 个月赚了 12 万美元，他想使用来自他的 S 类公司的 4 万美元的损失以抵消他 12 万美元的 W－2 薪水。没有"基础"他不能这样做。

如果 Smith 用 S 类公司借 40 万美元来购买诊所，当他运营 S 类公司时，税收代码不给他提供基础。基础是以两种方式之一创建的：

- Smith 通过向公司提供现金来创造股票基础。
- Smith 贷款公司的钱（它必须是真正的贷款，有偿还规定）。

因此，在这个例子中，Smith 可以将自己的 4 万美元的资金捐给公司，从而创造股票基础。然后，他可以对 12 万美元的工资进行 4 万美元的扣除。另一个选择是他可以做一个 4 万美元的贷款给公司，并创造贷款基础，然后让他能够扣除。但是创造贷款基础的缺点是，当 Smith 的公司向 Smith 偿还贷款时，还款被视为他本人的应纳税收入。

这些规定非常复杂，如何在特定情况下使用，需要咨询有能力的主管会计师或税务律师。

最后，在销售诊所和清算 S 类公司时，存在重大的税收影响。美国国会在 1986 年，将 S 类公司所谓的内在增值税纳入法律。这种税非常复杂，一般来说，在 C 类公司选择成为 S 类公司之日开始，S 类公司股东对其公司中存在的任何利润都是双重税。这种内在增值税基本上提供或导致公司清算或出售时的双重税。

然而，S 类公司可以很容易地避免这种税。如果在最初成立公司的同一天选择 S 类公司身份，其将不必缴纳此税。此外，如果诊所在选择了 S 类公司身份后 10 年未卖出，税款也不再适用。

C 类公司和 S 类公司的有利之处

C 类公司

C 公司的优点是允许扣除附加福利，如残疾保险，医疗报销计划和 2% 或更多的股东自选福利计划。然而，如前所述，将残疾保险费作为税收扣除可能是不明智的，因为如果发生赔偿，将会对受益人收税。

S 类公司

S 类公司允许股东每年获得利润，而不必像 C 类公司那样缴纳双重税。S 类公司还有机会为其利润节省医疗保险税。

C 类公司和 S 类公司的不利之处

C 类公司

C 类公司必须每年"清零"，或者对作为薪金的任何利润进行双重征税。在清算时也有双重征税的缺点。最后，所有支付给股东的工资都要收取医疗保险税。

S 类公司

选择 S 类的唯一缺点是丧失了某些附加福利的扣除，如上所述。作者一般建议，如果将要成立 S 类公司，最好在成立公司的当天就做出决定（避免双重征税问题）。如果所有者享受有意义的附加福利待遇，C 类公司可能会更好。

合作伙伴和有限责任公司：概述

合伙企业在法律中被定义为两个或更多个人作为共同所有人从事业务以赚取利润。很多年来，牙医和其他专业人员由于缺乏责任保护而不愿意合伙开展业务。然而，随着有限责任公司的出现，它是合伙企业和公司的组合（将在本章后面讨论），合伙形式的诊所实体提供给牙医的利益优于公司，无论是 S 类还是 C 类公司。优势主要发生在合作伙伴之间的利润分配。由于比公司结构更灵活，合伙经营的有限责任公司比前几年更受欢迎。

与公司相比，合作伙伴可以根据合作伙伴的协议具体分配利润和损失。这对于工作时间和天数不同的合作伙伴而言非常有吸引力。合伙经营和有限责任公司模式也更容易引入更多外来合作伙伴，并且更容易购买打算搬迁或退休的合作伙伴的股票。

普通合作伙伴

简介和所有权

合伙企业是由两个或更多的牙医决定一起经营诊所而建立的。所有的收入和支出都来源于一个单一的银行账户。合伙企业通常使用合作伙伴的名字（例如，Smith

& Jones 联合牙科诊所），因为许多州要求牙医使用他们的名字作为合伙企业的名称。但是，合伙企业可以使用 d. b. a.（以……名义经营）标题进行营销。例如，合伙企业名称可以是 Smith & Jones d. b. a. 威尔逊街牙科。与独资企业一样，d. b. a. 需要在当地报纸上公布，以便向其他企业和公众提供法律通知。

合伙人拥有所谓的合伙利益。这意味着合作伙伴拥有合伙所有资产（和负债）的百分比。许多合作伙伴，特别是新建诊所的合作伙伴，将是对半平分合作伙伴。这是最简单的合作形式，所有收入和费用分为一半一半或"中间"。

在合伙经营中必须明确的一个重要区别是，合伙企业资产所有权与利润分割之间的区别。在大多数专业合作关系中，利润是根据每个合作伙伴完成的工作量的百分比分配的。例如，如果在 Smith & Jones Dental Partnership 中 Smith 产生 65% 的收入，Jones 产生 35% 的收入，那么 Smith 将收到 65% 的利润，Jones 将收到 35% 的利润。但无论利润分配百分比如何，作为合作企业中各占一半所有权的合作伙伴，如果诊所被出售，每个合作伙伴将获得销售收入的 50%。

必要的文件

公司通过向其所在的州进行注册而成立，但合伙企业却没有这样的要求。合伙企业通过创建合伙协议而成立。协议可以是口头的，但是这通常不是一个好主意。与其他法律文件一样，合伙协议的目的是记录合作伙伴之间的协议。该协议一般包括以下内容：

● 在协议中有合伙企业的名称和期限。合作伙伴可以协商合伙期限，比如 50 年或直到合作伙伴退休。

● 合伙协议中还概述了利润和损失的分配。我们将在下一节进行讨论，关于业务/管理方面。

● 合伙资产的所有权也包括在内。例如，一位牙医有现有的诊所而另外一位牙医没有。如果 Smith 有现成的诊所，并把他的所有诊所资产纳入新的合伙企业，设备和家具价值 10 万美元，合伙协议可以说明在整个诊所出售时，如果 Jones 未来购买 Smith 的全部产权，Smith 有权获得额外的 10 万美元（超过他的评估份额），这是他纳入合伙企业的初始资产。因此，如果他们是各占一半合作伙伴，诊所售价为 70 万美元，合作协议将规定，Smith 首先收取 10 万美元，因为他们是各占一半的合作伙伴，剩余的 60 万美元将平分（每人 30 万美元）。

● 合伙协议通常包括买断条款。这出现在两个特定的情况：首先，一位合作伙伴想离开，搬出该地区或退休，另一位合作伙伴要购买离开的合作伙伴的全部产权。

示例，Smith 和 Jones 正在建立他们的合伙企业关系。他们将商议若医生离开诊所的条件（除了死亡或残疾的原因）。虽然有许多解决方法，一个典型的方案是两位医生达成协议，由一位有资质的牙科诊所估价师提供服务（很多时候，这是该地区具有丰富估价经验的牙科诊所经纪人完成）。两位医生可以商定一名估价师，或者在更典型的情况下，每位医生可以有自己的独立估价师。如果医生们已经商定了特定的估价师并且他正在完成诊所估价的工作，那么当其中一个合作伙伴准备脱离诊所时，医生们将达成协议并接受估价师所评估的诊所价值。另一种方案是，每个医生聘请各自的诊所估价师分别为诊所估价。一个典型的协议可能会规定，如果估价师得出的两个价值彼此相差10%以内，那么取两个估价的平均值，平均值即是买断价值。如果评估的两个价值相差不在10%以内，则聘请第三方估价师，并使用他或她的估价。

一旦确定价值，协议规定，留在诊所中的合作伙伴有权根据商定的估价，购买离开的合作伙伴的产权。如果留下的合作伙伴同意购买离职合伙人的产权，则合伙协议通常还需对首付款，利率等做出规定。

示例，Jones决定退休。Smith作为他的合伙人，有权第一个买断他估定价值的诊所。如果这个诊所价值是70万美元，协议可以规定Smith付10%的首付，Jones可以现有基准利率持有余额7年。当然，与大多数法律协议一样，这些规定可以改为任何合伙人达成的协议。

第二种情况是死亡或残疾，合伙协议里规定了如果出现死亡或伤残的收购条款，通常是由人寿或伤残保险来保障。对于合伙人来说，如果在合伙期间另一个合伙人因为意外伤残或致死，这样制定收购条款，是一个最具成本效益的方法。如果一方或双方的合伙牙医不能购买到保险（通常是因为健康的原因），双方则达成一个在一定时间内有效的经过折算后的价值。如果不能购买保险享受不到赔付，当一方合伙医生死亡或伤残，则依照这个经过折算后的价值，因为当医生死亡或伤残的消息在社区里传开，他或她的合伙人的诊所的价值自然会大幅度的下降。

• 合作协议概述了合作伙伴的责任和义务。它表明，每位合作伙伴要全力以赴，将他或她的全部努力贡献给诊所的运作。它也要明确合伙人的其中一方是否担任管理的角色（管理是双方的责任，通常管理角色应该由双方轮流担当，除非双方认可一方具备更多专业知识而担任管理的角色。担任管理角色的合伙人应该因为管理工作而得到报酬）

运营和管理方面

当合伙关系成立时，诊所的总收入都存入合伙银行账户，所有费用都从此账户支付。例如，Smith和Jones形成一个合伙企业。他们同意平分利润，因为他们每周工作天数相同并期望产生相同数量的牙科工作量。此外，他们决定平等分配管理职责。

Smith 和 Jones 预计在合作的第一年总收入额为 40 万美元，他们的业务计划显示第一年有 25 万美元的日常管理费，留下 15 万美元的预期利润。每位医生都需要从合伙企业取款，支付个人生活费和税务。因为他们不想耗尽银行账户中的所有合伙资金，他们都同意每月取款 5000 美元，并在银行账户中留下 3 万美元的资金余额（15 万美元利润减去 12 万美元或两个合作伙伴各 6 万美元）用于营运资金和未来设备购买。

Smith 和 Jones 将维持所谓的"固定资产账户"。固定资产账户非常重要，因为它是一个流动账户，显示了每位合伙人赚取多少利润以及每位合伙人从合作企业取走了多少资金。固定资产账户用来确定各方合伙人应得的剩余利润。这些账户在计算一位合伙人决定离开合伙企业时的收购很有价值。如果一位合伙人需要额外进行个人取款，也会使用这些账户。固定资产账户告诉每位合伙人，另一位合伙人对其固定资产账户是否存在过度支取或支取不足的情况。

例如，使用上面的 Smith 和 Jones 的例子，合伙企业在第一年获得 15 万美元的利润。每位合伙人取出 6 万美元，在银行留下 3 万美元。同时，为了维持合作企业关系，医生每人捐出 1 万美元的现金。表 10.1 显示了第一年固定资本账户之后的情况。

表 10.1　资本账户的例子（Smith 与 Jones）　　　　　单位：美元

	Smith	Jones	总计
固定资产账户：第一年开始	0	0	0
资产贡献	10 000	10 000	2000
一年中所获利润	75 000	75 000	150 000
一年中合伙人的取款	− 60 000	− 60 000	− 120 000
固定资产账户：第一年终	25 000	25 000	50 000

在这个简单的例子中，每位合伙人有 25 000 美元的固定资产，合伙人第一年底在银行账户中有 5 万美元。如果合伙人决定在第一年年底时结束合作，每位合伙人最终获得 25 000 美元的奖金，包括返还每位合伙人原始投资资本 1 万美元和每人未分配的利润 15 000 美元。从诊所的角度来看，合作伙伴将接受其他项目固定资产账户的调整，如诊所负债，折旧，固定资产购买等。在确定正确的固定资产账户金额时，需要有资质的注册会计师参与。

税收问题

尽管"美国国内税收法典"的合作部分可能是税务代码最复杂的部分，但作为合伙企业运营时（或现在作为有限责任公司，见下面的讨论），具有优于 S 类和 C 类公司的税务有利条件。

正如公司章节中所讨论的，为了使税收损失超过基础，牙医必须能够创造出基础，通过向公司借贷或捐款，这在许多情况下是不可能的。

在合伙企业领域，只要牙医个人对债务负有责任，就创造了基础。这对于刚刚建立了诊所、但在这一年中之前的时间以合伙人身份获得大量收入的牙医，提供了巨大的税务利好。

示例：Moss 从 1 月到 10 月为私人牙医工作，赚取 1099 收入的 15 万美元（1099 是一种 IRS）。11 月 15 日，Moss 和他的新合作伙伴 Jeffries 开了一家新的牙科诊所。在第一年（一个半月），Moss & Jeffries 牙科合伙企业购买了 20 万美元的牙科设备和家具。此外，他们的收入为 4 万美元，开支不包括折旧，是 8 万美元（4 万美元的经营亏损）。

对于新的合伙企业，Moss 和 Jeffries 从当地银行获得了一笔 50 万美元的贷款，支付了 20 万美元的设备和家具，20 万美元的租赁改善费用和 10 万美元的软成本和营运资本。Moss 和 Jeffries 都对银行的债务承担个人责任。

当 Moss 和 Jeffries 将他们的信息发送给他们的 CPA，他们被告知他们有 4 万美元的经营亏损，加上 5 万美元的资产折旧（租赁改善），加上第 179 条的减免的 10 万美元。因此，他们个人 K-1（税）表格的损失是每人 45 000 美元（4 万美元的经营亏损加上 5 万美元折旧，除以 2）。每人也收到第 179 条减免（10 万美元）的一半，或每人 5 万美元。总共每人将获得 95 000 美元的减免额（K-1 表格的 45 000 美元的损失加上第 179 条扣除的 5 万美元）。

整个 95 000 美元的损失可以在 Moss 的纳税申报单上扣除，并可用于直接抵消他作为助理在 1099 收入的 15 万美元。这对于 Moss 来说是一个巨大的优势，因为可以在开自己的诊所时限制他的税务负担。

合伙企业中的每位医生都收到一张 K-1 表格，这是美国联邦税表 1065 的附件。所有净收入或支出根据其在合伙企业中的百分比利润分配给每个合伙人，这在合伙协议中可以找到。

合伙企业还在 K-1 表格上分配了被称为单独分配的项目，在税务代码上具有其他限制。这些牙科诊所中的项目通常是按照第 179 条扣除，包括设备购买、慈善捐款，利息收入和税法中的其他项目。这些项目然后放在合伙人的个人纳税申报表（如果合伙人是公司，则为公司报税表）。

合伙经营业务的另一个优势是能够专门分配收入和扣除。例如，上述的 Moss 和 Jeffries 选择了三个门诊地点。合伙协议说合伙企业拥有三个定位，1 号定位的收入专门分配 80% 给 Moss，20% 给 Jeffries，2 号定位平均分配收入，3 号定位分配 70% 给 Jeffries，30% 给 Moss。只要分配具有"实质性"经济效应［根据《美国国内税收法》第 704 节（c）］，就意味着合伙协议里规定怎么分配，利润就怎么分配，在税务方面

IRS 将遵循这种分配。

与独资企业一样，合伙企业向一般合伙人分配的收入将收取社会保障自雇税（所有牙科合伙人都是一般合伙人，这意味着一般合伙人作为合作伙伴其纳税金额是没有限制的）。

责任问题

作为合伙企业运营的一个最大缺点是，当有针对合伙企业提出的诉讼时，合伙人是个人对诉讼负责。这可能包括不正当解雇、性骚扰、年龄或性别歧视、滑倒和跌倒等。除非牙医有一个总体责任保险单（见第 25 章），当合伙企业被起诉时，作为合伙人的牙医可能会失去其个人资产，例如家庭住宅、储蓄和经纪账户等。这就是为什么大多数牙科医生建立合伙企业时要首先成立个人专业公司（我们的建议是 S 类公司）。这些公司，而不是个人，成为合伙企业的合作伙伴。

有限责任公司

有限责任公司（LLC）是经常用来替代普通合伙企业的实体。LLC 允许想成为合作伙伴的牙医形成这个新实体，并根据合伙税规则纳税，同时也具有公司的责任保护。

在 LLC 之前，当合作伙伴建立合伙企业时，每位合伙人将成立一个公司，来作为合伙企业的合作伙伴。通过这种方式，牙医不会受到上面所讨论的个人责任。有限责任公司基本上没有必要建立专业公司的合作关系。

LLC 有不止一个成员（LLC 的所有者称为成员）作为合伙人提交同样的美国联邦税表，即联邦表格 1065。如上所述，对有限责任公司来说，联邦税务规则是相同的，正如其对合伙企业一样，但牙医需要检查每个州的 LLC 税务规则。例如，加利福尼亚州，有限责任税为每年 800 美元，有限责任费以总收入为基础（截止本书写作时，该规则在法庭上被质疑是违宪的）。

IRS 使单一成员有限责任公司的报税更容易。如果你是牙科公司的唯一股东，你必须提交公司纳税申报表，这需要双重会计（损益表和资产负债表——见第 2 章），以及支付准备这份报表的 CPA 的报酬。

IRS 认为单一成员 LLC 是一个被忽视的实体。换句话说，如果牙科诊所作为单一成员有限责任公司，牙医不必提交合伙纳税报表，只是将该业务视为以收入所得税为目的的独资企业，并用表格 1040 的附表 C 报告所有收入和支出，类似前面讨论的独资经营企业。

合作伙伴和 LLCs 的有利与不利之处

合伙企业的最大优势是只要分配依据实质经济效益，能够按照合伙人的任何意愿分配利润。此外，合伙企业提供巨大的灵活性，以引入新的合作伙伴，并且在出售合伙权益时不存在双重征税。

合伙企业的最大劣势是合伙人的责任。如上所述，这可以通过使用 LLC 容易地消除。

有限责任公司几乎没有缺点，它的优点是：使用有利的合伙企业的税务规则，公司股东可承担有限的税务责任，对单一股东的有限责任公司更像是一个被忽视的实体：免去了作为合伙企业的报税和相关的成本。

对于你来说什么是对的？

希望本章中的信息能帮助你了解哪个实体最能满足你的想法。这很大程度上取决于你是作为一个单独的牙医还是与人合作。最好的办法是把你关于牙科诊所长期愿景的想法以书面形式放在一起，并与你的注册会计师和律师会面商议，他们通常会给你每个选项的利弊，并提供健全的建议，以做出适合你情况的决定。

如前所述，其他几个章节有助于补充这一点。第 1 章讨论了如何选择顾问，包括律师和会计师。诊所的业务实体在商业规划中显然也有很重要的影响（第 4 章），购买和入股诊所（第 7 章），开设诊所（第 8 章），诊所融资（第 9 章）以及个人和商业保险需求（第 25 章）等内容详见各自章节。

最后还需提醒一点，税务和公司相关法律经常变化，因此，你和你的咨询团队留意目前所在地方、县、州和联邦层面的变化是必不可少的。

参考文献和其他资源

American Dental Association, 1992, 1996, 2001. Valuing a Practice：A Guide for Dentists. Chicago：American Dental Association.

Baumann, Paul andBerning, Randall, 2013. The ADA Practical Guide to Valuing a Practice：A Manual for Dentists. Chicago：American Dental Association. Collier, Sarner and Associates, Inc. Newsletter. Website：www. csa. com；e-mail：newsletter@ csanews. com.

Hill, Roger K, 2006. Transitions：Navigating Sales, Partnerships, and Associateships in Your Dental Practice. Chicago：American Dental Association.

McGill Advisory Newsletter. E-mail：info@ bmhgroup. com.

www. adcpa. org/resources. html.

www. dentaleconomics. com/. Dental Economics homepage.

www. irs. gov/Businesses/Small-Businesses-&-Self-Employed/Business-Structures.

www. scorehelp. org/lists/types_of_business_entities. html.

练习题

1. 你什么时候使用 C 类公司业务形式而不是 S 类公司形式？

2. 有限责任公司对企业形式的优势是什么？

3. 什么时候适合使用独资企业，它的陷阱是什么？

第3部分

商业系统及相关问题：结合技术，牙科费用及财务政策，牙科福利，预约日程，遵守法规，贪污犯罪

第 11 章

结合技术

Thomas Terronez

前　言

技术对于任何牙科诊所而言都是最重要的一个方面。目前的牙科诊所确实在其运作的每一个环节都要使用技术，从日程安排到患者诊疗，再到处理纠纷与付款。在任何一段时间内没有技术都将显著削弱诊所的运作力。需要再三强调的是，作为一家诊所的业主甚至是一名合伙人，你应该确保严谨地做出所有技术决策。本章节的目的是提供相关知识以助你在诊所技术方面做出明智的决定。

选择一位技术合作伙伴

正如你选择一名专业人士在法律及会计决策上给予帮助一样，应当选择一位技术伙伴以期在重大技术选择上提供指导与知识。在目前及未来的环境中，有无数与技术相关的选项、选择和情景需要被评估，这更能体现出一位技术伙伴的有利性。与诊所设备和软件兼容性相关的复杂网站就足以使人困惑。花时间去选择一名伙伴，评估他们的知识、诚信以及声誉。牢记一点，有些价格昂贵的选择并不一定意味着更好。第 1 章讨论了如何去选择顾问团队的其他成员，而你可以用类似的方法去选择一名技术合作伙伴。

自己干

如果你认为自己非常合适并且接受过相关技术的教育，那么你可能会觉得雇一名技术合作伙伴很浪费。请考虑这个事实，进行最低程度的额外投入来了解一些事物并没有坏处。正如你已经花了很长时间集中精力学习口腔医学，也有人在技术上做过同样的事情。通常，依靠不雇佣合作伙伴积攒的初始资金往往会在你忙于解决技术问题而停止诊所运营时，被产量损失的花费所耗尽。

家人或朋友

有可能你有一个朋友或是家人，他在技术方面拥有很丰富的经验。如果他们在牙科技术上很有经验，那么让这个人作为技术合作伙伴不失为一种选择。如果他们仅仅拥有一般技术背景，需要认识到这个人在与诊所技术相关的某些方面会存在局限性。同样要认识到这个事实，如果他们只能在下班或者周末提供帮助，那么会有一个潜在隐患，就是使诊所错过解决问题的最佳时间。

一般 IT 供应商

有许多一般 IT 供应商，他们在牙科诊所方面有着特定的经验。他们累积的经验越多，就越有可能拥有能力来全面配合你的诊所。牙科诊所在合规性上有许多特殊要求，所以供应商能够完全理解这一点就显得很重要。你可以一直选择一般 IT 供应商来管理纯粹的 IT 需求；选择牙科产品供应商去处理软件与设备方面的问题。

牙科产品供应商

牙科产品供应商提供的价值在于他们只在牙科诊所中工作。牢记一点，这些供应商中的大部分仅仅对自己售出的产品提供支持。假如你从另一家供应商获得一个数字成像的解决方案，那么你很可能受到两家厂商的指责。另一点要牢记的是，IT方面的技术问题不是他们的核心业务，所以你的可用资源将很可能反映出这一事实。

以牙科为重点的 IT 供应商

专注于牙科的 IT 供应商通常是非常棒的合作伙伴，因为他们只关注牙科诊所的技术。无论使用的是哪一款软件或者数字成像设备，他们都将提供支持。大多数专注于牙科的 IT 供应商不会售卖软件或数码设备，所以当要去评价牙科设备的购置利弊时，他们会成为更加客观的资源。但是弊端在于，这种供应商的费用会高于一般IT 供应商。

在选择技术合作伙伴方面没有良方。仅仅因为表面完美而看中一家公司，并不一定意味着这家公司是你的最佳选择。恰如在入股或买断诊所时需要尽职尽责，在选择技术伙伴的过程中也要尽可能严密，要投入时间、精力去访问他们的现有客户。询问有关满意度、问题处理速度、价格上涨以及员工流动的问题。一名好的伙伴将有助于诊所的成功。

评估当前的技术

正如考量是否要购买或者加入一间现存诊所一样，评估诊所技术的现行状态也至关重要。更新技术通常涉及很大的业务支出。一旦开始旅程，你将遍寻商场上的现存诊所。有些诊所拥有看上去很好的设备，但是这些设备却被不恰当地安置，而且使用起来没有效率。有些诊所拥有的设备很过时，但是能被恰当安置并且有效使用。甚至有少数诊所基于一些毫无根据的恐惧而使用最低限度的技术。

在为自己寻找第一家诊所的过程中，记录每家诊所中你认为会影响决策的重要因素。

你不必成为评估诊所现状的技术天才，但在收集详细资讯方面的确需要有一点侦探技术。要认识到很重要的一点，事情并不总像其表面看上去那样风光。

首先列出一份包含所有软件及其现用版本的清单。确保收集以下软件的详细资料：诊所管理、数字成像、3D 成像、办公应用和操作系统。下一个需要强调的问题是设备。将所有关键技术连同设备的使用年限一同归档。需要归档的最重要的设备莫过于服务器、工作站、打印机、扫描仪、相机、数字 X 光设备和泛光/锥形束光设备。一些获取牙科设备相关信息的建议（第 6 章）也同样适用于技术方面。

最后，花时间访问核心员工来了解如何处理重大技术问题，比如日备份、服从健康保险流通与责任法案、技术支持以及薪资。你所收集的信息将会展示一个很好的概貌，可以与技术伙伴分享，从而便于对诊所技术进行更加彻底的审查。

技术预算

为技术的更换、支持以及维护而作出的实际预算是经营或过渡到牙科诊所的实用方法。令人惊讶的是有出乎意料数目的牙医没有在其诊所内接受过与管理或技术运用相关的培训。如果没有足够的预算，那么有时候诊所的其他层面将会受影响——在面临技术危机或是技术投资的情况下，可能只会基于成本做出决策，而不是基于对于诊所而言哪种投资能够带来最大的回报。为诊所创建一份技术预算需要评估许多方面。

主动的方法

最佳的实践方法是在创建一份详尽的预算时尽可能多地削减潜在意外费用。

如果你选择了正确的技术伙伴，这个过程将会变得简单，因为他们将会协助你进行管理。一名技术合作伙伴会向你索要固定月费，包含对所有计算机设备问题进行前瞻性监控和提供所有的必要支持服务。另外，他们将会帮助你拟定一项有关设备更换的战略，以便你知道什么时间预期资本投资。这类形式的关系有一个术语，通常被称为管理服务。唯一的额外费用通常用于软件支持以及对数字设备提供延长保修服务。这种途径的缺点在于无论你对供应商伙伴的需要程度如何，每月都会产生投资费用。

被动的方法

另一种方法是考虑到最坏的情景而做好更高的预算开支，并且只在确实需要的时候才去雇佣供应商。这种方法存在一些明显的弊端，比如不可预见的花费或者是严重的问题可能在不适宜的时间突然出现。如果没有人在监控你的计算机设备，那么在其对你造成影响之前，你一般不会意识到这个问题。这种方法的优点在于如果幸运眷顾，有时候你可以在保持大额盈余的情况下度过很多年。

业务连续性

如果你无法访问任何数据，那么你的诊所将如何运作？这种事情想起来十分可怕，但是只要有合适的计划，就可以保护你的数据，甚至在遭受灾难性故障后的几小时内重新访问获得数据。IT 供应商可以提供不同层次的防护，你应该选择对你的诊所最有意义的选项。通常，高层次的防护与实用性也意味着更大的投入，并且有希望获得更好的结果。

本地备份

这种备份方式通常花费最低，因为不必每月给第三方供应商支付费用。你购买备份软件与备份驱动器，定期手动去完成这一过程。这种方式的另一个优点是数据几乎可以即刻被复原，只要你有一个存有最新备份数据的设备。潜在弊端可能是设备失效，如果只备份于一个设备而该设备遗失或者是由于人为因素导致备份不足。如果你选择这种方式，首先要确保你的备份设备被加密；其次让你的职工定期去检查复原数据以确保完善所需的备份。

异地备份

这种方式的备份需要每月或每年付费给第三方供应商，但是提供了一些优于本地备份的附加层次防护。这种备份实际上是将数据传输到国内或世界上其他地方的服务器。所以，当发生本地灾难时，你的数据可以在有互联网的任何地方被恢复。异地备份的过程通常是自动的，从而避免了大部分人为失误。潜在的不利因素可能是如果有大量数据需要通过网络进行传输，恢复时间会很长。这一顾虑可以通过同时配置本地与异地备份来缓解。另外，你的异地备份服务器必须符合 HIPAA 法案（医疗电子交换法案），这一点必不可少。第 15 章探究了更多与 HIPAA 法案和 OS-HA（职业安全与健康标准）条例相关的内容。

灾难恢复系统

这个备份过程被认为是对诊所数据的最终防护措施。通常，灾难恢复系统同时包含本地与异地备份两部分，不仅备份诊所数据，也从服务器上备份每一节点的数据。该方法几个明显的优点包括数据近乎即刻的复原以及假如诊所被彻底破坏后创建虚拟版本服务器的能力。这个虚拟服务器可以允许员工使用诊所数据，并且在诊所正在重建或搬迁时与患者进行交流。这种防护层次的唯一缺点在于费用。

就像异地备份供应商一样，需要确保你的灾难恢复系统供应商遵守 HIPAA 法案。

计算机与网络设备

即使你正在比较技术参数，计算机和网络设备的采购仍令人困惑。你将会发现两台电脑看起来一模一样，但是标价却相差几百美元，所以其中差异在哪里？

在低级设备与企业级设备之间有明显的差异。低级设备通常是那些会在电子大卖场里找到的。这种设备的厂商在那些不被注意的零件上投机取巧，从而只在功能和价格上竞争。最低保修是一个很明显的指标，厂商不会在任何超出保修期的时间内为设备提供保障。相反，企业级设备由更高水准的原件组装，并且从设计上来看，可以比保修时限使用更长时间。如果计划里不使用企业级设备，从而被迫使用低级设备，那么确保要为更加频繁地更换周期留出预算。

服务器

服务器是一个需要做出更适合与更高投入的设备。当服务器很差时，你的诊所通常近乎无法运行。如果你想要更换服务器，从你的软件供应商所提供的要求与建议开始考虑。他们提供的细节可以明确地指出你的服务器应当包含什么。

建议比推荐规格更高一层，以便服务器的性能寿命足够度过更换周期。购买的服务器不符合或勉强符合最低要求是导致失败的原因之一。这些要求是基于现用的软件版本，但它有可能无法满足下一个或升级后版本的必须要求。除了遵循软件供应商所提供的技术参数外，保证服务器包含磁盘阵列里的硬盘驱动器、冗余电源以及至少提供 3 年保证在一个工作日内上门维修的服务，这些也是很重要的。

工作站

就服务器而言，你应该从软件供应商所提供的要求与建议开始做起。超出推荐的层次由你计划使用这个设备的时间长短决定。如果可能的话，选择固态硬盘而不是硬盘驱动，因为它们更快捷并且花费只略微高出一点。然而，不要过度购买工作站是明智的—在某种情况下，工作站会由于巨大的成本而造成收益率递减。

最后，保证你的工作站有至少 3 年的保修期。

显示器/监控器

貌似在关于诊所显示器/监控器方面有很多因素要去考虑，但幸好选择起来要简单得多。显示器的质量通常由提供的价格来决定。价格低的显示器从外观上来讲可能只是像便宜货，但是从整体质量和使用寿命上来讲，将会十分低劣。如果显示器是为了数字化 X 线摄影，很重要的一点是标准对比度至少达到 1000∶1，这样所有的灰度阶都能被看到。繁忙的前台区域会因为拥有两台显示器而受益，这使得员工可以在其中一台显示器运行时执行多重任务。显示器的尺寸归结于个人偏好，但是就当前的定价而言，除非是为了节省空间，没有理由不去使用一台 23 英寸(58.42cm)甚至更大的显示器。

网络系统

对于一家诊所而言，网络设备大概是最难搞懂的技术方面。软件供应商也很少提供任何相关建议，但是大多数仍会建议不要使用无线网络作为一家诊所的连通方式。当检查网络设备时，远离任何家庭网络设备是很重要的，因为那样通常会缺乏商业应用时所必需的特征。管理千兆交换机应该用于诊所连通的主干网。假如你选择使用无线网，并且给你的患者与员工提供连通途径，确保选择的接入点支持网络限制和分割，以便消除安全风险。诊所选用的路由器或防火墙必须符合 HIPAA 条例，并且包含网关级别安全特性，如内容过滤、反病毒程序、反恶意软件和入侵防护。为你的诊所投入适当的网络设备是必不可少的，因为在这方面减免开支会显著地影响诊所运作的稳定性和安全性。

数字化牙科

你可能没有接受过运用非数字化设备从事牙科实践的培训，幸好目前已经很少有诊所没有在某些特定方面实现数字化。仍有一些坚持的人认为他们可以在不实施全面跃进的情况下努力维持直至退休，但是他们或许正在限制自己以及自己诊所的发展。几乎所有的保险公司要求或者至少鼓励提交电子申请，包含数字支持图像在内。保持前行对于你的诊所而言是最好的业务选项。第 13 章节综述了提交保险索赔的程序，其中包括以电子方式投递。

数字化 X 线摄影

因为一些显而易见的原因，数字传感器的使用已经在收集 X 线方面远远超过其他方式。这种传感器可以即刻显示结果，这将会节约员工时间并且提高收益。

大多数传感器的成像质量与胶片式 X 线一样好或者更高。随着时间的推移，你将会继续看到成像质量的改进以及设备本身尺寸的缩小。荧光板仍被使用，但是正以相当快的速度被淘汰。过程非常单调乏味，因为你基本遵循着与胶片一样的步骤，除了没有化学制剂。数字化全景/人头影测量记录仪正在牙科诊所中变得普及，但是你还是会偶尔发现一个为了赶上数字化功能而翻新过的胶片记录仪。

正如所有的技术投资一样，你要为了所计划的牙科实践方式，完成选择最佳产品这一应尽的职责。

三维成像

三维(3D)锥形束设备的使用在过去的几年里已经显著增长(图11.1)。3D成像对于患者的口腔与头颈部解剖有着更深入与更详细的呈现，有助于做出基于二维(2D)成像水平无法做出的更高水平诊断。如果你是一名全科牙医，并且不做种植，3D成像可能不会为诊所提供实质性的利益，除非你经常诊断并治疗颞下颌关节紊乱

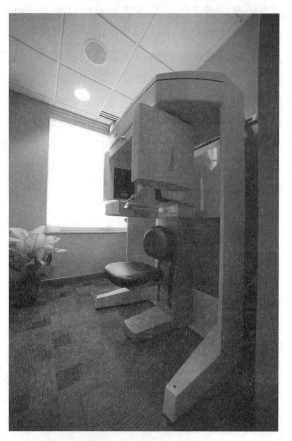

图11.1　随着口腔种植的日益广泛应用，锥形束CT(Cone Beam Computer Tomography，CBCT)已经成为治疗标准的重要组成部分(图片由 Unthank 设计团队提供：www.unthank.com)

综合征和其他颞下颌关节问题。有些人相信将会有越来越多的全科牙医在未来做种植，所以 3D 锥形束将在全科诊所中变得更加普及。如果你是一名正畸医生、牙体牙髓学医生或者口腔外科医生，那么 3D 成像会对你的诊所产生显著影响。

如同所有的采购，在投资 3D 成像之前一定要分析投资利润的潜力，因为一般来说，这将会是你为诊所购置的最昂贵的设施。

数字化摄影

在诊所中利用数字化成像可以提供多种选项。诊所中较为流行的组合是为将患者照片添加至诊所管理软件中而使用网络摄影机；为做病例展示而使用口内相机；为口外成像而使用数字 SLR 相机（单反相机）。一些专业性学科（如牙髓学）就从使用配有高分辨单反相机的显微镜中获益。所提供的补充细节可以使诊断更加明确，并且可以被归类为综合性治疗。

诊所管理软件

诊所管理软件是诊所中最重要的软件。没有它你将无法访问患者信息，也不能处理保险索赔。这里提供了相当多的选项，但是如果你正在寻找一个新的软件系统，需要考虑一些重要的事情。如果你正在与一家小的或是刚起步的软件供应商共事，你可能经常在软件使用中遇到故障。软件开发本身很复杂，并且较小的软件供应商缺乏大公司所具有的测试资源。另一个考虑因素是，你正在使用的诊所管理软件的数据将不会完全转换至新的软件中。可能会有遗失数据或者错误数据，那将会带来极大的不便，尤其是如果你没有保留对旧软件的访问路径。最终，员工从一个软件系统转换至另一个软件系统的过程中会遵循一个明确的学习曲线。

在考虑是否真的有必要更换软件时，要将上述所有事情考虑在内。

云软件

已经增加了大量云软件可供牙科诊所选择。这个概念很大，并且将很可能在未来成为通用软件，但是在把你的数据投放到云端时有很多重要的关注点要去评估。首先，你必须确保具有足够的互联网连通性能，因为每一个工作站将会单独访问云端。最好的诊所需要包含一项来自独立提供者的次级网络连接，以便在你的主要连接出现问题时保证持续的连通性。没有网络连接，你不可能访问诊所数据。其次，对本地 IT 的投资只会小幅减少，因为对诊所运作与合规性保持所要求的一般事项仍然是必须的。你甚至会仍然需要一个服务器去管理安全性和存储当地诊所数据，比如文档、账目记录和某些数字成像。最后，在某种意义上，你基本上会放弃数据的所有权而把它们放到云端。所有存储与更新的东西都以专有格式停留在软件供应商的云端。假如你打算更换供应商，数据输出选项会被限制。

通信选项

确保你的诊所与技术曲线保持一致，确保诊所内适当的有线连接和对关键工具的有效利用是很重要的。城市市场通常但并不总是在网络连接选项上领导农村市场。此刻，强烈建议你的诊所保持一个有线网络连接，比如数字用户线路（Digital Subscriber Line，DSL）、光纤或者是电缆。所需的性能水平将取决于你的具体需求。如果诊所使用的是传统的电话系统、当地的诊所管理软件也不使用音频/视频流媒体，那么 10 兆的下载速度和 1 兆的上传速度通常就足够了。

如果使用任何附加设备，比如 VOIP 网络电话系统、云基础软件或者是音频/视频流媒体，那么你应该考虑 20 兆的下载速度与 2 兆的上传速度或者更快。这些指导方针仅供参考，但是如果你的互联网供应商有选项清单，那么始于低端然后按需升级是不会造成损害的。

VOIP 网络电话系统

大批的网络电话系统供应商已经使传统的内部电话系统成为过去时。主要告诫跟云软件类似，如果你的网络连接瘫痪，那么你的电话系统也将如此。然而，大部分供应商允许呼叫转移至一部移动电话以防止连接中断。尽管有潜在的连接问题，网络电话系统拥有对其应用有利的几点优势：无须购置或更换电话系统、更低的账单、即刻呼叫路由变更、基于网络的管理以及短信集成。业界领导者，比如 Fathom Voice 和 Weave，甚至包括额外的免费功能，顾客可以在它们被发布之时直接使用，无须支付任何附加费用。

患者交流工具

一家高效诊所的关键是利用工具与患者进行自动化并且便捷的交流。这些工具不但可以减少失约的次数，也会通过增加治疗计划的理解程度来增加每个患者带来的收益。RevenueWell 是一家整合患者交流与诊所销售软件的供应商，他们通过吸引患者和简化与现有患者的交流从而将技术带入了一个新的层面。正如所有的患者交流工具，你投入多少就会收获多少，认识到这一点十分重要。如果你选择采用这些类型中的某个选项，要确保能提供充裕的时间去培训员工和安装系统，这样才会得到你所期望的结果。

合规性与安全性

当有关数据安全性与合规性的话题出现时，没人会感到兴奋。谈及合规性时，无知便是福的日子已经过去了。确实有一些与损害患者名誉有关的问题、风险以及罚款。你不应该将合规性认为是政府干涉的另一个实例。相反要尽力地去保护和对待患者的资料，正如你关注他们的口腔健康那样。诊所要确实地存储数据并对能够盗窃患者身份的所有数据付起责任。你努力地争取到了患者的信任，所以，不要冒着失去信任的风险而去犯一些本可避免的过失。

员工流程

关于合规性，通常最易被忽视的方面集中在员工管理程序。第 16 章的主要讲述与贪污有关的问题，第 22 和第 23 章覆盖了人力资源与员工管理。即使在一个信任的工作环境中，你的员工在被雇佣前都应当有介绍信并对其进行背景调查。个人密码应该被维护，以便团队成员的数据存取被限制为仅可按需获得。所有计算机交互都应该留下每个人的审计线索。当员工未使用时，工作站应该被注销并且锁定，这将会防止患者和其他能进入诊所的人进行窥探，如销售商、家居公司等。绝不是所有管理问题都考虑为与技术有关，在员工与资料之间，需要考虑的相关技术问题远不止于此，本部分内容只是提供一个出发点。

技术规定

在你的诊所安置许多必须的保障措施，以便更进一步保护资料并减轻名誉损害的风险。所有的服务器和工作站应该利用最新的操作系统和高优先级更新，并且定期修补漏洞。应该在电脑上安装杀毒软件和反恶意软件并且每天更新。

任何职工可以接触的存有诊所数据的光驱应该被加密，尤其是可以被职工带出诊所的光驱。应当安置兼容的防火墙以便进一步防止黑客入侵并限制员工浏览不当网站。没有完美的安全保护，但是恰当执行的预防措施将会对保护你的患者和诊所有很大帮助。

患者娱乐与宣教

在诊所里，一个更有趣的技术方面就是患者娱乐。这样做的终极目标是使诊所的就诊尽可能有趣，相应的，这也会鼓励患者将这些经历与潜在患者分享。在最低水平层面，你应该有舒缓的背景音乐去消除从其他治疗区域传来的杂音。更进一步，你可以在候诊区和治疗区放置有线或卫星电视，患者可以自己选择节目观看。这给患者提供了很有效的消遣，使他们的注意力从口腔里所进行的操作转移至别处。

如果电视不是可行的选择，可以在治疗室添加动画照明，这也将分散患者的注意力，但是无法阻止任何侵入性声音。一些诊所甚至做到提供电动游戏或平板电脑给患者去玩，但是这样有点风险，因为患者可以把设备带走，并且因感染控制而使用的化学试剂会迅速地减少设备的使用寿命。有多种的选择可被提供，你要富有创造力并且使用技术来改善患者的经历。

如今，许多教育选项可以通过与技术相结合而获得。与口腔习惯、疾病和规程有关的教育视频显得尤为重要。很多销售商都有教育视频，包括 ADA Toohiq（牙科诊疗行动数据自动化系统，toothiq.com）和凯西云网站（www.caesycloud.com）。用这些工具来加强椅旁交流可能使你的治疗更加有效率，同时也有助于教育和告知患者。第19章论述了使用视听设备在患者椅旁交流中的重要性。

推销你的诊所

在大多数市场中电话簿是死的，不能依靠它带来新患者。甚至电话簿供应商提供的其他替代产品也只能获取很小的成功。诊所营销的关键始于一个好的网站，要能够体现你的诊所面貌。这个网站应该迎合诊所的优势，将所有提供的服务列为详单，介绍关键员工成员，强调所有的差异化因素并且能够灵活响应，以便无论使用哪种设备浏览，都拥有良好的外观和性能。一旦有了坚实的网络存在，你将需要去增加网站访问者的数目。这可以通过传统媒体来实现，如广告、电视广告和广播广告。尽管如此，你最好将钱用于投资内容营销（过去被称为自然搜索引擎优化）和设置顾客点击付费广告等。传统媒体仍然在一些市场中占有一席之地，但是他们正在快速消失。社会媒体和声誉管理也是营销中至关重要的形式，不应该被忽视。脸书、推特和照片墙是与现存患者进一步发展关系的好方式，但是在招揽新患者方面或许并不那么有效。一定要通过设立大量的谷歌快讯以及与所有的评论网站签约来监控你的声誉，以便可以及时对积极和消极的反馈做出反应。你可能会在某个节点上认为自己已经拥有了所有能处理的患者，但是即便是最低限度的营销投资，对于减轻典型患者损耗而言仍旧是十分重要的。第17和18章更详细地探讨了内外部的市场营销策略。

做出明智的投资

对于诊所的任何投资或者改变，应花时间考虑获益及其相对的潜在问题。利用在牙科专业人士网，尽可能获取有经验的人士的意见。如果你仓促进行投资，那么因这笔投资而后悔的可能性会高得多。并不存在神奇到不能错过的交易。在合并不同的新技术时，最易被忽视的因素是对员工的影响。你的团队技术理解能力越差，学习和接纳曲线将会越长。有时候，对团队个体成员而言学习一项新的技术可能太困难；所以在做重大改变时要牢记这一点。花时间并且尽职审查，以确保你的选择能够给诊所及很多员工带来积极的结果，同时确保回报投资率符合你的预期。

结　论

　　本章评估了在诊所技术方面的注意事项，其中某些方面只是略微提及。目的是为了使你能够针对自己的诊所做出受过培训的选择。请牢记一点，技术正在发生日新月异的变化，这意味着目前很好的技术会以超出想象的速度被很快地淘汰。正如所有必须要为诊所做出的决定一样，一定要有战略性，确保你的决定与你的目标和计划相符。

参考文献和附加资源

网　站

综合规性

Waan, Olivia, 2014. HIPAA：what do you want out of my dental practice now？[2014]. http：//www. dentistryiq. com/articles/2014/02/hipaa-what-do-you-want-out-of-my-dental-practice-now. html.

网络电话提供商

Weave：http：//www. getweave. com/.

Fathom Voice：https：//fathomvoice. com/.

患者交流工具

RevenueWell：http：//www. revenuewell. com/.

SolutionReach：http：//www. solutionreach. com/.

练习题

　　A. 接触至少 5 名牙医，这些人现在拥有自己的诊所并且正在使用数字化牙科。询问他们有关技术现状的问题。如下列表是为简化这个过程所提的一些问题：

　　1. 你的诊所实现数字化多久了？实现数字化的步骤是什么？

　　2. 你是独自还是在他人的帮助下作出了决定？

　　3. 如果可以从头再来，你会采取同样的做法还是会有所不同，原因是什么？

　　4. 如果技术能够更加有效并且减少担忧，你愿意支付更多费用吗？

　　5. 询问他们一般的建议或意见。

　　B. 假设你正在建一所全新的诊所。确定大致的尺寸、牙椅的数目以及诊所大致的总体布局。接触各种各样的供应商来确定这家诊所的大致花费。如果他们想了解更多详情，告知他们你正在努力安排合理的预算以便筹措资金。这将会使你深入地了解到，这些供应商如何运作以及如何进行实际投资。

第 12 章

牙科费用及财务政策

Robert D. Madden, *Eugene Heller*

简 介

　　牙科费用和费用设置的讨论时常揭示牙科诊所发展过程中最好与最坏的时机。这对于那些已经关注到不断变化的经济、牙科利益和政治舞台的牙医而言是最好的时机。这些执业者能够切身体会到每年回顾费用表的必要性。当发现运营费用与通货膨胀保持一致以及资金流动并不存在问题时，他们可以从中得到安慰。变化对于那些拥有企业的人而言是家常便饭。为变化做好准备，无论其本质是什么，这是企业所有者的专有责任。那些没有在企业相关费用上尽职调查的人，则把费用与费用设置看作是他们自己和企业最坏的时机。这些企业时常会遭受财务问题的困扰。未付账款、职工离职较多和低资金流动都是问题。如果他们关注到这个世界正在发生的、与其经营相关的事件并且及时做出调整，就可以避免一些问题。

　　牙科费用是牙科诊所的命脉。这是牙医们在诊所经营时提高收入和抵消成本最重要且独一无二的工具。费用表的根本目的很简单：为诊所创造利润和带来发展。费用与费用上涨是管理一家诊所常规流程中的一部分。收费需要足够高以使企业达成以下目标：①覆盖企业花费；②允许企业再投资；③为所有者提供数目可观的报酬。另一方面，费用不能过高而使你的标价独立于市场之外。

　　虽然牙科诊所有相当高的日常开支，但与其他行业比要低。以前一般牙医的日常开支占产值的 60% ~ 65%[①]。技工室费用、牙科用品、设备、设施花费、员工薪水以及税收仅仅是日常开支项目中的一部分。牙医通常不得不满足于付清所有账单并且支付所有个人报酬后的盈余数目感到满足。这个数目在不同诊所之间可能不同，它可以占到应收账款的 9% ~ 35%。要点是：医生不可能获得几乎全部的收费金额。

　　低收费诊所常常因低利润而出现职工对低薪水的抱怨。这也会导致职工离职率

---

　　① McGill Advisory, 2007, 22(5): 3 - 4

高，也会导给医生带来较多的压力，使他们不得不去处理不受控制的日常开销和未能实现预期利润的财务困境。健康、保持良好费用清单的牙科诊所很少有这些金融与管理问题的困扰[1]。

一项专业治疗的价值是多少？询问十个人，你将会收到十种不同的回答。在牙科行业，我们时常基于护理、技能、判断力、日常开支和每小时预期收益来讨论专业费用的问题。理想情况下，收费应由这些事项决定。事实上，牙科费用表是通过多种方式建立的。在制定费用表时，一些牙医会使用调查数据，一些牙医则使用由损失补偿保险得来的津贴表，一些牙医使用相对价值表，还有一些牙医倾向于参考治疗程序的固有花费。大多数情况下，牙科行业费用的确定与其他消费者驱动实体类似。也就是说，价格由市场驱动。价格的范围已经被市场所设定。

各种费用调查显示，特定地理或邮政编码区域都已经为某项治疗设定好了相关费用的范围以及百分比。这些调查增加了这个事实的可信度，即大多数牙科费用表通过这种方式获得。既然如此，已经基于地理市场确立了收费标准后，低于该标准的收费并没有财政意义。以这种方式建立起来的定价被称为是目标定价法。目标定价是一种机制，基于市场渗入或价格点设置价格，而不是基于标准成本[2]。

保险业使用这一定价模式，将收费表资料建立于供应商之上。这也是制订一般惯例合理津贴表和优先供应商组织费用表的一种方式。

读者通常会从本章其他关于理解费用和金融政策的影响的内容中受益。第3章讨论了推荐诊所绩效指标，包括来自牙科福利计划收入总额的百分比，在"调整"中的收入总额百分比或者牙科福利计划的折扣和可接受的账目/应收款。一家诊所的费用和金融政策明显地影响这些指标。费用和金融政策也直接影响税收和资金流动，进而影响业务规划（第4章）、诊所估值（第5章）和合伙关系的能力（第20和21章）。第13章也提供了关于牙科保险的相关表格和赔偿水平的讨论。

费用表及定义

理论上，你的诊所应该只有一份费用表。诊所费用表通常指诊所中每项操作流程的收费标准，被称为常规费用表。委员会和其他管制机构不允许诊所拥有多份费用表。也就是说，你不能为医保患者提供一份费用表，而为非医保患者提供另一份费用表。诊所的常规费用表代表某项治疗的全部收费，所以牙科福利计划患者的合约性报销总额无法改变。

大多数牙科诊所接受牙科保险福利计划。因此，你的诊所可能会有许多不同的

---

① Dianne Glasscoe, RDH, BS. Dental Economics, 2000, 3. www. dentaleconomics. com/articles/print. html? id = 110190&bPool = DE. pennnet. co.

② 12manage, The Executive Fast Track. Available at www. 12mangage. com/description_ target_ pricing. html.

津贴表。津贴表不应该与常规费用表混淆。津贴表代表牙科福利计划中合同规定的债务总金额。这对你的常规费用表没有任何影响。

一些牙科福利计划基于最大津贴为特殊的牙科服务报销。通常这些计划的报销比例可以占到既定金额的 100%。报销金额基于计划的财政实力，这由保险企业与买方所签订的合同所规定，而不由保险企业本身规定[①]。参与这类计划的牙医只能收取合同规定金额，而不是全部的常规费用。

牙医和患者经常会对最大津贴与最大费用之间的差异感到困惑，因为这些费用与诊所费用表有关。无论付款安排如何，常规费用表不会被考虑在内。通过最大津贴，患者基于诊所的常规费用会对诊所中与常规费用相关的欠款负责。通过最大费用计划，假如在支付后存在欠款的话，所参与的牙医不能收取常规费用。这通常被称为余额账单。另一方面，假如患者已经与未参与的牙医有一份最大收费清单，允许存在差额负担。

为什么牙科诊所需要提高收费

如果你从未迫不得已去为一件特殊的物品或服务提高价格，那真的是最佳情况。不幸的是，我们生活在一个不完美的世界。我们生活在一个承受经济压力的世界，而这会在日常生活中影响到每个人的前景。牙科服务收取的费用受到与之相关的其他物品价格的影响。

通货膨胀是必须定期提高收费的主要原因。通货膨胀被定义为在一定时期内一些物品和服务价格在一定经济体中的上涨。它是衡量价格指数变化的百分率[②]。

长远来看，通货膨胀通常被认为是一种货币现象；从短期与中期来看，它受到工资、价格和利率相对弹性的影响[③]。经济学家普遍认为少量的通货膨胀会为我们的经济带来积极的影响。这一判断基于很多原因，最主要的一点是很难向下重构价格。比如，管理人员试着去降低员工薪水。适度的通货膨胀压力意味着商品与劳务的价格随着时间的推移可能会提高。这一趋势有助于保持经济的活跃，因为它鼓励消费、购买和长期投资。基于这个原因，牙医们必须关注通货膨胀并且通过定期提高价格而与其保持同步。我们的经济不是停滞的，所以牙科专业的费用表也不应该一直停留在原来那一份。

---

① Limoli, Jr., T. Fee survey. Dental Economics, September 2007. Available at www. dentaleconomics. com/articles/print. html? id = 307297&bPool = DE. pennnet. co.

② Wikipedia, the Free Encyclopedia, en. wikipedia. org/wiki/inflation.

③ Federal Reserve Board's Semiannual Monetary Policy Report to the Congress. (http: //www. federalreserve. gov/boarddocs/HH2004/july/testimony. htm) Roundtable (http: //www. federalreserve. gov/BOARDDOCS/SPEECHES/2003/20030723/Economis)Introductory statement by Jean-Claude Trichet on July 2004 (http: //www. ecb. int/press/presconf/204/html/is040701. en. html).

令人烦恼的趋势

不仅在提高收费上与通货膨胀保持一致是重要的，注意你的行业中正在发生的事件也很重要。在 2004 年，一些令人不安的趋势在牙科行业中出现。不幸的是，大部分牙医并未全力或接近全力工作。由 McGill Advisory 在 2006 年进行的一项调查显示：被记录的 83% 的牙医没有像他们所希望的那样业务繁忙。这种营业匮乏在我们的职业中一直持续到今天。这种营业匮乏由很多值得讨论的因素导致。

2000 年左右，曾有预测指出即将退休的牙医数量将会增加，但各种咨询机构和美国牙科协会的调查并未支持这一预测。资产净值和投资收入降低导致了牙医的延迟退休。退休人员的减少使得牙科行业的竞争压力增加。尽管这一状况值得关注，但更值得关注的是，消费者可支配收入在不断减少。

2007 年的大萧条导致天然气与能源成本上升，通货膨胀，次贷危机，较高的短期利率等，消费者可支配收入已经落后于一般经济的价格上涨比率。由于消费者的可支配收入减少，牙医们发现自己正在争夺消费者们有限的可支配资金。对于大多数牙医而言，所面临的结果是新患者减少以及治疗操作减少。

牙科诊所的营业成本在最近几年里已经持续上涨。牙医们已经习惯于依靠增加生产单位的数目来维持收益净额和诊所成长。调查数据显示牙科诊所生产力以平均每年约 1.5% 的速率上涨[1]。随着生产单位的数目下降，牙医们不能仅仅依靠生产率来维持收益上涨以及诊所成长。即使有令人不安的经济新闻，收费提高是不可避免的。不幸的是，对于那些参与牙科福利计划费用折扣的牙医而言，之所以没有依靠费用提高来抵消成本是因为福利计划的合同约束。参与这些计划的牙医已经意识到其诊所的利润受到侵蚀，而且杂项开支飙升。

牙医提高诊所未来服务量的能力是维持或者扩展净收益的手段，这可以通过增加人群口腔护理的需求量并且为这些护理支出来实现。在牙科福利项目中服务量的下降将使成长更加困难。曾经一度认为牙科福利计划对牙科服务的需求是一种有效的刺激，但近年来施加在利用率和费用的下行压力以及最大的年度效益水平的停滞，一些人认为牙科福利计划是不太有效的刺激[2]。

那些已经在保险行业里发生的事增加了消费者的困境。龋齿已经有显著的降低。公众加氟和口腔健康预防项目已经做得很好。在这种情况下，消费者们更倾向于选择美容手术，其中很多没有包含在牙科福利计划之内。随着可支配收入水平的降低，

---

[1]　Beazouglu, T. , Heffley, D. , Brown, L. J. , Bailit, H. The importance of productivity in estimating need for dentists. J Am Dental Assoc 2002, 133：1399-404.

[2]　Guay, Albert, Dental practice prices, production and profits. J Am Dental Assoc March, 2005, 136：357-361.

高度市场化的美容手术对于消费者而言已经很难负担。

期望控制不断上涨的牙科保险费用的雇主已经从补偿政策转向管理式医疗计划（查看第 13 章获得这些计划的更多信息）。目前，超过 65% 的牙科福利属于这种打折费用类型。许多牙医的结局是，无论是否愿意，都成为一名折扣费用的提供者或是"首选供应商"。真正的坏消息是与折扣费用产品有关的年费通常只允许上涨 1% 或者更少[①]。如果通货膨胀正在以每年 3%~4% 的速度增长，牙医们将很快注意到利润显著的降低和诊所运作所需日常费用的上涨。不幸的是，很多担心缺乏工作量的牙医貌似不得不转而成为首选供应商。而这样的行动只会使问题更多。牙科从业者，看到他们的利润缩水、日常开支膨胀，仅剩一种可行方案，即提高患者不在折扣计划里的收费，以抵消接受折扣的那部分成本。没有提高收费的医生在他们剩下的职业生涯中，因为难以增加高额（补充）费用，所以，至少每年都会面对更高的开支和更低的利润。此外，那些参与管理式医疗计划的医生为了获得批准；必须每年缴纳费用。大多数企业不会允许医生们在此后的一年内"追上"费用上涨，所以他们的费用会长久保持于较低的水平[②]。应该注意的是，市场中的一些牙科保险企业将与你商议他们的费用报销水平；一些咨询顾问专门从事这类商议。

影响定价的因素

我应该多久一次增加我的费用？我该提高多少收费？这些是年轻牙医们经常提出的问题。费用表应该至少每年评估一次。费用增加数额从通货膨胀的百分率到市场所能容忍的上限不等。关注消费者物价指数，生产价格指数和就业率是一个很好的商业惯例，以便确保有一个有益的、平衡的、合理的费用表。此外，与经济发展保持同步是很重要的，因为经济状况确实会变化。虽然定期提高收费很重要，但你必须挑选获得成功的最佳投机时机。显而易见，一旦当地经济状况不能支持此项经营决策时，牙医在提高收费前应该再三考虑。绝大多数情况下，费用与费用设置需要反映当地、国内甚至国际水平的经济状况。

什么时候提高收费

一年内有什么特定时间有利于提高牙科收费吗？答案既肯定又否定。从预算的角度来看，普遍认为从每年度的第一个月开始提高收费是最有效的。如此，在一月份，你能够把诊所收费安置在合适位置上，以确保在即将到来的一年里能获得更大的利润。通过在每年固定的时间点提高收费，你可以通过与上一年度财务状况的比

---

① The McGill Advisory, 2007, 22(5): 2.

② The McGill Advisory, 2006, 21(12): 3.

较和增长指数来更好地建设诊所。前面已经提到过，假如在现有经济状况下有必要调整费用，你应该立刻行动起来，以保证诊所收益。以金价的上涨为例。对商品进行重大价格上调变革将很可能导致诊所技工室花费上涨并且对收益造成影响。

如何提高收费

首先，联系相同地理位置的其他诊所来决定诊所收费在市场的定位至关重要。运用费用调查信息，可以轻而易举地完成这一过程。推荐的调查信息包括 Charles Blair 教授的综合"Peace of mind"收入提升计划、UCR 牙科费用报告和 ADA 对牙科经济研究的调查。较流行的牙科费用分析器是 Udell Webb 教授的现行牙科费用分析程序。你可以通过访问网站 www.webbdental.com 获得更多关于 Dental Fee Analyzer 的信息。牙科诊所经纪人经常会在其运作的社区内开展费用调查。你可以利用网络定位诊所经纪人和费用调查信息。

如果不先确定好收费的市场定位，医生们不可能正确地设置收费。这可能会使你在职业生涯中损失数千美元[1]。保险公司可以从企业获得这些数据，比如美国医疗保险协会，并且用它建立费用报销计划。确定诊所收费市场定位，一名牙科医生必须使用这类调查信息。

第二步是决定诊所在市场中的定位。定位时应该考虑和反映出从业者的专业知识、操作时间、技能和诊断能力。诊所相关的日常开支也是一个影响因素。总之，价格应该反映医疗质量。有趣的是很多患者不会把费用等同于医疗质量。在评判医疗质量时，患者通常信赖崭新的设备、诊所的审美感知、售后服务以及人际互动[2]。

一旦选定了反映诊所的百分数，你应该提高所有费用来达到目标百分数。这个被称为费用平衡。建议将你的费用表定位于第 80 个百分位，然后进行相应的调整。提高某些而不是所有的收费会导致费用表的不平衡；这样做会给患者和保险机构带去一种前后矛盾的信息[3]。这样的行为会导致不平衡的费用表。

第三步是费用表的维护。时刻注意通货膨胀和一般经济状况是非常重要的。有了这些信息，通常能够从费用平衡的观点出发建议医生此后继续每年提高收费以维持市场地位。根据诊所管理顾问 Charles Blair 教授所述，89% 的医生会每年提高费用。11% 的人在无规律和前后矛盾的基础上选择提高部分而不是全部收费。

一般来说，医生们担心提高收费会导致来自患者的消极反应。尤其对于新牙医而言，改变可能是困难的。更令人难以忍受的是不得不和患者在收费上发生正面冲突。这是我和许多同龄人的经验，提高收费时的恐惧心理比现实更加糟糕。

---

① The McGill Advisory, December 2006, 21(12): 3.
② The McGill Advisory, December 2006, 21(12): 3.
③ The McGill Advisory, December 2006, 21(12): 3.

收费提高多少

经济学家估计，美国的经济所经历的通货膨胀率平均每年 3%～4%。如果你想在这个水平的通货膨胀中获利，至少将收费全面提高 5%，才能持平或者提高诊所收益。再次提醒，注意公开经济指标中的年度通货膨胀率。据消费者价格指数报道，通货膨胀率是提高收费的基本决定因素。McGill Advisory 通讯是一个在决定应该提高收费百分比时可以利用的资源。每年，McGill Advisory 根据经济环境，对提高收费的百分比提出建议。订阅 McGill Advisory 可访问 www.mcgillhillgroup.com。

影响价格设置的经济指标

消费者价格指数(consumer price index，CPI)是被广泛接受的、用于衡量零售与服务产品物价膨胀的指数。CPI 由 8 个不同的组别构成，每个组别需加权计算：如住房 42.4%，食品和饮料 15%，运输 17.4%，医疗保健 6.2%，服装占 3.8%，娱乐占 5.6%，教育/交流 6.0% 以及其他商品和服务 3.5%[①]。这 8 组囊括超过 200 种商品和服务，其价格在一段时间内改变，并被用于衡量和计算 CPI。CPI 使用一个与美元数字相对的指数。这帮助你从历史的角度来看待通货膨胀在不同时间框架里扮演过的角色。例如，假设在 2016 年年底，CPI 指数可能是 200。6 个月以后再次进行衡量，指数变为 202 或者说在通货膨胀后的首个 6 个月内增长了 1%。按年计，它代表通货膨胀增加了 2%。

Albert Guay 教授在他的文章 *Dental Practice Prices，Production，and Profits*(《牙科实践价格、产品与利用》)中做了以下陈述："尽管如此，牙科在美国一般经济和卫生保健系统中发挥功能，并且它受到这些分区里运作条件的直接影响。从健康规划者到个体从业者，对于他们而言，理解牙科经济与一般经济和健康保健系统的关系，以及这两个行业的变化如何从各个层次反映出牙科保健系统的变化是非常重要的。"他的文章指出了美国 CPI 与牙科费用之间的强烈关系。趋势是互相平行的[②]。

生产价格指数(Producer Price Index，PPI)衡量的是在生产的不同阶段，由企业支付的价格变化。该指数由三个价格指数组成，每一个指数代表着生产周期的一个阶段。因此，粗制品、半成品和成品的指数组成 PPI。1902 年，PPI 被确定为衡量经济通货膨胀最古老的方式[③]。从执业牙医的角度来看，关注这个指数是明智的。这

---

① Baumohl B. The Secrets of Economic Indicators. 2nd ed. Philadelphia PA：Wharton School Publishing：271 - 274.

② J Am Dental Assoc，2005，136(3)：357-361.

③ Baumohl B. The Secrets of Economic Indicators. 2nd ed. Philadelphia，PA：Wharton School Publishing. 283.

个指数的上升意味着我们使用的牙科产品可能会增加成本，从而提示牙科从业人员有必要提高收费。

就业率：它代表着一个最具影响力的美国经济指标。经济的就业信息详细描述了劳务市场的条件和家庭收入。当预测未来经济活力时，就业报告率的信息是很重要的。就业率在每月的第一个周五宣布，对刚刚结束的月份进行报告[①]。

从执业牙医的角度来看，了解当地和全国目前的就业形势是正确的。失业率的上升会提示牙科服务提供者，消费支出将趋于下降。因此，你可以预期到诊所产值和应收账款的下降。有了这些信息，你就可以搁置任何针对办公室的选择性完善，更加仔细地关注库存支出。大多数经济学家认为理想的失业率应维持在 4.5% ~ 5%。

从牙科收费的角度来看，失业率的提高可以致使你再次考虑提高费用。另一方面，如果 CPI 以 4% ~ 5% 的速度上升，你将别无选择，只能增加费用以跟上通货膨胀；理由是你将产出更少，只能以更高的费用来维持盈利业务。正如你所看到的，必须密切关注通货膨胀以及提高收费后就业率的变化。不幸的是，大多数牙医在面对上升的失业率时，因为担心失去患者以及产值，会选择将费用保持不变。

这种行动的结果意味着更少的整体收入、更高的开销以及对诊所及牙医而言更少的盈利。如果这种模式持续 3 ~ 4 年，未能提高收费的牙科医生将在经济条件改善时大幅提价，这意味着费用增加要高于那些已经跟上通货膨胀的从业者。从维持患者或经营收益的角度来看这是不明智的。

建议你订阅经济性期刊，如 *Business Week*(《商务周刊》)、*The Economist*(《经济学》)、*Wall Street Journal*(《华尔街》)来熟悉经济及其经济学指标。阅读经济学文章将为你提供有关当地、国内和国际最新经济状况的视角。理解经济上将会发生的事能够帮助牙医们从费用设置和日常诊所管理的角度做出明智的业务决策。

诊所购置和费用安排

如果你购置一家诊所但对费用表不满意时会发生什么呢？首先，在理想情况下，前主人会在你购置这家诊所之前对费用进行调整。否则，需要确认一下这家诊所距离上次提高费用已经过了多久。如果已经过了 1 ~ 2 年，你应该考虑提高费用。通常，牙医们不喜欢变化，并且会因为害怕在过渡期失去患者而不愿意改变诊所的费用表。如果费用表不是你所喜欢的，那么改变是必要的，你应该着手推进改变。长远来看，什么都不做是一个严重的错误。

大多数诊所经纪人认为，多数诊所在过渡期的费用表通常过低。关于过渡期诊所费用表的变更问题有两种观点。第一种是提议渐进式提高费用。也就是说，增加

①　Baumohl B. The Secrets of Economic Indicators. 2nd ed. Philadelphia, PA：Wharton School Publishing. 25.

一些但不是所有的费用，并且在接下来的 12 ~ 18 个月里，分两三个阶段完成同样的事情。将保险企业支付的项目、检查、X 线和洁牙的费用比例提升至中高位甚至高位百分比。诊所新主人在现诊所中进行任何方面的彻底改变都有可能导致一系列问题。一旦将费用设置在一个适当的水平，应该按年提高费用。第二种观点是提高所有费用的 3% ~ 5% 或更多，这取决于诊所费用表按人口统计降低的程度和诊所的市场定位。需要强调的是，该观点所描述的条件也可能与诊所购置初期被忽略的费用问题相关。这样的问题之一可能是因为缺乏书面的、经过完善沟通的财务政策。另一个原因是诊所中有大量的 PPO（医疗优先供应商组织）患者。

如果诊所的费用表已经在年度基础上被提高，但仍低于该地区的现行价格时下意识的反应是提高和平衡费用以便与社区收费相平行。这是正确的行为，得到的收益远多于仅仅增加费用表。在成为诊所的新主人之前，你应该花时间就费用表的理念咨询销售医生。卖方可能在将费用提高到社区现行水平以上的过程中从未感觉到轻松。对于那些诊所潜在的购置者而言，这应该是警告。处于历史最低收费的诊所可能在上调收费时与患者之间发生相当大的冲突。此外，费用表低的诊所杂费率更高、员工离职率更高，盈利能力则处于较低水平。

实际费用折扣

给个别患者或者在特殊情况下的费用折扣是一种个人商业决策，这个决策没有正确或错误的答案。当允许折扣时，总是很容易记得那些为折扣部分买单的人。考虑到这一点，是否进行费用折扣是诊所拥有者决定。

当今市场，人们总是寻找可以获得最优惠价格的方式。牙科诊所的患者也不例外。患者们通常接近牙医或者诊所金融/账簿经理，要求费用打折。患者可能列举很多原因以期获得折扣，这对牙医们而言应该不足为奇。在这种情况下，当涉及费用折扣时，诊所必须有定义明确、经过完善沟通的金融理念。对于每一个给予折扣的案例，按照理念行事极其重要，不能有例外。建议折扣服务的支付应该在服务期间进行。付款应该通过现金或支票。信用卡存在与其有关的手续费，所以不建议在打折服务中接受这一付款方式。给予的折扣金额由诊所医生/所有者决定。作者会在后续章节讨论如果未在治疗当天付清全部账款时的折扣费用。

费用折扣和牙科福利

这种复杂的场景变得越来越普遍：

有机会去成为特定牙科福利计划的首选供应商。这个协议规定你必须使用他们的费用表或者你的费用折扣是 20% ，并且无论费用表降低多少，你都将补偿相应部分。协议还规定你不能平衡保险企业不支付部分的患者账单。参与折扣费用项目对于你的费用表、你的诊所、现在和未来的患者以及卫生保健服务而言有什么影响？

　　要回答这个问题，你需要深入研究牙科费用折扣所带来的结果。保险企业已经开发出折扣项目。参与 PPO 福利项目的雇主支付的保险费比较低，所以这比赔偿计划吸引更多的企业。通过为企业提供这类项目，保险企业能够维持或扩展它的市场份额，并且以更低的议价为雇主提供一个精算可行的产品。选择购置这类福利项目的企业很满意，因为 PPO 保险费更便宜，从而能够降低成本，增加利润。

　　这个项目的接受度如何？他们会发生什么？大多数情况下，他们可能经历更高的实际现金支出。自从雇主为福利项目的支付变得较低，员工必须通过提高挂号费或未被福利计划覆盖在内的服务项目来分担与福利待遇有关的一部分成本。患者可能经常由于经济原因被迫寻找新的牙医，这个牙医就是首选供应商（或者在计划内）。首选供应商的定义是那些接受保险企业对折扣费用进行报销的牙医。

　　牙医们的首选供应商名单是面向那些有特定 PPO 福利计划的个体。从本质上讲，首选供应商同意用费用折扣来换取其诊所被保险企业作为首选供应商进行市场推广。成为首选供应商的牙医们经常将他们费用的折扣当作营销费用，希望借此为诊所吸引更多患者。如果患者拒绝更换牙医，他们将从福利项目中获得更少的经济效益：不参与首选供应商的最终结果是患者支出更高的自付费用。正如你所见，有强烈的动机迫使部分患者寻求那些是首选供应商的牙医。

　　首选供应商牙医也受到接受费用折扣的影响。治疗成本不会因成为首选供应商而降低。护理成本对于所有的患者而言是相同的，与他们持有何种福利计划类型无关，甚至可能并没有福利计划。护理成本是非常实际的，它们不会消失。你可以否认并且试着消除这些成本，但是它们不会消失。总会有人来买单！那个人是谁呢？可以是供应商，或者是那些现在和未来没有受到折扣表福利的诊所患者。如果供应商未能成功将这些成本以更高费用的形式转嫁到未参与折扣福利的患者身上，他们会因成为一名首选供应商而招致损失。因为成本仍然存在，诊所的总花销提高并且利润率会降低。如果供应商选择将这些费用转嫁到诊所目前和未来那些未参与折扣的患者身上，他们其实还需要考虑在通货膨胀和利润之外增加的费用。由供应商增加的费用其后会转嫁到（假设涉及牙科福利）那些拥有牙科福利患者的保险企业身上。当保险企业注意到收费提高和更多的支出成本，就会会提高针对产品适用企业的保费。然后那些给员工提供福利的企业会面临一个选择：为一个福利项目支付更高的保费或者消除所有的福利。正如你所见，一方从牙科折扣费用中获利的唯一方式需要以另外一方的付出为代价。Michael Porter 和 Elizabeth Olmsted 所著的 *Redefining Healthcare* 一书中称之为"零和竞争"。最终，费用折扣和伴随的成本转移导致每个人的花费更高。最终，少数人可以获得医疗护理，这就形成一种社会负担[1]。

费用增加的影响

如果你希望与通货膨胀的速度以及经营诊所不断增加的花费保持同步，那么每年增加收费是经济必需的。牙科行业花费的持续攀升是员工质量竞争、技术、OSHA 要求、营销、折扣费用牙科福利项目、税收和能源成本增加等的结果。

费用结构和每年费用增加为牙医提供了降低诊所开销和提高盈利的最快手段。诊所盈利的主要限制是通过参加折扣费用牙科福利计划所产生的费用折扣。从商业角度，费用折扣导致更少的利润，并且最终在一家既定诊所中给所有患者带来更高的医疗费用。正是因为如此，应该劝阻参与折扣费用项目，或者至少将其监控或限制到合理的水平以内（见第 3 章）。

什么是 UCR

UCR 与费用有关，代表"通常、习惯、合理"。UCR 是保险行业设计的缩写，并且在福利解释（EOB）表的底部出现，由保险企业为牙科服务供应商提供。这个方程式"合理"部分是在保险企业之间的减少量。UCR 是根据以下方法学创造的。保险企业按照执业者们申请的牙科索赔记录费用数据。保险企业把这些数据（费用）出售给一家企业，比如美国健康保险协会（HIAA）。因为 HIAA 不是一家保险企业，它可以比较和分析费用标准而不必担心"贸易限制"诉讼。然后 HIAA 将这些数据"出售"给保险企业。之后保险企业有一整个范围的收费标准，从而组成他们自己的 UCRs[2]。

没有通用的"常规、习惯且合理的费用"。然而，基于牙医提交给保险企业的收费标准所生成的百分位数，会出现一系列的收费标准。牙医们应该时常依照常规费用表提交收费标准，即使他们是牙科福利计划的首选供应商。

什么是百分位数

简而言之，百分位数的意思是"你打败了 100 中的多少？"例如，第 80 百分位是在所有费用中高于 80% 并低于 20% 的那个数字或费用[3]。理解了百分位数将允许你

①　Porter, M. and Olmstead, E. Redefining Heath Care, Boston, MA: Harvard Business School Press: 34-35.

②　Make UCR work in your favor. Dental Economics, Webb. [1999 -07]. http://www.dentaleconomics.com/articles/print.html? id =111096&bPool = DE. pennnet. co.

③　Make UCR work in your favour. Dental Economics, Webb, Del, July 1999. [1991 - 07]. http://www.dentaleconomics.com/articles/print.html? id =111096&bPool = DE. pennnet. co.

在同一地理位置或者邮政编码区域里更好地设置费用。

福利提供者说我的费用太高了：是这样吗？

有时，你可能会收到一家保险企业的通告，声明你的费用在地理区域里高于UCR。问题随之出现：你的费用真的在地理区域内与 UCR 不协调吗？答案是否定的。事实上，UCR 因企业而异，因政策而异。保险企业所生成的这些通知基于雇主在特定政策下支付的保险金。保险费越低，费用津贴表越低，从而使保险企业确信销售政策是精算可行的。牙医和员工的责任是向患者进行有关保险赔偿和保险范围的宣教，因为他与雇主为员工购买的保险相关政策覆盖范围和费用赔偿水平有关。根据支付的保险费，费用表不一定代表 UCR 的费用分配。当上述情节出现时，可以这样解释：这个行动不是试图建立一项收费或者讨论供应商收费的合理性，而是展示出你计划之中的债务增加。要获取更多信息请参照计划手册[①]。

相对价值单位定价

究竟什么是相对价值定价？在目前情况下，大多数牙医对相对价值单位定价相当陌生。这类定价模式在医学上已经实施了十余年。与现在的法律平价医保法案（奥巴马医改计划）一样，我们的职业需要熟悉相对价值单位（REV）定价的全部内容。

历史上，医疗服务的提供者基于常规、惯例、合理形式的原则设置费用表。这类费用表的缺点是在同一片地理区域针对同样服务收费有差异。随着 20 世纪七八十年代医疗费用的急剧上升，对医疗与牙医服务的严格成本控制需求促进了其他补偿方法的调查研究。相对价值定价模式试图降低同一片地理区域内相同服务的收费差异。这种定价模式是对规范患者收费标准的一种尝试。

RVE 模式

相对价值量表（RVS）依据"价值"来划定服务，这里的价值用基本价值来定义。所有的服务都配有一个单位价值，越复杂、越耗时的服务拥有越高的单位价值，反之亦然。价值乘以美元转换因子后得到费用表[②]。

1996 年，哈佛大学团队首次发现影响每个程序价值的三个单独部分，并且使用这一结果开发出基于资源的相对价值量表（RBRVS）。对初始 REV 模式稍加修改。

---

① Make UCR work in your favour. Dental Economics, Webb, Del, July 1999. [1999 – 07]. http://www.dentaleconomics.com/articles/print.html? id = 111096&bPool = DE.pennnet.co.

② Ingenix. Coding Guide for Dental Services. 5th ed, 2008：16.

这三个单独部分是：供应商部分、间接费用部分、债务部分。

相对价值单位被分配给每一部分，这些总和构成每项服务的总价值[1]。

RVE 定价可能是未来大多数牙医的选择。你应该明白这是在一个既定地理区域内对牙科治疗程序费用标准化的尝试。

定　义

以下是一份定义列表，可以帮助理解费用以及各种形式的费用表和津贴。第 13 章包含关于牙科福利/保险更广泛的术语表。

规定的费用：指牙科福利计划的管理人员根据特定牙科服务实际报送的费用所确定的费用水平，以便使该程序指定计划下的保险赔付最大化。

费用表：指特定诊所的牙科医生所提供和达成的服务费用清单。

最大津贴：指按照规定的项目清单所示，牙科治疗程序中对应牙科服务成本的最大金额。

最大费用表：一种参与牙医同意将规定金额作为一项或多项保障服务总费用的补偿安排。

合理费用：牙医为特定的牙科治疗程序所收取的费用因所治疗疾病的性质和严重程度而有所不同。该费用可能不同于牙医的常规费用或保险企业的惯例费用。

津贴表：一份配有指定金额的保障服务清单，代表福利计划在支付此类服务方面的总义务。津贴表不一定代表牙医提供该服务的全部费用。

常规费用：诊所中牙医对给定服务最常收取的费用。

为什么财务安排是必要的

要拥有并经营一家牙科诊所，你必须成为一名娴熟的临床医生和商人。所有企业的目标不是保本而是赚取合理的利润。很简单：没有利润，就没有诊所。重要的是不仅要有一个平衡费用表，也要有一套企业收账系统。为提供的服务而收取的费用是诊所的命脉，并且是诊所保持盈利的必要条件。开销通常在诊所中占 60% ~ 65% 以上，而且账单必须及时支付。此外，你应获得专业服务的补偿。不幸的是，牙医历来对患者的财务需求过于敏感。由于将患者的财务需求放在第一位，太多的牙医已经发现金融问题成为常态，诊所失败成为现实。为了避免这种不幸情况，重要的是要有一个书面的、经过完善沟通的金融和收款计划。在开始牙科实践之前，需要制定好付款政策。

---

[1]　Ingenix 2008 Coding Guide for Dental Services. 5th ed：16.

牙医不是银行家。然而，大多数患者觉得似乎所有的牙医从牙科学校毕业并获得学位开始，都可以无后顾之忧地构建未来财富安全计划。因此，除非之前已经制定好财务安排，否则患者关于充足金融安排的概念是每月 10 美元就足够医生余下的自然生活（并且他们相信如此慷慨是在帮医生做好事）。患者并没有意识到目前毕业的新牙医负有 225 000 美元左右的教育债务，在大学 8 年里没有一份体面的工作，然后又借了 300 000 ~ 750 000 美元的债务以购买和装备牙科诊所。

提高费用，制订最高水准的"营销计划"，但如果患者不付钱，那么即使销售所有可能的牙科服务都于事无补。一个精心设计的"财务政策"表明你对与患者之间各种财务问题的立场，这对于维持可接受的应收账款水平（定义为月均生产收款的1 ~ 1.5 倍）至关重要，同时还要存储充足的资金以支付运营费用，并保持有足够剩余资金来支付个人生活用品及租金等。诊所收账平均应占可收取费用的 98.5%（现金折扣、老年人医疗救助等是不可收取费用，必须在计算收费百分比之前扣除）。为了维持这些水平，必须对所有患者进行财务安排。

从患者的角度看，制订可接受并获得所需医疗服务的财务安排是你的责任。大多数患者想知道对自己的要求是什么。此外，有未清余额和拒绝财务安排的患者不再是诊所的朋友，因为其接受的医疗服务越重要，越容易起诉医生，且不会引荐其他患者来这家诊所。人们倾向于厌恶欠自己钱的人，特别是如果他们的财务状况似乎比自己更好时。诊所必须为涉及其中的每个人的利益作出财务安排。

最好的财务安排：服务时支付现金

毫无疑问，一家"只收现金"的诊所很少有"收款"问题，且应收账款少。然而在过去 20 年间，通过与数百家诊所合作以及对其信息的审查，发现了一组有趣的数据和趋势。与提供"最低限度"财务安排和（或）协助确保牙科护理所必要的第三方融资（除去牙医所提供的财务）的诊所相比，"只收现金"的诊所平均接受率约占提供/放弃服务总数的 50%。这意味着两件事：①平均每位患者的年度开支只有 50%，也就是说，当平均每名患者每年为牙科服务花费 600 美元时，"只收现金"的诊所平均每位患者每年仅需支付 300 美元。②"只收现金"的诊所成长速度很慢，是由于现有患者不好意思将朋友推荐给一名只关注"现金"的牙医，从而使得新患者推荐量减少。

提前财务安排注意事项

财务安排从患者第一次访问，要求其签署一份付款政策的确认（PPA）表时开始。该表格作为首次约诊的一部分，与其他初步表格结合使用，或在当天医疗服务结束后付款时使用。这份表格会为未来的财务安排和诊所政策打好基础。

从信息性和金融性的角度来看，除非有其他财务安排，否则此表格阐明了对患者的要求。如果被告知表格内容，大多数患者将会很乐意主动地遵守这些要求。

PPA 的目的是简单地告知患者与诊所提供服务有关的付款事项。

　　关于此表，有一点需要特别注意。当患者仅签署 PPA 表格，而不是确认已收到并理解表格时，他们并没有接受任何事情。重要的是他们已经收到并理解了这份表格。患者没有接受任何事情，所以员工不应该催促那些偶然出现的拒绝签署表格的患者。当这种情况发生时，提交表格的员工添加一个注释："患者拒绝签署"，标注日期并签名，然后将其扫描至患者记录/图表中。本章结尾的附录 A 展示了一份 PPA，可修改版本可以在本书同步网站上获得。

财务政策工作表

　　在制订"财务安排"之前，员工必须知道医生的期望和需求。这就是医生需要完成财务政策工作表的原因，从而给予员工有关牙医在诊所财务方面的预期指标。财务调度协调员应该牢记内部财务政策。附录 B 展示了一份财务政策工作表的样本，可编辑的版本可以在本书同步网站上获得。

　　应该私下完成财务协议，也就是说，在私人环境里由财务协调员或另一个有资格的人完成。如果没有私人区域，讨论可以在医疗室进行，但不应该在其他患者能听到或看到的地方。财务安排不应由医生完成，应授权委托他人完成，以便医生能够进行更多的生产活动。虽然医生应该报出所需费用，但有关财务方案的说明应由受过训练的工作人员进行。这也避免了患者直接与医生协商财务安排条款的机会。工作人员如果无法按照"财务政策"的规定进行安排，就会告知患者，他们会与医生讨论可接受的替代方案。这种情况下，50% 的患者随后会同意这种不牵涉牙医且更易接受的方案。

保险患者的财政安排

　　当为保险患者进行财务安排时，只用安排免赔额和共同保险部分。因此，在跟患者讨论这些安排时，仅需涉及上述部分费用，而非全部费用（通常是更大的数目）。较小的数额有益于为患者营造良好的心理感受，使其更容易接受治疗，财务安排也更容易实施。多年前从汽车行业学到的销售经验：销售时，重点不在于车辆总花费，而是"月付款要低"。

金融咨询成功准则

　　制定财务安排的第一步是确定患者已经接受并准备继续进行所拟定的治疗计划。患者一般会在得知费用后才开始要求治疗。然而，一旦宣布费用，他们可能就不想治疗了，除非他们认为所提供的服务比所需花费的金钱有更高的价值。你有必要在整个谈话中继续让患者坚定想法，让其知道将会如何享受并受益于所提供的治疗服务。这将使得进行必要财务安排的任务更加容易。

一旦治疗方案被提出，医生应该"不经意"提及费用。例如："史密斯太太，你的治疗费是×××美元，我现在将询问苏西可以为你提供什么类型的保险保障，并为你的治疗进行必要的财务安排。在将你转给苏西之前，关于拟定的治疗还有什么问题吗？"非常重要的一点是，你不能恰好以费用结束对话，相反地，要将费用纳入连续的句子，表明这并不重要。一方面，你正在告诉患者你并不担心让他们了解到推荐治疗所需的费用，但同时也需要另一名员工为患者制定支付治疗费用的方案。

下一步是把患者带给财务协调者，他将与患者审查诊所的财务政策："史密斯太太，如你所知（假如她已经签署 PPA），我们希望在提供治疗服务当天进行支付，除非在此之前已经进行了其他财务安排。估计费用是×××美元。你能在预约当天付款吗？"

记住，即使不是"只收现金"的诊所，你的首要目标仍然是预先获得全部的钱。非常重要的一点是，财务协调员每次只能提供一个选项，从诊所首选方案开始，并且要等待患者对每个选项做出回应之后才提供下一个选项。这点很容易理解，如果同时展示出所有选项，患者将选择最利于自己而最不利于诊所的选项。

折扣规则

为了鼓励患者在治疗当天或之前付款，许多医生已经习惯采用通常被称为"预处理的礼貌簿记调整"的方法。在施行这样的政策之前，你应该向当地律师确认，这在该州是允许的。

历史上，如果患者也有牙科保险，保险企业就会声称你对现金支付的患者收取的费用较低，但却向保险企业收取全额费用，从而使受益最大化。保险企业称之为"保险欺诈"。然而，历史再次证明，因为提供给保险企业同样的安排，也就是说，对治疗前的支付提供折扣，这一争论基本就消失了。保险企业当然不会预先支付。

也就是说，美国地方和州级牙科检查委员会的规章制度仍然涵盖预付折扣，所以在提供"预处理折扣"之前，法律输入是强制的。如果该州允许，即使在治疗当天完成支付也可以作为"预治疗"条件，所以患者不需要在预约后付款，员工可以在安置患者之前办理"记账"，包括已同意支付款项。

如果律师批准使用预治疗折扣，并且诊所允许"预处理的礼貌簿记调整"，那么可以在起初的"治疗时付款"开场陈述中添加以下内容："如果你能在治疗之前付款，我可以为你提供一份 YY 美元的预治疗记账调整，将使你欠款为 ZZZ 美元。"大多数老年市民有现钱并且会采纳这种方式从而得到优惠。他们是最容易制订财务安排的群体。

另一条适用的保险相关规定是尽管对未参保患者你可以收取比参保患者更高的费用，但对参保患者不能收取比只支付现金的患者更高的医疗费用。除了"预处理折扣"之外，如果你给予参保患者任何类型的折扣（朋友和亲属，职业需求等），无论什么样的折扣费用，你必须在保险索赔里记录同样的费用。

　　此外，观察患者的肢体语言和对于所推荐的支付选项的初始反映，要等到患者表明不接受这个选项时才能转到下一个选项。

其他财务安排

　　如果患者不能提前或者在治疗当天支付所有的费用，那么下一个方案是在治疗当天支付一半费用，在随后的 30 天内支付剩余的部分。第三个方案是治疗时支付三分之一，30 天内再支付三分之一并于 60 天内支付最后三分之一。最后一个方案是治疗当天支付四分之一，接下来的三个月每月支付四分之一。如果患者仅仅需要一个短期延迟付款的话，你也可以提供一份远期支票。

　　如果这些替代方案都不被接受，那你现在需要额外的财务数据。财务协调员可以说："史密斯太太，听起来你的财务状况目前确实有点紧张。你认为可以负担多少呢？"如果她的回答令人难以接受，你需要试图找到一条她可能没有想到的资金来源。

　　财务协调员："听起来如果我们能制定出财务安排的话，你确实想接受医生推荐的治疗。我想跟你分享一些与你有类似问题的患者的做法。所有患者都不得不放弃一些东西，以便接受他们需要的和想要的牙科治疗。对于富裕患者而言，他们通常在时间和便捷度上做出更多的让步，而不富裕患者则往往在其他方面有所妥协。那些没有很多钱的患者可能会接受便宜的治疗，但却不得不在今后重新治疗。或者更糟糕的情况是，他们选择不做任何处理，一旦被忽视，可能进一步损害患者健康，并且在将来面临更加昂贵的治疗费用。"

　　可以告诉患者："一些患者有其他可用资产，像储蓄账户、股票、债券或者其他类似资产。这些对你而言可以吗？很多患者仅仅依靠信用卡维持平衡。"等待患者答复。如果患者表示自己正处于信用卡限制期，建议他们提高信用额度。如果其立即付款并且没有任何问题，通常只需在发行信用卡的银行进行简单的电话申请即可完成。一些患者不得不从银行或者信贷企业贷款，或者更好的情况是，如果患者是一个信用合作社成员，这是最便宜的贷款来源。一些患者仅仅要求银行增加现有贷款。可以提醒患者："这对你而言可以吗？有亲戚可以帮到你吗？"尤其对于年轻人而言，这往往是可用的援助来源。

　　另外两个可能的资金来源包括：当前可用的"牙科"专用信用卡项目（比如医疗保健信用卡），一些诊所与当地银行就某些患者的特殊融资达成的协议。银行协议可以采取许多形式。在一个项目中，患者并不知情诊所同意共同签署贷款。重要的是银行明白患者不应该知道票据已经被担保或签署。对于诊所而言，好处是金钱被提前支付，患者更倾向于付钱给银行而不是医生。对于患者而言，好处是可以分期付款，他们通常获得比信用卡更低的利息率，并且建立了一项持续的信用记录。

某些诊所采用的另一种银行项目需要诊所接受来自放贷方支付费用的折扣。这使患者实际上可以获得免息贷款。诊所获得资金总面值的 85%～92%，患者支付这个总面值给银行。如果费用是 1000 美元，诊所获得 850～920 美元，患者支付银行 1000 美元。虽然有些时候这些票据无追索权，但大多数情况是有追索权的（如果患者未能支付银行，牙医必须偿还欠款）。如果医生认为这个患者不靠谱，那么票据追索是一个好的选择。

银行通畅会喜欢这种安排，因为如果患者按照预定的 1 年偿还票据，那么他们将获得约 18% 的净利率。如果提前偿还票据，净利率要高得多（银行投资的回报即为利润，也就是银行贷款实际收到的利息"利率"）。周期一般是 1 年，但可以更长。

整个贷款申请由诊所处理并将信息提交给银行。通常一天之内即可获得批准。处理贷款的银行，通常需要 300～500 美元的最低交易额。医生必须与银行协商折扣率。

大多数"银行牙科贷款"将被追索，意味着你在担保这项贷款。再说一遍，牙医承担现金预付风险的理由是，大多数患者更乐意偿还银行贷款，而不是偿还牙科费用。因此，如果唯一选择是牙医来筹措所需治疗的花费，那么从银行获得预付金额会使风险最小化，因为如果牙医自己承担费用，他们有可能不会得到偿还。

如果所有寻找资金来源的尝试都不成功，那么唯一的选择是将治疗分解成可管理的财务增量（阶段治疗）。这样就可以让患者在接受治疗时得到可支付范畴内的理想护理。许多患者可能真的想要治疗，但是可能面临短期资金流动问题。这种情况常见于年轻的家庭和有孩子上大学的家庭。

很重要的一点是进行财务安排的人要善解人意并且不能在安排过程中对患者失去耐心。记住，大多数牙科行为在本质上是自由决定的。你可以对患者花费金钱购买新车或高尔夫球具而拒绝牙科治疗表示不满。然而，你也必须辨识出那些可能无法承受突发事件并且挣扎在温饱线水平的患者。在当下保持敏锐的态度，你才有可能在未来继续这份工作并且将诊所现有的患者变成不断的推荐来源。

附加注意事项

对于那些需要技工室程序的病例，至少保证技工室费用必须在制备当天或者之前收取。如果患者在制备日期没有按时付费，那么应该中断技工室的工作直至费用已被缴纳。

如果是全口或活动义齿，除非医生明确说明，否则必须在最后戴入以及交付器具/义齿之前将费用全部付清。付清费用，义齿会更合适，这是常识。

如果患者固定义齿的财务安排是在戴入之前全部付清，语言技巧如下。患者一到达诊所，就应尽快接待他们："史密斯太太，在他们给你准备好义齿之前我们还有几分钟时间。所以现在可以考虑下必要的文书工作，以便你在治疗结束后可以立刻离开。让我们看看，我的记录显示你今天要支付×××美元。你打算用现金、支票、还是信用卡？"

如果患者没有按照约定付款或者根本未付，医生应该随机应变。医生可以做最后的就位和试戴工作，但是出乎意料的是总会有一点缺陷需要再一次送返技工室进行修复。在第二次就诊时，应该用同样的方法。如果患者再一次未能支付所需款项，应该向患者致歉，但需告知其在未付款之前不能提供最终义齿，并且很乐意尽快安排复诊。此时，你可能需要重新制定财务安排。

最后再说明一点：对于之前有不良信用记录的患者，或者当患者正在表现不良支付行为时，唯一的财务安排可能是现金支付。

账户注册表

除了医疗/牙科治疗史、知情同意书和事先讨论过的支付政策（见附录 A），患者还应该填写一份账户注册表。无论患者有无牙科保险福利，账户注册表都应该包含以下内容：

账户注册表项目

1. 账户负责人。
2. 驾照号码。
3. 通信地址。
4. 电话号码。
5. 保险信息。
6. 首选付款方式（现金、支票或者信用卡）。

账户注册表中的信息随后将成为患者记录的一部分。任何付款政策中最困难的部分是所有患者的随访和连续性。如果没有严格落实和每月审计，政策将变得毫无价值。

免责声明

从美国联邦、州和地方牙科检查委员会的视角来看，任何关于"财务安排"的讨论都有法律成分。除了联邦法规规定，任何超过三方支付关系的牙医所制定的财务安排都需要遵循"贷款实情"方针，各州也有相关规定，因州而异。这条信息不是在提供"法律咨询"，然而任何"财务政策"在履行之前都应由牙医的法律顾问审核。

现金流量的重要性

根据美国健康保健专业人士进行的一项调查显示，32%的牙医认为在未来6个月，现金流量是最重要的优先管理点[①]。为了改善现金流量，需要强制执行付款政策。付款政策不仅仅是向患者说明将通过现金、支票或信用卡付款。它首先要持有一份书面和经过完善沟通好的治疗计划。

治疗计划的组成应该包含待处理项目、花费、优先权、治疗方案、牙科预计福利和所需的复诊次数。应询问患者相关治疗方案是否存在任何问题。应递交给患者一份治疗计划，且由诊所客户经理负责财务安排。全面的治疗计划使客户经理在与患者进行财务安排之前对治疗方法、治疗程序和相关费用更加熟悉。通过这种方式，可以避免实施患者没有预料到的或者不清楚费用的治疗。在私人诊所，对患者而言最好的惊喜是当谈及费用和治疗的综合成本时不出所料。

你能负担多少财务？

既然财务安排很重要，那你肯定会问谁在控制这个过程。患者想要可以负担且对自己个人预算有利的安排。另一方面，对于诊所而言，患者财务是一种责任。鉴于此，你应该有根据地制定财务安排。

对于诊所而言，使风险最小化的安排才是可接受的财务安排。最小化风险的第一步是了解诊所的总开销。如果要开展诊所财务项目，则开销百分比是关键。例如，如果诊所的总花销是60%，则诊所只能为患者预期账单的40%提供资金。不给治疗的可变成本提供资金可以保持现金流量完整并使风险最小化。治疗相关的票据以不超过业务利润率的融资来进行保障。融资理念要足够灵活以便为患者效劳，但也要足够严格才不会导致让诊所承担不必要的风险。

一旦制定财务政策，由客户经理继续跟进安排是极其重要的。这一步在很多诊所中经常被忽略。如果你希望收取应得的产值，那么绝对不要忽视这一步骤。作者建议在为患者提供信贷金额方面需要设定合理限度。对于那些逾期结算治疗款项的患者，医疗保健信用卡是一个更好的选择。医疗保健信用卡在管理医疗费用时为患者提供了灵活性和便利性。申请批准方便快捷。患者可以有很多种付款方式。如果在6个月或12个月内全额付款，则某些期权不会有任何利息。如果你想将医疗保健信用卡纳入财务政策，请通过 www.carecredit.com 联系医疗保健信用卡。医疗保健信用卡对于牙科行业而言并不新鲜。目前超过 165 000 个供应商为其患者提供这种

---

① Langwith, Elizabeth. Adopt a strict payment policy without losing patients. Dental Economics, 2005.

替代服务。

信用卡

用信用卡为服务付款是良好财务政策的一部分。使用信用卡可以在顾及严格付款政策的同时保持充足的患者。最近估计显示，1.44 亿美国人携带至少一张通用信用卡[①]。令人惊讶的是，现今仍有很多牙科诊所不接受信用卡支付。拒绝信用卡支付的主要原因是考虑到建立和维持一套信用卡系统所需的相关费用。当涉及福利付款时，由于诊所融资，可以很轻松地交易业务——向患者提供此服务似乎是明智的。

利用收费代理

尽管在诊所中努力制定并管理良好的财务政策，但仍然会出现不良账户。当这种情况发生时，对于利用收费代理收款存在两种意见。一种意见是如果账户被转交给第三方收款服务，就要担心被患者起诉。有趣的是人们没有钱支付牙科账单，但总是有足够的钱支付给律师，试图对因专业服务收费的一方提出法律诉讼。尽管如此，这种担忧还是会以诊所的无作为以及经济损失结尾。这种方式的缺点是诊所会在社区里获得在收费问题上"软弱"的声誉。如果对那些拖欠账目的人采用温和的手段，那么会有更多的人拖欠账目。

第二种意见是，当针对欠款账户的所有诊所内部尝试都失败时，则采用收费代理。了解美国各州和联邦对收费代理的管理标准是很重要的。你应该花时间与第三方代收费者进行谈论并讨论其政策，且要遵守州和联邦法律。如果想避免被起诉，雇佣有良好声誉并且遵守州与联邦法律的收费代理至关重要。无论是尝试内部收款或者通过第三方代理收款，《公平债务催收法案》(The Fair Debt Collection Practices Act, FDCPA)告之你如何与债务人沟通以及如何处理付款的问题。公平债务催收法案于 1978 年立法，禁止第三方收债人使用任何骚扰、辱骂行为以及利用虚假或误导性陈述收取患者债务。本法案的规定并不适用于自己收取债务的企业[②]。然而，它确实适用于那些以替别人收费作为自己常规业务的收费代理、律师及其他第三方代理。当选择自己收费时要注意：涉及收取拖欠账款时，美国州法律可能比联邦法律更严格。仅仅遵守公平债务催收法案的方针可能无法保护你免于诉讼。你应该在进行收款程序之前咨询律师以确保符合所在州的法律。

---

① Langworth, Elizabeth. Adopt a strict payment policy without losing patients. Dental Economics, 2005[2005 - 04]. http://www.dentaleconoimics.com/articles/print.html? id = 228171&bPool = DE.pennnet.com%.

② Abdullah, Larry R. The credit and collections game. Dental Economics, 1996[1996 - 10]. http://www.dentaleconomics.com/articles/print.html? id = 123112&bPool = DE.pennnet.com%.

当把账目移交给第三方收费者时，你有责任确保人员信息和账目是正确的。此外，收费代理不得采取《公平债务催收法案》中规定的任何违禁行为来收取拖欠账目。一旦患者投诉，并且违反《公平债务催收法案》的情况被记录在案时，违规的收费代理可能导致诊所遭受联邦诉讼。因此，使用第三方收费代理的牙科诊所面临着真正的反诉讼风险。

总　结

有目的性地建立一套市场定位良好的平衡收费计划是一种可以让牙医增加收入以抵消经营成本的主要工具。我们的经济受到许多因素的影响，致其经常处于一种不断变化的状态中，进而影响牙医的费用。经济指标帮助我们衡量这些变化并了解通货膨胀率。通货膨胀是导致需要定期增加收费的主要原因。必须仔细监督折扣费用，其对经营成本以及业务盈利水平有极大影响。一个经过完善沟通的治疗计划以及定义明确、且患者知情的财务政策将有助于确保诊所收取患者的欠款。

本书同步网站

本书同步网站 www. wiley. com/go/dunning/transition，包括附录 A 和 B 的可编辑版本，供下载使用。有关如何访问网站的详细信息，请参阅本书开头的"关于同步网站"的内容。

参考文献和其他资源

Abdullah L R, 1996. The credit and collections game. Dent Econ, October. ［1996］. http://www. dentaleconomics. com/articles/print. html?id = 123112&bPool = DE. pennnet. com%.

Baumohl B, 2005. The Secrets of Economic Indicators. 2nd ed. Philadelphia：Wharton School Publishing.

Beazouglu T, Heffley D, Brown L J, 2002. The importance of productivity in estimating need for dentists. J Am Dent Assoc(133)：1399 – 1404.

Federal Reserve Board, 2003. Introductory statement by Jean-Claude Trichet on July 2004. http://www. federalreserve. gov. http://www. ecb. int/press/presconf/2004/html/is040701. en. html.

Federal Reserve Board, 2004. Federal Reserve Board's Semiannual Monetary Policy Report to the Congress. http://www. federalreserve. gov.

Glasscoe, Diane, 2000. Our fees are too high! Dent Econ, March. www. dentaleconomics. com/articles/print. html？ id = 110190&bPool = DE. pennnet. co.

Guay, Albert, 2005. Dental practice prices, production and profits. J Am Dent Assoc, 136 (3)：357 – 361.

Ingenix, 2008. Coding Guide for Dental Services. 5th ed. Salt Lake City：Ingenix：16.

Langwith. Elizabeth, 2005. Adopt a strict payment policy without losing patients. Dent Econ, April. [2005 – 04]. http://www. dentaleconoimics. com/articles/print. html? id = 228171&bPool = DE. pennnet. com%.

Limoli Jr T, 2007. Fee survey. Dent Econ, September. Available at www. dentaleconomics. com/articles/print. html? id = 307297&bPool = DE. pennnet. com.

McGill Advisory, 2006. 21(12): 3.

McGill Advisory, 2007a. 22(5): 2.

McGill Advisory, 2007b. 22(5): 3 – 4.

Porter M, Olmstead E, 2006. Redefining Health Care. Boston: Harvard Business School Press.

12manage, The Executive Fast Track. Available at www. 12manage. com/description_target_pricing. html.

Webb Del. 1999. Make UCR work in your favor. Dent Econ, July. [1999 – 07]. http://www. dentaleconomics. com/articles/print. html? id = 111096&bPool = DE. pennnet. co.

Wikipedia: The Free Encyclopedia. en. wikipedia. org/wiki/inflation.

练习题

1. 你最近购置了一家牙科诊所,其费用表似乎看起来在本地理区域内有竞争性。诊所经纪人重申,费用表保持良好状态并具有竞争力。你注意到诊所的收款/生产比率低于90%,并且诊所的开销高于全国平均水平的73%。这家诊所到底是怎么回事? 可能的原因是什么? 你能做什么来解决这个问题? 你会调查诊所管理的什么领域?

2. 一名不满的患者告诉你费用太高了? 你会告诉他什么? 你能做什么来尽可能防止这类状况再次发生? 你应该顾虑这个患者的行为吗? 原因是什么?

3. 管理式医疗如何影响费用设置? 你认为参与成本转移是不道德的吗? 原因是什么? 你认为美国牙医协会应该有关于成本转移的道德声明吗?

4. 为什么增加费用为那些有高开销的诊所提供了更多的利益?

附录 A：付款政策的确认范本

医生姓名：

址址：

电话：987 – 654 – 3210

付款政策的确认

（范本）

尊敬的患者：

为了尽量控制收费，我们认为最好的方法是控制成本。因此我们制定了以下政策以帮助控制记账管理费用。

对于那些没有牙科保险的患者，除非事先做出财务安排，否则希望其在提供服务的当天支付全额款项。

如果患者或责任方有保险计划，诊所将向保险企业提出索赔（通常在诊疗的 24 小时内），并向政府机关提供福利证明（保险卡，就业证明）。

除非事先作出财务安排，否则保险未涵盖的任何服务部分都应在服务实施当日完成付款。

对于延迟保险付款的后续行为，或对于诊所服务所带来的任何有争议的保险索赔解决办法的协商，诊所都不负责。当从保险企业接收支付有延迟时，审查这一延期是患者或责任方的责任。当保险索赔延期超过服务日期的 45 天，责任方将被要求全额付款。

如果有必要更改预约时间，我们要求至少在预约期前 24 小时通知。预约更改必须在正常营业时间内通知。未能按时复诊或者提供适当通知可能导致按预约时间收费。

任何有关付款的问题都应转交财务协调员。

本人签名，我确认已收到一份诊所付款政策。

————————　　　　　　　　　　————————

患者或责任方　　　　　　　　　　　　　日期

附录 B：财务政策工作表（附推荐政策）

（来自 Eugene Heller 医生）*

每家诊所必须为财务协调员提供以下各类的政策，以便成功进行财务安排。请填写完成诊所政策的每个类别。

1. 报价/顾客

目标是让医生对患者进行快速的免费测试，然后报价。

2. 新患者一般就诊

首次就诊无须现款。

3. 紧急情况

新患者紧急就诊：要求患者携带 100 美元现金或是信用卡。

老患者紧急就诊：无须现金。

4. 事故应急救援

学校相关：按常规政策处理。拒绝等待保险结算。

汽车相关：同上。

工厂相关：同上。

劳工灾害补偿：同上。

5. 卫生保健

未参保患者每次就诊付费。

6. 保险

A. 你会接受分配吗？建议回答：是的。

B. 共同支付/免赔额少于 100 美元，治疗时支付。

C. 共同支付/免赔额超过 100 美元，制订财务安排。

7. 充填修复：

未参保 – 常规（汞合金、树脂、牙体等）

低于 100 美元：就诊当天支付现金。

高于 100 美元：制定财务安排。

参保 – 常规（汞合金、树脂、牙体等）

低于 100 美元：就诊当天支付现金。

高于 100 美元：制订财务安排。

8. 充填修复 – 事故相关（保险）

学校相关：按常规政策处理。拒绝等待保险结算

---

* 经允许 Eugene Heller, Henry Schein 引自用附录 A，B 均可在本书网站上下载

汽车相关：同上。

工厂相关：同上。

工伤赔偿：同上。

9. 修复

固定修复：通常在就诊时支付 33%～50% 以支付加工室费用，否则同上文第 7 条。

活动修复：制订财务安排/提供其他财务服务项目。

种植修复：制订财务安排/提供其他财务服务项目。

美容修复：制订财务安排/提供其他财务服务项目。

10. 公益（提供打折或者不收取有资金需求人的牙科治疗费）

A. 你会接受并治疗生活中处于这种状况下的患者吗，如果是，会用什么标准？

B. 你会（你可以）合法地限制你所接受或提供治疗的患者数量吗？

11. 公共医疗补助

同公益。

12. 每次就诊均付款

记住，在每个患者身上，仅收现金的诊所往往比提供最低财务安排的诊所少产出 50%，而提供最低财务安排的诊所增长率为 50%。

13. 月支付计划

不推荐超过 3 个月。

超过 3 个月的支付需要遵守贷款实情和规章。

14. 信用卡

如果允许在服务当天或之前支付 5% 的折扣优惠，考虑到信用卡企业会收取总额的 2%～4%，你会允许信用卡支付的这种折扣吗？

推荐回答：不。

15. 儿童

A. 父母负责。

B. 如果父母离异，则带孩子前来就诊的一方负责，除非事先已与另一方作出财务安排。

16. 外地学生

现金或信用卡。

17. 调整/打折

在治疗当天或之前费用打折 5%，作为一项准许记账调整。

18. 失约

仅仅对那些你不愿患者收费。

如果收费，典型的情况是给患者一次或二次失约的机会。

19. 信用核实

核查是否符合州法律。

如果合法，则太好了。

20. 其他_____

21. 其他_____

有关付款方式偏好的规则

1. 就诊当天或之前支付现金或信用卡。

2. 首次就诊支付一半，下次就诊支付另一半。

3. 就诊当天支付一半，30 天内结清。

4. 首次就诊支付三分之一，最后一次就诊支付三分之一，30 天内支付剩余三分之一。

第 13 章

牙科福利

Kristen Strasheim，RDH，BSDH

牙科福利概览

牙科福利或称为"牙科保险政策"，是牙科福利组织同意为一定范围内的牙科治疗项目支付部分或全部费用的合约。大约 19 200 万美国人拥有牙科福利，占美国总人口的 60%（来自 2015 年国家牙科计划协会和三角洲牙科计划协会发布的联合牙科福利报告）。

牙科福利有两种类型：公共资助和商业。在享有牙科福利的美国人中，19% 由公共资助类型覆盖，82% 由商业类型覆盖。进行处理和支付的行政部门或组织可以被称为"第三支付方"。

据在私人诊所中工作的牙医汇报，他们的患者中 65% 有商业牙科保险，7% 有公共基金补助，28% 没有任何牙科保险（来自美国牙科协会卫生政策研究所）。这表明在私人诊所就诊的患者中共有 72% 享有某些类型的牙科福利。这些数据表明你未来的牙科诊所很可能与牙科福利有着密不可分的联系。

此外，调查显示，牙科保险会推广牙科服务并增加患者的需求。在去年没有看过牙医的人中，有 33% 的表示最主要原因是未加入牙科计划（来自 2012 年 5 月对牙科健康和医疗改革的消费者调查）。

如同任何特定领域的研究，对术语的理解是非常重要的。当阅读这个章节时，如果需要了解不熟悉的与保险相关的术语，请查阅章节末的术语词汇表。

另外，本书中还有一些其他章节是与牙科福利或牙科保险相关的。第 3 章讨论了推荐的诊所绩效指标，包括牙科福利计划在总收入额中的占比，牙科福利计划中折扣在收入总额中的占比。牙科诊所加入牙科保险将很可能影响到诊所的估值（第 5 章）和合伙人机遇的可评估性（第 20 和 21 章）。第 12 章也提供了对患者的牙科费用、牙科保险和财务策略的讨论。

政府资助的牙科福利

政府资助的牙科福利指由联邦或州政府支付的牙科福利，包括医疗补助、州儿童健康计划和医疗保险补充。

公共医疗补助制度是一项为储蓄不足以支付医疗费用的低收入及特需（残疾）人群而设立的官方项目，是由联邦政府和州政府协力合作的。

联邦医疗保险和医疗补助服务中心（CMS）在各州监督此项目的运行，并制定该项目管理和资助的规则。每一个州都会建立并执行各自的医疗补助项目，并决定其类型、数额、持续时间和范围。这些项目在所覆盖的服务类型及目标患者群体方面存在非常大的差异。比如在有些州，成人可能没有牙科公共医疗补助。

州儿童健康保险计划（SCHIP）把覆盖人群扩展到了未投保的儿童和收入太高而不满足公共医疗补助制度要求的孕妇。这个项目的另一个名称是"儿童健康保险计划"。老年医疗保险是为 65 岁及以上的人群设立的联邦项目。老年医疗保险除了极少数与另一被覆盖项目相关的疾病（如外伤后下颌骨重建）外，几乎不包含牙科治疗。但牙科项目覆盖范围可能由医疗保险补充的辅助项目提供。

商业支持的牙科福利

少量出售的牙科计划是独立的（7%）或是与医疗计划整合到一起的（少于 1%）。牙科计划中的绝大多数是集体牙科计划（92%）。就是雇主选择牙科计划，与牙科福利组织或第三方支付者之间签订针对参保人群的牙科福利合同。雇主为员工做的牙科计划选择取决于这些因素：公司对员工的福利预算、公司支付的金额、员工的支付能力、主体员工所重视的牙科福利种类、员工是否需要多个计划、员工工作地点，以及员工家属。牙科计划有非常多的种类以满足雇主的购买需求，差不多可以设计出成百上千种计划。尽管是雇主选择和购买了计划，绝大部分情况下还是员工支付部分保费（70%）。

商业牙科计划模式

雇主们在为他们的员工选择牙科计划时会有许多种选项。首要问题之一就是全保或自筹资金的牙科计划。

全保计划是雇主从牙科福利组织处购买牙科计划。这是构建一个雇主承保计划的较传统途径。牙科福利组织承担着牙科理赔费用超过所交保费的风险。牙科福利组织基于群体的人口统计数据和所在地点来设定保费金额。雇主每月提交保费。保费在一年中是固定的，基于每月参加牙科计划的员工数量决定。只有在参加牙科计划的员工数目改变时，每月的保费金额才会发生变化。牙科福利组织根据雇主选择的牙科计划进行处理并且支付牙科理赔。全保计划必须遵守国家保险条例。被保险人、员工和被监护人需要支付计划中的免赔额或覆盖项目所需的共同支付部分。员工通常以一部分工资扣除款的形式来分担这些保费。

自筹资金的牙科计划也可以叫作自我保险计划，即雇主为员工提供必需的资金以支付牙科理赔并承担财务风险。雇主有责任支付员工的牙科理赔，而非仅向保险公司支付固定保费。雇主必须有与承担该责任相匹配的财务资源，当然这个是每月都会变的。雇主必须有足够的资金来支付牙科理赔的花费。如果没有的话，牙科理赔的支付就可能会被延迟或暂停。一些计划可能是部分自筹资金的。部分自筹资金的计划的承保单位可能会用限定亏损的保险（有上限报销额度）来防止意料之外的高额理赔。

相对小型企业的雇主来说，大型企业的雇主更有可能提供自筹资金的计划。这种计划可以通过被保险人保险卡上带有的"管理"或"行政服务（ASO）"字样加以识别。自筹资金的计划根据美国联邦法律《雇员退休收入保障法》（ERISA）进行管理。

自筹资金的计划可以由第三方管理员（TPA）或商业第三方付款人进行管理。他们处理理赔并提供其他管理服务，如用户服务、准备理赔报告和建立服务提供者关系网。第三方管理员可能会按理赔例数收取费用或根据提供的服务每月收取固定的管理费。

全保或自我保险计划有以下的计划要素：管理式医疗、损害赔偿和直接报销。

商业牙科福利计划的类型

商业牙科福利计划的类型有管理式医疗计划、损害赔偿或按服务收费、直接报销和折扣牙科计划。

• 管理式医疗是指通过限制治疗种类、级别和频率来指导牙科福利使用的成本控制系统。它也限制了享受框架内治疗服务的渠道，并控制了服务的报销水平。有三种管理式医疗计划：

– 牙科服务提供者组织（DPPO 或 PPO）：有一个关于常规费用折扣的合约。当每项牙科治疗结束后，会支付给牙医本次服务折扣后的价格。如果是在牙科服务提供者组织的框架中，牙医将会以商定的折扣收费；如果不在框架中，牙医将会按计划中设定的费率收费。当在框架内的牙医处就诊时，患者不必支付商定（或折扣）费用与日常费用的差额。在牙科服务提供者组织的框架中的牙医处完成牙科服务时，参保人通常支付较少的费用。他们可能也完成过在牙科服务提供者组织框架之外的牙科服务，那就通常需要为这些服务支付更多的费用了。参保人不需要转诊就可以去看专科医生。牙科福利组织支付的费用通常直接付给牙医。

－牙科独家提供者组织（DEPO）：参保人必须去看框架内的牙医才能享受福利。牙科福利组织支付的费用通常直接付给牙医。除了急诊，框架外牙医提供的治疗并不在计划范围内。就像牙科服务提供者组织一样，参保人可以不经转诊就直接看专科医生。只要专科牙医在框架内，其就诊就被牙科计划囊括。

－口腔健康维护机构（DHMO）：也被称为按人付费。在固定共同支付金额下提供全面的牙科福利。参保人必须在 DHMO 框架内的牙医处接受牙科服务。DHMO 框架内的牙医会收到与他签约的每位患者按月所付的费用。DHMO 框架内的牙医提供的每项服务都不会被申请理赔。在框架外接受的未经核准的非急诊服务将不在计划报销范围内。

● 牙科补偿计划或按次收费计划：这是一个没有"框架"的牙科计划，所以不会规定参保人该去看哪位牙医。它不像其他计划一样，有特定的服务提供者同意给出比常规价位更低的价格。而是通常有一个免赔额度。超出免赔额度后，它会为已完成的服务收费支付一定的比例。它给出的支付费用可以直接付给参保人，也可以直接付给牙医。

● 直接报销：这是一个自筹资金的项目，参保人可以根据花费的牙科治疗费用而按比例报销，它允许参保人在自己选择的牙医处就诊。牙医直接从参保人/患者处收取费用。

● 折扣牙科计划或牙科储蓄计划：一种并不只是"保险"的牙科计划。一些牙医同意提供特定折扣费用的服务或在常规费用基础上打折。参保人仅给牙医付所接受服务的折扣价格。

商业牙科福利计划框架构成

牙科福利计划中会有成本共享的成分，比如免赔额度、共同支付额或共同保险。免赔额度是参保人在计划（起效）之前支付的牙科服务费用。在绝大多数计划中，参保人每个计划周期或计划年必须支付免赔额度费用。平均年度免赔额度是 50~99 美元。覆盖到几位家庭成员的牙科计划可能会同时存在个人的和家庭的免赔额度。家庭免赔额度是在牙科计划进行支付之前整个家庭需要支付的总额度，也就是说，免赔额度与所有相关家庭成员的总花销相适应。例如，在同样的总免赔额度下，一个有 25 美元免赔额度的牙科计划可能会限制最多给 3 个人用，或 75 美元的家庭免赔额度而与家庭成员数无关。

共同支付额需要参保人为每次的就诊或进行的特定处理而支付一个固定的额度。共同保险是参保人共同担负牙科治疗的花费。对所覆盖治疗的花费要某一比例计算出。

如果一个人同时参与一个以上的牙科计划，牙科福利组织之间必须对福利进行协调，报销额度才不会超出被允许的费用范围。这被称为"福利协调"。这将需要决定哪个计划作为首要的牙科计划（由国家法律决定）并且由全国保险专委会（NAIC）裁决。首要牙科计划先行支付，第二计划再行支付。第二计划的付款包括牙科服务的应付差额；然而第二计划永远不会超过其作为第一计划时的支付金额。

牙科福利计划往往包括预防性治疗、充填修复、牙体牙髓治疗、口腔手术、正畸治疗、牙周治疗及义齿修复等。这些治疗类型可分为三大种类：诊断性/预防性治疗、基础治疗和专业治疗。

诊断性/预防性治疗通常由不包括免赔额度和共同支付额的牙科计划支付。通常包括检查、洁牙、X线片、氟化物治疗、窝沟封闭和间隙保持等一类的治疗。这些也会被称为第一类、甲组或A类治疗。

基础治疗通常包括充填、拔牙、根管治疗、刮治和根面平整。这些通常包括在患者的共同支付或共同保险中。这些也会被称作第二类、乙组或B类治疗。

专业治疗通常包括牙冠修复、义齿、种植和口腔手术。患者的共同支付或共同保险是这些治疗中最高的，通常占50%。这些也会被称为第三类、丙组或C类治疗。

牙科计划常包含一份详细的所覆盖治疗种类清单。所覆盖的治疗是指牙科计划中提供福利的治疗。所覆盖治疗被实施的频率可能会影响被覆盖的福利种类。计划可能有一些特定条件限制，比如年龄、覆盖时长和等待周期。它也可能会对所提供的某些治疗的范围和条件进行限制。计划也可能会排除"保前疾病"（加入牙科计划前即存在的牙科疾病）。常见的保前疾病就是牙列缺损。

一项牙科计划可能会提供可替代的福利条款或计划，称为"最低价替代疗法（LEAT）"。这项规定并非是要决定治疗的方法。相反，当一项可以满足需求且适当的可替代方案被提交时，这项条款可用于确定其允许金额。在这种情况下，参保人可以选择申请用可替代方案的福利金额来支付既有治疗。"最低价替代疗法"的一个例子是，当复合树脂修复完成，计划给出的却是银汞合金修复的替代补助。

大多数计划都有年度上限值（94%）。这是牙科计划可以为参保人的牙科服务所支付的最多费用了。在计划支付够这些金额后，参保人必须自己支付牙科服务的所有费用，但如果牙医是在PPO框架中的话，还是按照折扣价格支付。通常的年度上限值是1000～1499美元（48%）和1500到1999美元（43%）。每年平均仅有3%～5%的牙科福利参保人达到年度上限（NADP牙科福利报告：《2015年保费和福利使用趋势分析》）。

服务提供者组织的职责

管理式医疗计划主导着市场，因为它是雇主争相购买的牙科计划类型。所以市场占有率和相关患者对服务的需求肯定会使牙医倾向于选择加入一个 PPO 框架。根据 NADP 消费者调查，十分之九的消费者会选择在其牙科计划框架中的牙医。

当一名牙医加入 PPO 框架之后，将会有一个认证过程。完整的申请和合约需要以下项目的复印件：牙医执照、专业执照或学位证书、联邦药品管理局证书、职业过失保险责任证明。

一些牙科福利组织会将他们的服务提供者框架租赁给其他公司，意味着牙医也可以通过合同成为一位为第三支付方服务的 PPO 成员。成为 PPO 成员意味着牙科福利组织将会在他们的网站上、给雇主团体及他们的员工的指南上为你的诊所做宣传。这项安排使你的诊所向更加广泛的潜在患者群体宣传。

PPO 的合同可能要求第三支付方的款项付给服务提供者，并要求服务提供者将参保人的牙科理赔记录归档。

合同要求服务提供者按照牙科福利组织设立的费用标准进行理赔，这被称为 PPO 费用表。无论是牙医还是牙科福利组织希望终止合同，则必须以书面形式完成。

提出理赔

所有的牙科理赔都要用现行的 ADA 牙科理赔表的形式进行提交。理赔可以提交电子版或纸质版。大约有 61% 的理赔是通过电子版提交的，并且这个比例在未来将很可能会增加。通过电子版提交理赔，无论是对牙科诊所来说还是牙科福利组织来说，都更加高效且具有成本效益。一些牙科福利组织为通过电子版提交牙科理赔的服务提供者提供奖励。第 11 章讨论了通过电子版提交牙科理赔的技术基础建设。

绝大多数牙科福利组织会给出索赔履约担保。最常见的保证有理赔的金额准确度和理赔支付的处理时间。处理牙科理赔时长的中间值为 96%，为 6～10 天（来自 2014 年 NADP/LIMRA《美国团体牙科理赔处理现状》）。

这意味着半数的牙科理赔都在少于 6～10 天得到处理或支付，半数需要 10 天以上。处理速度快的部分原因是大约三分之二的理赔是自动审核，也就是不需要人工介入的电子化理赔处理。

"现行牙科术语"© 美国牙科协会（CDT）是应用在所有牙科业务及牙科理赔进程中设定的代码。CDT 代码被用来描述临床处理进程。CDT 每年进行更新；所以你需要保证所用的是最新版的代码。理赔应及时提交。许多计划都有一个及时提交的条款，过期提交的理赔将不予支付。

一些理赔可能会经由受聘的或与牙科福利组织有合作的牙科专家进行专业审查。这被称为"使用情况审查"或"使用情况管理"。这时需要制定标准以便监督已执行的牙科治疗的使用或评价其适用性、医疗必要性。当这项程序完成后，相关文档可能需要与牙科理赔一起提交。需要的相关文档可以是 X 线片、牙周检查图表或病历。

通常来说，提交相关文档会有时间限制。如果提交迟于这个时间，牙科理赔会因为缺乏做赔偿决定需要的支持信息而遭到行政拒绝。

治疗前评估(PTE，有时也称为"预估")是在治疗开始前将治疗计划提交给牙科福利组织的一项流程。这样做是为了测定潜在的赔偿额，但不作为赔偿金额的保证。"治疗前评估"通常只是在进行复杂和昂贵的治疗项目时才需要提交。

在理赔提交之后，一份"理赔额说明(EOB)"会通过电子版或邮件的形式发给就诊参保人，一份"款项说明(EOP)"会发送给服务提供者。这是一份对牙科计划的详细总结，解释了所提交的牙科治疗是否在福利范围内、相关免赔额度以及患者负担的共同支付和保险赔偿金之间的数额分配。"赔偿金说明报告"和"款项说明"中会包括所付款项。如果提交的牙科治疗不在福利报销范围，该决定的申诉信息将会包括在内。申诉是针对被否决或未支付的理赔向该牙科计划提出复查的正式申请。无论是参保人还是牙医都可以提出申诉。这里提醒一下，第12章强调了针对患者持有财务策略的重要性，包括对收取共同支付额时的建议。

牙科福利概览

表格13.1提供了一份高质量的美国牙科福利概览，列出了牙科计划的每一个类别，还包括注册详情、一份牙科福利计划的概览、有无服务提供者合约、典型的理赔提交及报销和提供牙科服务的平均减免费用额度。

牙科福利术语词汇

接受费用：根据牙医合同接受的全部费用。

容许金额：所覆盖服务的最高应付金额。这也可以称为最大容许金额。

容许费用：牙科计划支付给牙科服务的最大金额。对于框架内的服务提供者，容许费用是基于服务提供者的合同。对于框架之外的服务提供者，容许费用可能是与框架内服务提供者或通行价格相同的。

替代福利：一个牙科计划的基础上对特定的有效牙科服务最便宜的支付。所提供的计划不限制治疗方案的选择。有时也被称为最便宜的替代治疗(LEAT)。

年最大限额：牙科计划为参保者支付的牙科服务费用限额。在牙科计划支付完这些额度后，参保者必须自行支付剩余牙科服务的总额，但如果牙医是框架内的服务提供者，还是按照折扣过的费用计算。

申诉：申诉是牙科计划对否决的或未支付的理赔进行审查的一个正式要求，无论参保者或牙医均可提起申诉。

福利分配：福利的支付会交给牙医或参保人。

表 13.1　美国牙科福利概览总结

牙科计划的类型	计划市场占有率	计划概览	服务提供者合同	理赔提交和支付	费用/报销
公共医疗补助制度，州儿童健康保险计划，老年医疗保险等，这些项目主要为低收入人群和残障人士提供服务	虽然准确的数量未知，但全美范围内有 30%~40% 的牙医加入了公共医疗补助制度或州儿童健康保险计划的一些层级。此外，相较常规牙科治疗而言，更多牙医提供预防性的服务	公共医疗补助制度和州儿童健康保险计划是一项联邦政府和州政府的公立项目，每个州单独建立或监管该计划，老年医疗保险是一项为 65 岁及以上老人设立的联邦项目，牙科的覆盖范围可以在老年医疗保险补充计划中提供	有	服务提供者提交理赔，每个州能决定流程，一些州只接受电子版理赔，直接从牙科福利组织收到所提供服务的支付款项	州与州之间的费用差别很大，折扣会能不足道，也可能会微不足道，不一定有最低的花费，服务提供者同意对其常规的价格给出折扣，折扣的多少将取决于牙科疗程和患者是成人或小孩，报销范围在其常规价格的 10%~100%
牙科服务提供者组织（DPPO）	大约有 60.6% 的牙医成为了 DPPO 组织的服务提供者。平均每位牙医加入的组织数为 5.7 个，在所有的商业牙科计划中，82% 被售出	一种管理式医疗计划，当牙科服务由 PPO 框架内的牙医提供时，成员会支付更少。成员可以用框架外的牙医，但需要为这些服务支付更多	有	牙医提交理赔并从牙科福利组织和患者处收到所提供服务的付款	牙医同意为常规费用打折，平均报销常规费用的 72%
牙科独家提供者组织（DEPO）	在所有售出的商业牙科计划里占比不到 1%	成员必须在框架内牙医处就诊。除了急诊，来自框架外牙医的治疗不在计划范围内。这是一种管理式医疗计划	有	牙医提交理赔，并从牙科福利组织和患者处收到所提供服务的款项	牙医同意为常规常规费用打折，平均报销常规费用的 60%

表 13.1（续）

牙科计划的类型	计划市场占有率	计划概览	服务提供者合同	理赔提交和支付	费用/报销
口腔健康维护机构（DHMO）	加入 DHMO 服务提供者框架的牙医占比 12.8% 平均每位牙医加入的框架数为 1.9 在所有商业牙科计划中占比 8%	成员必须去 DHMO 框架中的牙医处就诊。在 DHMO 框架中的牙医将会按月收到每位注册人员的付款。这是一种管理式医疗计划	无	并不根据所提供每个服务而提交理赔，而是直接从牙科福利组织收取服务的款项	牙医将会按月收到每位注册并选择该牙医的人员的付款。所收到的款一般都低于他们的常规费用
牙科补偿计划或按次收费计划	在所有售出的商业牙科计划中占比 6%	这是一个没有框架的计划，所以并不限定访问特定的牙医	无	牙医提交理赔并且从牙科福利组织和患者处收到所提供服务的款项	牙医被按照常规费用支付
折扣牙科计划或牙科储蓄计划	加入这种计划的牙医占比 37.7% 一位牙医参加的框架数平均为 2.2 占所有售出的商业牙科计划的 4%	一种不考虑保险的计划。框架内的牙医同意指定的费用折扣或以其常规价格打折的费用下提供服务	有	牙医可以或不可以提交理赔，并从患者处收到所提供服务的款项	牙医同意指定的费用折扣，或为他们的费用打折
直接报销	在所有售出的商业牙科计划中占比小于 1%	参保者会根据提供的牙科治疗中花费金额的某一比例报销，并且可以自行选择牙医进行治疗	无	牙医提交理赔并且从牙科福利组织和患者处收到所提供服务的款项	牙医将会按照常规费用支付

Nisseh, Vujicic 和 Tarbough 的一项为期十年的全国性研究（2014 年）显示，不同于商业牙科计划，公共医疗补助制度的平均报销率为：儿童牙科服务达 49%，成人牙科服务达 41%

差额收费：当服务提供者为他们的收费与允许费用之间的差异而收费时。

基本服务：牙科服务的一类。通常包括补牙、拔牙、根管、龈下刮治，也称为Ⅱ级、Ⅱ类或 B 型服务。

受益人：牙科福利合同所覆盖的人。受益人可以获得福利。

福利：牙科计划为所覆盖的服务支付的金额。

福利概要：你的牙科计划概要。它可能包括共同保险百分比、免赔额、最大额度和未覆盖的服务，也被称为福利要闻。

福利年：12 个月的免赔额、最大额度和其他计划所允许的福利，也被称为一个计划年。

计费费用：服务提供者支付的金额。

理赔：在牙科福利计划内请求付款。这是一个标有所提供服务、服务日期、以及花费账目的说明。完整的申请单是福利报销的基础。

共同保险：参保人共享牙科服务花费。它以所覆盖治疗费用的百分比而计算。

福利协调：参保人拥有一个以上的牙科计划，所以支付不超过允许的费用。第一个牙科计划先行支付，第二计划在其后支付。

共同支付额或共同支付：参保人每次去看牙医或做特定的牙科服务时都支付固定的费用。

成本共享：参保人支付牙科费用的一部分。这可以是免赔额、共同支付或共同保险。

覆盖的流程或服务：牙科计划所覆盖的牙科治疗流程或牙科服务。

现行牙科术语（CDT）：CDT 代号设置来用于所有牙科交易和牙科理赔进程。CDT 的版权由美国牙科协会（ADA）持有。

免赔额：在牙科计划支付之前，参保人为所覆盖牙科服务支付的数额。

牙科独家提供者组织（DEPO）：一种管理式医疗的牙科计划。参保人必须去看框架内的牙医。除了急诊，框架外的牙科服务提供者提供的治疗将不被覆盖。

口腔健康维护机构（DHMO）：也被称为按人付费，是牙科计划的一种。它提供了可观的固定支付额度的牙科福利。参保人必须在 DHMO 框架内的牙医处接受牙科服务。DHMO 框架内的牙医会收到注册到本人的每位患者按月所付的费用。在框架外接受的未经核准的非急诊服务将不在计划报销范围内。

牙科补偿计划：牙科计划的一种，是一个不设框架的牙科计划，所以不会规定你拜访哪位牙医。因为没有成文的合同可以依据，所以服务提供者给出的折扣可以比既定费用更低。该计划也被称为按次收费计划。

牙科服务提供者组织（DPPO）：一种管理式医疗的牙科计划。与牙医有既定的折扣合同，为既定价目打折。如果是在牙科服务提供者组织的框架中，牙医将会以商定的折扣收费；如果不在框架中，牙医将会按计划中设定的费率收费。当在框架内的牙医处就诊时，患者不必为折后费用与既定价目之间的差异支付。在牙科服务提供者组织的框架内牙医处完成牙科服务时，承保通常支付较少的费用。他们可能也在牙科服务提供者组织框架之外完成过牙科服务，那就通常需要为这些服务支付更多的费用了。

牙科计划或牙科保险政策：牙科计划同意为承保范围内部分或全部牙科治疗花销赔付的一份合同。雇主或员工会为计划缴纳保费。根据合同的部分要求，参保人可能也会支付免赔额、共同支付额或共同保险。

家属：包括在计划范围内的配偶或子女，这通常由牙科福利合同的条款决定。

诊断或预防服务：牙科服务的一种，通常由牙科计划支付，且不会有免赔额或共同支付额。通常包括口腔检查、洗牙、X线检查、氟化物治疗、窝沟封闭和间隙保持器。该服务也被称为Ⅰ级、Ⅰ类或A型服务。

直接报销：一类自筹资金的牙科计划，根据所提供牙科治疗的花费比例报销，允许参保人自己选择牙医提供的治疗方案。

折扣牙科计划或牙科储蓄计划：不是保险的一种牙科计划。它是由牙医构成的组织，同意在指定折扣费用下提供服务，或在通行费用基础上打折。参保人仅为所接受的服务付给牙医折扣后的费用。

生效期：参保人和家属有资格享受牙科福利计划的日期；通常被称为有效日期。

参保人：在牙科福利计划内的个人。即是受益人。

终止期：牙科计划到期，并且参保人不再有资格享受福利的日期；也可被称为终止日期。

理赔额说明（EOB）：一份给参保人的牙科计划的详细总结，以解释所提交的牙科处理是否在福利范围内。如果提交的牙科处理不在福利范围内，所给出的信息会包括如何对这个决定进行申诉。它会包括所付款项。

款项说明（EOP）：一份给服务提供者/牙医的牙科计划的详细总结，以解释所提交的牙科处理是否在福利范围内。如果提交的牙科处理不在福利范围内，所给出的信息会包括如何对这个决定进行申诉。它会包括所付款项。

家庭免赔额：在牙科计划进行支付之前，参保人为范围内家庭成员的牙科服务所支付的总额。

费用表：由牙科福利组织为框架内的服务提供者建立的费用报销表。

框架内：签约在牙科计划中提供牙科服务的牙医和其他持证牙科治疗提供者。

被保险人：福利计划覆盖的个人。

承保人：一份保险合同中承诺在发生特定损失时支付福利的一方。

限制：牙科福利计划中规定的限制性条件，如年龄、覆盖时长和等待期。该计划也可能排除某些福利或服务。它可以限制某些所提供服务的范围或条件。

主要服务：牙科服务的一类。通常包括牙冠、义齿、种植和口腔手术。共同支付或共同保险在这些服务中占比最高，通常达 50%。也称为Ⅲ级、Ⅲ类或 C 型服务。

管理式医疗：指通过限制治疗的类型、级别和频率来引导牙科福利的使用的成本控制系统。它也限制了服务提供者框架内的治疗计划制定与服务报销的级别控制之间的通道。

最大容许金额：见"容许金额"。

公共医疗补助制度：为资金不足以支付医疗费用的低收入人群和残疾人而设立的官方项目。这是一个由联邦政府和州政府合作的项目。每个州建立和管理自己的公共医疗补助制度，并确定其类型、金额、时间和服务范围。

必要的医疗护理：符合公认的医学标准的，诊断或治疗疾病、损伤、症状所需的医疗保健服务或用品。

老年医疗保险：65 岁以上老年人的联邦保险项目。老年医疗保险不包括牙科治疗项目。一些保险计划在老年医疗保险补充计划范围中涵盖牙科。

参保人：参加牙科福利项目的个人。

未覆盖花销：牙科计划未覆盖的牙科服务花销。一些情况下，虽然牙科服务在覆盖范围内，但承保人不负责全部的花销。在这种情况下，参保人将会有责任支付牙科计划未覆盖的所有开支。

未覆盖服务：没有被列为福利的牙科服务或治疗项目。未覆盖的服务或治疗将不会由牙科计划支付。参保人将有责任全额付款。

开放投保或开放投保期：一年中，符合条件的人可以增加、变更或终止下一个合同年的牙科计划的时期。

框架外：来自未与牙科计划签约的服务提供者的治疗。一般来说，参保人接受框架外服务提供者的治疗时将自己付更多的费用。

框架外福利：涵盖未与牙科计划签约的服务提供者提供的服务。

付现费用：参保人必须为牙科治疗支付的费用。包括服务提供者的收费与牙科计划为服务支付的费用之间的差额。

超额计费：支付的费用高于实际费用。一个例子是参保人被收取了一定费用，而牙科计划支付了更高的费用。

参与的服务提供商：与牙科计划有合约的牙医。合约包括设定服务费用。

付款人：负责支付牙科理赔的一方，可以是一个自筹资金的雇主，保险公司，或政府机构。

预授权：牙科计划用来决策某个特定牙科服务能否被保险覆盖的程序。牙科计划可能需要某些服务在完成前进行预授权，如牙冠。如果你需要急诊治疗，通常不需要进行预授权。

预认证：通过牙科计划确认在范围内的资格。

投保前状态：在加入牙科计划之前就已经存在一段时间的牙科状况。常见的牙科计划投保前状态是牙列缺损。

保费：雇主或参保人为牙科福利而向牙科保险公司支付的费用。牙科保险公司通常每个保险年度都会重新计算保费。

治疗前评估（PTE）或预评估的一项进程，指在治疗开始前牙医向支付方提交治疗方案。支付方审阅治疗计划。然后支付方向参保人和服务提供者通知以下的一点或几点：是否合格、范围内的服务项目、可支付的金额、共同支付额、免赔额和计划最大额。

首要支付方：在福利测定中承担首要责任的牙科计划。

服务提供者：牙医或其他牙科治疗专业人员，或经认证于所在州提供牙科服务范围内的诊所。

服务供应商框架：同意在一系列牙科计划合约下为参保人提供牙科治疗的牙医和其他牙科治疗专业人员。

购买者：通常是与牙科福利组织签订合同，为相关人群提供牙科福利的雇主。

福利表：牙科服务的清单以及投保人要为每项牙科服务支付的最大福利金额。

自筹资金的牙科计划：计划支付者承担全部风险的福利计划。有些计划可能是部分自付资金的。第三方管理人员可以处理理赔并提供其他管理服务。他们不承担计划的任何使用风险。

自我保险计划：雇主支付牙科理赔并进行方案设计。福利可以由第三方管理员（TPA）或牙科福利组织进行管理。

第三方管理者：不预设任何经济风险的情况下，假设有责任管理牙科计划的理赔支付方。一些商业保险公司也有第三方管理业务，来供应寻找"行政服务（ASO）"合约的自筹资金的雇主。

通行价格（U&C）：被视为牙科服务中标准的或最普遍的基本收费金额。

参考文献和其他资源

American Dental Association Health Policy Institute, July 2015.

Centers e Survey Dental Health and Health Care Reform, May 2012.

MedicareandMedicaidServiceswww. cms. gov.

NADP Dental Benefits Report: Premium and Benefit Utilization Trends. January 2015.

NADP/LIMRA 2014 U. S. Group Dental Claims Processing Metrics. September 2015.

Nasseh K, Vujicic M, and Yarbough C. A ten-year, state-by-state, analysis of Medicaid fee-for-service reimbursement rates for dental care services. Health Policy Institute Research Brief. American Dental Association. [2014 - 10]. http: //www. ada. org/ ~ /media/ADA/Science% 20and% 20Research/HPI/Files/HPIBrief_ 1014_ 3. ashx. 2015 NADP/DDPA Joint Dental Benefits Report: Enrollment, September 2015. 2015 NADP/DDPA Joint Dental Benefits Report: Network Statistic, October 2015.

练习题

1."在牙科计划中牙科花费共享的一种形式，要求参保者为每次就诊或为一项特定的牙科服务而支付固定的费用"对应的是哪种牙科福利？

2. 达到其年度计划最大值的参保者通常所占的百分比是多少？

a. 3%～5%

b. 6%～8%

c. 9%～11%

d. 12%～14%

e. 15%～17%

3. 根据美国牙科协会健康政策研究所，私人牙科诊所中拥有私人牙科保险的患者比例是多少？

a. 45%

b. 50%

c. 55%

d. 60%

e. 65%

4. 什么也被称为按服务收费的计划？

答案：1. 共同支付；2. a；3. e；4. 牙科补偿计划

第 14 章

预约日程

Dunn H. Cumby

预约日程和理念

口腔健康承诺作为患者总体健康的组成部分之一，应该作为体现潜在患者特定市场商业修养的一个核心价值观。预约的价值应当由工作人员和医生共同建立和证明。这个承诺只有通过牙科团队和患者积极参与才能实现，这是患者和牙科团队应当认清的事实。如果要实现这种承诺，必须开发和维护基于这个核心价值的"预约/调度策略"。在牙科诊所中履行这一承诺的关键可以通过规划、实施、并持续评估一个有序但灵活的调度系统来实现。诊所应为市场中的患者服务，为使这个系统有效运转，它应该以患者为中心

尊重和准时预约是新患者就诊时必须了解的首要信息之一。企业必须不断努力来吸引愿意融入诊所文化的患者。整个牙科团队必须不断加强这一价值的重要性。这种文化是以许多积极的方式促进的，如果有必要的话，可以用患者认为积极的方式加以宣传。这种预约/安排政策应该普及给每个新患者，并且与现有患者持续地强调："如果你不控制你的日程安排，你的日程安排将控制你！"

如果诊所可以控制未赴约和在预约时间前最后一分钟取消预约的患者数量，患者也可以更好地从中获益，这得益于诊所能够更好地控制牙科治疗的成本。控制牙科治疗的成本是牙科业务中的一项持续挑战。在牙科市场中，工作人员的薪资、设施用品、技工室费用和设备费用都在不断增加。成本增加的一个原因是需要提高价格以抵消由患者失约或在预约时间前最后一分钟取消预约造成的收入损失。当患者的预约取消时，就会给实现预设目标带来挑战，而一个精心策划的程序可以减少实现预设生产目标的压力。当患者保持预约并且能够准时到达牙科诊所，患者和诊所的压力都会较低。当患者不得不等待时，这种情形就会增加患者的压力。当患者迟到或不按时赴约时，就会增加牙科诊所工作者的压力。一个高效的预约/调度政策是建立和维持高效率的牙科商业模式的基础。

　　诊所的所有生产和收入都来自提供牙科服务的医师向患者收取的治疗费用。这些费用源于有效的治疗和对时间的有效利用。牙科可以描述为销售时间的服务业务。这一时间被分解成若干个单位，用于每日和患者进行预约。如何分配和管理此时间首先取决于牙科诊所可用的小时数。

　　正规的牙科诊所并不是在工作日的每一天都开放。大多数牙科诊所都选择 1 周工作 4 天。此外，诊所每年提供 7 个假日和 2 个星期的假期，因此牙科诊所平均每年的工作日大概是 196 天。大多数诊所会因为经营者个人或者家庭成员患病或者其他紧急情况而减少工作日。工作人员因为要获得专业继续教育而暂离工作岗位也是允许的。在大型诊所中，工作时间也会因为需要进行工作人员会议和战略规划和（或）设施维护而减少。上述的一切就意味着，在一年 365 天中，牙科诊所只有大概 50% 的时间可以开业工作。

　　由于时间是牙科诊所中最有价值的产品，因此要想利用好时间，就要建立一个有效利用时间的调度策略和理念。该政策及其哲学原则应予以书面记录、实施、维持和定期重新审查，以核实其在所期望的背景下仍然相关，并将提供所期望的结果。这个文件应保存在办公室的固定区域内，所有工作人员都可以访问该文件，并可每天按需参阅。有些诊所办公室将其命名为"调配或系统策略"计划。但是，无论给定什么名称，它都应该是一个文件化的系统方法，用于特定诊所的任命和预约，只要按照一定的逻辑并且遵循步骤即可。

　　在牙科诊室里存在许多种时间调度的策略。一般来说，这些策略扎根于哲学原则。除非一家牙科诊所制定了能使预约政策落实的时间调度规则，否则这间诊所就发挥不出它的潜力。另外，只有同时对预约好的患者提供最优质的服务，才能达到诊所投资的高额回报。负责一间诊所时间安排的人就像是交响乐中的指挥一样。如果复诊没有经过预约，将无法完成工作量，而预约如果没有经过合理的安排，诊所就永远不能发挥最大的潜能。如果没有医生或者员工的保证，时间的调度将无法起作用。换言之，遵循原则才是原则之所在。一项策略的实施有赖于其所在管理部门的贯彻与落实。每一项改变体制的决定都必须经过多方面考量，下述将对其中两项进行简要讨论。

　　第一个原则来源于相对简单的哲学理论，让医生始终处于忙碌之中，那么最后所有的事情都会完成。在工作时间没有空闲的椅位。诊所基于这个原理在同一时间段安排多个预约，以防有患者失约或在预约时间前的最后一分钟取消预约。那么医生也许会被安排同一时间在两个或多个诊室里工作。而关于治疗的程序在安排就诊时并没有考虑进去。这种哲学原理只是让医生始终处于忙碌状态。诊所中患者总是期望获得较长的治疗周期，这种预约原则一般出现在患者预期会等待较长时间的诊所里，并且通常只能提供最基本的治疗。另一种理解这种原理的方式是把它看作当地医院的急诊室，按照先到先治疗的原则处理患者。这种原则就是先让患者得到基本治疗，如果有空余的时间，再处理更多的问题。

另一方面，一些科室精心协调时间点的利用。这样的安排是基于多种因素来制定的，包括工作的目标、治疗过程中所需的细微调整和时间控制、治疗前后所需的消毒和准备时间、每一项治疗过程医生需要的操作时间和医生与患者的偏好等。这种安排时间的原则会相对简单或极其复杂。一些医生喜欢把一些复杂的病例安排在早些时候，而另一些医生则更喜欢把他们安排到中午或者是一天的最后。一些医生更喜欢在早上而不是下午来接待儿童患者。这些要求需要临床、办事处以及供应室员工间完全的协调合作，以维持平稳的工作量

任何安排预约的原则在不同模式的牙科诊所都起到应有的作用。无论怎样都存在许多其他类型的介于两者之间的调度方法。为了突出本章的主题，我们主要关注不同预约安排原则的优点和面临的挑战。

预约的类型

为了协调预约的时间和安排，在做好预约之前必然要经过一番思考、计划和打算。在电脑软件上预约时间的增幅通常划分为 10 ~ 15 分钟。日预约目标是维持一整天内患者所产生的工作量。时间调度以及工作效率决定了患者的等待时间。低失约率的合理调度方法将获得较高的工作效率及患者满意度。另外，合理的调度方法也更可能实现日常的供应目标。由于本章讨论到时间调度，假想一个理想的小型诊所，拥有两张牙椅并且每位牙医有两位助手。或者设想一个更大的牙科诊所，拥有六张牙椅、两名医生、四名助手以及一名卫生员。

有很多建立和使用时间段的策略。许多诊所将全口牙分为 4 个象限治疗，给每位医生每小时安排 1 ~ 2 位患者，将预约的内容分为检查、操作或急诊等。也有不少诊所按照操作内容划分时间段。一些诊所采用开放预约的方法，为每日打入电话的患者预约并把时间预约到打电话的当天。一些诊所在预约的时间表中留出一些空余的间隔时间，来处理一些急症患者或是为打电话预约的初诊患者安排到当天或第二天就诊。牙医或助手也会根据对治疗的评估，询问前台安排预约的工作人员并与其建议的间隔时间达成一致，之后为下一次治疗进行椅旁预约。每一个策略的选择都有其优劣性。牙医的偏好及其服务的目标市场一般决定了预约时间管理的最好策略。

合理的时间安排和有序的治疗过程对于诊所的高效运转和建立良好信誉都非常重要。提供给患者的治疗类型影响了时间安排的方方面面，包括要求的治疗时间、治疗计划的范围、患者的需求以及治疗的顺序。换句话说，每一个方面都是互为补充的，没有哪一个是独立存在的。其他的要考虑的方面包括诊所工作人员的配合度、牙医的出诊时间、科室设施以及设备的实用性、牙医的治疗原则和方式、医生或者满足存在特殊个性化治疗需求患者的治疗者的专业程度。这一章节尽管没有将这些

方面重点描述，它们仍然非常重要。我们将在下一章节展示这一部分。

时间单元

有很多种利用时间的方法能够获得治疗的最大收益以及操作的最高效率。时间单元可以被划分为 10 分钟或 15 分钟的时间段。表 14.1 展示了一个时间间隔为 10 分钟的预约本。如表 14.1 所示，每一个医生 1 小时的安排最多可由 6 个预约组成。

表 14.2 展示了一个时间间隔为 15 分钟的预约本。如表 14.2 所示，每一个医生每小时的最多能安排 4 个预约。

选择时间间隔时应优先考虑医生的偏好习惯以及最频繁的治疗程序。

表 14.1　10 分钟间隔的预约本

时间单元	Zip 医生	Dip 医生
8：00 a. m.	Happy（儿童检查）	Loner（急诊）
8：10 a. m.		
8：20 a. m.		
8：30 a. m.	开放位置	
8：40 a. m.	开放位置	
8：50 a. m.	开放位置	

a. m.：上午

表 14.2　15 分钟间隔的预约本

时间单元	Zip 医生	Dip 医生
8：00 a. m.	Happy（儿童检查）	Loner（急诊）
8：15 a. m.		
8：30 a. m.	开放位置	
开放位置	开放位置	

a. m.：上午

治疗室的使用

表 14.3 展示了一个预约间隔为 10 分钟的治疗室安排示例。

在制定治疗室的预约计划时要考虑到医生、空间、助手以及设备的使用等因素。每间治疗室分配一位助手，就如案例中的助手 W 和助手 Y。表 14.3 展示的一些时间段中医生不在诊室时助手的职能所在。这些在真实的预约本上也许会包含，也许不会。这些空档用于为患者进行前期准备、安排椅位、安排患者离开和诊室的消毒净化。牙科助手就主要为这些必需的职能负责。

实验室的前期准备应当包括助手回顾预约程序的项目清单以及随后确保在医生进入诊室之前，这些清单上的项目或物资都是可以投入使用的。另外，给患者安排椅位时，应以其详细治疗计划为基础，确保患者进入最适合的诊室并且受到热情的接待，这样可以使患者感到舒适，同时医生能顺利开始治疗。助手也可以通过与患者的初步交谈告知即将进行的治疗项目。在示例中另一个有意思的地方就是当诊室在消毒时，尽管事实上诊室并没有其他患者，空档也是不可利用的。

在表 14.3 的第四列包括了计划的步骤以及在空档时间预约的患者。Sad 女士的治疗计划是冠预备以及终印模的制取。她被预约到 1 号诊室，由助手 W 配合治疗。这项步骤占用了整整 1 个小时。Zip 医生只有 20 分钟的时间来完成整个操作。而这项操作所需的时间只有安排时间的人以及医生通过数月的试验与教训才能知道。举个例子，通过减短前期准备以及椅位安排或操作的时间，可额外获得 10 分钟的可用时间。Sad 女士也许是一位有着合并症的老年人，她需要测量一些血压数据或者进行更多的操作前准备。在这种情况下，必须通过利用患者离开、消毒的时间空当或通过提高医生的工作效率来弥补时间。医生也可以选择通过充分利用第二个诊室来节省时间。

表 14.3　诊室预约安排

间隔	1 号诊室/助手 W	2 号诊室/助手 Y	预约的名称/诊室编号	Zip 医生
8：00a. m.	准备并提供座位	开放	Sad 女士戴冠/1 号诊室	空闲
8：10a. m.		开放		空闲
8：20a. m.	Zip 医生	开放		1 号诊室—助手 W
8：30a. m.	Zip 医生	准备并提供座位	Glad 女士戴冠/2 号诊室	1 号诊室—助手 W
8：40a. m.	暂停使用			空闲
8：50a. m.	净化	Zip 医生		2 号诊室—助手 Y
9：00a. m.	开放	Zip 医生	开放	2 号诊室—助手 Y
9：10a. m.	开放	暂停使用		空闲
9：20a. m.	开放	暂停使用		空闲

灵活、高效率的员工可以通过这种利用其余诊室来节省时间的方法，使诊室的时间调度更加令人满意。为了更高效地利用两个诊室之间的时间，可以考虑采取交错的时间安排方法。每当诊室和医生在同一时间点都空闲时，就为另一项预约安排的插入提供了机会。然而，在这样的时间框架里可以完成什么样的治疗取决于空闲时间的长度。

消毒和准备时间

操作的内容决定了在两个患者之间对诊室进行消毒以及前期准备所需的时间。口腔卫生相关治疗是诊室消毒及准备最简单、最快捷的一种牙科治疗。卫生保健员将同一种仪器几乎应用于所有的操作流程，只需要两个基本的托盘，一个是为了预防性洁治，另一个是为了更深层的洁治和刮治。而另一方面，牙医有许多不同的治疗过程，因此需要各种类型的治疗器械及设备，在不同的时间层面发挥不同的功能。

当旋转动力系统代替了手用器械之后，根管治疗变得更为精细。许多的机用旋转锉只能使用一次，而那些可以多次利用的锉必须每次检测使用情况并在下一次使用前评估损坏情况。一些提供种植或其他外科操作的练习，需要一些特殊设计的房间用于特殊类型的操作。为种植操作准备一间诊室大概要占用 20 分钟的时间。如果有多余的空间，为了提高效率，可以在将患者转移至外科手术室之前在其他房间进行患者的镇静麻醉。操作中使用的所有种植体的出厂商以及商标名称都应加以记录。有时候使患者产生理想的镇静效果所需的时间要超过预约的时间。当上述情况发生时，医生或者卫生保健员不得不等待或者进行再次尝试。这些所花的时间有可能是计划外的。

在牙科诊室进行每一项操作之前，必须有合理的时间安排与消毒。在操作之后，要保证有一定的间隔时间，在此期间，该诊室不能用于其他治疗操作。这些功能在治疗操作的前后同时也占用了助手的时间。在安排诊室的使用时，特别是对于一些需要有四手操作的患者，必须投以更多的关注。一些安排(如排牙或复查)是不需要助手的。

向患者提供的牙科治疗有上百种。医生或助手在进行许多操作时通常使用基础的检查仪器(口镜、探针、棉球及钳子)。一些科室使用托盘或盒装的系统，材料及器械放在托盘里，而所有用于特殊操作的带有颜色标识或者标签的设备和供给放在盒子里。一些诊所给每个诊室都提供基础的设备与供给，而一些必需的仪器只能从消毒室带入诊室中去。损坏的或需消毒的托盘和盒子将撤离诊室。那些为每个诊室提供器械的诊所需要定期地为每个房间补充供给，此外还需要对每个诊室进行消毒。

治疗过程的时间单元

估计一间诊室准备和消毒所需要的时间要远比估计个别医生进行一项特殊治疗过程所需的时间简单。对于年轻的医生甚至是有经验的医生将一项新的治疗手段用于实践来说，这种说法尤为可靠。只要记住对于每一项新的事物都存在学习曲线。多次重复才能提高效率，而高效才能减少进行牙科各项不同操作的时间。一个很好的办法就是将医生或者保健专家进行每项不同治疗步骤的时间记录下来。

安排预约的人事先掌握的预约信息越多，预约安排的时间档就会越合适。需要掌握的基本信息包括患牙的数目、牙面数以及下次需要治疗的牙齿总数。没有一个预约者会抱怨对于要安排的牙科预约掌握的信息太多。医生通常会犯的错误是给预约者提供的关于下一次预约的信息非常少。这并不是一种令人满意的行为。

10 分钟的工作时间单元使得时间安排有更多的灵活性。当应用 10 分钟时间单元来安排时间时，在日常的工作过程中就更容易挤出时间。应该慢慢地在口腔诊所里建立这种"十分钟文化"。大多安排合理的预约都是协调好患者与操作的节奏。治疗步骤可以以 10 分钟的时间单位来测量。将洁治的预约作为一个最基础的例子。一些科室每个小时安排一个预防性洁治的预约。不是所有的预防性洁治都要用整整一个小时来完成，而是经常在 1 小时内结束，卫生保健员在下一个预约时间之前不得不等待下一个患者的到达。如果说，这个预防性的预约是以 50 分钟或者 5 个 10 分钟作为时间单位来安排的，每个预约就可以节省 10 分钟的时间。如果预约安排的是一个小时，使用 50 分钟的时间来洁牙，那么下一场预约将提前 10 分钟开始，紧跟着的预约将提前 20 分钟开始，以此类推。经过 8 个预约后，将节省 8 个时间单元（在典型的每天 8 小时工作时间结束时将节省 1 小时 20 分钟的潜在时间）。这样，一个卫生保健员就可以一天看 9 个患者而不是 8 个患者，并且在结束的时候还有两个单元的空闲时间。

让我们来理解这个例子并加入一些计算。如果平均每个洁治的预约可以产生100 美元的收入，卫生保健员在一周可以多处理 5 位患者。这样累积下来一年可以多处理 300 个患者。用这些保守的数据估计，每年可产生 3000 美元的额外收入。这种"空闲单元"可被认为是一种"空闲变动"，增加了生产收入和诊所资源的利用率。

医生的计划

这一部分包括了对于影响时间安排的基本因素的讨论（包括治疗的类型、治疗步骤的顺序排列、治疗者的不同工作习惯以及患者的倾向性）。

从第一次接触这个诊所开始，患者对诊所的印象就是在这些因素基础之上建立的，无论是通过电话、他人介绍或是网络来了解，关注流程中各个环节的细节有决定性的意义。每个环节都要被重复思考的是：我们如何才能做得更好？我们必须从患者身上找寻答案，因为我们所做的一切都是在他们不断地审阅下进行的。

完成一个高效率、高产出的时间安排就像完成一例成功的牙科治疗一样。有许多需要遵守的原则和遵循的系统规律。时间安排者首先应了解一个医生完成不同的牙科治疗通常所需的时间。必须知道一项特殊治疗的前期准备以及消毒所需时间。如果预约者具备关于各种操作治疗的常识，这对于安排预约时间是非常有帮助的，而对于没有的人，理解各项操作需要的时间，这也是可以学习的。缺乏与这些步骤、操作相关的知识将限制预约者在这一领域的发展潜能。

操作步骤的类型

操作步骤有许多种分类方法。对预约时间安排的单独考虑可以基于对操作步骤的分类分级。可以按照以下内容进行分类：检查和咨询，预防性洁治（从牙医的观点出发），诊断（转诊给专科医师），间歇治疗（疼痛），短暂的恢复，美容，对前一次治疗效果的评估，后期的处理，以及实施长期的综合性治疗计划。还存在另外一种根据预约时间来分类的方法，请记住，我们要关注的是我们的商品—时间。

从时间需求来说牙科预约可有严格的分级分类。有长期、中期、短期疗程。长期疗程将至少要求医生留出 1 个小时的时间，中期疗程将占用 30 分钟的时间，短期疗程则只需要 10 分钟。长期疗程包括根管治疗、冠或桥修复（预备以及终印模的制取）或者是种植等。中期疗程可以是充填、牙拔除术或者义齿和局部义齿的印模制备等。短疗程包括治疗复查、调𬌗或者预防及制定治疗计划等。

牙科也可以根据不同治疗程序的收费情况来分类。把一个牙冠的费用作为最基础的标准，我们把牙科治疗分为一等、二等、三等。一等治疗是指花费在戴冠及以上的治疗。二等治疗就是那些花费在牙冠一半左右的治疗。而三等治疗则是指那些患者基本上没有多少花费的治疗。换句话说，这种检查可能仅仅是对前一次治疗的评估检查或复查。

一等治疗包括例如局部义齿、贴面、种植、根管治疗，或者在一次就诊时完成多个牙的充填。二等治疗包括例如充填、一些外科治疗、牙拔除术以及牙齿的漂白。三等治疗比如治疗后复查。当预约安排好后，预约者的任务是要将这些预约转换为实际的产出。如果预约者没有过多地考虑其中的不同，将会出现一个非常忙乱的预约安排，而如果一个工作日的各个时间段大多是三等的预约，那么一天下来将不能获取什么利益。

Jameson 的口腔咨询师 Cathy Jameson 和同事将前述的一等、二等、三等的治疗预约比喻为岩石、卵石和砂。她推荐，一等治疗的预约占据预约时间表的主要部分，将每日的工作量至少一半都是一等治疗作为工作目标，然后安排二等和三等治疗。这是一个杰出的系统，它将一等治疗预约作为计划制定者的优先考虑，帮助避免计划员忙碌而低效。有时候在制定预约安排时，想要使患者接受，需要一定的协商技巧，因为这或许不是患者所希望遇到的。

步骤顺序

在高效而高产的、基于所需治疗的计划表有序进行之前，负责预约的工作人员要对牙科治疗程序有所了解。排序就是了解完成治疗的各个步骤并将这些步骤与预约时间表结合起来。例如，为一个患者制作一副义齿，所需安排的预约步骤包括了解治疗程序中什么样的治疗需要安排预约以及技工室需要在下一次预约之前完成哪些与治疗相关的步骤。为一位患者制作义齿时要考虑以下顺序：

1. 首先需要预约来制取口腔印模（模型制作）。

2. 尽快把模型送到技工室，不需要与患者预约，但是蜡颌堤必须要在下一次预约之前送回。

3. 预约患者去确定垂直距离并且量取牙齿尺寸。

4. 不需要与患者预约，把上了牙合架的模型送去技工室以制作牙齿蜡型。

5. 预约患者试戴。

6. 不需要与患者预约，把试戴过的蜡型送到技工室加工并最终完成。

7. 当技工室完成之后，预约患者交付义齿。

很多牙科办公室没有具有牙科专业背景的预约人员。而计划人员必须要接受这个领域的教育。有一些原则必须要高度重视，为了实现成功的预约，有一些制度必须要遵守。让我们从之前一个确诊患者的就诊中解析一下单冠修复的组成过程。在本次就诊中，助手首先会问候他，安排他在椅位上就座并完成准备工作。牙医会实施局部麻醉并制作工作模型。牙医开始备牙并制取终模。助手会根据实际情况，完成制作临时冠。当临时冠准备好后，牙医归位并检查临时冠，做一些必要的调改，然后粘接临时冠。为了做这个步骤，要在预约本上为 X 医生和助手 Y 的配合工作留一个小时。这个过程中医生可能会花费 30～40 分钟。然而，Z 医生和助手 W 可能需要更少或更多的时间，这取决于他们的速度和效率。

注意在表格 14.3（手术室可利用性）中，牙医并不出现在预约本上患者的预约时间内。这意味着如果医生要在两个治疗室工作（一个接一个），另一个患者在此期间可能需要等待。如果第二个患者也是一等治疗（例如冠修复），那么通过准时开始第一个患者，并将第二个患者约在半小时之后，可以让医生从一个患者过渡到另一个患者，在一个小时时间内同时完成两个患者的治疗。但是，如果没有两个助手，这事是不可能的。

让我们来剖析一下一个 6 岁孩子的检查过程。第一次牙科拜访应该安排整整 30 分钟。在这段时间内，助手要安抚好孩子及家长并让孩子坐在牙椅上，描述预防技术，拍摄孩子牙齿的全景片，然后确定这个孩子会对检查结果做何反应。全景片应该在治疗过程开始之前完成，并让牙医看到。首先要花时间解释全景片结果并制订治疗计划，如果必要，孩子要再次来访。在这 30 分钟的预约时间内，检查步骤大概需要医生参与 5～10 分钟。慢慢地，医生与孩子家长之间建立了良好的关系。一些医生可能需要超过 10 分钟的时间去建立这种关系，并实施检查。其他医生可能花较少的时间。

综合的治疗计划可能会给治疗顺序的安排造成困难。患者应该在咨询期间被告知总共需要的预约次数和完成整个治疗计划需要的大概时间。如果治疗计划涉及牙周、口腔外科、充填、种植、冠桥，这些项目的预约次序是保证工作按时完成的关键。医生的治疗理念是关键。对待这种类型的案例，传统的方法是首先打好健康的基础。这种方法要求首先治疗牙周组织。如果有需要拔除的牙齿应该尽早拔除，并在拔牙窝愈合过程中同时完成其他治疗。当牙周基础组织健康后，才能恢复余留牙的健康并且修复缺失牙。你不想发生的事情是在你等待愈合的期间治疗被中断。有些时候这是无法避免的，但是我们应该努力使治疗不断向前，尽快完成。我们应努力在每次预约的治疗时间内完成尽可能多的治疗。处理综合长期的治疗计划的主要挑战之一是保证患者知情并鼓励患者完成治疗计划。

牙医不同的工作习惯

由于牙医不同，如何协调检查和咨询是不一样的。这种不同取决于医生在开始治疗前对患者信息的需求度，这反映了医生的治疗理念。综合检查通常实施于新患者。复杂的预约包括软硬组织检查以及所有牙齿及其周围结构的 X 线检查，一个完整的病史采集和评估，还包括口内和口外照片的采集。如果需要诊断性印模的话，也可以在此期间采集。另外一种治疗理念是做局部的检查。这些检查通常实施于复诊患者或者在此次就诊期间有确切问题亟待解决的患者。这些检查局限在口腔内特定的地方，并且可以具体到某个牙齿。急诊检查可以简单直接，但是如果急诊就诊的原因并不明确，检查就会相当复杂并且需要花费很长时间。举例来说，一个患者表现为牵涉痛。患者主诉疼痛来源于牙，然而事实上，通过全面的检查，发现疼痛源于口腔的其他部分、关节或者上颌窦。

一些医生想为他的患者做全面的咨询，要求分次预约；然而其他的医生在椅旁或者咨询室通过与患者交流得到必要的信息后，只想节约时间立马做一个简单的咨询。此时需要使出浑身解数，因为这个部分就是"推销治疗计划然后关闭交易"。在一些高端的诊所里，咨询师的房间位于其中最豪华的房间内，还可以使用多媒体设备。无论咨询时所持的治疗理念是什么，在所有的咨询做完后，患者或者负责的部门必须在治疗开始前在经济安排上达成一致。

每个医务人员的工作习惯是不同的。一些习惯于快节奏，每天多接点患者，而其他人更喜欢全神贯注于少数患者。一些喜欢一系列的治疗步骤，而其他人更喜欢每天做类似的工作。一些是完美主义者，而其他人则是因工作量驱使想尽可能地节省时间。在这个领域护士和医生是不一样的。一些医务人员时间意识很强，而其他的甚至不戴表。这种医务人员关心的只是给患者做好治疗无论花多长时间。这也许会让所有的员工抓狂，并且必须有一部分员工需要努力地有意去提醒医生时间表的存在，尤其是如果员工想在正常的时间吃午饭或回家。在团队工作中这种习惯的差异会比较麻烦。要求安排预约的工作人员在诊所安排患者时，要将每个医务人员的工作习惯考虑在内。

一些医务人员习惯早起，早上是他们最好的状态，而其他人直到中午过半，三杯咖啡之后，才能集中精神。一些医务人员风度翩翩，必须给他们时间和患者交谈聊天，而另一些人更愿意限制这种与患者的互动。

牙医是一个有着过多的新工具和新技术的职业。如果牙医粗枝大叶，总是喜欢买新出的小玩意儿，销售人员就会不停的拜访诊所。销售人员来访对诊所工作的干扰也许会导致效益的降低以及日常实践中工作流量的减少。非计划中的干扰会导致工作的滞后，并且无法在过后进行弥补。牙科工作者必须要求销售人员在一天工作结束之后或者安排预约后再来拜访，以保证时间不被其他事情浪费。

患者对医务人员的偏好

每个牙科学生在牙学院上学的时候都预想过一个理想中的诊所。在学生从学校毕业后很多年，这种理想与现实掺杂并相互融合，然后塑造成一个新的或者相似的版本。牙医科学吸引很多人的其中一个原因就是，这个职业中存在很多不同的诊所模式。如今一些专门做美容的诊所在牙医中很流行。要维持这种类型的诊所，牙医需要吸引一批能承担起他们制定的治疗费用的特定患者并达到足够的数目。

另一些牙医也许更愿意服务社区，为更大的人群提供一系列的治疗服务。这种被称为"蓝领"的模式通常有保险。这种模式可用于治疗一大批患者，不过当将这种模式和美容类的相比时，会发现有每个患者产生的费用是少于后者的。

无论医生选择哪种模式，都会建立起和患者的关系。患者对医生越信任，越只想让这个医生治疗。这就会给时间安排者带来困难。这个医生越忙，越难以给他安排预约。患者想让医生按以前不是那么忙的时候的方式治疗。一个医生如果成功地培训了其他工作人员成为他的代表，患者在此次治疗中就会有相同的满意度且不会耽误医生的时间。

如果工作人员在诊所工作了很长时间，这样就更加有效。患者开始熟悉他们并且和他们建立联系。这就使得一个诊所"变大并且同时保持很小"。患者不会感觉被忽视了，因为随着诊所的发展，原本需要医生陪着患者的时间，由其他工作人员接手并陪伴着患者。诊所在发展，但是仍然能提供和之前一样的"一对一"治疗。患者仍然会有一种顾客就是上帝的感觉。

当诊所招收新的员工时，这种对某位医务人员偏好的情况会带来一些挑战。许多患者不想看新医生。患者想看他们之前的医生。这需要工作人员和老医生一起努力，经过深思熟虑将老医生的价值转移到新医生身上去。为了让工作进行下去，可以将老医生的患者转手给新医生。在初期，新老医生共同对患者的治疗负责将会有帮助。尽管医生和员工都努力地执行这个工作，但是如果不能看之前的医生，还是有一些患者将会离开这个诊所并且去其他地方。那些不想让新医生看的患者会被标记并且尊重他们的想法，尽管一些可能必须为这次预约多等一些时间。工作人员因试图减少患者的等待时间而更多安排新医生，应当谨慎采取这种做法。

预约日程安排和其他商业系统相融合

牙科业务像一个运行良好的机器，而预约日程安排只是其中一个系统。在组成商业的所有系统之间存在一个相互依赖的关系。牙科业务是一种具有持续变化内容的系统。因为一直在改变，用来经营商业的系统必须是动态的和可调整的，以维持诊所当下的运转。

使诊所系统化的第一要务，是分辨那些需要被创新或改善的各种商业系统和临床系统，然后为诊所创建一个类似导航图的系统发展计划。

这个系统以患者打电话预约或者亲自来到诊所并被员工接待开始。编写一个接电话的范本，来为新患者安排预约。在决定是何种类型的预约时提出正确的问题很重要。在这一点上，必须对临床领域中各种口腔治疗步骤熟练地掌握。创建患者的病历和收集所有患者信息建立相关文档，这种有条理的过程会节省不少时间，并且对于今后临床员工和业务员工都会非常有价值。要以一个仔细巧妙的方式，来确定患者需要为所提供的治疗服务付多少费用以及通过哪种方来支付，以免引起患者的不快，导致患者见到医生之前对他留下一个不好的印象。尽可能多地提供患者要求的信息，但是不要轻易判断患者所需的初始治疗，这些能力同样依赖于员工对治疗程序相关知识的把握。大多数时候在患者被允许进入治疗区之前，核对表是一个很有价值的工具，能够帮助员工确保对必须过程进行了充分准备。

一旦患者从临床区域被带到商业区域，就开始预约序列。在患者被允许离开办公室之前，必须有一个要遵循的过程清单。此时，会重复在临床区域医生所描述的治疗程序，并且为所做的治疗收取相应的费用。另外，对牙科治疗步骤的掌握，必须体现在与患者的交流中。如果必要的话需要再解释一遍关于这次预约的医保报销。任何与今天治疗相关的费用应该当天收取。所有的步骤都要记录在案，对它们的有效性要给予评估。最后，应为患者预约下一次的治疗并送患者离开。

患者量的良好平衡

患者量的平衡良好是通过巧妙组合了初诊预约、儿童、急诊支付现金的患者以及替补预约的患者而实现的。这些不同类型的患者都应该是诊所欢迎的，并且应该追踪他们以做疗效评估。要达到平衡良好的患者量并不是一蹴而就的。要建立把这些患者都考虑在内的系统。使用界面友好、以患者为中心的系统将会促进诊所吸引和维持这些不同类型的预期患者。

从时间表的安排这方面讲，怎样确定什么才是一个平衡良好的患者量？诊所应该通过一个规定来确定，即在一天所能安排的患者中初诊患者最多能有多少。如果儿童在诊所的安排中造成一些问题，那么儿童应该被限制到一天的一个特定时间来看，或者在那一天限制所有患者中儿童的组成率。

急诊患者不能超过预约患者的10%。一些只有一个医生的诊所可能更加期望这个比率进一步降低。例如，如果他们接诊的30个患者中5%是急诊患者，这就意味着有一到两个患者需要医生拿出至少1个小时的时间治疗，而医生留给每个患者的平均治疗时间只有半个小时。即使只有一个急诊患者，仍然会导致一天多工作30分钟，但是如果遇到2个急诊患者，可能需要额外工作接近1个小时。

初诊/新患者预约

在患者记录表中应该记录的一个很重要的信息就是患者第一次和牙科诊所联系的方式。这给诊所提供了宝贵的信息，关于当下市场中哪种联系方式呈现出增长或者消退的趋势。应该询问患者他们希望诊所将来用什么方式和他们联系。一个诊室不可能在患者记录表中记录太多的联系方式。

初诊患者和记录在案很长时间但没有就诊的患者是安排预约的首要资源。当这些患者打电话进来预约，时间安排者要做的第一件事就是判断情况是否紧急。如果不是紧急的预约，就要继续判断是针对特定问题的还是一般评估的预约。如果是针对特定问题的答复，应尽可能收集更多关于问诊的信息，并且将它传达给临床工作人员。这些信息在临床助手及医生为这次预约做准备时会有很大帮助。

在医生检查患者之前，安排预约的工作人员不要试图给患者的问题做出诊断。举个例子，一个患者打来电话说他或者她要拔牙。时间安排者应当把主诉信息传达给临床工作人员，而不是根据患者要求安排拔牙的预约。因为那个牙齿在检查之后，可能通过简单的充填就可以保留，或者需要做个根管治疗和冠修复。

如初次就诊的患者想要系统的检查，那么就可以为他或她安排许多诊所称之为"新患者体检"的初诊预约。新的患者是牙科诊所的未来。因为你只有一次机会给新患者留下一个好的第一印象，如何服务新患者对于牙科诊所而言至关重要。当新患者第一次来到诊所，接待员应该为他的初次到来致以欢迎，表示整个团队都非常期待与他会面。在引导患者去治疗室的时候可以带领患者大致参观一下科室，并且尽可能多地介绍牙科诊所团队的成员。整个团队应该确保患者感觉这不是一个常规的程序，而是像第一次到家里做客的客人一样，大家都非常期待与他会面。这种商业系统给新患者提供优质的服务，将他们转变成忠诚的复诊患者，并成为带来其他新患者的资源。

完美的新患者体验唯一的障碍可能就是等待时间。如果新患者打电话预约只是为了口腔预防怎么办？诊所要建立一个将"新患者体验"和为了预防的预约结合起来的政策，来决定是医生还是卫生士去接待患者，要把卫生士和医生结合起来安排。

儿　童

儿童让科室更加多样化。他们给诊所带来回报，也带来更多挑战。他们的存在以一种积极向上的方式给诊所一天的工作抹上一笔不同的色彩。能和孩子们一起工作并且看着他们成长，是一种荣幸，同时也有所回报。牙科学使得牙医能够在儿童的一生中扮演一个有影响力的导师或是榜样的角色。

然而，将儿童和成人放在一起治疗还是有不利之处的。有时候，儿童很难管理，考验医生和卫生士是否能按预约时间表顺利完成工作。例如，如果诊所决定在一个正常的工作日里最多治疗6个孩子，其中2个孩子因为很难管理，需要额外花费30分钟来治疗，那么医生就需要额外的1个小时来治疗这些孩子。这就意味着其他的患者必须等待，工作人员也许需要牺牲一部分午饭时间，或者工作到很晚。一个表现不好的、不合作的孩子可能会让所有工作人员甚至其他患者感到紧张。

为了把在治疗儿童过程中可能遇到的干扰减到最轻，可以把治疗儿童的时间安排在一天中特定的时间段。在初诊时，可以采用能够预测行为问题的筛选技术来决定如何恰当地安排儿童接受临床诊疗。这种方法也可以用来决定将这个孩子转诊给儿牙医生是否合适。诊室里发生的最糟糕的事情之一就是当新的患者在诊室里的时候，这些很难管理的孩子中有一个表现得很差。尽管存在这些负面因素，但治疗儿童还是利大于弊。

现金和急诊

交现金的急诊患者在日常的时间安排中有非常不好的影响，尤其是还没有做好准备的时候。然而，急诊也为帮助那些被病痛折磨的患者提供很好的机会。必须小心地决定能够给一个患者提供多少治疗。治疗急诊患者主要是缓解他们的疼痛，如果当天的时间安排不能完善的治疗患者，那就根据时间表改约。说起来容易做起来难，因为医生的本职工作就是帮助人们，尤其是当他们受伤的时候。

这就是很多诊所在时间安排上的困难所在－即在他们治疗交现金的急诊患者期间。举例来说，一个交现金的急诊患者因为牙疼来诊治。医生给予诊断并建议拔除这个牙齿。然后患者向收银员缴纳费用，继而医生实施牙齿的拔除。起初这看起来是一个简单的牙齿拔除术，但是牙齿碎了，医生最后必须要手术将牙齿拔除。完全拔除这颗牙齿花费 1 个小时。直到一切结束、治疗室也重新消毒，这个过程占用了治疗室 2 个小时。更糟糕的是，当患者被告知需要手术拔除牙齿时，患者告诉收银员他或她付不起这个手术的费用。在此期间，两个预约好的患者需要重新预约，同时医生和他的助手错过了午饭。如果有一个更好的方式去处理这些问题，就能让急诊患者觉得既舒适又可以承受治疗费用，还可以重新安排合适的复诊时间来进行后续的治疗。

替补预约

替补预约的患者是已经表明接到通知后能够很快来诊所做治疗的患者。这种预约适合于有灵活的工作时间或者离牙科诊室距离比较近的一些患者。如果患者在接到通知之后短时间内确实能来的话，这种预约是十分有价值的。如果患者晚来 5 分钟，就应该有工作人员打电话给患者看他们是否还能过来。这就意味着诊所里的工作人员必须具有时间意识，能够意识到患者是来还是改约。在某些诊所，这个人可以是医生助手或者其他前台工作人员。

当出现有人失约、在预约时间前最后一分钟取消预约或要重新预约的情况时，替补预约可有效地利用从而节省时间。每个安排做充填或洁治预约的患者，都需要问一下他们在接到通知后的短时间内是否可以填补时间表里空闲的时间。如果患者可以填补空缺，应该将他们的联系信息和计划好的治疗程序放在联系列表里。要谨慎确保在替补预约联系列表里没有明显的账户余额。这样做的目的是获得良好的业务量来取代亏损，而不是增加应收账款。

来到柜台预约复诊的患者

当患者治疗结束离开治疗区来到付款的柜台时，应该有后续复诊的治疗计划列表。让患者来到柜台的目的就是为他们下一次预约安排时间。这个时候安排预约非常适时，因为患者、医生和卫生士都在现场，可根据需要询问他们的意见。

将预约时间记录在预约本上

在重新安排时间时，最好先给患者解释哪些步骤可在本次完成，哪些需要后续完成。然后，安排时间的人员将和患者讨论，医生建议在下次复诊时安排哪些治疗，需要多长时间。同时，也要将计划好的方案所需的花费告知患者。如果患者有保险，且保险能覆盖，那么就要谈论患者需要承担的那部分。患者应该知道下次治疗要做什么，要用多长时间，需付多少钱。如果在治疗开始前，治疗计划已经说明，所需的费用已经和患者商议好，那么这个谈论就可以作为给患者的提醒，做短暂地介绍。

安排这次预约会和预约系统的几个方面相互影响。例如，在下次的预约计划中，患者需要做全冠预备并制取终印模。患者想到下个星期四。预约时间的工作人员注意到，医生在那天已经预约了四个重要的治疗。而诊所的政策是，在一般情况下，每个工作日安排的主要治疗计划不能超过四个，来保持患者负荷平衡。安排时间的人员现在必须和患者重新预约一个能够安排主要治疗步骤的时间，并且患者也能够按那个时间前来复诊。最好给患者提供至少两个日期，以给他或她一种能够控制这次预约的感觉。安排预约的工作人员也许必须把预约定在某个特定时段，此时医生和护士也可以一起帮助安排时间的人员（与患者商议预约时间，使其服从于整个诊所的预约安排）。

理解患者的行为

当所有活动都在进行中的时候，观察患者的行为就是收款员的任务了。可以通过观察和聆听来完成这个任务。做好全面的准备去收集一个患者的预约信息。患者喜欢预约在上午或者下午？患者喜欢现金或者刷卡支付？当患者必须在候诊室等一段时间的时候会不会不耐烦？患者是不是想要某个指定医生给他看病？当诊所里有多个医务人员在工作时，这就显得尤其重要了。和医务人员的时间匹配后，需要把时间和患者协商好。患者的偏好作为这个过程的一部分要有所体现。

安排预约的工作人员要鼓励患者为进一步的治疗进行预约。这点在患者需要接受长期治疗时显得尤为重要。这时，一个经过精心准备的谈话的重要性就显示出来了。作为最初训练过程的一部分，安排预约的工作人员要练习这类谈话，并且每过一段时间要重新训练。安排预约的工作人员要担任鼓励者和管理员的角色，帮助患者完成所需的整个治疗。安排好下次的预约并为患者解释将要做什么治疗及需要的花费。给患者一个提示卡片，写着下次预约的日期和时间，感激患者，然后送患者离开诊所。

电话、电子邮箱和网上预约时间

电话仍然是支撑一个牙科诊室运营的主要方式。电子邮箱和电话预约正在迅速推广，且应该用来增加和提高电话的有效性。许多人用手机作为他们主要的 – 在许多情况下也是他们唯一的电话服务。在每个患者的记录表中，这个应该作为信息的一部分标注下来。给患者的电子邮箱发邮件联系是很有帮助的，因为许多人在工作时间都会查看自己的邮箱。

制作一个画面精良的网页的好处是，患者能够点击进来获取信息。可以在网页上了解怎样到达诊所。浏览者可以在网页上参观诊所并认识在职员工。潜在的患者及现有的患者可以通过网页咨询问题。

确认预约

确认预约一直是对诊所工作人员的一个挑战。首先诊所要建立一个如何确认预约的规定。预约就是在接听器上留一个信息吗？当完成了预约是不是就确认了预约。工作人员必须告知患者本人还是告知患者的配偶就可以了。预约看医生和预约进行口腔卫生随访的规定是否一样。当患者的预约已经得到确认时，还有一些考虑因素要筛选出来。

电子邮箱和网络可以作为诊所和患者/家庭之间增进联系的工具。网络最有活力的用途之一就是医生和工作人员对计算机的远程访问。确认患者预约的其中一个最有效的方式是在晚上患者下班的时候给患者打个电话。通过简单地订阅一个远程访问公司就能完成。这样的公司有若干，GoToMyPC 就是其中的一个大公司。这些公司将和你的电脑建立联系，然后就可以访问所有一直保持开机状态的指定电脑。因此医生即使人不在诊所，也可以浏览患者的病历和 X 线片（如果有数字 X 线片）。

随　访

在诊所没有配备卫生士时，医生必须自己做随访；如果无限制的预约随访，安排预约的工作人员可能会让随访预约占满医生的时间，导致没有时间来安排充填修复治疗的预约。这种安排表会使日常工作量无法完成。更复杂的情况是，在与患者商量随访预约的安排时，还要考虑到关于口腔卫生随访的保险要在有效期内。

一个配备有卫生士的完善诊所，预约表里也要安排医生来检查患者的口腔卫生。诊所必须为医生建立系统和制定计划以使医生能够用有效和即时的方式检查患者。如果卫生士在结束治疗让患者离开以便空出治疗室安排下一个患者之前，需要等待医生来给患者做检查，会使卫生士在工作中浪费大量的时间。在设计安排口腔卫生治疗的治疗室时，要考虑到把医生的治疗室和卫生士的治疗室安排在一起。医生的椅位距离护士越近，就会越节省医生和护士的时间。

患者账单余额

诊所的财务政策详细阐述了诊所怎样为提供的服务收取费用。强烈建议牙科诊所不要负担牙科治疗的费用。有专门为牙科治疗提供资金的公司。诊所里需要有成文的财政政策。这些政策需要客观和清楚。任何例外于财政政策中的决定必须经医生确认。员工不能做脱离政策的决定。应该有成文有序的政策，规定如何收集一段时间内未支付的余额，以便工作人员在面对一段时间内的未支付余额时知道应当怎样去做。有未清余额的患者不能预约做进一步的治疗，除非余额已交清。

技工室的制作和预备

大多数科室可能与不止一家技工室合作。每个技工室有不同的时间表去完成一个产品，然后返回到诊所交付给患者。临床工作人员必须与安排预约的工作人员紧密合作安排患者的复诊，来试戴固定或活动义齿。在技工室完成之前不能预约患者过来试戴固定义齿。这是对工作时间的浪费，更不用说不能按约定时间完成治疗时会给患者留下不好的印象。

一些牙科诊所有能力在牙齿预备与印模制取的同一天完成固定义齿修复。患者进行单冠修复时，等待时间不应超过两周。一般来说，不管固定义齿还是活动义齿，牙科治疗加上技工室制作义齿的时间均不能超过两周。

谁负责日程安排？

在大多数诊所中，日程安排是业务中的一项核心内容。有效日程安排的关键是有一个预约日程安排系统。不熟悉日程安排的人不能安排预约日程，因为不合理安排所导致的问题会比他们解决的问题还多。诊所里应该有个人全程负责日程安排。即使这个人并不亲自安排每一项日程，他或她必须负责协调时间以确保系统的有序运行。这个人一直在管理时间表，以确保生产目标能完成，还需和临床工作人员协调，以确保送交技工室制作的产品能如约交付给患者。必须约束和严格协调任何分散的日程安排，否则会导致一系列问题。

计算机化和纸质预约表

牙科诊室正在逐渐摒弃纸质的预约表而使用计算机化的预约表。除了以网页为基础的预约日程安排系统，还有许多牙科软件已经开发了预约日程安排这一模块，将其加入诊所工作管理软件的功能里。从纸质预约系统到电子化的转变，其实就是简单地把开始和截止日期录入，然后进行统计学数据转化的过程。一旦安装和测试了计算机化的软件并经过使用培训，工作人员就可以在上面预约。只要时间允许，纸质预约本上的预约安排都可以很容易地转换成电子版。同时，以后不再进行纸质预约，而是直接在预约软件上进行预约申请。

基于网页的计算机交互时间安排

以网页为基础的预约系统是一种创新，这种方式能够允许患者为自己预约。尽管这种方式在牙科商业实践中使用的还不普遍，但其已经明确地为以网页为基础的预约系统提供了可能性（类似网页会计系统）。所有的预约时间安排数据将会保存在主页，除非在牙科诊所中有专业人士负责将以网页为基础的系统（数据）同时保存在软盘和硬盘中。与医疗及牙科工作人员隐私相关的问题还没有完全解决，许多提供治疗的人员对此并不满意。这也许就是以网页为基础的时间安排还没被快速采用的主要原因。

这些系统大多数和纸质的预约系统一样，根据使用者的想法来组织安排。大多数设计是引导使用者回答一系列问题，如果有回复的话，系统上会形成一个预约。使用这个系统的患者一般是诊所的现有患者而非新用户，因为一些医疗－法律条款的签署同意、网页端口进入许可等，都需要在使用以网页为基础的系统之前获得。牙科诊室员工用的统计学数据也可以放在这个系统中，这样患者就能在到诊室预约之前完善大量信息。

除了以网页为基础的预约系统，许多牙科诊室选择用诊所管理预约时间安排软件。应用这种软件的优点是能便捷地和同一公司开发的其他商业应用系统相整合。有自己的一套融合了诊所管理软件的模块设置。相对于诊所管理系统，以网页为基础的预约日程安排系统通常是独立的，但是可以和其他办公软件连接，下载通过网页收集的数据并将其与其他办公软件一起使用。

预约申请一般会由一系列复杂的、相互影响的模块组成，包括患者、家庭、治疗和财政信息。有了这个计算机化的时间表，诊所的工作人员可以按照不同的治疗室，列出来到诊所的患者信息，包括选择的医生姓名、与这次治疗相关的要点或需要警惕的全身健康信息。关于治疗步骤的信息也可能包括在内，比如哪个牙、牙的哪个面等。不像纸质的预约时间表，它可以收集、整合、储存大量数据，以便为诊所服务。对特定患者收集的大量数据，能够帮助员工快速地回顾和理解患者对当天预约的需求。

一个计算机化的预约系统对牙科随访系统也有关键的作用。通过电脑，诊所工作人员可以根据患者的号码和回访通知的类型来区分患者，在每个或者所有的通知单中打印某个人或某一类的信息。可以设置一些快捷按钮打印地址或者负责方的标签，与此相反，文案系统需要一次又一次操作，从而得到需要发送给患者或者家庭的信息。自从随访系统计算机化后，它不再那么复杂，工作内容也不再那么烦琐，基本的调查参数被设置或者根据需要重置后，计算机可以快速地执行这些参数。工作人员可以就患者失约提供报告分析并且根据需要进行患者追踪。可以使用备忘录，预约确认和最终的回访表也可以简便快捷地打印出来。计算机化的简短呼叫列表可以极大地促进工作量目标的实现，将生产收益最大化，并且让患者尽快看到医生，从而增加患者的满意度。通过电脑有效地制作并使用这种表，可以基本抵消购买和使用诊所管理预约系统软件的可能花费。

完成一个预约

安排预约可以在患者治疗结束后付款时、或通过电话及现场预约。完成一个预约单元的过程，可以因初诊、复诊或急诊处理而有所不同。简单起见，我们用一位复诊患者出现在收款处为例，解释一下完成预约时安排软件中一个预约单元的过程。这个例子很可能代表了最具有总结性的步骤和最通常遇到的患者类型。

在收款处，患者已经在后方的诊室由医生或卫生士完成了治疗，接下来将通过一个路由器或者说明文档来进行后续步骤。安排时间的人或者前厅的员工检查物理路由器/文档（一些科室可能利用电脑屏幅指示而不是以纸面形式）。患者的账户历史记录和需要警惕的全身健康信息也要核查。

前台的员工必须将患者的经济承受能力和完成治疗的需求相平衡，在此期间协商出下一次的预约。前台员工向患者解释医生建议的下一次预约间隔的时间。询问患者周内的哪一天以及一天内哪一个时间段更适合。在获得患者的回复后，前台的工作人员在预约系统中浏览为其治疗的医生可预约的日期和时段，以选择一个与患者要求相匹配的日期和时段。这个预约系统能够列出所要求的时间段内某个医生所有的日程安排和可预约的日期和时段。如果没有与患者要求相匹配的，也会尽可能提供一个最接近的时间安排。

把预约信息人工输入到系统中去，预留治疗计划大概需要的时间，分配治疗室和医生并留下一个患者正在使用的电话号码，保证确认预约的电话能够打通。患者也许会被问到能否接受通过预留的电话号码确认预约。这时要留下患者提供的财务信息。对于大多数诊所，通过计算机化的系统完成一个预约单元所需要的信息至少包括患者的名字、联系电话、身份证或者出生日期、预约的日期和具体时间、估计的治疗时间、附有牙齿和牙面信息的治疗程序计划、治疗室或者医生、术前用药的说明和用药注意事项以及怎样支付治疗费用。

对于前台员工来说，在结账时最麻烦的是患者需要治疗，但是之前的治疗有未清账款并且没有为支付全部费用做合理的财务安排。如果遇到之前在支付账单时存在困难的患者，在时间表上安排预约将变成一件困难的事。这种情况下，员工需要参考诊所的政策，确保患者在这个过程中被同样对待。大多数时候，直到患者把之前的全部收费结清，前台的员工才能安排下次预约，除非得到经理或医生的许可。在这种情况下，在电脑系统中做个注释，标明患者下次预约应做的处置。当账单已经支付，电脑会提醒安排预约的工作人员打电话给患者做下一次的预约，所以加一个备忘录是很重要的。

椅旁时间安排

椅旁预约是另一种保证提高诊所工作量目标的创新方法。它要求牙科诊室在患者操作间以及咨询室里配备电脑。通过这些联系与其他技术融合，比如数字化放射、口内照相、数字摄影和建立口腔教育视频或教程。椅旁预约同时要求培训办公室员工（医生，护士，助手）使用这种预约申请软件。对医生和其他员工的培训范围，应该围绕一些基本的方面，比如问询、审阅和键入预约。

计算机安排预约允许诊所工作人员和安排预约人员以及收费处工作人员互动。办公室员工可以看到所有为患者安排好的预约，包括未到的和取消的预约。员工也可以看到所有的已经为家庭成员或者患者本人安排好的增进家庭协调性的活动。通过适当的培训，员工就能够安排接下来的预约。

很多时候，无法从后台工作人员、预约时间路由器或前台收银员那里获得足够的信息，以便根据今天的治疗完成情况确定下一次预约的时间间隔。后台的员工一般更可能知道一个特定的患者治愈需要多长时间和（或）患者对于治疗的反应。后台工作人员评估治疗过程并且安排接下来的治疗时间间隔是较为合适的。此时应与患者商议并且安排能够复诊的预约时间。在医生与患者安排下一次预约时，应从患者的角度强调接下来的复诊检查对治疗过程的重要性。椅旁预约的一个缺点是大多数诊所并不或不应让后台工作人员参与到与患者后续预约相关的财务问题中。大多数问题可以通过政策和计算机得以安全解决。

访问并监控预约时间表

预约安排应该被诊室员工实时监控，包括医生、助理、保健护士、调度员及前台工作人员。安排表是诊所实践活动的脊柱，也是经营诊所的根基。因为前台工作人员才是安排工作表的主力军（即使有书面策划办公室），后部人员看到的都是二手资料。对于后部人员来说，访问并监控预约安排表依赖于时间及前台人员完成必要的纸质文件，进而生成一份纸质或者电子版的安排表。很多情况下，一天的日程是可变更的；也就是说，可新增预约患者、删除未按时来诊或者取消预约等，这会使纸质版的安排表看起来杂乱无章，难以读懂。除此之外，后部人员应与前台工作人员随时保持联系，以确保他们得到最新的变更信息。后部人员可视化的电子安排表促进了这一过程。而且还有一新增的功能，即利用现存的文件来生成动态的安排表—即可操作安排表，这有效地减少了后部人员与前台人员之间不必要的联系。

后部人员可以通过电脑屏幕看到实时安排表及由前台人员或者调度员做出的任何调整。新增预约患者会被标以不同颜色以示区别，取消患者也会以相似的方式加以标注，一些操作也被用来标注已经就诊患者及治疗完成患者，因此所有参与的工作人员都可以通过大屏幕实时监视。

对于牙科诊室，想要监测患者候诊时间或者其他任何诊室内时间，使用预约安排软件是理想的解决方法。此应用软件也能使实践者监控其他的评估方式，包括未就诊率、取消率、起始计划及治疗完成的患者量及收益、手术及产品预测以及发出去的回访单量等等。

预约计划的保持

所有的回访系统都是由医生发起的。医生们认为回访系统是将他们的实践资源进行分配和管理的驱动力。在实践过程中，一些医生设立回访系统来作为他们的盈利中心。一些医生则是为了腾出更多时间用于其他操作，进而为他们的实践赚取更多利益。一些医生严格地将他们视为参照用于恢复治疗。一些医生则将其视为给患者提供综合关照的唯一方式。然而，其他人则视其为以后无须洁牙的一种方式。

随访系统

这个章节将会讨论预约患者随访的传统方式以及另外两个非传统方式。这三种方式都是建立在计划 6 个月复诊一次的基础上。传统的方式是，当患者完成预防性的检查治疗并付款后，诊所开始安排他或她的下一次预约。这个日期是从当前日期开始算的 6 个月后的时间。这个随访计划会经书面描述。在这次预约时，会做一个预约卡片，卡片的前面有患者的病案号和地址。这个卡片从当前预约时间开始归档至 6 个月后。比如，如果患者在 1 月份做了预防性检查和治疗，这个卡片就会归入 7 月份的随访档案中。6 个月后所有当月卡片都会从档案中取出，并邮寄给患者进行提醒。

因为卡片上已经有地址，所以邮寄只是简单地贴上邮票然后投入邮筒中就可以了。有些诊所让患者自己写邮寄地址，以此作为提醒他们的办法。当他们意外地收到他们自己手写的邮件时，他们会很高兴地回想起来。通常寄出卡片后诊所会电话通知患者以确认预约。6 月的随访系统也可以通过电脑完成。在一些技术上比较先进的诊所，这些通知会以短信或者电子邮件的方式发给患者。

另一种调度的方法是"下 2 周"系统。不需要送卡片。不要自己写地址。所有合乎随访条件的患者都会继续随访，在安排了此次预约后，也安排好两周后的预约时间。当日的时间表总是优先于随访工作的，但是当所有精力都放在今天的工作安排上，随访重点会转移到 2 周后。这种方法允许员工把重点放在最近，同时，设置并保持短期和长期的工作量目标。口腔卫生治疗相关的工作时间表是这种"下两周"方法的重点，并且这种方法也可以加入一些其他的必要方法。这种系统存在的风险是可能会漏掉一些患者。所以必须被严密监测并且管理以防止这种风险发生。

第三种可以利用的方法，就是将这种传统的随访系统和"下两周"方法结合起来。这是两种方法的组合。按照传统方法，邮寄随访卡片提醒患者并且确认预约。然而，在这种组合的方式中传统方法仅仅是一个开始。尽管患者已经提前6个月预约好了，诊所为这些患者的预约确认制定了特殊的标准。当6个月之前的预约经过确认，才能保留在预约时间表中。6个月前预约过但是没有经过确认的患者，会从预约时间表中删除，并且这些时间会被需要口腔卫生相关治疗的患者填满。这种方法不仅把预约时间表中未经确认的患者移除，还为将来两周的预约日程表中增加一些空间。这些多出来的日程空间可以用来预约新的患者，以及一些需要新的治疗的老患者。如果诊所曾经用的是传统方法，允许患者未经确认就来复诊，那么这种方法就会很难实施。如果诊所决定要从传统的随访方法过渡到这种随访系统，就要准备好应对这种情况：两个都经过了预约的患者同时出现。这样的过渡可以在6~8个月内完成。

每家诊所都要追查这种随访系统是否有效，来确定能否得到期望的结果。无论使用哪个系统，都比没有好。这种系统，如果能够合适地发展和保持，可以使诊所留住更多患者并获得非常丰厚的回报。一个诊室越能成功地留住患者，它的经营也就越成功。提高随访患者的复诊率是一个能够推动诊所长久发展并且日趋成熟的良好措施，同时也是一种衡量患者满意度的好方式。

随访患者清单也可以作为时事通讯、圣诞卡片或其他邮寄物的名单，成为整体营销计划的组成部分。一些诊所会为坚持每6个月做一次预防性洁治的患者提供一些优惠。比如，如果患者在5年内能坚持每半年复查，诊所将为患者的牙冠或局部义齿提供5年质保。

未赴约、最终取消、和重新预约

未赴约、最终取消和重新预约都属于违约，是时间调度者的噩梦。未赴约、最终取消必须追查，同时应制定政策规定如第一次、第二次或第三次违约应该怎样做。一些诊所会自动给患者发送信件，告诉他们未赴约属于将他们从诊所中除名的理由。患者就会意识到诊所是多有诚意去给他们提供最优质的口腔治疗。这个信件同时也说明了如果不能按时复诊，接下来将无法为他们提供充分的治疗。这是一个积极的方法，如果患者不能复诊，开始不会有严重后果，但是如果未赴约率较高的话，诊所将会为工作人员制定一个强有力的政策。

有些诊所试图用一些消极的方法控制患者的行为。患者会被扣费并且会为这次违约付上一笔账。原因是诊所为患者预留了时间，在这段时间内也不能安排其他患者。因为患者未赴约，诊所就损失了原本可以获得收益的时间，患者也会收到一个账单。另外一种方法是让患者预先为重新预约交上一笔定金。还有一些诊所的做法是不为失约的患者安排近期的预约时间，患者在重新预约前要等待一段时间。

在治疗首次预约的患者时要很用心，并且告知他们按时进行下一次预约的重要性。如果可能的话，和那些总是能够按时赴约的患者预约。这些可以是安排预约的工作人员有意为按时赴约的患者提供的时间段。这个事实是一个很好的讨论点，即如果他们是这一天里的第一个患者，他们根本就不用等待。对于曾经无论以什么理由失约的患者，不要把他们安排在上午或下午的第一个。时间的浪费就意味着工作量的减少，失去了就回不来了。

用简单快速利润高的治疗项目替代复杂的利润小的项目

计划一份完善的时间表是很美妙的事。工作流程会很顺利，甚至每个患者之间都还有些空闲时间。即使从这个时间表中看不出来很忙碌，但是工作量是很多的。这个日常的计划能够达到甚至超过生产目标。只安排很少患者的缺点就是，只要有一个承担主要工作量任务的预约没有完成需要改约，或者没有来赴约，就把这一天变成了灾难，诊所里每个人都很烦躁，想要做些什么弥补今天的损失。这时的观点就是无论有多少工作量都比没有强。

诊所如果想要安排一等预约来完成一部分工作任务，就必须要决定，如果这样的预约无法占满预留的特定时间段，应该何时将特定时间段用于其他预约。如果用这个计划，这些时间节点必须由安排预约的工作人员严密监测。如果安排这些预约的人不止一个，那么监测这些更难。安排预约的工作人员需要非常清楚地知道各种治疗能够带来的收益。在一个时间段里，一些看似简单迅速但是利润很高的治疗，往往会比一个重大的但是利润较少的治疗带来的净收入高。

落后于时间表的医生和迟到的患者

大多数患者对于医生进度稍落后于时间表是可以理解的。如果医生和我在一起并且用更长的时间完成治疗，不用明说也是可以理解的，我期望医生以足够的时间完成工作并且做得很好。预约的座右铭是完成后才能结束。然而，当这种偶然情况变成了常态，患者会厌倦等待然后去其他地方做口腔治疗。

科室必须建立时间无价的理念。如果医生的进度落后于预约时间表，需要告诉患者。这给患者传递一个信息，诊所是非常重视预约时间的。我们讨论过，增加替补预约来补救工作量。为了赶上时间表的正常进度，需要把增加的替补预约的时间段压缩。如果医生早上或者晚上落后了，工作就会拖得错过午餐或者超过工作时间。这就会导致员工的压力和紧张。如果等待的时间过长，患者会更希望改约。

在诊所团队中，医生们可以互相帮助缓解彼此的患者负担，直到伙伴回到正常的工作轨迹上按着时间表工作。这种方法也适用于拥有多个卫生士的诊所。医生多就意味着有更加灵活的安排。如果其他医生并不忙，可以帮助某个医生处理他们的患者时，就能帮助该医生增加预约患者的治疗项目。即使患者愿意等待预约的医生，诊所能够提供这样另一个选择，也会是一个有价值的资源。

另一方面，诊所怎么处理这些迟到的患者？这在卫生士的工作中显得重尤为重要。预约安排在半个小时或1个小时。在那个时间段里，时间已分配来完成一系列具体的治疗。如果患者迟到了，卫生士必须决定是否还给予他或她治疗。如果给予治疗并且是按照预约表上给予所有的治疗，那么即使下一个患者是按时到的，他的治疗也会很晚结束。

因为所有的努力都是为了在形式上遵循预约，所以很难拒绝给患者做任何治疗。这个问题现在变成，他们会多晚？如果患者在1个小时的预约内迟到45分钟，那么卫生士就没有足够的时间把所有治疗做完。然而，如果患者只迟到了10分钟，那么预约的大多数治疗就都能完成了。如果科室拒绝治疗迟到的患者，那么假设医生或者护士迟到了该怎么办？给患者什么选择？拒绝治疗患者的诊所会给患者造成不好的印象。员工和医生也会时不时地迟到，为了维持预约时间表的运行，经常要做一些相应的调整。安排预约的工作人员必须是一个很好的协调者。如果医生午饭迟到或者早上迟到，时间安排者必须尽快通知患者并且询问患者治疗还能否进行。要做到同时完成以下两个结果：第一个结果就是完成这一天的主要工作量目标；第二个结果就是在不打乱其他患者按时治疗的前提下，能够治疗迟到或者由于医生的原因被耽搁的患者。

为迟到的患者或落后于工作进度表的医务人员安排时间的原则，取决于落后的时常，10分钟、20分钟还是30分钟。如果时间表推迟10分钟，主要的治疗板块不会被影响。然而，如果时间表推迟30分钟，主要的治疗计划就会影响到今天的工作量目标。这时的原则是实施主要的治疗计划以尽可能达到工作量目标。安排时间的工作人员在接下来的时间里要观察时间单元及计划的治疗类型，为获得理想的结果提前做一些决定，把医生进度落后的问题和一个或多个患者讨论，商量是否需要重新预约。如果医生能够在一个合理的时间框架内，通过治疗包括迟到患者在内的所有预约患者，完成整个时间表的安排，将会是时间安排者协商出的最可接受的结果。

然而诊所要认识到，患者需要有机会选择怎样使用他们的时间。如果迟到导致大部分患者被推迟，就要立即通知每个人，然后让他们选择是改约还是继续原来的治疗计划。有时患者很乐意多等一会去完成计划好的治疗，避免下一次再来。当然，对于医生而言，将某些治疗程序改至下一次会更加方便，能够为当天节省出一些更能创造价值的时间。有时挤出来的一些时间，对于安排预约的工作人员与患者沟通而言，是没什么价值的。

创造工作量的时间安排关键

　　创造工作量的时间安排的关键是建立和保持一个以工作量为基础的时间表，并且只在它不能达到想要的结果时采取改变措施。总是把患者作为努力的中心点，但是要记得在患者、牙医和员工之间创造一个双赢的结果。设计一个预约政策，在提供患者所需的同时也为牙医提供在诊所执业中所期待的东西。成功的治疗要产生收入，但是记住成功可以用很多方式衡量。其中一些也许是利润，也有一些可能是执行一个符合他们生活方式的时间表。至于其他人，还有可能是在很难获得治疗的地方为他人提供成本－效益很高的治疗。在史蒂芬·科维的著作《成功人士的 7 大习惯》中，提及的习惯之一就是"开始的时候要想着结束"。首先，预想成功的商业完全发展起来后是怎样的；其次，实施调度政策帮助你创造商机并且实现它。这些原则适用于其他行业，同样也适用于成功的牙科诊所。

　　给医务人员设定工作量目标时，必须要考虑固定和可变的花费。固定的花费是租金和设备，可变的是员工的工资、技工室花费以及供应品耗材。根据保罗．伍迪，注册会计师以及牙科诊所顾问，平均 1/3 的总体收入支付给工作人员，1/3 用来支付各种花费，另外 1/3 用于商业用途。口腔诊所传统的医务人员是牙医和卫生士。随着更多新的中等级别的医务人员出现，这样的模式在发生变化。工资应该是现在的 3 倍，为每个医务人员建立工作量目标。这个信息在时间安排中很有用，因为"如果没有被安排，就没有工作量！"。对于每个医务人员来说，要建立日常工作量的模板。目标是，每日时间表中占 1/2 的工作量是完成一等预约治疗。

　　灵活性是时间安排艺术中的重要特质。与一般流行观点的选择不同，牙科患者不是一个一个按顺序来的，那样的话就有序多了，对诊所而言也简单多了。相反，他们是一拨一拨来，有时是同时来，需要相同的治疗程序。根据 E-Myth，人们从情感的方面做决定，然后试图从他们理智的方面对同意进行的治疗加以评判。根据一个诊所管理顾问谢莉·肖特所言，有达到 70% 的诊断最终不会进行治疗。需要问一下所有需要做牙科治疗的患者"你愿意今天做吗？"。要做到这一点牙医就要调整时间表，否则你就要承担患者可能改变他们的想法并且去其他地方治疗的风险。为了满足患者的需要，这是一个挑战，就是在他们需要治疗的时候灵活的安排时间去治疗他们，尤其是涉及重要的治疗时，要求你改变自己的时间表来适应他们。狄克·巴尔内斯博士建议在时间表中必须留有空间来适应这些额外的患者。这些患者在你实现一天或有时是周工作量目标中有很重要的作用。这种需要精准执行的任务得有一个有经验的安排预约的人员来完成，这样就会立刻或者在 24 小时内给你的时间表找出空档。相较于独自执业的医生，拥有医生团队的诊所更容易在工作时间表中腾出空档，然而鉴于这是一种很有价值的方式，所以对于任何诊所而言它都是十分重要的。

一个有效、有结构、天衣无缝并且有组织的时间表才是正确的艺术形式。它强调了一个核心价值，就是对患者口腔健康的承诺，后者是全身健康的重要组成部分。时间安排是其中一个基础的系统，它和其他系统很好地结合并组成诊所的框架。一个有效的时间安排策略允许通过有组织的和即时的方式满足患者的需要，促进医务人员的成功，尽管成功是确定的。

参考文献和其他资源

Bridges G，2007. Dental Reception and Practice Management. Hoboken NJ：Wiley – Blackwell Publishing.

Covey S，2004. Seven Habits of Highly Successful People. Simon & Schuster.

Gerber M，2001. The E Myth Revisited. HarperCollins Publishers.

Homoly P，2005. Isn't It Wonderful When Patients Say "Yes." Bloomington，IN：AuthorHouse.

Jameson C，2002. Great Communication = Great Production. Tulsa OK：Pennwell Books.

Levoy B，2004. 201 Secrets of a High-Performance Dental Practice. St. Louis：Mosby. www. scheduling-institute. com.

练习题

1. 鲍威尔博士办公室每年的生产目标为 35 万美元。

只有一个医生和一个卫生士在诊所，25% 的收入是与口腔卫生相关的治疗。这家诊所的总收款率为 95%。对于每个生产者，每周工作 4 天或 5 天，提供治疗的员工还有 5 天假日和 2 周假期时间，为达到每年的生产目标，提供治疗的员工每天的任务量是多少？

2. 为每日的工作量创建一个模板，使其中一半的任务量为一等预约项目，也就是文中所比喻的"岩石"工作日的工作时间为 8 小时，医生有两个治疗椅。

3. 在线选择三个类似于 GoToMyPC 的远程访问计算机公司，比较每家公司提供的服务和提供每个服务的成本。

4. 从三个牙科软件程序获得演示光盘，并比较各自在安排牙科诊所预约日程方面的利弊。

第 15 章

遵守法规

Ronda Anderson

有几项美国政府的规定是牙科诊所要重视的。这些规定影响着你的日常工作。美国职业安全与健康管理局（OSHA），1996 年《健康保险流通与责任法案》（HIPAA）和美国疾病控制和预防中心（CDC）的相关规定是本章重点强调的具体领域。这些领域在政府监管范围内并不详尽。例如，《就业法》（见本书 22 章）并没有强调汞合金废弃物的管理（详见美国牙科协会网站所列出的"参考"部分）。OSHA、HIPAA 和 CDC 的行政管制改变了牙医工作的方式并将一直延续。

什么是 OSHA？

OSHA 是监督相关领域对 1970 年国会通过的《职业安全与健康法案》的遵守情况。该法案是一个与工人安全相关的法律。在本法颁布之前，一名雇员所在工作场所的安全性只能依靠雇主的善良了。例如，在建造旧金山的金门大桥时，工程师坚持要求这里要成为一个安全的工作场所。他坚持要给所有在高处工作的工人系上保护带，甚至在整个桥下搭建了一个网，以抓住任何可能掉落的人。即使有这些预防措施，在施工期间仍有 11 个人死亡。这些工人是幸运的。布鲁克林大桥的工人却没有那么幸运。在施工期间有二三十人死亡——具体人数模糊是因为记录的不一致。在许多工业中，这条法律每天都会挽救不少生命。

在医疗卫生中的许多人认为 OSHA 是一个工人安全项目，而非患者安全项目。事实上，大部分 OSHA 法律的条款没有与医疗保健相关的具体项目，即便这些条款可能适用于所有的行业。然而，服从 OSHA 的规定确实能保证患者安全。这项法律必须是普适的，因为它适用于所有有雇员的雇主。

本书将讨论这部法律的组成部分以及在牙科诊所的具体应用。为任何一位员工提供安全的工作场所，是你的责任。这不仅是在做正确的事情，也是法律的要求。

组成部分

步行和工作区域

步行和工作区域与许多部分一样，是常识为导向的。它与走廊、过道、安全护栏和梯子需要的安全要求有关。基本上，它需要你保持所有通道没有碎片或任何障碍物，防止影响在此处的安全通行。这些障碍物可以包括湿地板，使人绊倒的垫子或不适合存放于这些区域的物品。梯子部分是指能确保梯子处于良好状态并且在爬梯时有人帮扶。这部分应该很容易遵守。

紧急逃生系统

本节规定，你必须提供畅通无阻的、从诊所的任何地方逃出的方式。所有出口都应该用灯或在黑暗中发光的标志表示。OSHA 要求你在诊所的地图上标明出口，灭火器，烟雾探测器，火灾报警器和自动喷水灭火系统。这些应放置在员工很容易看到的地方，作为有必要使用逃生设备时的准备。你还需要为诊所制定一个急救行动计划。这应该包括一个防火计划，列出你诊所里的任何火灾隐患，并为员工开展诊所内火灾危险物品的培训。紧急行动计划还包括一份经过医疗急救培训的员工名单及急救包的位置。紧急疏散的方向也应包括在内。方案应包括可能的火灾、化学品泄漏，与天气有关的突发事件，如飓风、龙卷风、暴风雪和洪水。其中最重要的是要有一个楼房外的集合地点，万一必须要撤离，可以清点所有的员工。这部分往往会被忽略，因为人们认为这些突发事件永远都不会发生。然而，当它发生了，你会很庆幸你遵守规则了。

噪声暴露

雇主提供听力保护的最低要求是：噪音量平均每小时达到 85 分贝，暴露时间≥8小时。这是牙科诊所非常罕见的情况。砂轮磨光机的测量声音是 85 分贝。牙科诊所很少有声音大的器械，并且工作人员应该永远不会被暴露高噪声环境中长达 8 小时，所以一项这并不适用于牙科诊所。但作为雇主应该知道这个要求。

通　风

幸运的是，牙科诊所中使用的需要通风的物品并不多，但也会有一些。在实验室和技工室中，使用的单体会非常刺鼻。此外，如果你打磨了许多模型，尘埃颗粒可能是一个问题。这种区域应设置通风罩或风扇。暗室是另一个重要的地方：清洗处理器时的通风是必要的。这是另一个使用数字化 X 线的很好理由，以消除这种担忧。最后一项是使用化学品而不是蒸汽对仪器进行消毒的高压来灭菌器。如果你继续使用化学消毒设备，应该有附加的过滤器。因此，蒸汽灭菌器目前占市场主导地位。

非电离辐射

这涉及源于无线电站，雷达设备和任何其他电磁辐射源的辐射。这部分不适用于牙科诊所。

危险物品

牙科诊所的个别项目会涉及危险品。散装氧气是其中之一。如果你的诊所有可用的中央液氮罐，你必须遵守大型柜的存储规则。危险物品是另一个需要检查对其处理是否符合国家规定的特定项目。例如银汞合金、显影溶液、利器盒和其他可能用到的危险化学品。在处理和储存这些项目上，对员工的正确培训是必不可少的。一定要确保有适当的程序，以防任何意外，要有适当的保护性穿戴。在泄漏情况下要通知相关部门并告之员工如何应对。

个人防护装备

牙科诊所的个人防护装备包括工作服(长袖高领且防水)、口罩(这应该基于现行 ASTM 评级程序来进行选择)、防护眼镜(必须在脸上有侧边防护罩或防护边)、手套(橡胶、乳胶、为牙科治疗专门定制的以及用于清洁的植绒手套)。不同的患者应该使用不同的口罩。手套应该在离开操作区域时更换或摘下。这些物品应提供给工作人员，以保护他们免受可能的体液或化学物质的污染。工作服应仅在牙科治疗或清洗过程中穿戴，并且需要每日或当有血液污染时更换。在休息室或诊所外不应该穿工作服。应该要求雇主在诊所清洗工作服或由专门的机构清洗。工作服是医生穿戴的最大防护用品，也是被暴露最多的。在培训员工个人防护装备的暴露时请记住这一点，工作服是一整天都在接受暴露的。防护眼镜是另一非常重要但并不总是穿戴的物品。质询那些不戴防护眼镜的员工，因为仅仅戴 1 天就能看到积累在防护眼镜上的所有物质。这应该是一个容易实施的方式，可以提醒佩戴防护眼镜对他们的安全来说有多重要。以下是穿戴和脱下个人防护装备的正确顺序：

穿戴顺序：

工作服→口罩→防护眼镜→手套

脱下顺序：

工作服→手套→防护眼镜→口罩

穿戴个人防护装备是防止暴露的最简单的方法之一。作为雇主有义务培训员工正确使用这些物品。

医疗急救

医疗机构对医疗急救的要求比实际要求的更多。OSHA 要求你提供一个基本的急救包，包括绷带、抗生素软膏、用于心肺复苏的单向阀和止血带。你也必须为员工提供一个洗眼站。每月应检查并妥善维护，以确保其可以正常运转。确保每个人都知道急救箱的位置和洗眼器的正确使用方法。必须在洗眼站下停留 15 分钟。把重要的电话号码张贴出来：如医院、警察局、消防部门和毒物控制机构；也应列出所有受过特殊训练的员工姓名和电话号码。别忘了把诊所的电话和地址放在这个清单上，以便在紧急情况下可以很容易找到。

消防安全

有没有灭火器？这应该是你在这部分问自己的第一个问题。许多关于消防安全的项目在紧急逃生系统有讨论。然而，拥有、维护和培训员工正确使用灭火器是消防安全的主要组成部分。你应该每年检查一次灭火器，并与当地消防部门协商以培训你的员工正确使用灭火器。拉、对准、挤压、扫射（P.A.S.S.）是使用灭火器的最佳方式。

用电安全

用电安全也是常识。检查所有电线的磨损。不要更换插头，不要使插座过载。在专用插座或线路的使用上听从厂商的建议。在附近有水的时候插拔插头要小心。确保插紧所有的插头。这些也应该是家中用电的安全常识。

员工医疗记录

员工记录应该保存到离职后 30 年。这也许看起来时间很长，但却有用。员工记录应该包括员工的名字、社保号以及乙肝疫苗状态，还应该包括体检结果、诊断结果、急救记录以及员工医疗投诉。医疗记录不包括工资发放或工资复审。要记住即使你的员工有可能会成为一个患者，这份职业安全与健康记录也应该和员工生病时的病历分开保存。员工有权要求一份此记录的拷贝件，而且你要在员工提出这个要求 15 天内将拷贝件给员工。

电离辐射

这是与 X 光片相关的辐射。每位使用此类设备的员工都应该接受正规培训，使用你所在州法律要求的监测设备，如辐射剂量监测徽章。这些徽章可以用来监测员工受到的辐射情况。现代 X 光设备一般来说是安全的。但对于还在使用尖锥 X 光设备的要倍加注意。因为牙科 X 光的安全问题，有些州目前选择设备定期校准而不是单独监测。

病原体

病原体是许多医保工作人员应重视的，尤其是牙科办公室应该更加关注。所有暴露在血液或其他潜在感染物品中工作的员工都应关注病原体。牙科诊疗过程中，医生暴露于唾液也在其列。最具威胁的病毒是艾滋病毒和乙肝病毒，但其他肝类病毒，如甲肝和丙肝在人群中也越来越多。

暴露纠纷计划是这个子部分中十分重要的一点。这包括为所有员工提供乙肝疫苗。如果他们拒绝接受这个保护，那么他们必须签署一份拒绝表。另外，对工作中任何可能接触此类病毒的员工提供此疫苗也是十分必要的。接触可能性也许包括针刺伤或器械戳伤。器械戳伤更加常见而且不应该被忽视。必须将任何出现暴露的员工送到有正规医疗设施的医院。查找你所在地区这一领域的专科医院，并且应该收到医院正规的后续跟进。记录的保存在此刻显得尤为重要。你可以从美国牙科协会网站 www.ada.org/prof/resources/topics/osha/flowchart.asp 中的流程图找到具体细节。

为了避免医生受此类疾病困扰，标准预防措施是至关重要的。标准预防的定义即医生治疗所有患者时，都把他们当作病原携带者。这一点非常重要，因为有的患者并不知道他们有可能携带着疾病。因此病史虽然很重要，但并不是一个可靠的预防依据。

感染控制是预防此类意外发生的最好办法。操作规范，如洗手、正确使用个人防护用品以及员工培训是避免意外发生的最好方法。过去几年中疾控中心对手部消毒剂的批准使得执行变得更加简单和高效。另外一个就是监督管理，比如针头重封、利器盒等。这些物品是为了减少暴露的概率。同样的，进行正确使用这些设备的培训十分重要。对工作区域和设备的清洁，除菌和消毒对停止暴露也很重要。请铭记你的办公室存在下列区域：

至关重要的：用来穿刺软组织或骨组织的器械必须经消毒或丢弃，这个重要的类别包括任何入口的东西。

一般重要的：和黏膜接触但不穿透的器械，至少接受高标准的消毒。此类消毒必须可以杀死乙肝病毒并且消毒过程要达到推荐的时间。此区域大约为口腔周边 3 英尺（1 英尺 ≈ 0.3048 米）。在此区域的任何东西可以被消毒后使用或直接丢弃。

不重要的：不接触或穿透任何黏膜和表面的物品可以接受中等标准的消毒。家庭的消毒就足以达到这个标准。此区域是治疗室的其他部分。

在操作区域使用屏障罩也应该考虑在内，因为治疗不同患者时，它会降低对难以清洁区域的消毒必要。屏障罩应该在换患者的同时进行更换。设备在传递入治疗区域时应该放在一个密闭容器里。

　　根据疾控中心的建议，消毒区域应该被规划成这种顺序：脏的、干净的（残渣消除过的）以及消毒过的。请谨记在清洁设备时，超声波清洗机比人工手洗更有效且更能减少暴露风险。消毒机器应该每周使用孢子实验来检测。孢子实验结果阳性暗示着消毒器失效或使用错误。如果出现阳性请立即重新测试。如果第二次还是阳性，召回所有机器并重新用合适的消毒器进行消毒。所有无菌设备应该被保存在无菌袋中并放置在远离感染区域的地方。

　　此部分可能对任何医疗设备而言都是最重要的一个，但是不是仅有的一个。记住，职业安全与卫生条例是为了工作人员的安全，而不是患者的安全。工作人员越安全，我们的患者也越安全。

风险交流

　　在这个阶段化学物品的储备是你遵守的第一步。这是一份位于你的办公室并且十分简明的列表，上面以字母表的顺序列着所有要求安全资料表的产品名字。你可以让你的供应商代表来帮你。这份清单应张贴出来让所有员工看到。第二步是 SDS 手册。这是在办公室里最容易被误解的项目。它只是你的化学药品清单中所罗列的各个项目的 SDS 副本，并应该按相同的方式编排：产品名称的字母顺序。将化学药品库存作为一个目录列表。请保留化学库存清单和 SDS 手册，即使某一产品停产，也不意味着它被从工作室移除。你必须保持你的 SDS 表单至少达 30 年。每个您购买的项目需要对方将 SDS 表单的副本发送给您。许多公司都会发送这些 SDS 或采用电子方式提供，你只需要保留一个副本在你的 SDS 中。但是，如果化学药品改变，你必须同时保存两者。最好要有两个 SDS 清单：一个是停产的项目，一个是目前使用的物品。那些没有目前使用物品 SDS 清单的诊所基本无法正常运转。但是，如果你把它从开始的第 1 天保存下去，这将是一件不需花费很多时间的很简单的事情。如果你在业务中引进任何新产品，你应该为您的员工张贴 SDS 表单以便他们了解。确保所有的员工知道如何阅读 SDS 表单。他们需要懂得 16 种版式，信号词（危险或警告）和象形图。请参阅快速参考卡 https：//www. osha. gov/Publications/HazComm_ QuickCard_ SafetyData. html 于此可掌握 SDS 部分及快速参考卡的使用方法 https：// www. osha. gov/Publications/HazComm_ QuickCard_ Pictogram. html for training on pictograms. 于此可掌握象形图的应用。

　　标签是另一个被广泛误解的领域。除过立即使用的物品，你必须给任何不是存储于其最初放置容器内的东西做标注。在大多数诊所，要求标记的主要项目是冷无菌容器，超声波机以及胶片处理器。对于任何表面消毒剂，要使用其原厂商标的喷雾瓶。GHS（全球协调系统）标准的标签可以从大多数经销商处得到并且易于使用。一个简单的窍门是把你做好的第一个标签复印一个，并与 SDS 清单一同保存好，如此一来，该标签被破坏时你不必再次查阅资料。

这是 OSHA 对于大多数牙科诊所的要求中比较重要的一点，但如果能保持下来，它会变得简单并且不会太费时。

工作场所暴力

这不是标准的一个新的组成部分，本质上是咨询的一部分。每个行业都面临着不同的风险。作为雇主，你应该知道这是 OSHA 的一部分，应该提供一个无暴力的工作场所。

OSHA 的遵守情况及其检查

为使所有的诊所合乎 OSHA 上述的检查建议内容，还有很长的路要走。建议您购买 OSHA 的书。这些都可以通过美国牙科协会（www. ada. org）、牙科资源中心（http：//drcdental. com/index. asp，然后单击查看所有书籍）以及其他各种组织获得。当然要确保你购买的是一部尽可能完整的商品。OSHA 手册提供许多可用的事件报告、紧急行动计划形式等等的格式。使用这些现成的表格而不用自己制作，将会为你节省很多时间及心力。为什么要浪费这种时间呢？合适的状态和 OSHA 形式也必须张贴在你的办公室。这些表格可供销售或免费在 www. osha. gov 获得。

OSHA 检查在牙科行业比较少见但是也会有。你可能会因为违反规定而面临巨额罚款。检查可以由以下一些情况引发：迫在眉睫的危险、灾难和致命的事故、员工投诉和程序检查。OSHA 使用"最严重的放在首位"的系统检查。这不是为了吓唬任何人，但你应该确保你的设备合乎规定。

所有员工的年度培训是 OSHA 最大的组成部分。所有当前从业人员应每年参加 OSHA 培训，新员工应在培训之后开始工作。培训应包括浏览阅读所有部分的规定。找一个外来人员、你本人或你指定一个诊所里的员工作为 OSHA 专员，均可以来做这件事。然而，如果决定了由你自己来培训，这就是必须要做的并且是你遵守 OSHA 规定的一部分。

OSHA 规定的其他问题和信息，可在 www. osha. gov 找到答案。

性骚扰

性骚扰虽然在 OSHA 的监管/法律领域之外，但作为工作场所中一个严重的问题，不应掉以轻心。您应该咨询培训手册和可靠的网站，以更全面地了解这个问题。http：//www. eeoc. gov/laws/types/sexual_ harassment. cfm，http：//www. state. gov/s/ocr/c14800. html 以及 http：//www. nwlc. org/our-issues/employment/sexual-harassment-in-theworkplace 这三个网站是可供参考。性骚扰可能发生在任何人、任何时间，并可能出现多种形式。作为一个负责人，你应该了解并防止涉及牙医所有者、团队成员、患者和供应商的性骚扰。在第 22 章讨论了防止性骚扰的更多细节。

什么是 HIPAA

随着医疗保健行业中电子数据交换的增加，议员们需要一种方法来保护患者隐私和病历的安全性。正因为如此，HIPAA 得以创建。HIPAA 主要包括两个部分：HIPAA 隐私规则和 HIPAA 安全规则。

遵守 HIPPA 的第一步是在诊所里指定一个 HIPAA 协调员。在一个小型诊所里，这个人也可同时担任责任事务合规官，隐私官以及安全官员。作为从业者，你应该保持这种做法，除非你的行政办公室相当之大。和 OSHA 一样，建议您同样参阅 HIPAA 的书籍。HIPPA 要求的格式也有很多种，所以要确保你的书里包括了这些格式，并且根据你的需要另外制作。一些诸如 Dental Enhancements 的公司会为您提供个性化的格式制作。

HIPAA 隐私规则

"隐私规则"的主要目标是：为提供和促进高质量的健康护理、保护公众健康幸福，需要进行健康信息的流动时，保证个人健康信息得到有效的保护。这条规则维持着允许使用重要信息和保护那些寻求治疗和康复的人们的隐私之间的平衡。鉴于医疗保健市场是多样化的，该规则应设计得灵活而全面，以适应多种用途的需要，保证信息不被泄露[①]。

所有医疗保健提供者、医疗保健机构和健康计划以及您的办公室中可访问患者信息的业务伙伴都必须遵守此规则。所有业务伙伴都应签署您应存档的 HIPAA 业务伙伴合同。这可能包括会计师、律师、商业顾问、计算机顾问、牙科供应商、牙科服务技术员或临时职业介绍所。

受保护的健康信息(PHI)可以是任何电子存储的、纸质保存的或口头讨论的内容。这包括我们每天处理的大量信息。所有员工都应该接受相关培训，学习如何正确使用这些信息以及如何将其传递到您的诊所以便让您的患者得到保护。患者的 PHI 只能公开如下：直接给患者；执行/提供治疗，付款或保健操作，通常附有同意书；符合患者授权表；提前询问患者是否可以公开，患者可以同意或不同意；当法律要求或出于公共卫生原因需要公开时。

这一标准对工作人员最大的实际影响是：如果没有相关责任人员陪同，不能访问患者的记录，不在办公室外讨论 PHI，不从诊所移除文件或患者记录，除了指定的业务需要，限制员工访问记录以及存储历史记录。可能受此法影响的一些活动是登录表(仅允许使用名称)，包含除患者姓名以外的其他任何日程表，以及 PHI 的口

---

① 摘自 www. hhs. gov

头沟通。要为保护每位患者的隐私而努力。

必须向您的患者提供 HIPAA 政策的通知，并且将他们对这些政策的确认存储在相关文件中。还必须向患者提供 HIPAA 策略的任何更新，并且重新存储对这些更新的确认。

应制定数据保护措施以保护患者记录。这些措施可包括粉碎，设置计算机访问密码，当未观看监视器时锁屏以及限制某些员工的访问。

HIPAA 安全规则

安全规则的一个主要目标是当允许被涉及的医疗实体采用新技术来提高患者护理的质量和效率时，保护个人健康信息的隐私。鉴于医疗保健市场是多样化的，安全规则被设计为灵活和可扩展的，因此被涉及的医疗实体可以对消费者的电子保护健康信息（e-PHI）实施适合于实体特定大小、组织结构和风险的策略、过程和技术[①]。

同隐私规则一样，所有的医疗实体都涉及安全规则，需要使用技术来保护 e-PHI 免受威胁？由于技术正在发生变化，因此这些程序可能会随着当前威胁而变化，因此，在为您的办公室选择诊所管理软件和计算机时，必须考虑诸如硬件、基础架构和潜在风险等变量。第 11 章讨论了实践中的技术问题。您必须牢记患者记录的安全性和功能。您也应该定期检查这些项目。

其他考虑因素包括设施访问和控制以及工作站和设备安全。正确存储和备份计算机信息至关重要。应考虑使用基于云备份或现场服务器备份，不要向员工家里发送信息。确保您将 e-PHI 发送给每个部门时，对方也能够遵守规则。

无论诊所是何种规模，都需要遵守 HIPAA。确保你最终采取的任何做法都是合规的。对于违规，罚款和处罚可能很高，并且与 OSHA 不同，HHS 可以并将进行现场检查。患者投诉可能是检查的最大原因，因此要确保让您的患者感到您认真对待他们的健康信息安全。

CDC 指南

有时，CDC 发布更新的牙科指南，以帮助阻止疾病的传播。这些指南确实成为 OSHA 标准的一部分，这些必须遵守的。这些指南还保证每个人都更安全。

最新的牙科指南于 2003 年 12 月发布，内容如下：

1. 制定全面的书面政策和计划。
2. 在重新灌装肥皂瓶前要将其洗涤、干燥。

---

① 摘自 www. hhs. gov

3. 外科手术使用无菌手套。

4. 保持指甲短，没有人工指甲或延长物。

5. 每位患者更换面罩。

6. 在处理包装之前要将其干燥，以避免污染。

7. 将中央处理区域指定为不同的区域：接收、包装、灭菌和存储。

8. 在有盖容器中运送器械。

9. 在袋子里面使用化学指示剂。

10. 没有使用的器械要立即打包。

11. 在打开灭菌器械之前检查灭菌器械的包装，以确保防护包装没有受损。

12. 避免在牙科操作中使用地毯和布垫家具。

13. 符合环境保护局规定的常规牙科治疗的饮用水监管标准（500 CFU／mL）。

14. 建议患者不要紧紧围绕唾液排出器的尖端闭合他们的嘴唇。

分析理解政府监管手段

最后，应对这些监管手段的最佳方法，是对其进行逐一分析并使之为你作用。许多人被 OSHA 或 HIPAA 的想法压倒了，但是当你对合规性问题进行分解时，这些是完全可以管理的。遵守规范会使你的诊所变得更好。通过为您的牙科团队提供安全的工作场所，您更有可能留住他们。牙科助理倾向于短期内留在诊所中，从实用和经济原因考虑，留住员工非常重要。

参考文献和其他资源

Health Professions Training Consultants, 2001. HIPAA Unraveled. [2006]. http://drcdental.com.

The ADA HIPAA and OSHA Compliance Kit, 2013. American Dental Association. Chicago, IL. 2003. OSHA Compliance Manual.

www.ada.org. ADA(American Dental Association) website；(www.ada.org/goto/hipaa, www.ada.org/prof/resources/topics/amalgam.asp).

http://www.cdc.gov/oralhealth/infectioncontrol/guidelines/index.htm

http://www.hhs.gov/regulations/index.html Health and Human Services website

www.osha.gov OSHA(Occupational Safety and Health Administration) website.

练习题

1. 使用您当前的教室并创建紧急疏散地图。

2. 在诊所使用的物品中查找和分析至少两个 SDS 工作表。

3. 为您找到 SDS 工作表的项目之一创建一个标签。对于示例标签，请使用 http：//www. msdsauthoring. com/msds-safety-data-sheet-chemicals-samples-msds-examples-sds.

第 16 章

贪污犯罪

David Harris

简 介

贪污罪是一个会损害到大多数开业牙医利益的问题。本章将讨论贪污是如何以及为什么发生的，传统保护策略的局限性，什么是真正有效的控制，贪污的调查以及事后对受害者和肇事者产生的影响。

对于一个在未来几年内可能成为牙科诊所老板的人，加深对这个话题的理解并且明白它对牙科诊所运营的影响是非常重要的。

什么是贪污罪

韦氏在线词典定义挪用公款罪为"以欺诈的方式将财产挪为己用。"

在牙科诊所中，这等同于员工（或独立承包商）在执业过程中窃取诊所所有者（们）的利益。

贪污罪祸害着许多牙医，然而并不是每一个牙医都能意识到这一点。一项在牙医中持续的调查结果显示，50%～60%的受访者已经受害。因为许多贪污从未被察觉，并且有更大一部分是察觉到了但没有上报，所以牙科办公室贪污的真实比例其实是不确定的。然而，很显然，大多数牙医将在他们职业生涯的某一时刻成为受害者。

有时，贪污是小性质的，它可能涉及偷拿钢笔或卫生纸。在某些情况下，它可能涉及数十万（或极少数情况下，一百万或更多）美元。有时小金额的偷盗可能并不被视为真正的犯罪，但是正如一位德高望重的欺诈调查员 Steve Albrecht 所言，必须牢记："没有小骗子；只是大骗子被及早发现了而已。"偷低价值东西的人已经找到了一种将不诚实行为合理化的方法，我们应该预料到，小盗者发展为大盗者只是一个时间问题。

将大量贪污事件整理成案，通过上一次回顾我们发现，平均被盗金额略超过109 000美元。注册欺诈审核师协会（ACFE），除了为欺诈审核师提供培训和认证外，还进行了大量的贪污研究，发现美国平均职业欺诈损失（中位数）（在所有行业，而不仅限于牙科）是 141000 美元。

然而，美元损失只体现了事情的一部分。我见过贪污公款迫使牙医失去他们的诊所或宣布破产的。有些牙医被逼延迟退休（这也会影响牙医学生——牙医市场上执业医师的减少会增加一些产品或服务的价格）。有些牙医由于贪污自愿离开该行业，贪污至少是一例谋杀事件的根源，在 2012 年，Shantay Joiner Hickman 承认谋杀马里兰牙科医生 Albert Ro 博士，由于她从 Albert Ro 那里贪污。

贪污涉及牙科的每一个角落，它影响到全科牙医和每一个专科牙医。独资企业、合伙的执业牙医、多局制的组织和大型牙科服务机构都是受害者。它发生在城市的执业牙医和小城镇的诊所。一些罪犯是有"小口袋"的新聘员工，没有被确定身份；也有在诊所工作多年无不良记录的员工，然而因为某种原因开始偷东西。

许多贪污犯是从事前台或办公室管理工作的人员，但我们也看到临床人员、簿记员、助理牙医和行业外人士（如会计师）贪污。更普遍的是，一起开业的牙医从同事那里贪污，也有牙医的配偶贪污。

贪污犯会使用一系列令人眼花缭乱的技术。我们已经看到了数百种不同的方法，有时，窃贼的创造力是惊人的。

这些人是谁，为什么要偷呢

我所听到的关于贪污者身份确定后最常见的评论是"他（她）是我最想不到会贪污的人"。他们的惊讶是可以理解的。我们对罪犯的样子、穿着、说话和行为都存在偏见。我们心中关于罪犯的心理形象是通过我们所看到的新闻、电视剧和对自己生活的社区的直接观察所塑造的。

真正的贪污犯并不符合这种刻板的印象。关于这一点也是很容易理解的——你不会雇佣那些看起来像罪犯的人。作为一个雇主，你已经淘汰了某些人，因为他们还没有通过你个人的"气味测试"，而每个你聘用的人已经通过了这个测试。

犯罪学家 Donald Cressey 可能最大限度地影响了我们对于经济犯罪的理解的发展过程。1973 年，在他具有里程碑意义的名为《其他人的钱》的书中，他提出了一个框架，称为欺诈三角。Cressey 认为欺诈有三个必要的前提条件：压力、机会和合理化。我修改了克雷西的原始模型，如图 16.1 所示，以"动机"替代"压力"，中间即为"贪污"。

动　机

动机可以是经济上的或情感上的，贪污有时会被标以"需求性"和"贪婪性"等标签。

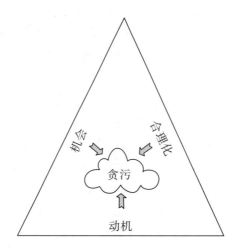

图 16.1

贫困的贪污犯偷盗以满足经济需求；一些事件引起了一个长期的财政失衡，这种物质缺乏威胁了他们维持生活的能力。他们通过偷盗来支付必需品，如租金和抵押贷款。有很多可能的时间点会引起贪污。常见的有离婚，配偶失去他们的工作，赌博或对某种物质成瘾。

相反，贪婪的窃贼以偷来解决一个情感上的赤字。在许多情况下，他们认为，社会（也就是你或者是他们的雇主）并没有意识到他们的才能的真正价值，他们以偷来解决这个所谓的不公平（并证明他们是多么的聪明）。他们可能，甚至有理由，将你看作一个聪明的同行。他们理所当然地忘记你为了获得教育所付出的时间、心血和金钱，以及作为诊所所有者所承担的财务和情感压力，在他们简化的世界观里，你的收入是他们的十倍或二十倍是不公平的。更糟糕的是，许多人对你的财务状况有一个非常片面的理解，因为他们没有意识到你所有的成本，所以高估了你的收入，从而增加了他们对不公平的看法。

也有人从冒险成功的行动中获得快感；他们有点类似于我们偶尔听到的"名扒手"。关于这个有一个惊人的例子，我们的一个"女校友"，当她赢得了 300 万美元的彩票大奖时已经从她的医生那里偷盗了好几年。在她那次赢奖后，她仍然继续贪污。很显然，在这种时候，窃取是为了情感上的满足，而不是源于经济或压力。

贪婪的窃贼区别于其他人的特征之一是如何消费。他们铺张消费，通常消费在以他正常状况下负担不起的奢侈品上；比如 14 万美元的汽车、游艇，甚至租赁一架飞机带朋友去购物。

一个经常被提到的问题是，贪污在经济繁荣还是经济衰退时更普遍。经济条件对这两类贪污犯的影响不同。艰难的时期会有更多财务困境出现，因此会有更多源于贫困的贪污犯。当经济繁荣的时候，一些人认为他们的朋友比他们更迅速地向前发展，这种想法使其加入了贪婪的行列。

虽然挪用公款可能发生在一个牙医职业生涯的任何时刻，但我认为，新的牙医是特别容易被盯上的。这并不是因为不诚实的人老把新的牙医作为目标对象，而是当一个员工决定做坏事时，往往和他们自身的需求和欲望有关，实际上与你的关系是相对较少的。我会将某人决定开始贪污形容为一个统计学上的随机事件。它与其他因素几乎没有关系，包括你的年龄或职业生涯的阶段。

对于作为诊所新主人的年轻医生来说，有所不同的是，他们的业务技能仍在发展，他们面对的是大量让他们分心的事，如新的家庭、试图实现临床技能的掌握和商业竞争双赢的压力，往往还负担着业务、个人、教育等各方面的债务。正是这种技能的发展和商业竞争的结合，使一个年轻的牙医很少会注意到这样一个问题，即他们的债务负担使其抵抗金融危机的能力远低于中期或者后期的执业牙医。

我们通常不能够理解盗窃的动机有多么强大，以及怎样能够把决心、机智和对诊所运营的了解结合起来，使得贪污能够在这样的诊所环境下顺利进行。

为自己找理由

除了感觉某种形式的压力，一个贪污犯需要确定从你身上贪污的行为是可以接受的并且可以缓解他所面临的压力。我始终认为，为自己找理由是窃贼在偷东西之前一定要跨过去的一个道德"障碍"。

增加的压力促使贪污犯越战越勇，你可能（可能没有意识到）会做很多事情来降低这个障碍。例如，如果工作人员看到你在做有悖职业道德的事，或在所得税问题上撒谎，或者如果你做的事情使一个员工认为你在他面前炫富，这会使他们更容易决定从你身上贪污。

我记得一位医生带着他的整个团队参加一个在异国的会议——这本身是个很不错的想法，除了医生为他自己和妻子买了头等舱的票，而诊所的其他员工却坐在同一架飞机的经济舱中。另一个医生曾经向员工抱怨他的奔驰车修理费有多昂贵，你可以想象由于老板的汽车花销远远高于每个员工的年薪而引起的办公室内的公愤。

至少，这种行为表明医生是不敏感的；它也可以降低摆在贪污犯面前为自己找理由的障碍，使其越过道德边界而心安理得。

机 会

贪污罪发生的最终决定条件是机会，而机会存在于每个诊所中。

我遇到的最大的误解是认为政策、程序、制衡可以防止或减少贪污的发生。不幸的是，这种误解不仅损害了执业牙医的利益，还危害了一大批咨询牙医。

要澄清的是，这种误解是正常的，我们大多数人了解其他类型的犯罪多于贪污罪，并倾向于认为能有效地控制其他犯罪活动的方法也能很好地控制贪污。

大多数人确信，在家里或者工作的地方安装的防盗报警器大大降低了入室盗窃的机会。锁定你的车门降低了你的车内物品被窃取的概率。我们假设相同的方法（即，增加贪污的难度）会减少被贪污的可能性，这就是我们误用类比的地方。

这里被忽视的是，报警和锁车门不能防止犯罪，他们只是把犯罪转移到其他一些缺少保护措施的受害者身上而已。一个防盗报警器的警告并没有使窃贼放弃他们抢劫别人的计划；他们会寻找一个防护较弱的目标，比如你的邻居而不是你。因此，控制措施不会将窃贼转化为诚实的人，他们只是简单地将窃贼的行为从一个特定的目标转换到另一个而已。

然而，贪污是不同的，因为不可能转换贪污的目标。与其他类型的经济犯罪相反的是，贪污的受害者是预定的——是你。如果有人因为压力（我再重申一遍，这是一个强大的压力）而未实施贪污，那么说明你是一个难以攻克的目标，他们会放弃在你这里的工作，找到一个新工作，投入时间去学习新的系统使得他们在新的办公室里贪污。这个过程需要的时间远远大于大多数贪污犯认为他们所需花费的时间。

贪污犯可以控制的，因此你能够影响他们的，不是他们选择谁作为目标，而是他们对于贪污方法的选择。如果你阻止贪污犯第一次贪污，他们将会尝试的第二，第三……第十二种方法，直到他们找到成功的方法。在这方面，牙科诊所漏洞百出，窃贼有很多的途径来实现贪污。

所以，将这些 Cressey 的欺骗三角相联系，我认为机会是全或无的因素——存在或不存在。对于贪污，更多的机会并不增加贪污的可能性，而减少（但不是消除）机会也不会降低贪污发生的可能性。让我们假设你的办公室里有一个别有用心的、很了解你的窃贼，这个窃贼无法找到贪污的方法或完全在你的控制之下的概率有多大？

购买牙科诊所的相关性

在购买一个牙科诊所的过程中有两种可能的贪污方式。首先，你接手一个牙科诊所，而卖主不知道有贪污的发生，在你接手这个诊所之后，你发现了贪污并停止用你的钱来满足他们的贪污。

第二种可能性是，你在贪污尚未发生的时候接手了一个牙科诊所，在你接手诊所之后，也接手了诊所的员工，员工开始贪污。

尽管贪污可能发生在你接手牙科诊所之后的任何时间，但前一两年是特别常见的。一方面，你没有运营诊所的经验为贪污创造了条件，另一方面，员工可能不会像忠诚他们的前老板一样忠诚于你。你可能比一些员工年轻，而大多数新主人总想在诊所的运营中做出属于自己的改变。这些因素可能会导致你和员工之间的联系比他们和前老板之间的弱，这使得他们觉得贪污更加合理化。

控制是无效的

贪污控制无效还有其他原因。第一点我将说明的是控制和操作效率之间一个内在的平衡。前台工作人员之间的分工是一种被提倡的减少贪污的方式。以前讨论的原因，我相信这都不是问题的关键，就像几乎所有的控制措施一样，职责分工虽然有望增加员工的工作量，但也可能因此增加成本。

第二，许多控制和过程不是由医生亲自执行，他们直接告诉员工应当如何履行他们的职责。贪污员工通常能够选择性地应用并完成这些程序。

我清楚地记得曾向一大群听众演讲贪污犯如何偷窃支票。许多医生认为窃贼是难以兑现一张支付给医生的支票的，我概述了这实际上是多么容易的一件事情。一位医生对我发誓说他的诊室内永远不会出现偷窃支票的窃贼，因为支票的后背上印着"仅供存款"几个字，只能存到一个特定的银行账户号码。

我问了他一个问题，他是否在支票上盖章，这使他局促不安（他周围的人也窃笑了）。他回答的语气表明，他是一个"看牙齿的"，不是一个"给支票盖章的"。所以我问他，为什么一个觉得没有必要遵守社会规则的贪污者要遵守他的规则，这样做只会花费贪污犯的本钱。显然，他没法回答我的问题。

我们要接受这样一个事实，除非员工放弃原本的工作，否则不可能完全消除发生贪污的机会。此外，减少贪污机会会增加成本，而减少机会却并不能相应地减少贪污发生的概率，因此这种花费是无法得到回报的。

犯罪的导航

每一个初露头角的贪污犯都会以同样的方式开始——学习他们周围的环境。了解你和你的习惯，在这一过程中帮助了他们。具体来说，他们非常清楚，在你的诊所中，你监控什么，不监控什么。我经常形容贪污是"犯罪的导航"，即一个窃贼计划着绕开你的监视进行偷窃的方法。

所以，例如，如果你是一个（在）每一天结束的时候，会关注实践管理软件生成的"日报单"的老板，窃贼肯定会意识到这一点，因此不会做那些会在你的日报单上显示的贪污。他们会选择一种能保持这份报告原始状态的方法来贪污。你如何密切监视你诊室的银行账户，是否定期审查应收账款，审查你给的调整和核销——这些都会影响窃贼决定如何来贪污。

如果你改变了你的模式，窃贼只需要简单地做一些改变来应对。

保持每日平衡是无力的

　　每一个实践管理软件的核心是一个被称为"每日平衡"的功能。每日平衡涉及打印一个"日结束报告"的软件，并与银行的存款报告相比较。许多医生相信，只要他们每天的报告余额与银行存款相同，他们是没有被贪污的。这里有两个潜在的错误观点：许多牙医认为从他们的计算机系统得到的结论必然是真实的，同时他们低估了贪污者的动机与创造力。

　　如果报告与银行存款不相符，显然有问题（这可能是被贪污了；或者是好一点的结果，如银行存款报告有误），但是，反过来说，两者相符却并不代表就没有贪污的存在。讨论贪污者是如何做到这一点的超出了本章的范围，许多牙医发现了这个很难的方式，对一个窃贼来说，"篡改"一天的结束报告来隐瞒贪污是相对简单的。

贪污是不可避免的吗

　　尽管许多文章已经写了如何"防止"贪污的发生，然而以我的经验，试图阻止一个贪污犯的行动计划是不可能的。必须承认人类影响他人行为的能力是有限的，尤其是当当事者动机很强的时候。

　　这并不意味着你对贪污是无能为力的；相反，你可以做很多，以确保贪污对你影响的最小化。然而，这需要大多数牙医有一个重大转变；有一个显著的例外，他们需要摒弃他们可以防止贪污这种想法，而是专注于监测。

避免招聘错误

　　牙医有一个明确的预防贪污的机会，就是改进他们的招聘过程，让有不良经历的人没有机会在你的诊室工作。大多数因为贪污被解雇的人会去其他牙科诊所寻找工作。他们可以得到两个因素的帮助；一是刑事司法系统动作缓慢，往往是几年前的指控尚未落实，更不用说何时被定罪了。在这段法律空白期，窃贼是被"假设无罪"的。二是大多数牙医在招聘的过程中并不怀有疑心，这使"连环贪污犯"成功地在未来雇主面前掩饰自己的背景。

　　我已经认识到，大多数牙医非常厌恶招聘过程。不完整的信息、就业法律监管的不完善，以及迫于取代即将离职（或者已经离职）的员工的压力下进行的招聘，在这种情况下决策是一个令大多数牙医恐惧的任务。当申请人看起来非常适合这份工作并且可以马上入职（指那些刚刚因贪污解雇的人），牙医会很高兴能够逃离这样的招聘过程，而原本应该怀有的疑心立刻就消失了。

我要提出的是，我们发现的贪污犯中，曾在其他地方有过贪污经历的人少于15%（换句话说，在大多数的诊所中，最大的危险是已经在那里工作的，而不是即将要聘用的人）。然而，改变你的招聘方式是相对简单的，通过审查求职申请可以有效帮助你识别有贪污经历的申请人。

避免贪污不是谨慎筛选申请者的唯一理由。除了成为你诊所公众形象的一部分，员工还可以访问受保护的健康信息（由 HIPAA 的非常复杂的规定保护）并且有访问控制药物的渠道。美国人每四人中就有一人有犯罪记录，估计至少53%的人简历上有一些虚假信息，如果不对员工进行适当的筛选[①]，会存在几种不同类型的潜在灾难。

在如何为你的诊室选择合适的人上面我当然不是专家，这个主题在本书的第22章和23章有所讲述。在这个问题上，我关注的主要是帮助你发现那些求职者不想让你知道的事。

以下是一些可以减小求职者和你之间的"信息鸿沟"的方法：

1. 当检查简历时发现任何虚假或不一致，应取消该求职者的申请资格。通过比较你收到的简历和网上能够找到的简历——大多数人想不到这个问题，但是社交网络 LinkedIn 为每个用户保存了他们的简历。因此，如果求职者有 LinkedIn 的个人资料，把他们在 LinkedIn 上的日期、职称、雇主与给你的求职申请里的相比较。你还可以在网上把求职者 Instagram 和 Facebook 发出的信息看一看。很多人会在社交网站上对他们的老板或工作场所做出负面的评论。我并没有质疑他们表达自由的权利，但我不会聘用他们。另外，通过这样的筛选，可以找到他们从事过一些对工作不利的活动的证据，如赌博或过多的聚会，这将可以让你避免未来的问题。

2. 有前科的求职者通常至少有一个他们不想让你与之交谈的前雇主，他们使用各种方法来防止你与前雇主的接触。一个常用的方法是在简历上简单地忽略他们前一份工作，而声称他们"回家带孩子"或"欧洲旅游"。你可以要求他们用（第三方）的文件来证实而不是简单地接受这种说法。例如，有人真的是在欧洲旅行，通常可以出示护照和上面出入境的签章。有人在家带孩子可以出示他的报税表以证明在那段时间没有收入（由国税局回报的评估）。

3. 找一份驾驶卡车或任何在政府的工作，你需要通过药物测试。使我感到惊讶的是，当你进入一个牙科诊所却无须通过任何测试。尤其是考虑到牙科诊所的员工有获得处方药的途径，我不明白为什么大多数牙医没有考虑到，在他们的诊所里筛查掉那些瘾君子是个重要的问题。

4. 其他外部筛选，我认为应常规做的是信用检查和犯罪记录检查。我要说的

[①] http：//www. statisticbrain. com/resume-falsification-statistics/.

是，不完美的信用不一定没有资格作为申请人；许多单亲父母都有信用上的历史污点。你要寻找的是极端的或意料之外的金钱问题：夫妇俩生活在一个昂贵的房子里，看起来还挺富有的，但是支付记录很差，这可能是一个危险的迹象。

5. 请注意，大多数类型的背景检查需求职者的书面同意，你可能需要争取人力资源顾问的服务，以确保筛选过程遵循规则。

6. 和"介绍人"交流是没有意义的。对于一些精心挑选的熟人（比如七年级的科学老师或以前的体操教练）的想法我并不感兴趣。我唯一有兴趣与之交流的人是前雇主。所以，我建议忽略对于申请者"性格"的介绍，而去关注前雇主。我认为给过去5年的前雇主打电话是非常有意义的，不然看看申请人是否把他们列为"介绍人"。

给前雇主打电话的几点建议：

（1）知道你在跟谁说话。忽略申请人给你的任何电话号码，并从一个独立的来源，如在线搜索引擎上获得前雇主的电话号码。我们看到很多例子，医生给申请人提供的电话号码打电话时，接电话的是申请人的朋友或亲戚假装的前雇主。

（2）与正确的人说话。如果应聘者曾在牙科诊所工作，直接与他以前的牙医交谈，而如果是一个非常大的办公室，那么办公室经理可能是一个更好的信息来源。如果求职者曾经在非牙科系统工作，确保你打电话的人是求职者的直接领导，而不是一个同事或下属。

（3）问正确的问题。要求前雇主提供确切的招聘日期和职位名称，并将这些信息与应聘者在简历上提供的进行比较。任何差异都代表求职者不合格。另一种从简历中掩饰工作经历的方法是"延长"其他工作的日期来弥补那段工作时期。此外，问前雇主雇员在他那里工作之前在哪里工作过，离开前雇主后又去了哪里工作，并在简历上核对。将你从"连续性核对"中得到的答案与简历进行比较。

（4）有一个问题必须要询问前雇主：如果你有一个职位空缺而这个人正好适合，你会重新雇佣他吗？前雇主往往不愿透露员工的不利信息，如终止雇佣他的原因，这是出于不想被前雇员起诉的考虑。然而，即使雇主不愿意讨论前雇员的工作表现或雇佣关系结束的原因，很多人会觉得回答这个问题是相对安全的（因为它仅仅是对未来的假设，不需要披露任何基于事实的信息，不会使前雇主陷入麻烦），一个"不"的回答无疑是一个巨大的危险信号。如果前雇主是一个坦率的人，我还会问这个员工是自愿辞职还是被要求辞职，虽然这个问题有时不会得到答复。

（5）最近被解雇的人使用的另一种方法是假装他们还在工作，并要求你不要联系这个雇主，因为"他们不知道我要离开"。由于这个请求经常是出于正当的原因，许多牙医接受这种说法，但这可能带来潜在的可怕后果。我见过一个建议，建议你让别人打电话给据说是目前雇主的那个人，要求与求职者交谈。我不推荐这个方法，因为这也是欺骗（如果是求职者接了电话，那就绝对非常尴尬）。更好的方法是告诉应聘者，你将准备与前雇主谈话，但这次谈话会延迟到其他筛选都完成且求职者已经条件性地得到了聘用，唯一的要求就是最终要和他现在的雇主完成这次谈话。这就使那些因正当理由让你不要接触前雇主的求职者能够接受并且允许你和前雇主交谈。那些隐瞒了一些事情的求职者，一旦他们意识到，你与前雇主接触是必要的先决条件，他们可能会放弃申请程序。

因此，总而言之，在雇佣时，一定程度的怀疑是必要和健康的。把不被欢迎的应聘者淘汰掉、保护诊所免受被贪污的危险，把这项事情做得比其他牙医好，其实并不困难；其好处远远超出了防止贪污。

对于现有员工怎么做

尽管许多牙医认为雇佣错误是造成贪污的最大因素，但统计数字并不支持这一点。注册舞弊审核师协会曾经在发表的关于贪污的最权威的研究中指出，贪污犯绝大多数都是首次贪污，只有 18% 的人已被前雇主解雇或曾因诈骗而受惩罚。所以，虽然更好地审查未来的员工是相对容易的，但是这对防止贪污的贡献是极少的。

对大多数牙医来说，现有员工贪污的可能性比你即将聘用的人要大得多。亟待解决的问题是如何解决其他 82% 的贪污犯。

支付欺诈

如前文所讨论的，牙科办公室是一个对贪污员工来说机会丰富的地方。有些员工操纵费用，诱骗你支付本不需要支付的钱。工资和奖金的篡改是最常见的，但也有许多其他方法，如虚假供应商、给现有供应商的超额支付、过高的税收和其他管理费用。

收益的盗窃：最大的问题

比支付欺诈更常见的是"捞油水"，这涉及盗窃一部分诊所的收入。再次，有许多方法可以实现这种盗窃。我曾见过牙医试图自我审计以发现不规范的交易，各种可能的贪污行为的数量，加上交易的绝对数量，即使在一个小的诊所，这仍然是一项艰巨的任务。大多数类型的诊所管理软件保留了交易的"审计线索"，一些学者建议，牙医应当定期审查这些信息。然而，收集的信息量是惊人的——一个只有一名牙医一名卫生士的诊所，其审计日志通常是每年 2000 页甚至更多。没有一定的技术援助很难筛选海量的数据并转化为有用的信息，寻找贪污是一项真正艰巨的工作。

贪污犯怎样犯罪

曾经有很多牙医告诉我他们希望有一个更好的措施。

实际上，是有这样的措施。

贪污犯的行为方式是 ACFE 的主要研究内容之一。他们所揭露的结果也令人吃惊并备受鼓舞。许多贪污行为表现出来的样子是众所周知的。贪污犯不太情愿选择休假。他们来得早，走得晚，经常周末来办公室"清理痕迹"，还有可能选择休息的日子来办公。

大部分犯人更喜欢独自一人在办公室时用工作来掩饰犯罪行为；对于大部分犯人来说，当办公室的门敞开时会被打扰（更容易被暴露）。

他们抵制外部顾问，如诊所管理顾问。他们相信可以欺骗你，但是一位经验丰富的顾问对他们构成了很大的威胁，所以他们试图说服你，让你认为把钱花在咨询上是一种浪费。

他们经常试图控制那些向你提供 IT 服务的机构，或者给你销售牙科设备的机构。我也并不是说罪犯选出的团队成员一定参与了贪污（尽管很有可能）。然而，如果他们是忠心对你而不是贪污者，他们会更倾向于把从罪犯那获得的经济利益报告给你而不是隐瞒。那些从贪污犯那里获利的人，与忠诚于你时相比，更加不可能质疑贪污犯的行为（或把贪污犯的行为报告给你）。

或者更巧妙，他们抵制你升级实践管理软件。这是因为升级的软件可能会干扰盗窃的实施。

一种常见的提示可能有贪污发生的行为，是提供乌托邦式的临床承诺。事实上我遇到的所有牙医都希望他们的诊所可以独立运营，让医生提供高级的牙科服务，而不会陷入烦琐的细节管理。贪污者们因为不能完全被医生信任，都希望管理者不要参与到前台工作来，所以他们努力让管理者相信诊所被管理得很好。

这既是好事也是坏事。好消息是贪污很难隐藏。例如，我曾经提到过，贪污犯不愿意休假，这是由于贪污犯要控制住信息交换，处理患者打电话来讨论财务账户中的问题，因为这是由于贪污行为造成的。所以，尽管知道"厌恶放假"是一个贪污的表现，他们仍快速地做出判断，休假的风险（他们不在的时候贪污行为被暴露的可能性）会超过他们的行为医生怀疑有人偷窃的风险。

坏消息是，至少从表面来看，贪污的症状也表现在那些优秀的员工身上，所以对于很多牙医来说，鉴别十分困难。

ACFE 对讨论的贡献是：它的研究表明，超过 90% 的贪污者表现出至少一个行为特征是一致的，两个或两个以上的一致超过 60%。

这完全符合美国牙科协会在 2007 年的一项调查结果，这项调查研究了那些使受害者意识到他们的钱被贪污了的线索。虽然这项研究在某些方面没有评估原因，我公司再分析的结果显示却很有趣——68％的贪污暴露是由于罪犯的行为暴露，剩下的32％被发现是基于财务状况出现问题。

然而，我怀疑大多数牙医认为发现贪污的方法是找到财务中而非个人行为中存在的问题然后十分疲惫于烦琐和复杂的监控。

另一件使这项数据更引人注目的事情是，在大多数情况下，大多数牙医发现贪污，是通过这些可能提示有贪污的行为，而不是一些特定的工具或者是针对这一领域的培训，试想如果贪污行为被更加精心策划的话，该会多么高效。

还需进一步提及的是，我们的调查显示81％的贪污是通过某种偶然的形式被暴露的，只有19％是由于某种系统或控制而被暴露，它更加说明了我之前的观点，为了防止或检查是否有贪污存在，我们高估了一些控制方法的作用。

我的会计师能找到贪污吗

有趣的是，许多牙医认为外部的会计师对于保护自己的诊所免受贪污非常重要，但是在 ADA 的调查中，由会计师发现的贪污事件只占到9％。这大致与 ACFE 的研究相符（涵盖所有行业，因此不是特定于牙科），即在全国范围内，会计师只能发现不到3％的贪污事件。

大多数牙医期望他们的注册会计师能在"前线"保护他们的诊所免受贪污困扰，但数据显示，大多数牙医高估了会计系统所能提供的保护。

在你得出注册会计师会让牙医群体失望的结论之前（作为一个会计师，我有义务维护会计行业的专业性），让我解释牙医和注册会计师之间的关系，这些你可能从来没有想到过。

许多牙医同全科注册会计师做生意，他们不单处理牙科问题。他们与其他专科牙医会计师相比可能没有基础，但依然可以对你的情况带来有价值的建议。

当为你工作时，注册会计师可以执行三个不同级别的审查和分析。最高水平的保证是由一个"审计"提供的。在审计中，注册会计师将做充分的分析和独立的验证来获得"合理担保"，保证财务报表无重大错误。审计的主要重点是保证财务报表的真实性和完整性，而不是检测贪污，但审计增加了检测出贪污的机会，虽然这不是审计的主要目标。即便如此，审计是昂贵的，因为这个原因，大多数牙科诊所老板选择较低水平的审查或编译。

在审查中，会计通常执行比率分析获得"有限的担保"，来担保你的财务报表不需要修改。在编译中，注册会计师只是将你的原始信息转化为财务报表，没有任何特别的审查，这是牙科诊所中最常见的参与方式。

所以，这并不是说会计师玩忽职守；而是大多数牙医不准备为他们的会计师进行财务信息审计而买单。即使他们做了，你也应该考虑进一步的限制。

大多数会计人员不会像罪犯一样思考。他们所做的事情并不是性格缺陷。然而，它削弱了他们发现贪污的能力。

此外，会计师浏览你诊所管理软件的能力有限。大多数贪污事件发生在软件内部，很少发生在你的软件之外（如窃取银行存款的资金），不会在你的诊所管理软件中制造隐藏条目。

会计师通常有很强的季节性模式的工作流程，而大多数牙医每年在会计师最繁忙的时候与他们进行交流。这可能会使会计师对你的精神支持和工作主动性受到限制。

我们很荣幸与一些真正优秀的会计师事务所共事，我会针对客户不切实际的期望而快速地对会计行业做出保护。重要的是，确保你和你的会计师理解对方；会计师乐于接受你的委托，为你的财务报表提供高级别的担保，但你需要主动委托他们并且做好买单的准备。

许多提示可能有贪污存在的行为和理想雇员的行为特点相似——贪污犯会加班，经常对细节问题表现出相当大的关注，通常愿意承担额外的责任，争取不断扩大范围的机会并且想要进一步融入你的生活。

Prosperident 开发了一个工具来帮助那些有贪污顾虑的牙医进行分类。它叫作挪用风险评估问卷，旨在帮助牙医捕获和分析员工行为并对理想员工和窃贼加以区分。可以在网上找到调查问卷，价格适中，地址是 www. dentalembezzlement. com/eraq。

在怀疑有贪污发生时，该做什么和不该做什么

假设明天，可能在你读过这一章的基础上，你开始认为贪污可能发生在你新买的诊所。你将采取什么行动？在这种情况下，大多数牙医会在情绪波动后将思维转向如何应对这个问题。根据我的经验，牙医往往是行动导向的人，他们会有很强烈的愿望要做些什么。不幸的是，出于本能的行动计划往往并不正确，这点上一些牙医已经吸取了教训。

首先我将告诉你不该做什么。很简单：如果你怀疑有人挪用公款，不要让犯罪嫌疑人（或他们）知道你认为他们可能在偷窃。这有几个原因。第一个是显而易见的——如果员工事实上并没有在偷窃，但他们却感受到了你的不信任，这将会不可弥补地损害未来的工作关系。

另一方面，如果他们贪污了，表现出你的担忧可能导致他们为逃避惩罚而破坏你的记录，或者更糟。需要找一个适当的时间面对有嫌疑的人，但这是在"怀疑"阶段过去之后。对于人类行为的基本观察告诉我们，当自身自由受到威胁时，对自身行为的正常限制就无法适用于每个人了，这个观点也在其他方面得到了印证，在这

种条件下，白领犯罪可能会变成暴力犯罪。

面对雇员应该深思熟虑。然而，很多牙医都以偶然的方式来结束自己的怀疑。为了阻止偷窃，他们将会突然改变程序。有时他们会要求员工提供额外的实践管理软件报告或向员工质询一些之前未曾关注过的事务。还有些人会在自己的私人办公室与他们的注册会计师打几个小时电话。

程序上的变化不太可能阻止贪污行为；相反，您将创建一个使偷窃动机和合理化因素依旧存在的环境，窃贼为了继续享受偷窃的好处和财务回报，需要再寻找另一个机会，并且获得成功。

程序的突然变化也会导致罪犯担心被抓的风险。窃贼不断观察你和你的行为，找到你在注意他们的证据。

此外，怀疑阶段不应该报警。我们有时会忘记，执法部门的责任并不是来确定什么被偷了；这是受害者的工作。警察的职责是确认是谁干的，然后抓住窃贼。在美国没有警察机构拥有可用的技术知识和人力资源来对牙科贪污进行妥善的调查。过早地把执法机构牵扯进来，只会让他们打开一个无法进展的文件，而执法机构并不喜欢这种情况，因此至少应等到你的调查人员完成调查工作，再与执法机构进行合作。同样，在这个时间点上，联系可能受到影响的牙科保险公司也没有好处。我总是鼓励牙医在这种情况下尽可能让更少的人知道，一般仅需涉及牙医自身和参与调查的人员，有时候还可包括牙医的律师和配偶。有更多的人知道只会增加泄露秘密的机会。

因此，重要的是涉及尽可能少的人，并允许调查人员用和你一起工作的时间来完成他们的工作。

如果我当场抓住一个窃贼呢

他们应该立即被解雇。解雇偷窃嫌疑人这一行动需要仔细考虑，让这一过程顺利进行，防止员工破坏犯罪证据或采取其他伤害诊所的行为。除了适当的终止雇佣的文件，牙医还需要把锁都换了，撤销其对计算机的访问，更新网站并控制该员工的办公语音信箱和电子邮件账户。

许多员工因为盗窃被解雇后会申请失业保险，尽管他们通常不符合条件。为了避免这种情况造成的成本，牙医需要为驳回他们的申请而行动起来。

还有一个问题你很快会遇到，就是如果你解雇的某个人去另一家诊所求职时，作为前雇主你将收到这家诊所提出的对该雇员的"工作介绍请求"。为了避免法律纠纷，你需要向你的律师或雇佣法律顾问寻求指导。

调查者

在关于调查人员的问题上，如果你需要一个调查人员，你寻找的调查人员的特点是什么？我认为以下四点对成为一个好侦探而言是至关重要的。首先，他们必须了解牙科，如果你是一个专科医生，他们必须了解你的专业所涉及的业务流程。尤其是口腔外科和正畸治疗；我们发现在专科领域能够胜任的工作人员往往在这两种专科诊所工作时会比较吃力，因此在做口腔外科和正畸方面的调查时，我们需要使用有这方面诊所工作背景的调查人员。

其次，你需要有调查人员工作经验的人。这个人需要设计并遵循一个调查程序，报告他们的发现，与执法机构合作并可能作为专家证人在法庭上作证。获得这些技能通常需要数年。我见过一些被搞砸了的调查案件，调查员雄心勃勃，并且能很好地使用诊所管理软件，但是仅仅因为他们不具备调查员所需的技能。

第三，找一名拥有正式调查资格的调查员。在这个领域中最能得到公认的是CFE（认证欺诈审查员），但这是一个广义资格认证（即不是特定于牙科），类似于其他任何认证考试，考出好成绩并获得认证资格的人并不一定了解贪污罪和贪污犯。

要求某人既了解牙科诊所或专科诊所的工作模式，又具备调查员所需的技能，还不算最大的挑战，因为还需要具备一个重要的特点。当我们雇佣调查人员时，我们寻找的最重要的属性是像罪犯一样思考的能力。所以第四点是：最有能力的调查人员，是能够和贪污犯一样发现机会的人。在调查人员需要具备的特点里，这一点是最难培养的，根据我的经验，要么有，要么没有。

因此，当你面临一个贪污问题，考虑雇佣一个曾在牙科诊所工作的朋友或亲戚来帮助你时，仔细想想，对于这个复杂的局面，需要哪些真正有效的调查措施，然后再采取行动。

除非贪污犯已经不在你的诊所工作了，否则调查人员还需具备的另外一项技能就是能在暗中进行调查并有相应的技术支持，数天或数周都待在你的诊所里可能是个坏主意。

最大化"净恢复"

净恢复是减去调查和恢复的成本还能收回多少钱。最大化净恢复应该是贪污受害者最关心的问题。

在最大化净恢复时有一个问题经常被忽视，就是要仔细考虑调查的范围并做出可能需要的调整。可能需要对近几个月内或近几年内的交易进行调查。显然，调查的时间越长，范围越大，成本就会越高，因此范围的设置是至关重要的，必要时要对其进行调整以便优化净恢复。

起初，许多医生告诉我们，他们希望我们找到"被偷的每一分钱"。我们通常建议变换方法，因为对于大多数贪污而言，恢复的可能性是有限的（见下文中讨论）；一旦恢复耗尽，减少消耗通常能产生最佳结果。换句话说，牙医为额外的调查结果支付却没有获得额外的恢复是没有意义的，因为这样做会提高他或她的成本，但却没有增加效益。

金融恢复的来源

假设调查证实钱被偷了。你怎么把它弄回来？

总的来说，有四种可能的恢复途径。第一个是窃贼自己。我可以告诉你这是很难的；他们中的大多数在偷钱得手后就尽快地把钱花掉了。窃贼在刑事法庭上被判有罪，责令其支付"归还"，但在许多情况下，他们不会长寿到足以偿还所有债务。举个例子，我们的一个客户被偷了 26 万美元，罪犯每月支付赔偿 150 美元。全额偿还将会持续 144 年，不考虑利息。

第二个可能性是，与窃贼关系密切的人为了减小对窃贼的影响而进行赔偿。在我们工作的一个案例中，窃贼的父亲是市长，他将赔偿任何损失以避免丑闻。第三种方式可能最受欢迎，即"雇员失信险"。大多数牙科诊所的商业保险政策中都包含该险种。多数保单中，针对雇员不诚实行为的默认保险金额是 2.5 万美元。虽然这一险中受到被欺骗的牙医的欢迎，但根据我在本章中所提到的，牙医平均得到的赔偿不到其损失的 20%。

要增加这个保险的赔付额是非常便宜的，据我们的很多客户报告，将每起贪污事件的赔付额增加到 7.5 万美元，每月只需要大约 20 美元的额外花费。考虑到贪污罪的发生率和被贪污的数额，这是非常划算的。

第四种恢复来源可能是不太明显的。窃贼能轻而易举地从患者或保险公司那里兑换支票，这让牙医很惊讶。如果盗窃以这种方式发生，那么表明银行也做了不该做的事，因此要承担一些责任。法律问题是复杂的，与之相关的讨论超出了我们的范围，但是我们成功地从银行收回过被窃的不当兑现的支票。虽然大多数窃贼是贫穷的，但他们的银行肯定是有钱的。

司法系统

民事法庭：诉讼

一般来说，有两种可能解决贪污问题的法院。第一个是民事法庭。当你利用民事司法系统"控告"某人时，你通常可以获得的是"损害赔偿金"，实际上就是对你所遭受的损失进行经济补偿。民事法庭没有权力监禁别人，他们的作用是使被害者恢复到先前情况。

你在起诉他人的过程中需要支付律师费用（还有成本和其他费用，如雇用专家、证人的花费），法院可以责令败诉方支付部分或全部的胜诉方的花费，但这只有在败诉方有钱支付时才有意义，所以这点是十分重要的。

正如前面所讨论的，大多数窃贼已经或濒临破产、失业，再加上不得不支付的法律费用，肯定不会对他们的财务状况有所帮助。因此，很有可能当你起诉贪污成功时，你将无法收到赔偿款，还会产生相当大的无法摆脱的法律费用。

出于这个原因，我们很少看到民事法庭处理贪污行为。

刑事审判

更多的贪污行为由刑事法庭处理。在美国既有州立也有联邦刑事法庭，大部分贪污犯都在州法院接受审判。也有贪污犯可能违反联邦法律（最常见的是被称为"邮件欺诈"和"电信欺诈"），但很少在联邦法院见到牙科贪污犯，除非涉案金额相当大。

刑事审判的主要角色是威慑和惩罚；协助赔偿受害者的损失也是一个次要的目标，但显然位于前两个之后。

许多新客户问我，他们是否应该"起诉"贪污者，因为司法系统并不能起到多少作用。这种疑问是可以理解的，但也许大家应该更放心一些，因为大多数牙医对刑事司法系统运作的了解是有限的。与民事法庭系统相比，在刑事法庭系统中，寻求正义是政府的责任所在，因为涉及违法行为。你作为受害者的角色仅限于向警察报案；至于在调查后是否起诉犯罪者，并通过法院体系移交责任，都是由相应的州政府或联邦政府决定的。好消息是，这个过程的（通常是相当大的）费用是由州或联邦政府支付。不利的一面是，受害者往往在这个过程中起到很小的作用，而且犯罪者的命运往往也会受到与罪行和受害者无关的因素影响。例如，在监狱已经拥挤的状态下，不太可能监禁非暴力犯罪的初犯，例如贪污犯。

大多数受害者可能是对贪污犯所受的惩罚感到失望。

另一件事是司法系统运作的缓慢给受害者带来的痛苦。许多受害者的预期是，只要一报案，警察就会立即出现在他们的办公室中或罪犯的家里，戴上手铐并逮捕他们。实际上则完全不同。

在逮捕某人之前，警察需要调查。在诸如贪污等复杂的白领犯罪中，警察部门没有专业知识和分析事务的管理软件，所以他们通常要等待我们完成调查后为他们提供一份报告。他们将以我们的报告作为起点来开展自己的调查，其中可能包括问讯嫌疑人，采访目击者，并可能迫使银行提供疑犯的交易信息。

每一个警察部门的资源都是有限的，所以必须确定其优先事项。可以想象，由于暴力犯罪的公众压力，经常会使资源从处理非暴力犯罪（如贪污罪）的部门转移到处理暴力犯罪的部门。这样的后果就是，在你报案 6 个月甚至更长时间后，才会为此分配一个警探，并再历经几个月完成调查。然后警探将与上级审查其调查发现并判断是否有足够证据会见地方检察官或美国律师，以及是否将案件移交至法院系统。

对法院系统细节的讨论超出了本章的范围，但这是一个安全的常规流程，在这一过程中，一切都很慢。因此，它可能需要一年左右，警察工作完成后，双方走进法庭，再过同样的时间疑犯被审问，被判有罪，并判处。所以整个过程可能需要 3～4 年，正如我所提到的，初犯可能会受到轻判。在与受害者分享许多由于处理速度缓慢和最终结果不好的挫败感的同时，我也能够理解系统的原因并且明白这些因素不太可能被改变。

结　论

购买诊所是一个挑战性的过程。贪污可能已经发生，或会在未来发生，打算购买诊所的人，需要警惕贪污引发的危险并且留意贪污发生时的危险信号。

参考文献和其他资源

American Dental Association, 2008, 2007 Survey of Current Issues in Dentistry: Employee Termination and Embezzlement.

Association of Certified Fraud Examiners, 2014. Report to the Nations on Occupational Fraud and Abuse. [2014]. http://www.acfe.com/rttn/docs/2014-report-to-nations.pdf.

Donald R. Cressey, 1973. Other People's Money. Montclair: Patterson Smith:30.

练习题

1. 为什么阻止贪污的手段无效？
2. 为什么一个新的牙科诊所老板特别容易被贪污损害？
3. 利润贪污和支付贪污哪个更常见？
4. 如果当天的最终报告余额与银行存款平衡时，贪污是如何发生的？
5. 确定诊所中是否发生贪污的最成功的方法是什么？

第4部分

营销及医患沟通

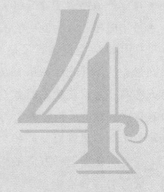

第 17 章

外部营销

Darold Opp

新经济

从统计学的角度讲，如今的"普通牙医"可按下述标准进行描述：

- 年龄 54 岁
- 净资产 225 000 美元 (总资产 – 债务 = 净资产)
- 67% 的人不喜欢自己的专业
- 47% 在从事工作期间存在酒精或药物滥用
- 遭遇三起职业诉讼
- 在诊所中平均每周只有 1.5 天的时间用于卫生保健
- 收款率 91%
- 召回率 42%
- 每年产值略多于 425 000 美元，其中 67%~74% 为日常开支
- 每小时净收入为 60 美元，与水管工的平均收入相当！

L. D. Pankey 对此进行了最好的概括：普通牙医是差的里面最好的，或者说是好的里面最差的。Charles Schwab 进一步提出：所有奋斗之中最困难的即为与众不同。没有人在离开牙科院校的时候会希望自己成为一名"普通牙医。"所以，我们应该如何打破这一现象呢？我们该如何为自己增加胜算从而使局势变得对我们有利呢？应该从培养不同的思维模式开始！不是源于任何牙科院校的教导，甚至不是源于如今任何一位牙科诊所管理顾问的建议。应该在企业化的美国寻求指导，在这里商业原则每一天都会得到检验。

在深入挖掘企业化的商业世界能够教会牙医什么之前，我们需要对新经济下牙科学所面临的挑战进行进一步的探索。Roger Levin 在《牙科经济学》2012 年 10 月发行刊的一篇文章中列举了 8 项持续存在的、能够改变游戏规则从而对牙科行业产生影响的因素：

（1）经济大萧条和平淡的复苏

（2）顾客消费习惯的改变

（3）很多新的牙科院校的建立

（4）牙科院校学生更高的贷款债务

（5）保险补偿的下降

（6）国际化企业型牙科中心的扩建

（7）新牙医成为合伙人的机会更少

（8）牙医需要 8～10 年甚至更长时间的实践

Roger Levin 博士是一位得到公认的诊所管理顾问，他最近在一个名为《观察》的时事通讯上指出，在对数百家诊所进行回顾之后，发现在过去 4 年内有 75% 的诊所处于衰退状态，这无疑是雪上加霜。当下牙医所面临的一个最大挑战是为卫生保健计划寻找足够的患者。随着竞争的日益激烈，病源也日益紧张。甚至曾经很忠实的患者都因为经济困难、自费比例升高或者牙科保险缺失而减少或停止了原本一年两次的卫生保健预约。对于"普通牙医"而言，每周有 1.5 天用于卫生保健可不是通往盈利和财务自由之路。

所以，究竟为什么所有这些改变都集中在一起发生了呢？在过去的十年内，保险公司一直在削减补偿并且减小覆盖范围。当牙医们忙于处理由前述游戏规则改变所引起的后果时，保险补偿减少的影响更是给了他们重重一击。同时还有一系列连锁反应事件的发生，包括很多老年牙医的退休金由于股市崩盘而遭受大幅度损失。这不仅迫使牙医增加工作年限，也招致了对引进额外支持人员如合伙人等的需求。随着职位的减少和学生贷款债务的增加，很多年轻的牙医加入了牙科支持机构。很多面临着裁员或房价贬值的消费者都大幅度缩减了开销。导致去看牙医的次数更少。Levin 博士在他的分析中用这样直白的陈述做出总结："要想在未来建立成功的诊所，牙医将不得不使自己投身于牙科商业中。"

牙医已逐渐卷入商品经济？

所有类型的企业，无论规格大小或本质为何，都会陷入我们所说的商业化陷阱中。Thomas L. Friedman 在 1999 年出版的一本名为 *The Lexus and the Olive Tree* 书中对这一陷阱有最佳描述：

"任何可被任意数量公司生产或提供的货物、服务或流程都可被视为商品，这些公司之间唯一的区别就在于谁能将成本降至最低。将产品或服务转换成商品并不好玩，因为这意味着你的利润率将会变得非常低，你将会有很多的竞争对手，而你每天能做的就是让你的产品或服务变得更便宜从而比别人卖得更多，否则就会走向死亡。"

为了更好地理解，我们对上述说法重新措辞使其更加个性化以便适用于牙科专业：

"任何可被任意数量私人牙医或企业提供的牙科服务都可称之为商品，而这些牙科诊所之间唯一的区别就是谁能将成本降至最低或者接受最低的保险补偿。将牙科服务转换成商品并不有趣，因为这意味着你的利润率将会变得非常低，要跟很多其他的牙医争夺同样的患者，而你每天能做的就是接受更低的收费以期比别的牙医拥有更多病源从而保证你的商业继续运营，否则就得停止营业！"

这就是刚刚所说的现实，Howard Farran 博士——*Dentaltown* 杂志的创始人及编辑——在 2012 年 1 月的发行刊中曾对新经济提出这样的说法："我住在亚利桑那州凤凰城，这是一个牙科市场最为饱和的地方，我可以列举出近 100 家位于我家附近并且已经破产的牙科诊所的名字。"Farran 博士接着说道："我们该是时候意识到我们已经长期处于这样的新经济中，我们需铭记回归核心竞争力，并且想办法降低成本、扩大市场、更新牙科设备并且降低收费。"

我从事牙科行业 31 年，在我的职业生涯中也经历过一些事情。起初的时候，我只与一家保险公司合作，它支付了我第一百个百分点的费用。当我逐渐地在我的咨询业务中与来自全国各地的牙医交流之后，我发现与管理保健相关的各种名目（健康维护组织、优选医疗机构等）束缚着每一个人，也包括你们在内！由保险公司支付第一百个百分位数的日子已经只是徒劳无用的想象而已。眼前就是赤裸裸的现实，它源于我的一位咨询顾客以及他与一家专业保险公司领导之间的对话。这家保险公司的首席执行官这样说道："如今的牙医需要接受一个事实，即慷慨的补偿已经是过去的事情了。牙医将不得不更加努力地工作，变得更聪明，因为这就是我们所处的新经济！"女士们先生们，我们已经不再处于堪萨斯州。Farran 博士是正确的；我们需要回归基本，但是我主张将这一概念再推进一步。我们需要打破传统、实现超越。从最好的美国企业中收集最好的经验。去到那些其他牙科诊所从未涉足的地方！

而这正是我在 2008 年所做的事情。

Smile Palooza 诞生了！

大约在 10 年前，我得到了一位名为 Dan Kennedy 的企业家的指导，许多人认为他是"世界上最伟大的市场营销专家和百万富翁制造者"。在最初的几年，我试图吸收所有能够得到的关于市场营销的知识。直到我在 Dan 的一本 2008 年的出版物中读到了一些能够即刻击中我的事物之后，我才有了顿悟的时刻。这里 Kennedy 先生用小字分享了他的一个顶级机密，关于如何给任意一家公司招揽新的推荐。我领悟了这个秘密，促使了一个免费的公众鉴赏活动的诞生，名为 SmilePalooza。请注意，这不是其他任意的活动，而是一个被当地报纸用大标题称为"南达科他州版迪士尼乐园"的活动。

在 2008 年到 2014 年期间，从初创到目前，已有超过 30 000 人参与我们的活动。2008 年时我们没想到会有超过 3000 人参加，认为这是一个偶然，但是 2009 年，同样的状况再次出现。这样的结果使我们不知所措。在这个过程中，我们犯了一个重大的营销错误。我们未能获取参与者的个人信息。原本可以用这些信息进行即刻的营销随访。随着 2010 年及之后的信息收集，你们就可以看到一个一年一度、仅持续 3 小时的外部市场营销活动所带来的难以置信的经济回报：

2010 年：147 名新患者，直接收入为 165 588 美元

2011 年：172 名新患者，直接收入为 181 425 美元

2012 年：230 名新患者，直接收入为 206 116 美元

2013 年：232 名新患者，直接收入为 397 594 美元

为什么 2013 年新患者带来的直接收入增幅远远超过往年呢？我们举办了一个全新的、自定义的事前及事后营销活动。这种集中的营销使得我们的利润较之以前几乎翻了一番。

很少有牙医关注消费者的终身价值，然而企业界却对其密切关注。消费者的终身价值的定义为：在与一个消费者存在关系的整个过程中，从消费者一方流出的美元总额。终身价值的范围可以很宽泛，取决于诊所提供了怎样的牙科服务。由于很多高收费的牙科操作我都不实施，我的患者的终身价值是较低的，每人大约 2700 美元左右。然而，要是把从 2010 年到 2013 年新增患者人数加起来，781 名（新增患者）×2700 美元（终身价值）= 2 108 700 美元（SmilePalooza 带来的新患者的终身价值总和），这笔巨额财富是令人震惊的！

在前面的介绍中已经提及，美国平均牙科诊所的产值为每年 425 000 美元。哪家诊所不希望能在未来实现每年超过 2 000 000 美元的收入势头呢？Smile Palooza 的数据有没有变得更加疯狂？有！虽然我们没有从 Smile Palooza 这一活动本身收集到这一信息，但每一个来到我们诊所的新患者，都被问了这个问题：将你推荐至此，我们应该向谁致谢？在 2008 年和 2009 年，有 549 名新患者的回答是 Smile Palooza！基于这些信息，从 2008 年到 2013 年，我们从 Smile Palooza 活动中得到的新患者的终身价值总和为 3 591 000 美元，着实令人震惊。

不要小看消费者终身价值这一概念！Stanley Marcus 是美国高端服装连锁店尼曼马库斯的前任董事长，在他名为 *Minding the Store* 的书中分享了这样一个见解深刻的故事：

一位女士购买了一条有手工蕾丝装饰的舞会礼服。她把它带回家之后穿了一次，能发现该女士明显对其进行了滥用，看起来就像是她穿着礼服进行了一场搏斗。她将礼服带回尼曼马斯库并且要求退款。

Stanley 高兴地将钱退还给她，因为虽然裙子价值 175 美元（请谨记这是在 1932 年），但若这一客源流失，那损失的可远高于这个数值。他是正确的。Stanley 写道：

"在过去的几年里，这位女士在我们这消费了 500 000 美元。"

1984 年，我从牙科院校毕业后，我和我的妻子搬回了南达科他州的阿伯丁，开始了我们的创业梦。我们购买了一家自认为可以经营的诊所。毕竟，拥有它的牙医对他多年来的专业成就非常自信以至于他说不需要审阅与诊所相关的文书，也不需要公开任何财务信息。由于天真和过度信任，我相信了他的逻辑。长话短说，我花了 20 000 美元买了一份总共只有 50 位患者的记录！所有的设备都是过时的，只能将其满怀诚意地捐赠给内布拉斯加大学医学中心牙科学院的博物馆。我经历了一次失败的交易吗？我想是的！在这最后一个月中，源于 1984 年的 50 位原始患者中，有 2 位来到了我的诊所进行了年度定期牙科就诊。像 Stanley Marcus 一样，我对这两位患者的终身价值单独进行了计算，结果每人为这家诊所贡献了超过 20 000 美元！

Harvard Business Review 有一个关于患者满意度的里程碑式研究，结果显示，仅仅通过减少 5% 的消费者流失率，就能将利润提升 25%。

需要学习的经验教训是：为了使患者走进你的牙科诊所，你需要投资时间、金钱还有精力。要竭尽全力把他们留住，不给他们离开的理由！

为什么 Smile Palooza 这样一个简单的理念可以取得史无前例的成功。关于这个问题，世界顶尖社会心理学之一 Robert Cialdini 博士进行了深入探索并给出了答案。在 Influence：The Psychology of Persuasion 的一书中，Robert Cialdini 博士列举了适用于每一个团体的六项关于影响力的原则，其中一个原则是互惠：如果你对一个人以善相待，那那个人就会觉得有义务回报你的恩惠。SmilePalooza 在寻找新病源方面所取得的不可思议的成功简单来说就是互惠原则在工作中的一种运用。很多家庭通过就诊及支出诊疗费用来回报恩惠！

所以，究竟是什么使得 SmilePalooza 成为一个如此独特的活动？首先，没有人做过任何与之类似的事情。当我们着手策划想要为患者举办一个感恩活动时，我对离线和在线资源都做了详尽的研究，但不论是在牙科行业内外，我都找不到任何与之相似的事情。这是令人沮丧的。我究竟应该如何开始进行这样一个尝试？但商业中有句俗话，你要么是为他人铺平道路的开拓者，要么是从他人血汗成果中获取利益的定居者。我们别无选择。长期在诊所与孩子打交道以及为了能在社区持久运营而提出的创新想法对我们起到了帮助作用。我们已经了解了孩子及其家人的喜好。所以我们成了活动的开拓者！

SmilePalooza 旨在成为那种充满乐趣的家庭盛典活动之一。跟着我想像一下，在一个 4000 人聚集的公园里，看着超级英雄和迪士尼公主的生动表演，看着牙仙和牙齿先生热情欢迎新老朋友，还有多个充气弹跳屋，20 英尺高的巨人在公园里漫步以及世界上最大的玩具泡沫塔高耸入云。此外，我们还有消防车、小丑、马戏团的动物、现场音乐、舞蹈大赛、赛马、明星的舞台表演、适合所有年龄的疯狂活动、衬衫大炮、零食饮品以及大量的奖品。最棒的部分就是所有的欢笑、洋溢着喜悦的尖叫、美好的画面以及家人之间的回忆都是免费得到的！还不相信吗？在 YouTube 搜索框内输入 SmilePalooza 2014，自己去亲眼看见现下牙科行业排名第一的免费儿童活动。

接下来是变得真正有趣的地方。虽然我已经理解了这一活动取得成功其背后的心理学机制，我还是不能完全理解为什么这个活动尤其触动了妈妈们的心弦。之后我在 Dentaltown 杂志 2011 年一月发行刊上读到了一篇 Howard Farran 的文章。他的社论标题为"了解妈妈的心理。"Farran 博士对所有的读者提出疑问，为什么他们不在牙科诊所做更多的事情来满足家庭中的头号决策者。因为除过决策之外，92% 的牙科预约都是由妈妈完成的，正如你猜的那样！

Sally Hogshead 在她的名为 *Fascinate：Your 7 Triggers to Persuasion and Captivation* 的书中提到了一个研究，在该研究中，有超过 1000 人被问了这样一个问题："生活中最使你着迷的是什么？"96% 的人的回答都是"我的孩子"，比率高的令人惊愕。将这个新得到的信息与 Farran 博士的评论以及 Cialdini 博士关于互惠的研究结合起来，最终使我有了更深切的理解！我们就这样意外收获了一个营销巨头 – SmilePalooza。

与众不同

是企业界的什么秘密策略为我在牙科诊所上取得的成功铺平了道路？Jack Trout 在他名为 *Differentiate or Die：Survival in Our Era of Killer Competition* 的书中的一个章节里概述了一个理念，答案就在其中。Trout 分享了 Rosser Reeves 在 1961 年命名为独特销售主张（Reeves 1961）的一个理念。找到一个有竞争力的优势并对其进行最大限度的利用！敢于与众不同！Alan Ashley-Pitt 个人网页的网址为 www. goodreads. com/author/quotes/5362099。关于如何规划自己的商业轨迹，Alan-Ashley-Pitt 这样说道："你的人生有两个选择：可以随波逐流，或者独一无二。要想独一无二，必须与众不同。要想与众不同，必须力争成为别人无法企及并且无可替代的人。"

下面将讨论在挑战与众不同的过程中最普遍的问题，即别人会怎么想。毕竟，我是一个牙科专家，要考虑自己的形象问题！如果我失败了呢？Bob Lutz，克莱斯勒的前主席，写了一本名为 *Guts：The Seven Laws of Business That Made Chrysler the World's Hottest Car Company* 的书。书中有一章节名为"不要做其他人都在做的事。"Lutz 先生提到要想与众不同，常常需要与传统观念"对抗"。已故的、伟大的 Zig Ziglar 会告诉我们，对于惧怕失败以及存在"如果"假设综合征等情况，"应立即忘却那些讨厌的想法。"

聆听下面这个发人深省的故事，我们欠故事的主人公一份感激之情。哥伦布在发现美洲后饱受争议。有人认为这其实并不是多么了不起的成就，而且在像西班牙这样的国家里，伟大而又富有学识的人数不胜数，他们中有很多人也可以在这样一次探险中拥有相同的经历。哥伦布没有回应这些评论，而是要求给他一个完整的鸡蛋。拿到鸡蛋后，他让所有在场的男性接受使鸡蛋立起来的挑战。所有的人都试了，但没有人成功。轮到哥伦布，他将鸡蛋在桌子上轻轻地碰了碰，使其产生轻度的破损。这样一来，鸡蛋就立住了。人群中有人困惑地喊道："用这种方法任何人都可以做到！""是的，"哥伦布回答道，"任何人都可以，但只有我做到了。"

2008 年的时候，我不得不问自己这些需要我冷静下来进行思考的问题：牙科行业有没有什么事情对我来说是独特的？有没有什么事情能够让我从人群中脱颖而出？在"茫茫人海"中，什么能够将我与阿伯丁地区其他的 18 位牙医区分开来？如果我添置了一件新的设备，而隔壁的牙医在下一周就做了和我相同的事情，那这点上还能进行区分吗？如果我去参加一门全新的、比以往都更加热门的教育课程，隔壁的牙医也跟着我的步伐，那这点还能为我创造出独特销售主张吗？不能！遗憾的是，这种相互攀比的陷阱被一些销售人员所提倡，他们虽然出于好意但却并没有一直把牙医的最大利益列入考虑！没错，我们应该时刻了解这一领域中的最新进展，但是在某种程度上我们也应该在自己的兴趣范围内挖掘一些能够将自己与普通人群区别开的事情。

1960 年，Rosser Reeves 曾经说过，独特销售主张必须达到三项关键的标准：① 必须能够提供具体好处；②必须是竞争不能或者不提供的东西；③必须强大到足以调动群众。

SmilePalooza 是如何满足成为一个杀手级独特销售主张的所有三项标准的呢？我们来对每一项要求进行仔细的分析。

我们确实提供了具体的收益吗？首先，需要明确一个所有优秀的营销都会强调的问题。特点与好处的不同之处是什么？简单来说，特点会让消费者在询问"那又怎么样？，"然而好处则是会让消费者肯定地表示："再告诉我一些！"

2008 年，在我们举办 SmilePalooza 活动的第一年，我们在活动正式开始的两周之前将这个词推向公众视野，意为一个全新的、免费的、充满乐趣的家庭活动。忙乱之下，我们买了 900 个热狗，想着最多会有 300 人参加这个活动，平均每人三个热狗将会绰绰有余！但在活动开始的 30 分钟内 900 个热狗就用完了，此后，对众多参加人员的食物供给就陷入了混乱之中。提供免费食物是最显而易见的主要好处吗？不是！接下来的六个活动都不是在午餐时间举行的，而且所谓的午饭也临时取消了，但是人群依旧不断涌现。那最主要的好处是什么呢？是一家人（祖父母、父母及他们的孩子）能够一起度过宝贵的时间并且享受生活！我们在从一个小的方面模仿迪士尼的营销定义：将你所做的做到极致，以至于人们忍不住要告诉别人关于你的事情。这就是这个活动能够年复一年取得成功的基础。

SmilePalooza 有没有提供一些我所处社区内其他牙医没有提供的事情？有！我们

是第一个而且是完全独特的！里斯和特劳特在他们的标志性著作《第二十二条商规》中是这样解读成为市场第一例的：领导者的法则允许你创建一个自己首个开拓的行业。将新的想法、产品或服务深深植入消费者的心里，胜过在背后费尽心思让消费者去相信你有"更好的"东西。举个例子：第一个独自飞越大西洋的人叫什么名字？查尔斯·林德伯格。第二个独自飞越大西洋的人叫什么名字？没那么好回答了，对吧！答案是博尔特·辛克勒。博尔特是一名比林德柏格更优秀的飞行员——他飞得更快、所耗燃料更少，但是有谁曾经听说过博尔特·辛克勒这个名字呢？在当今竞争性的大环境下，任何行业的领导品牌几乎都是第一个看到行业前景的品牌。看看可乐行业的可口可乐和租车行业的赫兹这两个例子就足够了。

我们能够满足成为一个杀手级独特销售主张的第三项标准，即发动群众吗？我所处的社区居住了大致 26 000 人。在过去的 7 年里，有超过 30 000 人参加了我们的活动，其中有些人为了这一免费的娱乐活动跨越了数百英里，这都印证了 Robert Cialdini 博士所说的"社会认同"的影响力。该原则表明我们要通过寻找别人认为正确的来决定怎么做是正确的。这一原则尤其适用于帮助我们决定正确的行为包括哪些？在一个特定的情景下，我们根据别人对某一行为的执行程度将其视为正确的行为。这种在别人实施过程中，将某种行为视为合适的倾向通常来讲效果都相当不错。常规来讲，较之不按规矩行事而言，按照社会规矩行事出错概率相对要小。通常情况下，当很多人都在做一件事情时，这件事就是正确的。

头脑争夺战

1981 年，特劳特和里斯在 *Positioning*：*The Battle for Your Mind* 一书关于人类的意识，在提出以下几点主张：

1. 意识是有限的：它们只能记住一小部分。

2. 意识不喜欢困惑：它们喜欢简单有序。

3. 意识是不安全的：这就是为什么它们能够如此轻易地被具有说服力的权威动摇。

4. 意识很少改变：它们觉得改变十分困难。

5. 意识可以失去焦点：他们很容易被模糊的交流或者图像分散注意力造成混淆。

哈佛的心理学家 George A. Miller(psychclassics. yorku. ca/Miller)研究了平均意识能够记住多少个不同的想法，就是俗称的"梯子法则"。他的结论是对大多数个体而言，7 个是最大值(如果你不是最高的三个阶梯之一，当潜在的患者决定去哪就诊时，你所提供的服务甚至不会被考虑在内！)。同样在这个研究中，Miller 博士指出被调查人群中有 71% 说不出一个脊椎按摩师的名字，有 52% 说不出一个牙医的名字！我的朋友 Mike Abernathy 博士最近这样对我说道，"如果在牙科行业不能成为非凡卓越者，终将被无视！"我相信 Miller 博士的研究为我们牙科专业的所有人敲响了一个难以置信的警钟！

建设你的品牌

在总营销策略中，品牌战略、独特销售主张、价值主张及市场定位都占有一席之地。下面是各自的定义以及如何将它们用于我的诊所之中：

市场定位：消费者在心中为你的产品所保留的位置。Steven Van Yoder 在他名为 *Get Slightly Famous：Become a Celebrity in Your Field and Attract More Business with Less Effort* 的书中谈到了关于定位声明的力量。有一个关键的问题：你能在 30s 甚至更短时间内告诉别人你在做什么生意吗？我的声明超级简单：我们营造了一份十分独特的牙科诊所体验，可以让妈妈们感觉置身于日间水疗中心，而孩子们则感觉像是待在自己家里一样舒服！

价值主张：你的产品或流程的特色要让消费者认为是有价值的。超过 50% 的美国人因为对牙医的恐惧而拒绝就诊！通过营造让人期待前来（我们有很多客户评价可以证明这一点）又因太过愉悦而不愿离开（孩子们玩得很开心）的牙科体验，你就拥有了一份令人难以置信的价值主张！

独特销售主张：你的产品拥有独一无二的特色。这解释了为什么在销售产品相同的情况下，人们选择你的品牌而非其他的品牌。"SmilePalooza"深得妈妈的欢心，在我们牙科诊所覆盖的全部社区创造了一项别人难以比拟的协同竞争优势。

品牌战略：所有你想要与你的品牌建立关联的事物。市场定位、独特销售主张和价值主张的结合定义了我们这个品牌。

品牌建设无非就是帮助人们购买那些为他们而制造或提供的产品或服务！如果品牌建设取得成功，当人们需要你这一类型的服务时，他们第一个想到的就会是你。

这是一个价值百万美元的问题：你能成为别人精神领域的第一名吗？你能成为之前在 Miller 博士的研究中略有提及的心理阶梯的第一阶吗？

David Ogilvy 是当代最伟大的市场营销人员之一。关于建设一个品牌，他是这样认为的：任何一个该死的傻瓜都能够达成一次交易，但要想创造一个品牌，需要天才、信念和毅力（www. azquotes. com/quote/521181）。那些让他们的广告及营销致力于为品牌建设良好形象、突出鲜明个性的人，将会是占据最大市场份额、获取最高利益的人。

2008 年我无意中决定建立一个与妈妈和孩子打交道的品牌。在取得初步的成功后，模仿迪士尼甚至麦当劳对孩子及其家人的关注，明显就是一件很容易的事情。

2011 年，在阅读了 Howard Farran 博士发表在 *Dentaltown* 杂志上《了解妈妈的心理》的文章之后，我制作了一个名为"妈妈的心"的数字化视频光盘，并将其销售给其他对开创自己的专业儿童市场感兴趣的牙医。在 SmilePalooza 成为我们外部营销独特销售主张的同时，"妈妈的心（创建一家聚焦孩童从而成为妈妈们谈资的诊所的 20 个秘密）"成了我们的内部营销独特销售主张。

ChuckMefford 在他所著的 *Formation：How to Transform Your Healthcare Practice into a Great Local Brand* 的书中提出了以下几个关于品牌创建的问题：

你的品牌引人注目吗？

它能让我知道你是谁以及我为什么应该相信你吗？

它富有激情吗？

它能展现你对所做之事的激情吗？

它令人难以忘怀吗？

你的品牌能满足某种需求或解决某个问题吗？

我们能否像迪士尼和麦当劳一样，通过我们的品牌赋予消费者成为我们的粉丝的能力？以下是一些关键点：

1. 友好因素：Chick-fil-A 的员工用"我的荣幸"代替"不客气"。你的接待人员接受了得体的电话礼仪培训吗？他们在应答的时候总是保持微笑吗？

2. 多走几步：最近，我们的一位新患者在接受接待调查时写道，她曾看到我们的一位接待人员走出去帮助一位年长的人进入诊室，她对此印象非常深刻。她在调查表上最后的评论为："那种善意的举动进一步印证了，我为未来选择了正确的诊所。"

3. 做别人不做的：我们的诊所会在能够加热和按摩的牙椅上赠送温暖的石蜡手蜡处理。孩子们可以在魔法墙上涂写、得到扭曲的气球、观察团队魔术并且时常看到超级英雄和迪士尼公主在走廊里漫步。

4. 电话随访：Opp 医生想知道您今天感觉如何？

5. 创建一个强大的品牌拥护员工团队：团队（每个人一起实现更多）员工团结起来营造一种持续的令人赞叹的体验并将其带入社区。

2007 年，Harvard Business Review 用"接触点"这个术语来描述消费者与服务之间直接对接的例子。品牌建设会引起期望。你的品牌就是你的承诺。接触点就是驱动你实现承诺的工具。

可以在 www. brandsformation. com 对应的网页上找到并下载一个 PDF 版的所有可能的接触点。

"品牌不是一夜之间就能建成的。成功是要以数十年来衡量的，而非短短几年。"

——Al Reis

伟大的橄榄球运动员文斯·隆巴迪说过："普通人与成功者之间的不同并不在于力量的单薄和知识的匮乏，而是源于意志的薄弱。"

找到你的品牌。持之以恒地发展它。坚持到底！

网上品牌建设关键策略

网页 3.0 是什么？网页 3.0 是一个用来把以用户为中心的设计和过去使用的静态设计及系统加以区分的术语。

3.0 的核心内容就是给用户提供获取信息的途径并允许他们对信息进行分享。这就是为什么对你和你的诊所而言，它有着令人难以置信的价值。它还能通过各种不同的方法引起他人的注意。

这一主题同样也包括好几个不同的组成部分，分列如下：

- 搜索引擎优化
- 付费搜索和广告词
- 本地搜索优化
- 社交网络和市场营销
- 移动营销
- 博客

帮自己一个忙，通过 www. smartboxwebmarketing. com 这个网址联系 Colin Receuver。他会免费给你发送一些信息，让你能够快速了解网页 3.0。

这个聚焦的 3.0 系统能够为你的牙科诊所做些什么呢？以下是来自我的牙科诊所的一些数据结果：

新网站推出以来自然流量增加了 179%；

新网站推出以来付费流量增加了 563%；

新网站推出以来整体流量增加了 62%。

流量增加是关键，但对这些流量的处理方式决定了世界上金融效益之间的差异。很少有人会在初次访问时与你进行在线会面并且安排第一次诊所预约。信任还是需要建立的，"滴水式营销"就是其中的策略之一。

滴水式营销是一种与你的潜在客户保持联系的方式，即持续地、如毛毛细雨般地让那些高品质的材料涌向他们。信息材料可以以自动短信、免费赠品和福利以及社交网络等形式进行传递。

GregMortenson 和 David Oliver Relin 写了一本名为 *Three Cups of Tea：One Man's Mission to Promote Peace-One School at a Time* 的书。在他们的著作中有一段重要的陈述："与巴尔蒂人同饮第一杯茶，你是一个陌生人。同饮第二杯茶，你是一位尊贵的客人。同饮第三杯茶，你成了家人……"

高品质的营销目标就是在过程中逐渐熟悉并且建立信任。需要用一种正式而具吸引力的方式进行自我介绍，如果做得好的话，别人会十分欢迎你的再次"访问"或交流。一段时间后，当你们成为熟识的"朋友"，交流就会充满欣赏、信任和尊重。

如果持续在潜在顾客面前，滴水式灌输与牙科服务和产品相关的信息和帮助（甚至针对现有的患者），将会建立一段基于信任和价值的关系。这将会导致从潜在顾客到付费患者的"转换"。

一个成功的滴水式营销活动贵在长久坚持和始终如一。全国销售主管协会发现，一个消费者在决定和一个特定个体或组织进行商业来往之前，最多可以进行 12 次的接触或交流（www. aa-isp. org/inside-sales-answer. php？ id = 246）。

滴水式营销公司的首席执行官 Glenn Fallavollita，在 2010 年发表的一篇研究中提出，中高质量的销售一般要花费喝 15 ~ 30 杯茶的功夫（电话交流、面对面会见、语音留言、信件、电子邮件等等），才能使得一位冷静的潜在顾客转变成付费患者（Mortenson，Relin，2014）。

教训：一个静态的名片网站在营销库中是没有立足之地的。要采用正确的方式，否则就不要浪费金钱！

顶级的线下品牌建设策略

下面是 6 种线下建设品牌的方式：

时事通讯

时事通讯是活跃在现有患者眼前的最佳方式。据 Newsletter Pro 的 Shaun Buck 所言，时事通讯可以通过以下 8 种方式提升业务和底线：

1. 增加与顾客进行业务往来的时间，作为回报，在每一位新增和现存顾客的身上得到的利润会增加。

2. 保持在意识前列。

3. 给现有顾客销售更多远比寻找新顾客容易。

4. 建立专家/名人地位。

5. 与时事通讯建立关系。

6. 时事通讯帮助你建立品牌。

7. 时事通讯影响力持久。

8. 时事通讯具有传送价值（www. amazon. es/Newsletter-Marketing-English-Edition-Shaun-ebook/dp/）。

卡片活动

从感谢便笺到生日贺卡，关键在于创意。我最近在我们诊所进行的一个项目，是我从美国顶级餐饮营销专家之一 Rory Fatt 那里借鉴而来的一个独特策略。我们送给接收者的生日贺卡是定制的，并且还有一份特殊的礼物。这份礼物是在当地餐厅的一顿免费晚餐。我不用为这顿晚餐付费；因为餐厅也在寻找持续的客源，所以很乐意提供这种激励。这对参与其中的各方来说都确实是一个共赢。我们针对孩子也开展了类似的活动，孩子们的免费餐是一家儿童餐厅提供的。试试这个概念。我保证你会喜欢它！

通过发布新闻强化公共关系

过去我有幸与一家品牌代理（Nanton Agency）共事，从而发现了针对性发布新闻的力量。从当地报纸关注到电视媒体报道，这真的有助于我在社区内提升我心灵意识最高境界的新前沿。

电台节目主持人

我在这个舞台上没有任何的经验，但是我知道有两名牙医在他们各自的区域垄断了这个市场，分别是来自威斯康星州欧克莱尔的 Sean Tarpenning 医生和来自纽约布法罗的 Scott Westermeier 医生。如果你有机会深入电台领域，可以与他们接触。

在研讨会上发言

2013 年 10 月份，我得到机会在我的第一次研讨会上发言，发言的题目是牙医诊室：牙科界和企业界一些顶级营销专家不可能的集合地。我有幸和来自 Bulldozer Digital 的 Fred Catona 共享一个舞台。他的营销稳固地推动着 Priceline.com 成为这个国家商业历史上最快发展为拥有十亿美元资产的公司。与 Catona 先生共度的时光绝对是非常特殊的。在 2015 年 4 月，我举办了我的第一次个人研讨会，历时 2 天，与 2013 年"牙医诊室的事"那次研讨会地点相同。这给了我一个机会来教授其他牙医如何在未来使他们的商业品牌化并且在经济衰退中证明他们的诊所！

写　书

2014 年我有幸与世界顶级销售培训师之一 Brian Tracy 合著了一本书。在这本名为 *Transform Your Life，Business & Health* 的书出版的同月，我又与我的好朋友 Jerry Jones 合著了一本名为 *The Definitive Guide to Dental Practice Success：Time-Tested Secrets to Attract New Patients & Retain Your Existing Patients* 的书。最酷的就是在亚马孙的网

页上看到你的书。那是一种很棒的成就感。

外部营销的内容远比我在这几页书中所分享的多。我希望你不仅学到了一些新的东西，还能够去挑战所有在等待着你的可能性。

这是我的临别赠言：牙医同仁们，无论你漫步于人生何处，无论你的目标是什么，把目光放在甜甜圈整体，而不要局限在甜甜圈的洞里。

愿你们在旅途中取得持续的成功！

参考文献和其他资源

Cialdini R, 2007. Influence：The Psychology of Persuasion. New York：HarperCollins Publishers.

Farran H, 2011. Editorial. Dentaltown Magazine 1：12 – 14. ［2011］. http：//www. dentaltown. com.

Farran H. 2012. Editorial. Dentaltown Magazine 1：16 – 18. ［2011］. http：//www. dentaltown. com.

Friedman T L, 1999. The Lexus and the Olive Tree, New York：Picador. ［1999］. http：//www. picadorbookroom. com.

Hogshead S, 2010. Fascinate：Your 7 Triggers to Persuasion and Captivation. New York：HarperCollins Publishers.

Levin R, 2012. Eight permanent game – changers for today's dentist. Dent Econ 10. ［2012］. http：//www. dentaleconomics. com.

Levin R, 2013a. Time for a mid – year course correction. Dent Bus Rev 5/6：1. ［2013］. http：//www. levingroup. com.

Levin R, 2013b. Explaining the new dental economy to Wall Street. Dent Bus Rev 7/8：1. ［2013］. http：//www. levingroup. com.

Lutz R, 1998. Guts：The Seven Laws of Business That Made Chrysler the World's Hottest Car Company. New York：John Wiley & Sons, Inc.

Marcus S, 1997. Minding the Store. New York：Little, Brown & Company.

Mefford C, 2008. BrandsFormation：How to Transform Your Good Healthcare Practice into a Great Local Brand. Argyle, TX：Lighthouse Communications.

Mortenson G, Relin D O, 2014. Three Cups of Tea：One Man's Mission to Promote Peace—One School at a Time. SmartBox Web Marketing.

Reeves R, 1961. Reality in Advertising. New York：Alfred A Knopf, Inc.

Ries A, Trout J, 1994. The 22 Immutable Laws of Marketing：Violate Them at Your Own Risk! New York：HarperCollins Publishers.

Ries A, Trout J, 2000. Positioning：The Battle for Your Mind. New York：McGraw-Hill.

Trout J, Rivkin S, 2008. Differentiate or Die：Survival in Our Era of Killer Competition. New York：John Wiley & Sons Inc.

Yoder Van S, 2007. Get Slightly Famous：Become a Celebrity in Your Field and Attract More Business with Less Effort. Charleston, S. C.：CreateSpace Independent Publishing Platform.

练习题

创造你的独特销售主张(USP)

你刚刚购买了第一家牙科诊所。在你的社区内还有其余18位牙医。你已经明白了作为一名牙医/企业家,为诊所创造属于自己的独特销售主张具有令人难以置信的战略意义。"市场有利可图"这一概念是有道理的!

1. 逻辑上来讲,你将从哪开始研究?

2. 你将如何发现哪种独特销售主张是可用的并且最可行的?

3. 一个独特销售主张有没有可能获得一个以上的诊所定位?

4. 如何将你的独特销售主张和诊所定位相互融合来创建一个持续的品牌?

第 18 章

内部营销及客户服务

Amy Kirsch

在当今严峻的市场形势下经营诊所是很具挑战性的。很多开业者都不清楚哪种营销方式——内部、外部和(或)广告——对他们有效。作为一个业务范围遍及全美国的牙科诊所管理顾问，我的经验是很少有牙医"不需要"新的患者。即便是最忙碌的诊所仍然需要新的患者来实现产值、收入和资金流动的预期目标。

众所周知，最好的新增患者是源于他人的推荐从而选择我们。注重内部营销和客户服务技能，你和你的团队将能够与其他诊所有所区别，从而保证每年有良好的新增患者流量。本章的目标是提供一些技术和沟通技巧：

- 通过"令人赞叹"的因素增加有品质的内部推荐。
- 在诊所内实现并加强内部营销计划。
- 实施高水平的客户服务技能。
- 从最初的电话到之后的问候、治疗及完成治疗，在整个过程中让每一位患者感到愉快。
- 掌握确保每一位患者在诊所内得到客人般待遇的技能，避免他们成为工作中的麻烦。

营销和客户服务：他们是如何关联的

营销和客户服务的分界点在哪里？营销(内部营销)是我们吸引患者来到并留在我们诊所的方式。客户服务技能是营销计划的一部分。牙科行业的营销和客户服务是紧密相关的。没有客户服务技能的营销计划是失败的。没有营销计划，客户服务技能可能无法成为所有团队的优势。

十分有趣的是，在牙科行业中，大多数人没有接受过任何有关于营销或客户服务技能的具体培训或教育。如果你在一家高端银行、餐厅或零售店工作，在与公众进行直接工作接触之前，你应该接受过大量的客户服务技能培训。但牙科行业却不是这样的。

像任何服务行业一样，我们也是通过交流以及提供服务来使得我们的诊所脱颖而出。对你的患者而言，你能选择的最佳营销方式就是通过提供高水平的客户服务来进行内部营销。这是留住患者、让患者接受治疗并且向他人推荐的成本较低而影响又最大的方式。

能够实现你做出的承诺是非常重要的。如果你号称"优质服务"，则需要有能力用你的沟通技巧、设备以及技术能力作为该承诺的后盾。如果你做出的承诺与所提供的产品不相符，则会导致患者对你的信任度降低，同时患者的推荐率和保留率也会降低。许多得不到充足新病源的诊所都没有在诊所的内部营销和客户服务方面花费足够的时间，导致很多就诊的患者不满意，因而并不会向别人进行推荐并且常常会离开这个诊所。

内部营销

就像我们讨论过的那样，诊所中很多优质的患者都是经由其他患者推荐而来的。他们已经对你和你的团队建立了一定水平的信任。这份信任是基于一个朋友或家庭成员的推荐，因为他们重视这些人的意见。他们对治疗的接受水平和留在诊所的可能都更高一些，因为他们并不是从一份名单中或者在网络上挑选了你，而是经由别人的推荐才来到你的诊所的。

尽管你可能需要加入一项牙科费用降低计划或者通过直接的邮件活动来帮助你的诊所发展，但一个强有力的、适当的内部营销将会减少你招募新患者所需的花费与时间。你希望所有的患者，不管他们的推荐人是谁，都能体验到高水平的服务，作为回报，他们就会把其他的患者推荐到你的诊所来。一个好的内部营销项目具有以下几点恰当的营销想法：

• 当患者进入诊所的时候，向他或她致以问候（可能的话要称呼姓名）。如果之前没有见过这位患者，需要握手并且进行自我介绍。可能需要在柜台收集患者填写的表格以及提供的保险信息。

• 取消一切可能放置于前台的签到表。

• 如果患者的就诊时间被推迟了，诚实地告诉患者他们可能需要等多久。

• 每过 10 分钟和他们再行沟通，这样他们就不会感觉被忽视了。如果他们是你接待进来的，在临床团队不能按约复诊的情况下，你就应该负责跟进这一情况。

• 尽量用先生、夫人、小姐或者博士等称呼患者，直到他们允许你使用其他称谓。

• 为了加速患者付款流程，文书工作应在陪同患者到达该业务区域之前就全部完成。大部分患者在赴约之前就已经从网站上打印了必要的文件并且完成了填写。

• 如果这一位团队成员正忙于给另一位患者办理付款手续，那么临床工作人员应该找下一位团队成员来完成手头患者的结离手续；如果有空闲的业务工作人员，就不该有患者排队等待付款。每个人的工作内容是什么并不重要；如果有患者需要离开、需要付款或者需要安排，任何业务工作人员都应该对其予以帮助。

● "90 比 10"准则：上帝赋予我们两只耳朵和一张嘴是有原因的！我们应该把 90% 的时间用来倾听患者的诉说，剩下 10% 的时间才能用来谈论与我们自己相关的事情。

● 使用"追问技巧"让患者一直说话。患者说得越多；你听到的越多。你听到的就越多，建立的信任就越多。例如：跟我说一说你的夏威夷之旅。你参观的是哪座岛屿？你还会再次去那里吗？

● 如果让一位患者候诊，常常要说一句"感谢你的耐心。我知道你的时间是很宝贵的。"

● 全天候佩戴名牌。你的患者想要知道你的名字！

● 视线与你说话的人保持在同一水平。这就意味着不要在患者斜躺在牙椅上或者当你在他们身后的时候跟他们说话。

● 通过对医生进行"优质评价"来推荐医生或者其他员工。例如：Jenny 是处理保险问题的专家。我去请她来帮你。在涉及口腔美学的问题时，Hite 医生是一个完美主义者和艺术家。你会喜欢 Cleeves 医生的。他是一名出色的口腔外科医生并且十分温和。

● 每个团队成员都应拥有自己的名片并且每天给患者发出去几张。每个团队成员还应该随身携带几张名片并且将它们发放给社区内的朋友或家人们。

● 每位团队成员每周都应在诊所信笺上给予自己比较亲近的患者或者是感觉应该在一个特定场合（退休、家庭成员死亡、毕业、生病、宝宝诞生等）收到卡片的患者写一段体贴的话语。

● 为了保证每个人都可以对患者全神贯注，工作期间应该关闭手机。应当限制来自家人或朋友的私人电话，网络也应该用于业务问题。

● 医生应该给推荐别人前来就诊的患者手写一封感谢信。

● 对于那些给诊所推荐了不止一位新患者的患者们，应该送上礼物卡。应根据各个国家的要求，明确答谢推荐患者这一行为的合法性。

● 在患者记录和软件系统中记录所有的推荐（谁推荐他们来以及他们又推荐了谁）。

● 为每一位新患者填写电话信息登记表。

● 在每一位新患者首次就诊前，给他们发送"欢迎"邮件或者短信。

● 在每份病历中完善个人随感（孩子、宠物、假期等）。

● 复杂病例/预约的操作后随访应由医生或者保健专家完成。

● 每个团队成员和医生都应该锁定一个优质患者，并且要求他或她对诊所进行推荐。

- 告诉每一位患者，"今天很高兴见到你。"
- 每个月与一位专科牙医（或者全科牙医）吃一顿午饭，来建立更好的专业关系并且增加推荐数。

患者友好型顾客服务的三个水平

在任何服务行业，服务水平通常有三种：最低服务、超标服务和杰出服务。例如：想一想你最近消费过的一个产品服务一体化商店。你可能得到（并且预期的）是最低限度的服务。这趟行程可能包括给办公室或家里买一些基本用品，花费不高并且迅速完成。你选择这家商店主要是考虑到花费和便捷程度，而对客户服务则可能报以很低的期望。你感到满意是因为购物需求在这里得到了满足。这就是最低限度的服务水平。

对于牙科诊所而言，通过提供最低限度的患者服务以及满足患者的基本需求与期望，可以使患者达到预期并且不感到失望。然而，这并不是一次"令人赞叹的"体验。这位患者可能会回来复诊，但可能并不会向朋友或者家人推荐这家诊所。事实上，患者可能会因为保险的变化、地理位置或者一次"不好的"预约而在某个节点选择离开。他们并不忠于这位医生或这个团队，他们是基于花销、便捷度或者保险计划等而选择了你的诊所。

下面是一家提供最低限度患者服务的诊所的几个基本示例：

- 设备清洁
- 按时运营
- 良好的电话技巧
- 运行顺利的预约

现在回想一家你入住过的提供超标服务的酒店。可能是一家价格范围适中的"连锁"酒店。他们可能在枕头上放置了巧克力，准备了松软的毛巾并且提供客房服务。它可能比街边的汽车旅馆价格高一些，但是因为你得到的更多，所以也愿意付更多的钱。你因为品质以及某些可能的便捷之处选择了这家酒店，并不单纯考虑价格的因素。你期待更高水平的客户服务和更高的品质，并且愿意为之付款。下面是一个关于超标水平服务的说明。

在一个牙科诊所里，中等水平的患者服务是通过预估患者的需求来超出标准。在服务患者的时候，牙科团队从一开始就超出了患者的预期。从早高峰开始贯穿全天，团队成员始终在讨论并且预估患者的需求，甚至是那些患者并未表达出来的需求。这涉及一项黄金法则："你希望别人如何对待你，你就如何对待别人。"这就意味着站在患者的角度，寻找使他们满意的方式。

以下是几种超标服务的标范，可以让患者开始忠于你的诊所：

- 通过提前在日程表上预留位置来使预约得以完成
- 花时间主动倾听并且与患者培养默契
- 了解患者的爱好、家庭、假期以及职业
- 不断更新技术并且进行继续教育
- 着重强调对患者的宣教
- 打造有凝聚力的团队
- 24 小时之内处理投诉
- 疑难病例/预约的操作后随访百分之百由医生或者保健专家完成

最后，想一想你去过的最好的餐厅是哪家？可能发生在你的纪念日、生日或者其他特殊的场合；很有可能是一次"令人赞叹"的体验。他们甚至在你想到之前就预估了你的需求。这家餐厅并不便宜，但因为有了那次体验，你筹谋已久，现在已经迫不及待地想要再去一次！这就是杰出服务水平标准的示例。

在客户服务杰出标准的最高水平上，牙科团队通过预估患者的需求和希望来建立忠诚度。这种高水平的患者服务基于对患者而非对我们自己的全神贯注。这种客户服务的关系模式于患者而言是有益的，并且会从患者那里得到极其积极的回应。患者感觉被重视，所以会主动地推荐你的诊所。

为了建立患者的忠诚度，团队为患者提供特殊并且独有的福利，使他们在诊所里感到舒服：

- 温热的方巾
- 咖啡、果汁、水
- 放松、最新的设备
- 着装专业的医生和团队
- 在患者记录中记录个人随感
- 对推荐人的认可和酬谢(在各个国家允许的情况下)
- 对新患者详尽的综合性检查
- 与医生交流时不被打扰，从而建立默契并且讨论牙科需求

那么这点该如何运用到你的牙科诊所中呢？你的牙科诊所提供的又是什么水平的服务呢？

卓越的沟通技巧

在诊所中，患者评判服务质量的另一种方式就是看我们如何与他们沟通。他们不能评判冠的质量或者卫生防治的质量，但是他们确实明白自己是如何被对待的。我们的交流方式和措辞会影响患者忠诚度与满意度的建立。下面是一些在诊所中每

天都能用到的，最重要的客户服务技巧：

- 在把患者搁置或者让患者等待等情况下说"我很抱歉……"而非"对不起……"

- 告诉患者"……将会是我的荣幸""……是我的荣幸""我很有幸……""我的荣幸……"而非"没关系""当然""没什么大不了的"

- 对患者的要求回答"绝对没问题"

- 避免使用"政策"这个词，可以用"程序"和"安排"代替

- 使用"费用"，而非"价格"

- 永远不要对患者说"不"。总是说，"我希望我可以，然而……"或者"我很乐意能够这样做，然而……"

- 在诊所里不谈论性、毒品、政治或者宗教

- 使用"不适"而非"疼痛"

- 不要训诫或者责备患者（基于相互尊重的沟通而非使人羞愧的沟通）

请求推荐

上一次有患者打电话来询问你的业务团队成员"你们还接收新患者"是什么时候？你的现存患者中有很多人并不知道你是很乐意接收新患者的，这点让我们所有人感到吃惊。为什么会这样呢？可能是因为我们并没有就这个问题与患者进行良好的沟通。毕竟，我们的接待室通常是满员的，患者需要等待 10 ~ 15min 才能就诊，与卫生员预约也要等到 6 周以后。

许多业务（房地产经纪、美容院、保险公司）都很自然的要求顾客对其进行推荐，但大部分的牙医及其团队并不这样做。这样做感觉像是在乞求患者或者急需新患者。要求他人对你进行推荐的关键在于寻找合适的人、合适的时机并且掌握请求推荐的沟通技巧。那些常规请求优质患者为诊所做推荐的团队成员，其内部推荐率平均可增加 20% 。以下是请求患者进行推荐的四个步骤：

第一步：请求别人的称赞或者接受来自患者的称赞。例如：感谢你告诉我今天的注射让你觉得很舒服。我一定会让 Thompson 医生知道的。我很开心 Julie 给你做了这么彻底的洁治。感谢你告诉我。作为 Thompson 医生的新患者，你的就诊体验如何？

第二步：对诊所的服务质量或准则作出陈述。例如：我很开心你能够告诉我你有多喜欢你的新固定桥。Thompson 医生在牙科专业真是一位完美主义者和艺术家。他总是尽力使他做的固定桥看上去尽可能自然。感谢你对今天的新患者体验作出反馈。这对 Thompson 医生而言是非常重要的，他可以在开始任何治疗之前，通过这个更加了解你和你的牙科状况。我很开心你喜欢今天的洁治。对我而言同时做到彻底和轻柔是十分重要的。

第三步：过渡性陈述。例如：我们偶尔会见到一些患者对牙科治疗真的可以无痛感到吃惊。要是你意识到有多少患者不知道牙科治疗可以这么舒服，你会感到很吃惊的。

第四步：请求推荐。例如：如果不是我们已经见过了你的丈夫，我们会很乐意让他来我们诊所就诊。如果你知道有任何人在寻找我们这一类的诊所，麻烦把我们推荐给他们，我们将会十分感激。你可能知道，我们并没有做广告来吸引新患者。我们的新患者都是我们的现任患者推荐来的。如果你的同事中有人在寻找优质的牙科诊所，我们很乐意接待他们。

第一印象很重要

你们诊所的电话会在三次响铃之内被一位友好的、不急不躁的团队成员接起吗？他或她的声音听得出"笑意"吗？我们都听过这样一句格言——你只有一次机会来建立良好的第一印象。与新患者的电话交流是给其留下良好印象的首次机会。

你可以通过这次重要的电话交流实现一些目标，比如让患者感受到你的条理性和专业性；收集相关信息；完成电话信息登记以及给患者安排预约。业务团队成员应该遵循一定的剧本，但是也要足够的灵活，以便简明地回答患者的大部分问题。下面是一个典型的、适用于与新患者进行电话交流的剧本：

团队："早上好，这里是 Smith 医生的诊所。我是 Jeanne。我能怎么帮助您呢？"

患者："我想跟 Smith 医生进行预约。"

团队："我很乐意为您安排一次预约。您上次见 Smith 医生是多久以前了？"

患者："实际上，我之前从未见过 Smith 医生。"

团队："所以说您是一位新患者对吗？欢迎来到我们的诊所！为了给您安排妥当，您介不介意我问您几个问题？"

患者："不，一点都不介意。"

团队："请问您觉得自己需要什么类型的预约。"

患者："嗯，我几个月前刚刚搬到这里，错过了我的常规牙科检查和洁治。"

团队："所以第一次来我们诊所时，您想先清洁牙齿吗？"

患者："是的，那将会很好。"

团队："我很乐意为您安排这次预约。在我们诊所，我们提供五种不同类型的洁治，有两位不同的卫生员。为了节省您的时间和金钱，医生想先见您一面，进行全面的检查，然后推荐一种最适合您的洁治类型。听起来怎么样？"

患者："听起来不错。我能不能在那次就诊的同时完成洁牙？"

团队："当然可以！在进行预约之前还需要问几个问题。有没有牙医或者医生说过您需要在牙科就诊之前使用抗生素？能不能告诉我您上一次进行牙科 X 线检查是什么时候？是什么类型的 X 线检查？（可能需要对不同种类的 X 线进行解释）那些检查结果存放在哪里？您能不能打电话让他们把那些结果通过电子邮件发给我们诊所？如果 X 线拍摄时间超过了两年，他们需要重新进行拍摄。）为了给您提供全面的检查，Smith 医生想要看到一些最新的 X 线片。我们可以在首诊时再拍张片子。我们直接为您安排一次预约，让 Smith 医生对您的口腔和牙齿进行一次全面的检查。同时我们会获取必需的资料以便帮您跟我们这里一位优秀的卫生员进行预约。我这边 4 月 12 日周一早上 8：30 或者 4 月 14 日周三早上 11：00 有空。哪一个时间段更适合您？（提醒患者在提供的两个选项中做出选择。）"

患者："周一早上 8：30。"

团队："您有没有能够在此次治疗中使用的牙科福利？您介不介意与我分享相关的信息？"（注意：如果你们不是他们的保险涵盖成员，可以说：我希望我们涵盖在您的保险范围之内。不过好消息是我们接受所有的牙科保险福利。您知不知道您能否在您的覆盖范围之外选择牙医？通常，患者选择覆盖范围之外的牙医需要的花费很少。即便我们不在他们的名单中，还是有很多患者来我们这里就诊（注意：告诉他们为什么你们的医生不涵盖在内："我们也希望可以参加这一计划。但是我们发现，为了给患者提供最高水平的服务，医生不喜欢保险公司影响到他为患者提供的服务类型）。是谁推荐您来我们诊所的，我们应该向谁表示感谢？"

患者："是跟我来自同一个教堂的 Maggie Jones。"

团队："Maggie 人很好，总是将最好的患者介绍给我们。我们一定会向她表示感谢。您浏览过我们的网站了吗？为了节省您首诊的时间，您可以在就诊之前打印并填写新患者表格，并在前来就诊的时候随身携带。能不能告诉我您的电子邮箱地址、家庭住址和电话号码？您有没有愿意提供给我们的手机号码或者工作号码？"

患者："当然可以。我的住址是 155 大街，帕克 80111。我的家庭电话是 303 - 796 - 0098，工作电话是 303 - 798 - 7763。我不常用手机。"

团队："在我们下周见面之前，您觉得我还需要了解些什么吗？"

患者："是的，我在面对牙科医生的时候会有点害怕。Smith 医生是一位温和的人吗？"

团队："是的，他非常温和，并且是一位好的倾听者。您在面对他的时候，请随意说出您的任何忧虑或者恐惧。他希望您感到舒适。感谢您致电我们诊所。我们期待在下周与您见面。同时，如果您有任何问题或者担忧，尽管给我打电话。我们期待在 4 月 12 日周一早上 8：30 与您见面。"

欢迎信息包

欢迎信息包是给新患者留下良好印象的第二次机会，需要体现出组织性和良好的形象，其目标是给患者一个机会，让他们在家里完成文书工作，同时鼓励他们赴约。这个信息包需要在赴约之前通过电子邮件发给患者，或者由患者从你们的网页上自行下载。新患者将会收到一封来自诊所的"欢迎邮件"，可以包含以下内容：

- 欢迎信（见图 18.1）
- 患者登记表
- 医学既往史表
- 诊所方位链接

日期

患者姓名

街道地址

城市，州，邮政

亲爱的（患者姓名），

非常欢迎您的到来。我们整个团队都想对您选择我们诊所来满足您的口腔需求表示感谢。

我们的目标是通过温和、高效以及令人满意的方式为您提供最高品质的牙科服务，并且强烈提倡对未来可能出现的口腔问题进行预防。

一般来说，为了作出正确的诊断，首诊会包含一次彻底的检查以及拍摄必要的 X 线片，之后会跟您探讨您的口腔需求（除非您有需要即刻注意的特殊口腔问题）。会对治疗费用等问题进行讨论，也可以进行财务安排。

请完成附件中的双面健康问卷调查并在首诊的时候随身携带。同时，如果您有牙科保险，可能需要我们协助您填写任何保险理赔的话，请将您填写完成并且签过字的表格带来。

如果您有任何问题，请在您方便的时候致电。我们的团队期待能够见到您。

欢迎！

图 18.1　欢迎信示例 1

不要提及财务政策、健康保险流通与责任法案表格、治疗所需时间或者日程安排准则。这些都可以成为赴约的阻碍，而且可能会在新患者接受检查后被重复涉及。

在新患者完成检查之后，应该给患者写第二封信件或者发送第二封电子邮件。这封信件或者邮件的目的是为了感谢并鼓励新患者（图 18.2）。

日期

患者姓名

街道地址

城市、州、邮编

亲爱的(患者姓名)

我们竭诚欢迎您来到我们的诊所，同时我们为您选择我们来服务于您的口腔需求而感到高兴。2008 年 2 月 15 日周四早上与您的会面是一次愉快的经历。

我们对提供优越的牙科服务是认真的，并且很自豪能够对患者尽心尽力。我们的目标是通过优质的牙科服务使您获得最佳体验以及最好的预期。期待能定期与您见面。

谨上。

图 18.2 欢迎信示例 2

晨 会

在开始一天的工作之前，用一个 15 分钟的会议来为一天做准备是内部营销和客户服务中一个重要的组成部分。这个全体会议可以让团队解决问题、讨论当天日程并且朝着当日的营销目标前进。

如果有团队成员列出会议提要，可以帮助会议取得最佳效果。所有团队成员都应准时到会并且在到会之前浏览当天的安排图表和患者信息。会议还应提出激励性的语句，来确保当天有一个令人鼓舞的开始。更多关于员工会议的内容可参读第 24 章。下面是一个有效晨会的典型提要：

- 明确紧急情况和需要追赶的进度
- 明确存在医疗警示或者应该术前用药的患者
- 验证实验/口腔种植病例
- 讨论具有挑战性的患者和诊疗程序
- 讨论任何的日常变动
- 明确并讨论对修复有很高需求的患者
- 回顾昨日日程：什么做对了，什么做错了。
- 浏览今日日程：有没有任何存在问题的地方？
- 下一个可安排的重要预约
- 下一个可安排的小预约
- 新患者信息
- 紧急患者信息
- 财务信息

- 营销信息
- 昨日产值
- 今日工作量目标：是否达到目标？
- 励志语句

需要定期对以下两个问题进行自问自答，从而对晨会作出评价：

- 晨会中有哪些做得好的地方？
- 我需要做些什么来提高晨会的有效性？

树立专业形象

诊所形象有多重要？患者们真的会在意甚至注意这点吗？因为患者不能凭一己之力对牙科服务质量作出评价，所以他们常常通过其他的标准来对诊所、牙医以及整个团队作出评价。

患者会评判诊所设施的外观和位置。如果地毯上面有污渍，他们可能会觉得治疗室也不洁净。如果接待室的灯具已经有 20 年历史了，他们可能会觉得你的临床技能也不是最新的。

患者喜欢置身于专业的、温馨的、引人注目的诊所中。他们也想选择一家成功的诊所。这并不意味着你应该拥有一家顶尖的、高端的并且看上去就很昂贵的诊所。但是，诊所的外观确实要能够反映出服务品质并且印证你们的承诺，即这是一家专业的、与时俱进的诊所。

应当减少业务办公室、临床诊疗室甚至医生办公室（如果患者能看见的话）里的杂物，以便营造一个井井有条的专业性环境。海报需要替换为艺术品，图表需要收纳于储藏室，咨询室可能也需要粉刷一新。也许一层新的油漆和几把崭新的接待椅将会产生很大的影响。你上一次翻新诊所是什么时候了？

患者评判诊所质量的另一种方式是通过观察你和你的团队成员的着装风格。常规来讲，医生以及业务团队的着装水平应该比普通患者高出一个档次。对于男性牙医来说，这通常意味着上身效果良好的裤子搭配一件笔挺的衬衫，有时还可佩戴一条领带。不要忽略优质的鞋袜以及手表（但不要昂贵的那一款！）。许多医生都在他们的商业便装之外穿着实验服。

对于女性牙医来说，成功的着装是十分重要的。女性居多是牙科诊所的特色，所以女性从业者需要通过与众不同的着装来对自己和其他员工加以区分。同样的，推荐在商业便装之外搭配一件实验服。

为了使患者对目前情况有更高的接受度，并且获得他们的尊重与信任，强烈建议所有的医生在医院环境中穿着工作服。

业务团队成员应该穿商业便装，因为他们主要是处理患者的财务问题并且给他们安排预约。他们是团队中有影响力的成员，需要在着装上加以体现。

临床团队应该在实验服下面穿着相匹配的制服或者刷手服。患者喜欢临床团队成员着统一服装。

成功的牙科着装指南

业务人员在诊所的业务区域内应该穿着协调的商务装。你们是诊所的代表。你们负责处理患者的财务问题、给患者制定治疗计划并且安排预约，因此需要展现出一个成功的专业的形象。

如果有超过两名以上的业务人员，推荐诊所主管安排他们与一家或者两家商店的指定销售人员会面。员工将被引导选择合适的穿衣风格，并会在之后得到主管医生的认可。

推荐：

- 协调的外套、毛衣、和（或）裤子
- "经典"款型和经典配色更加可取
- 不露脚趾的鞋子（套靴是可以接受的）
- 适宜的打底衫（任何时候都不能露出贴身内衣）
- 裙子不得短于膝盖以上3cm的位置
- 低调的珠宝
- 上衣和外套必须覆盖手臂的顶端
- 适宜的妆容
- 干净、有吸引力的指甲

不可接受的：

- 吊带衫或者赤膊
- 低胸上衣（或者露出乳沟）
- 短裙（短于膝盖以上3cm的位置）
- 任何类型的凉鞋
- 任何类型的牛仔布
- 工装裤
- 灯芯绒
- 五口袋式裤子
- 运动裤和运动衫
- 露出上腹部的衣服
- 可见的文身
- 过多的珠宝（每只手一个戒指，每只耳朵不得超过两个耳环）

- 不能在舌头或其他可见部位进行穿刺(耳朵除外)
- 有缺损的指甲油

团队对于患者而言的重要性

众所周知，牙医的最佳资产就是其牙科团队。牙科团队处于提供顾客服务以及实施内部营销的第一线。对于患者而言，团队服务的连续性比牙医实现自身职责更为重要。员工服务的连续性是一个有价值的指标，预示着较高的患者保留量和推荐数。对于一个高效的、可盈利的诊所来说，雇佣有意愿、有能力付出的人，也是至关重要的。许多牙医都是基于技巧而非品格来雇佣员工，但这些人往往在提供最好的客户服务方面有所欠缺。

通过在牙科诊所内与团队成员的多年共事，我们发现最能效忠于团队的人其动机来自以下几方面：

- 一个做成某件事的机会
- 一个改变事物原本方式的机会
- 一个通过完成某件事来使得他们自我感觉良好的机会
- 一个做一些值得做的事的机会
- 一个发展新技能的机会
- 他们在工作中得到的自由总值
- 同事告知他们，他们的工作完成得很好
- 主管告知他们，他们的工作完成得很好
- 患者告知他们，他们为患者提供了最好的服务
- 因为工作完成得好而得到奖励
- 因为工作完成得好而受到赞赏
- 负责他们各自的区域或把控某种特定的情境
- 拥有具体的目标
- 在达到预期时得到回报

患者服务的定义

- 关键点在于不仅要使患者满意，还要让他们开心。
- 己所不欲，勿施于人。
- 总体服务质量以及如何实现。
- 对患者而言什么是合适的？
- 给患者提供想要的。

- 愿意从患者的角度审视这个诊所。
- 渴望能够快速向前发展。
- 每个人齐心协力，以患者为中心，把患者放在第一位。
- 把患者需求置于个人需求之上。
- 保证诊所里的所有关键系统都准确无误、贯彻到底并且注重细节。

承诺并专注于自身内部营销以及客户服务技巧的牙科诊所将会看到新患者质量的提升。运用电话技巧来创造良好的第一印象，最新的设备以及现代化的技术将会开启你与患者建立信任的过程。注重与患者建立关系并且把他们当成家人一样对待，将会增加患者的推荐度以及对治疗的接受度。

参考文献和其他资源

King L, 2004. How to Talk to Anyone, Anytime, Anywhere. New York：Random House.

Stratten S, 2012. UnMarketing. New Jersey：John Wiley & Sons, Inc.

Timm P, 2002. 50 Powerful Ideas You Can Use to Keep Your Customers. New Jersey：Career Press.

Vaynerchuk G, 2011. The Thank You Economy. New York：HarperCollins.

Williams Bryan, 2004. Lecture comments, Legendary Service at the Ritz. Denver, CO, April.

练习题

1. 列举在未来的30天内，你和你的团队能够实施的关于客户服务和内部营销的五项内容。

2. 列举在未来的12个月内，你和你的团队能够实施的关于客户服务和内部营销的五项内容。

3. 客户服务技巧"填空"

A. 说＿＿＿＿＿＿＿＿＿＿而非"对不起。"

B. 对患者的要求说＿＿＿＿＿＿＿＿＿＿。

C. 说＿＿＿＿＿＿＿＿＿＿而非"疼痛"

D. 你可以用＿＿＿＿＿＿＿＿＿＿，不要用"价格。"

E. 说＿＿＿＿＿＿＿＿＿＿而非"没问题"

F. 永远不要对患者说"不"；总是说＿＿＿＿＿＿＿＿＿＿或＿＿＿＿＿＿＿＿＿＿。

4. 列举五项你能够在设备完善方面采取的措施，以便提升诊所形象。

5. 如何保证你的患者对诊所产生良好的第一印象？

第 19 章

椅旁沟通

David G. Dunning, *Brian M. Lange*

沟通目标

沟通中存在的一个最大的问题就是错觉的产生。

——萧伯纳

牙科团队必须努力在医患沟通中实现以下三个目标（Cassell，1985；Dunning，McFarland，2014）：①向患者宣教他们的口腔卫生状况以及治疗情况；②协助患者制定短期和长期计划，以期获得最大健康利益；③在建立以信任为基础的医患关系的同时，与患者进行移情沟通，并将其身体上的不适最小化。基本技能包括文化水平、语言能力及明确患者的健康知识水平并学会适应。

沟通技巧

像智者一样思考，用普通人的语言沟通。

——叶芝

Dunning 和 McFarland（2014）推荐了以下几个沟通技巧，以期实现上文中所强调的三个核心目标。

治疗开始前

- 定期对患者的医学既往史进行准确的更新，以确保没有因为其他现有的健康问题而存在的治疗禁忌证。
- 用患者能够理解的术语向其解释牙科保健的内涵。
- 与患者讨论治疗选择以及财务安排，包括可用的牙科保险所覆盖的范围。

- 利用可视化教具对口腔疾病和牙科保健进行讲解。
- 可视化教具包括模型、图表、视频剪辑、摄影照片或者口内相机所拍摄的图像。
- 询问患者有没有任何需要咨询的问题，例如：关于您今天的牙科保健，有什么问题需要我回答吗？
- 用患者能理解的术语回答他们的问题。
- 与患者讨论其因治疗而产生的焦虑，并给他们提供焦虑管理的策略。
- 协商一个非言语性的信号(如举手)，使患者可以随时暂停治疗，来表达任何非正常的不适或敏感。
- 提出开放式的问题，以一种非评判性的、好奇的态度来聆听患者的目标与期望，例如：理想情况下，您将如何描述20年后你的口腔、牙齿以及组织的外观和感觉？作为一名牙医/助手/保健专家，您期望从我这得到什么？
- 向患者提供关于刷牙、使用牙线以及其他相关牙科保健行为的回馈，帮助他们掌握相关的技能并且设置目标来应用这些技能。劝说患者做出改变的途径之一是动机谈话—这是一种非主观的方式，患者提出他们的目标，提供者帮助患者对其实现目标的方式作出指导。例如，在这种谈话的一开始，提供者可以问患者这样的问题，"当你70岁时，你希望自己的牙齿看起来是怎么样的？"
- 最终，可以用下面的问题作为衡量牙科治疗前沟通效果的标准之一，患者是否明确治疗中所需涉及的牙齿/组织，患者能否用自己的语言解释将要提供什么治疗及其相应的原因？

治疗过程中

- 提供与治疗进度相关的最新信息，例如，现在所有的龋坏组织都已经被去除了，我们准备对牙齿进行修复或者充填。
- 在进行可能造成患者不适的步骤之前，提前告知患者，或者至少在操作时检查患者是否舒适，例如：注射压力、手机(车针)所产生的振动以及应用手持设备时产生的压力等。
- 在治疗过程中，注意并确认患者有意或无意中所表现出的传达不适感的非言语性信息，如眯眼、颤搐、发白的指关节。
- 通过言语性和非言语性交流的相互结合对患者表示同情，确认并关注患者的不适，提供解决恐惧、焦虑以及身体感官问题的不同方式。

承认牙科治疗中存在的特殊沟通障碍：麻木、橡皮障的使用、位于患者口腔内的手指和器械牵制了患者的说话能力等，问题太多以至于患者的一个共同抱怨就是牙医总是在患者出于身体原因不能应答的时候问他们问题。

治疗之后

• 告知患者可能的、意料之中的术后感觉和并发症。例如，在治疗之后，牙齿可能会对冷热敏感；这种敏感应该会在几天后消退。常规的操作如拔牙、牙髓治疗（根管），基本上都有标准化的、针对特定类型术式的术后说明。

• 在一些特别复杂或者可能引起不适的牙科治疗后，要给患者打电话、发短信或者发电子邮件进行随访。

告知不好的消息

越来越多的研究开始强调如何在健康保健和其他情境中告知他人不好的消息。牙医必须时不时地将一些患者所认为的"不好的事"告诉患者。比如某颗牙齿不能保留需要拔除、需要进行更进一步的意料之外的治疗、需要进行牙髓治疗、需要进行活组织切片检查以便对不健康口腔组织作出诊断等。

Curtin 和 McConnell（2012）描述了一种名为"SPIKES"的模式，依次由以下几个步骤组成：S（安排会面），P（探索患者对其情况的认知），I（请求患者表明他们想知道多少），K（提供知识和信息），E（同情/探索）以及 S（策略/总结）。在一个有着类似步骤的模型中，Guneri、Epstein 和 Botto（2013）给出了一个 ABCDE 模式的纲要：A（提前准备），B（建立治疗关系/环境），C（有效沟通），D（处理各种反应），E（激励/确认情绪）。两种模式都强调牙医需要有目的性地运用主动倾听以便在特定的情境中表达同情（个人角度和社会角度），把握对话框架（询问患者及其家人的知识程度、兴趣以及意识），告知患者真实信息（要求简明、避免使用专业术语、避免过少和过多的信息传递）并与患者一起为他们的口腔健康做出计划（讨论接下来的治疗步骤）。

措　辞

你的言语可以判你无罪，也可以将你定罪。

——耶稣

词汇/短语的选择作为椅旁医患沟通的基础是十分重要的，这点可能是不言而喻的。下面所列举的面对患者时可以使用和避免使用的词汇/短语是历经多年汇编而成的，源于上千个小时的临床观察、与患者及牙医的沟通、课堂会话以及例如 Miles（2003）等的专家资源。

可以用于患者的	避免用于患者的
麻醉管理	镜头/针
拔除或移除	拔/猛拉
不适/敏感	疼痛/痛苦[a]
去除龋坏	磨碎/钻孔
去除原有充填体/龋坏	刮擦
牙齿塑形/备牙	磨碎/钻孔
测量你的牙龈/组织的紧密度	探诊
用冠来保护/巩固你的牙齿	做冠(尤其是作为动词或单独作为名词使用)
如果你允许……	政策要求……
必要的 X 线检查	全口系列检查
修复形式和功能	牙齿充填/充填/修补
牙色材料	复合材料
银色材料	汞合金

a. 牙科患者显然确实是感到了疼痛！敬请参阅下一章节。这里给出的建议应谨慎地用于有着类似经历的患者，比如脓肿或牙齿感染、牙周/牙龈手术或者第三磨牙的拔除等临床情况。接受常规牙科治疗的患者，比如牙科检查、洁治/抛光及修复等，一般来说不应该感受到疼痛

推荐脚本

作为开发一个具有患者管理能力的项目中的基本步骤，Kate Wolford 博士(当时是一名博士第三年的学生)开发了一系列简单的脚本。这些脚本已经完成精修并且和这本书一起在网页上进行展出。这些脚本对九种常见的牙科预约做出了明确的解释。虽然具体细节随着所提供的治疗类型有所变化，这些脚本还是有 4 个共同特征：①通过可视化教具例如程序性动画和内窥镜图像做进一步解释；②运用治疗性的语言以及患者能够理解的措辞；③向患者提问；④商议一个表达不适的提示信号。对本章节中一些关键点的实际应用感兴趣的读者，可以去对应的网站上找到本章节中可获得的附加信息。

对焦虑、害怕及有恐惧症的患者的管理

减少焦虑、管理患者的恐惧情绪以及帮助患者减轻不适(疼痛)的基本构件与上述的沟通策略直接相关。换句话说，可以通过以下几点做到尽职尽责，在治疗开始前为自己和患者做好准备，让患者参与到治疗过程之中以及提供患者预期的或意料之外的治疗后服务。

焦　虑

焦虑可简单定义为对未知的恐惧。焦虑可表现为担心、忧惧以及一些躯体症状，类似于个体预感到即将发生危险或不幸时所产生的紧张情绪。如果牙医按照以下的程序对患者进行管理，可以帮助患者缓解其在就诊期间所产生的焦虑症状：

• 在开始牙科检查前先与患者见面，明确患者就诊的原因。解释检查过程。让他们了解检查的全过程。如果需要的话，向他们保证将会告知所有的检查结果和治疗选择。

• 在告知检查结果的时候，鼓励患者提出问题。利用这个机会对患者进行宣教并向其解释治疗的选择，包括时间、费用以及你所提议的治疗方式的好处。跟患者确认你希望他们理解你所建议的治疗的合理性，并且希望他们对选择开始的治疗感到舒适，以期消除其疑虑。

• 让患者用自己的语言解释他们为什么需要接受治疗、治疗包括哪些内容以及他们对治疗结束后的效果预期。在他们将上述信息提供给你之后，你可以在治疗前对任何错误的认知加以纠正。

• 如果像上述的那样让患者参与到治疗过程中，应该就能消除未知，减少或消除治疗过程中的存在的焦虑。

如果在完成了前文所建议的步骤之后，患者仍诉他或她感到焦虑或者表现出一些焦虑的躯体症状（表 19.1），你就需要鉴别这是未解决的牙科恐惧还是牙科恐惧症。

表 19.1　焦虑的躯体症状

心悸	战栗
呼吸急促	胸部剧痛或不适
吞咽困难	胃腹疼痛
Hot or cold flashes	恶心呕吐
对失控或死亡的恐惧	眩晕－头晕

恐　惧

恐惧这个词可以用于描述个体对一些看起来有危险性的事情所产生的情绪反应。恐惧也可以作为一个名词来表示让人感到害怕的事物。根据 Milgrom、Weinstein 和 Getz（1995）所言，大约有三分之二的牙科患者认为他们的牙科恐惧与其不良的牙科就诊经历有关，其余的三分之一对于牙科的恐惧是源于其他问题所带来的副作用，如焦虑综合征、创伤后应激综合征、药物滥用问题、家庭暴力受害者、性虐待受害者以及精神病症状。

与对待焦虑患者类似，管理恐惧患者的关键在于尽可能多地向患者输入信息、让患者尽可能地把控自己的治疗以及同样提供优质的牙科服务。参阅上文"沟通策略"章节中"治疗过程中"那一部分的内容。

并不是所有的牙医都适于治疗焦虑以及恐惧的患者。有的牙医缺乏耐心或者不愿花费所需的时间、不愿对存在焦虑以及恐惧的患者进行鼓励并消除他们的疑虑。你需要谨慎地决定诊所所服务的客户类型。一旦你决定了想要服务的客户类型，将有助于对员工进行培训，以期助你实现目标并且发展/重建内部和外部营销策略。

恐惧症

有特定恐惧症或者强烈的非理性恐惧反应的人群，通常表现出对动物、昆虫、细菌、高度、雷电、驾驶、飞行、公共交通、牙科或医学操作以及电梯有恐惧感，他们甚至会在仅仅想到或者谈及这个问题时引发极度的焦虑，虽然患有恐惧症的人群能够意识到自身的恐惧是非理性并且毫无意义的，但他们就是无法自控。患有一种或多种恐惧症的人群，他们的生活会受到影响，因为他们会想尽办法避免不舒服并且常常害怕因焦虑恐惧症而带来的感觉（Bourne，2015）。

假如一个患有恐惧症的患者不存在牙科紧急状况，最好能建议他或她在尝试开始牙科治疗之前先治疗自己的恐惧症。可供选择的方式包括由心理健康专家利用系统脱敏技术，在一个可控的环境中，缓慢地、逐步地让患者面对他们所害怕的事物。这是一种治疗牙科恐惧症的有效形式。心理健康专家使用的其他技术包括认知疗法和精神疗法。另一种选择是让患者就诊于牙科恐惧症门诊，通常由一些医院和牙科院校开设（De Jongh et al，1995）。

如果一个患有牙科恐惧症的个体受到急性损害或者因为对口腔的忽视而遭受着严重的疼痛，你的选择可能就只能局限于静脉镇静或者全身麻醉。全身麻醉应该在医院配置下实施。

疼痛管理

这一章节的目的在于从患者的角度对疼痛做出可行的定义，并且明确作为一名牙医，有哪些能够帮助你的患者进行牙科疼痛管理的工具。

疼痛可定义为由疾病的治疗、疾病本身或者损伤所引起的身体上的痛苦或不适。引起疼痛的原因可以是身体方面的和（或）心理方面的。对于患者而言，疼痛的定义就是让人感到疼痛的事物。换句话说，疼痛是主观并且个体化的。

这里有几个能够帮助你理解疼痛相关理论的可用资源，包括在个体对疼痛进行认知和管理的过程中发挥作用的因素（http：//www. jn. physiology. org/content/1091/1/5；http：//brainblogger. com/2014/06/23/gate-control-theory-and-pain-management）。

回顾个体在对疼痛进行认知和管理的过程中发挥作用的因素将有助于选择最好的工具来帮助患者管理他们的不适和疼痛。例如，对于一个有药物滥用史的个体而言，应该规定不得对其使用药物治疗，否则将会强化他或她对药物的滥用或者造成复发的可能性。此外，如果患者有严重的类风湿性关节炎，需要用药物来控制疼痛，你可能需要和他或她的内科医生商议，来决定管理附加疼痛的最佳方式，而附加疼痛来自可能进行的任何操作所产生的副作用。

在焦虑、恐惧和疼痛之间，可以存在一定的关系。这种关系是这样产生的：一个人有了一次不良的牙科经历，在治疗期间和（或）治疗之后遭受了毫无准备的或者意料之外的疼痛，和（或）认为牙医对他们的需求不敏感。在上述的情景中，患者的脑海中就会形成口腔疼痛与焦虑和（或）恐惧的心理关联，即看牙医变得与疼痛相关联，这就有可能在一想到要去看牙医的时候就感到焦虑或恐惧。减少这种焦虑和恐惧的最佳实践就是遵循上面列举出的在治疗前、治疗中及治疗后的沟通程序，并且在就诊期间给患者尽可能多的信息输入和自主控制，因为这些都是很实用的。

管理工具

当你只有一把锤子的时候，是不是每件事物看起来都像是钉子？有些牙医在疼痛管理的途径方面，就像是一个木匠，在他或她的工具盒里只有一件工具。也就是说，他们对所有的患者都只使用静脉镇静或者含氮化合物。其实有很多更加有趣和有效的方式能够帮助患者控制焦虑、恐惧和疼痛。我们的选择可被分为以下几类，行为管理、放松、镇静、催眠、精神疗法以及支持疗法。这些方式在组合使用的时候效果最好，并且能够满足患者的生理或心理需求。

行为管理

该分类中第一个也是最强有力的一个方式就是暗示。对我们而言，暗示是可以激发行动、创建思维框架或者引发某种情绪的任何事物，换句话说，就是一个刺激。线索可以是微妙的或者明显的。例如，微妙的线索包括诊所的位置、诊所的规划和布置、背景音乐、前台员工的形象、诊疗室的布置以及你的个人形象。明显的线索包括员工对患者的问候、你对患者的问候以及账单形式。Unthank design 是一家公司，能够帮助你创造积极的、微妙的线索来帮助患者放松。你和你的团队必须致力于创造明显的线索。例如，和你的员工一起为患者营造一个温馨的接待处，创造一些优于请在候诊的时候更新你的健康保险单的状况。你也必须致力于创造一种能够引发积极预期的问候患者的方式。相较于"你好，Green 先生。今天过得怎么样？"，不妨试试"今天能见到你真是太好了。上一次见面时候，你正准备去度假。假期过得怎么样？"。或者对焦虑的孩子说："你好，Emma，你今天能来真是太好了。咱们先在诊所里来个小小的旅行，然后再看看你的牙齿。听起来是不是很有趣呢？"使用积极地线索确实能够帮助患者分散注意力并转移焦点。然而，如果在你和你的员工尽最大努力之后，他们的焦虑和(或)恐惧水平依旧居高不下，就需要进一步从源头上解决他们的焦虑和(或)恐惧。

即便对于成人而言，通过演示—告知—实践的途径对当天的治疗进行呈现也是一种有趣的方式。这种途径允许患者提问并且能够帮助他们在脑海中设想他们即将接受的治疗的画面和时间轴。这种演示—告知—实践的方式能够帮助患者减轻焦虑，并且有助于与患者建立联系。

另一种方式是分散注意力。分散注意力可表现为以下几种形式。询问患者一些对他们而言很重要的问题可以作为分散注意力的一种方式。我们都喜欢谈论自己感兴趣的事物。分散注意力的方式还可以包括聆听患者选择的音乐、在诊疗室里看电视以及在注射的过程中和患者讲话。

放　松

对于患者而言，放松的技巧是简单易学的。然而，为了得到最好的结果，实践是很有必要的。放松的形式可以包括聆听舒缓的音乐、听听大自然的声音、深呼吸、浏览引导性图像以及渐进式放松。

镇　静

镇静剂例如安定可以舒缓中枢神经系统并且帮助人们感到更加的冷静和放松。然而，镇静剂需要 30 分钟才能起效，而且类似于嗜睡这样的副作用可以持续好几个小时。

催　眠

催眠的效果与镇静类似，但是没有副作用。催眠可以由自己(自我催眠)或牙医或患者的治疗师来进行引导，通过提出一些能够放松身体并转移自主思考的建议，来达到身体和思想上的放松。

精神疗法

有宗教信仰的人可能会通过神的话语进行祈祷和冥想，使他们的注意力转移到更重要的事情上去。研究表明祈祷的人和被祈祷的患者在精神上和身体上都表现出更加积极的结果。祈祷常常因为不能被很好地理解而遭到忽视，很多人在谈及祷告的主题时会感到不舒服，所以有些服务提供者担心他们可能会因此冒犯到患者。如果你的患者是一个有信仰的人，最有可能的情况是，无论你是否建议他们进行祈祷，他或她都会祈祷与其治疗相关的内容以及他们所担忧的任何问题。如果你和你的患者都是有信仰的人，一起祈祷对你们而言是有益的(http：//www. webmd. com/bal-ance/features/can-prayer-heal？)。

支持互助小组

存在很多类型的支持互助小组来帮助人们克服或管理许多的问题或情况。支持互助小组中包括成瘾的人、悲痛的人、减重人群、当养父母的人、被配偶虐待的人以及许多存在其他各种问题的人群。针对有焦虑或恐惧症的人群，同样存在支持互助小组，可以建议把这个作为帮助管理焦虑的一个选择。支持互助小组显然是为了提供支持而非治疗。因此，存在严重的焦虑和（或）恐惧症的患者还需要接受相关的治疗。

有特殊需求的患者

有特殊需求的牙科患者包括以下几种：

- 老年患者
- 行动不便的患者
- 精神或身体残疾的患者
- 免疫系统受损的患者
- 存在复杂医学问题的人群
- 患有精神疾病的人群
- 存在行为或情绪问题的儿童

对于存在特殊牙科需求的患者，他们可能要求达到的条件列举如下：

- 有效而系统的检查和治疗方式，以期在必要的时候缩短就诊时间
- 拥有一定的医学、生理学、心理学或行为学的知识，目的在于对预约和口腔健康进行最佳的管理
- 在检查和治疗期间给予更多的椅旁协助，来更好地把握和监控患者
- 如果需要更长时间的诊疗，通过镇静下牙科治疗来提升患者的舒适度
- 灵活的预约安排
- 在治疗计划中包含服务提供者或者个案管理者，在治疗过程中提供指导或信息，确保患者正确刷牙并使用牙线清洁牙齿，或者指定某人来保证高水平的家庭牙科健康护理

在考虑诊所对存在特殊需求的患者的接纳情况的时候，你可能会倾向于满足一种或两种特殊需求。通过将治疗限制于只满足一到两种特殊需求，你和你的员工可以变得熟练并且减少就诊时长，同时提高患者对服务提供者的满意度。浏览下面的网站来获取更多信息：http：//www. yourdentistryguide. com/special － needs/。

本书相关网站

本书相关网站地址为 www. wiley. com/go/dunning/transition，可查询这一章节中未出现在纸质版中的附加材料（密码：Appointment）。

参考文献和其他资源

www. adaa/understanding – anxiety/DSM – 5 – changes.

Botto, Ronald, 2006. Chairside techniques for reducing dental fear//Mostofsky, David I, Forgione, Albert, and Giddon, Donald (Eds.), Behavioral Dentistry. Ames IA: Blackwell.

Bourne, Edmund J, 2015. The Anxiety and Phobia Workbook, 6th ed. Oakland CA: New Harbinger Publications.

Cassell Eric, 1985// Cassell, Eric J. Talking with Patients. Cambridge, MA: MIT Press, 2

Curtin, Sharon, McConnell, et al, 2012. Teaching dental students how to deliver bad news: S-P-I-K-E-S model. J DentEdu 76(3): 360 – 365.

De Jongh A, Muris P, Horst G Ter, et al, 1995. One-session cognitive treatment of dental phobia: preparing dental phobics for treatment by restructuring negative cognitions. Behav Res Ther 33(8): 947 – 954.

Dunning, David, McFarland, et al, 2014. Oral health and dentistry// hompson T L, Golson J G. The Encyclopedia of Health Communication. Sage, Ⅱ:996 – 1001.

Guneri, Pelin, Epstein, et al, 2013. Breaking bad medical news in a dental care setting. J Am Dent Assoc 144(4): 381 – 386.

Kessler, Ronald, et al. 2004. Prevalence, severity, and unmet need for treatment in the World Health Organization world mental health surveys. J Am Med Assoc, 291(21): 2581 – 2590.

Miles, Linda. 2003. Dynamic Dentistry. Virginia Beach, VA: Link Publishing.

Milgrom, Peter, Weinstein, et al, 1995. Treating fearful dental patients. University of Washington, Seattle.

Unthank Design Group: www. unthankdesigngroup. com.

Weiner, Arthur,2011. The Fearful Dental Patient: A Guide to Understanding and Managing. Ames, Iowa: Wiley.

Wright, Robin, 1997. Tough Questions, Great Answers: Responding to Patient Concerns about Today's Dentistry. Hanover Park IL: Quintessence Publishing.

练习题

1. 在你的诊所内有一位潜在的正畸患者，Samantha。她是一位 64 岁的女性，全身健康状况好得令人意外。她已经盼望了 50 年，希望能够拥有整齐的牙齿和更加迷人的微笑。然而此前她总是缺乏经济来源，直到现在她因为继承了一笔遗产而有能够负担起正畸治疗。初步的正畸检查显示，作为正畸治疗的基础，她的牙周健康状况是有问题的。

因此，你推荐 Samantha 去看牙周医生，该医生认为 Samantha 的牙周状况毫无疑问是不允许进行正畸治疗的。

请通过写作的形式描述你将如何将这个坏消息告诉 Samantha。你将如何设置这个情景，遵循怎样的步骤、具体需要注意什么以及与她沟通什么？实际中你会跟她说什么？

2. 通过写作的形式，一步一步地讲述你将如何管理一个充满恐惧的患者，包括如何定义恐惧患者、你将会对他们说什么、你的员工所扮演的角色以及你为了帮助他们管理恐惧而需使用的工具。

第5部分

合伙关系和牙科支持机构

PART

5

第 20 章

合伙关系

Richard S. Callan

"合伙"这一术语可以当作动词、形容词或名词使用。作为动词，它意味着将原本分离的两个实体连接起来；作为形容词，它证明了原本相互分离的实体之间的结合，同时也揭示了一个实体从属于另一个实体的可能性。合伙人可以指工友、伙伴或者同事。认识这个单词的三种形式是十分重要的，这不仅可以加强我们对合伙关系的理解，也能帮助我们理解它是如何形成、如何发挥作用以及在哪种条件下能把它视为一种成功。

在本章中，合伙关系将被简单定义为作为所有者的牙医与作为合作者的牙医之间的伙伴关系。正如定义中所暗示的那样，合伙人在某种程度上受制于所有者，但是两方同时又是同事，通过某种方式、形式或流行的管理方式达成一致从而共事。

合伙关系的类型

合伙关系的类型根据作为所有者的牙医与作为合作者的牙医之间的关系进行分类。合伙人作为一名雇员，可以是入股诊所的人，也可以是终会买下整个诊所的人，或者仅仅是从作为所有者的牙医那里租借空间的人。值得提醒的是，对这些加以区分是为了进行解释，并不是想将其置于某个一成不变的位置上，这点是十分重要的。雇员可能最终会入股诊所或者在某个时间节点买下整个诊所。最初达成协议时双方之间的相互理解对于建立"成功"的合伙关系而言是十分重要的。合伙关系的失败率随着资源和成功标准的不同而有所差异。如果在合伙关系中双方都实现了他们设想的目标，并且这种合伙关系持续了 2 年或更长的时间，那么这样的协议就可以被认为是一种成功。关键点在于基于双方意图的共识达成协议，并且致力于实现这种共识。

合伙关系的目的

加入一个合伙协议的目的会因个体差异而存在很大不同。一段合伙关系能否被认为是成功的，取决于合伙目的以及合伙人需求与渴望的匹配程度。

业主牙医

能够激励业主牙医去找寻一位合伙人的因素有哪些呢？

过于忙碌

很多时候牙医都会因为过于忙碌以至于无法及时看完所有患者。患者每天都在打电话预约，但医生的日程安排上并没有可用的时间。想要在已经超负荷的日程安排中挤进一个突发状况变得越来越困难。这种情景类型有很大的成功潜质。

想要放慢脚步

许多牙医在他们的事业生涯中走到了这样一个节点，他们决定在这个时刻让他们的诊所放慢脚步，需求量变得少一些，然而也不能损失他们如此辛苦建立的患者基础。要是建立在兼职的基础上，这可能是一个引进合伙人的好时机。再次强调，对于所有者和合伙人来说，完全理解拟议安排中的细节是非常必要的。所有者必须考虑到，工作时长减少的影响将会体现在他或她的收入上，同时也会体现在经营新的合伙关系所需的时间上。合伙人必须清楚未来的工作时长并且认识到他或她有责任在规定的时间内尽可能做到多产。

有可用的空间

牙医的诊所内可能会有额外的或者没有使用的空间，希望能够通过引进合伙人来利用空余空间创收。当一位牙医作为合伙人从业主牙医那里租借了那片额外的空间时，一段独立的承包关系就存在了。合伙人牙医要负责诊所的这一部分，并且做出所有相关的决定。否则，这位合伙人牙医通常就只能被归为一名雇员。这种安排中主要需要考虑的就是对来到诊所的新患者进行公平分配。其他需要考虑的还有员工利用率、设备和供应成本以及操作时间。

过渡到退休

许多计划着退休的业主牙医将会引进合伙人来将自己的诊所转让给他们。虽然一般需要花费好几年的时间，这样的安排也应该提前进行全面彻底的思量并且在预定的日期付诸行动。这取决于业主牙医的愿望以及合伙人牙医的需求，合伙人可能以兼职的基础开始，逐渐随着患者量的增加或退休牙医待在诊所时间的持续减少而延长工作时间。合伙人可能最终买下这间诊所并且雇佣原来的所有者作为他或她的合伙人，从本质上反转这段关系。如第 7 章所述，牙科过渡专家可以在合伙协议的组织工作中和诊所的最终销售方面起到很大的帮助作用。

导师制

很多牙医经过了多年实践后，也希望能够将他们的经验和专业技术传承给下一代的牙医。他们引进合伙人的原始动力就是为了完成这件这事情。他们在协助合伙人成长的过程中所收获的个人满足感在很多方面都比他们努力付出所得到的物质财富更加重要。

合伙人

对于牙科院校的毕业生来说，有大量的可供选择的实践类型；比如企业制、军事化、公共健康方面、独立从业以及合伙制。以下是一些可能促使新近毕业生选择成为现有诊所合伙人的原因。

导师制

大量的牙科院校应届毕业生都在寻找加入一个成功诊所的机会，以期从富有经验的业主牙医身上学到技术性的技能和经营一家小企业的艺术。牙科院校费尽心思将这些技能融入他们的课程当中，其实并没有比在工作中经由私人导师指导培训更好的学习方式了。

提高速度/信心

如果一个人没有信心在毕业后立即自己开业，那么在别人的诊所内工作一段时间不失为一个好的主意，有助于增加信心、提高速度，这些是成为一名成功的独立开业者所必备的条件。不管操作完成得有多快，如果完成方式不对或者完成质量很差，实际上完成的就很少。

挣　钱

在计划/开建诊所的过程中，有的人为了挣钱而成为合伙人。无论是公立还是私立，牙科院校毕业后的学生贷款都在持续增加。再加上从头开始建立诊所所需花费的持续增加，使得建立合伙关系这一选择比以往更具有吸引力。通过合伙关系挣钱，不仅可以使合伙人牙医减少他们的债务，还可以为他们未来的职业规划存钱。

未来诊所的伙伴关系/所有权

合伙人牙医进入业主牙医的职业安排中是一件很常见的事情，希望他们能够最终入股建立伙伴关系或者彻底买下整间诊所。这段关系中的合伙阶段为双方提供了彼此了解、评价他们各自的角色及沟通风格、探究在诊所理念方面能否达成一致以及提出一个成熟的可接受的发展计划的机会。

不想拥有一家诊所

合伙人牙医可能永远都不想拥有一家属于自己的诊所。这样的个体可能会满足于在他们所选的专业领域内进行实践，而不会被作为诊所所有者而应背负的负担与责任所牵绊。这可能是一种个人偏好，也是成功的一种定义，是与其他的成功同样宝贵的。

优势/劣势

如果一旦完成了之前在合伙关系的目的那一小节中所列出的条目，可以同时被认为是业主牙医和合伙人牙医共有的优势。

增加收益/支出

通过给高效营运的诊所引进一位合伙人，业主牙医最终可以预估相当于合伙人总收入大约 30% 的增益。增加合伙人应该被视作对诊所的一种投资，并且像大多数投资一样，在实现红利之前是需要一些时间的。应当规定一个合理的总时间让合伙人去适应诊断、为合伙人发展患者基础、提高合伙人的速度、总结合伙人实施的治疗并且为其提供一些指导的时间。这种收益的增加可能不会是即刻产生的，但应该是即将发生的。

更多的工作时间/管理费用

延长营业时间有助于吸引额外的患者来到诊所，从而提高工作量和利润。

更少的假期停业

合伙人和（或）所有者因为生病、度假或者任何其他原因外出时，诊所都可以保持营运。除非两位医生都同时离开，否则诊所不会停业。

更少的急诊值班

诊所的医生越多，每个人需要值急诊班或是随时待命的天数就越少。

更多的自由时间/患者服务的连续性

诊所内引进合伙人使得所有者有机会离开诊所一段时间并且仍旧能够满足其患者的需求。

专业化的机会

业主牙医可能想把自身精力集中在牙科的一个专门领域内，但也不能失去不需要他们这种服务类型的患者。让另外的合伙人去完成那些其他的服务可以使得所有者为自己的奋斗目标投入额外的时间。必须注意不能滥用合伙人，不能不给他们提供学习的机会，来学习诊所需要提供的所有方面的牙科治疗方法。

企业家精神

许多开业者都决定在不止一个位置开建诊所来实现扩张。必须引进额外的牙科专家来使得每家诊所得以同时运营。虽然这种安排类型可能无法保证实行预计之中的导师制，因为两位牙医处于相同的位置上，但这也的确为那些寻找工作的牙医提供了另一种机会。

咨询与交际

牙科行业可以是一个报酬十分丰厚的职业。但它也可以是一个非常孤独的职业。

为诊所纳入一位合伙人为所有者和合伙人双方提供了与志同道合者交际的机会。这不仅有益于在面对复杂病例时征求第二种意见，也可以在需要的时候作为能够询问意见的人。

更有效地使用雇员

无论诊疗室或者服务提供者的数量多少，牙科诊所的很多功能都是常规并且必须提供的。拥有受过综合训练并且能够在整个诊所的不同区域发挥作用的员工，对于增添合伙人而言是一个大福利。

采购折扣

诊所接诊患者数量的增加很可能需要利用更多的耗材和设备。很多牙科供应公司和制造商都愿意在成批购买商品的时候提供折扣。为了适应患者流量的增加，耗材购买也会增加，但实际上，最终每个项目的平均花费可能会降低，并且不存在因长期滞留而带来的问题。

满足日益增长的需求并且提供对非预期病例的业务覆盖

很多诊所都无法满足其日益增加的人流量所带来的需求。合伙人的引进可以提供及时接诊这些患者的机会。

可能的买家（死亡、残疾或退休）

业主牙医可能会因这一事实而感到安慰，即已经有人与诊所建立了联系并且能够在没有提前通知的情况下接管诊所。这是合伙合同中常常被忽视的一方面。如果业主牙医或者合伙人意外残疾或死亡，将会发生什么呢？

合伙人

初始收入可能更高

与建立一家新诊所的人相比，选择以合伙人关系进入诊所的人估计会获得更高的初始收入。原因是显而易见的。他或她没有即刻的商业开销，并且应该有随手可用的患者资源。虽然购买现有诊所的人可能有一定的患者基础和及时的现金流，但这个选择依旧需要承担购买诊所的费用和诊所的日常支出。

低风险或零风险

这种说法只有一部分是正确的。虽然作为合伙人只有少量的金融承担，但可能会有大量的职业风险。同时可能会有合同条款来限制合伙人不得在业主牙医的诊所之外的区域执业。一旦合伙人和其家庭扎根于社区、学校、信仰组织等，这可能会变成一个复杂的情况。

很少或者零资本支出

通常来说，合伙人对于诊所只有少量的金融承担。在特殊的情况下可能会有规定要求合伙人购买某些设备。这种情况中双方都该认识到设备是可以随着合伙人一起离开的，或者是考虑好了合伙人是否以及何时可以入股成为伙伴关系或者购买整个诊所。

学习/建设

合伙人有机会集中精力提高作为一名成功开业者所需的技能素质、速度以及人际交往智慧。个体在其整个事业生涯始终都应该明显表现出对继续学习和成长的渴望。从本质上讲，合伙关系提供了一个"边学习边赚钱"的机会。合伙人可能在谋生的同时观察到业主牙医是如何将诊所成功发展至足以雇佣他或她的地步。

劣　势

新合伙人的加入会在牙科诊所内引起相当大的动态变化，几乎增加了各个方面的复杂性。

更加复杂的管理

给已经很繁忙的诊所引进一位新的合伙人，出于其内部和本身考虑，并不会使诊所运营更加顺畅。打个比方，这就像是马戏团表演者要在细木杆的顶端让旋转的盘子保持平衡。每新增一个盘子只会使表演者的任务变得更加艰巨。相较于增加另一位提供者，满足诊所在组织和效率上的需求是更加重要的，这点再怎么强调都不为过。

自主/决策

现在在诊所内作出决策时，必须把这个决策对所有者和合伙人双方造成的影响作为一个考虑因素。任何一方独立行动的自由都被大幅削减。

延期开建自己的诊所

合伙人致力于一段合伙关系的一个明显劣势可能是需要延期开建他们自己的诊所。在某些情况下，有一个折中的方法可以使所有者及合伙人同时受益，即合伙人在为所有者兼职工作的同时，在合同中指定的诊所之外的非竞争区域建立自己的诊所。这种方式下，随着自己诊所的不断发展合伙人可以逐渐减少其在所有者诊所内的工作天数。老实说，开放式交流是促使这种关系取得成功的关键。

建立联系

在业主牙医和作为合伙人的牙医之间建立联系可以是一项困难的任务。业主牙医在寻找合伙人的过程中如何能为自己的诊所找到正好合适的人呢？作为合伙人的牙医如何落脚于最适合自己需求的诊所内呢？除过当地报纸上显而易见的广告以及大量的网络资源，还可以通过其他的途径建立这种联系。

招募合适的合伙人（所有者）

一旦做出决定后，应该如何寻找合伙人呢？

这可以是一个十分困难的挑战。当面对一个困难情景时，最好是能够预想出这一问题的完美答案。你的完美合伙人看起来是什么样子的（求实）？在哪能够找到这样的人？我该如何与这样的人建立联系？怎样才能请他或她加入我的诊所？

找到合适的诊所（合伙人）

一个人应当如何找到合适的诊所？这个问题与所有者在寻找合伙人时提出的问题同样困难。我们来试试类似的途径。完美的诊所应该是什么样子的？在哪能够找到这样的诊所？我该如何联系上这样的诊所？我要怎样才能进入那家诊所？

这些问题的答案对于所有者和合伙人来说都是极为相似的。

牙科院校

对于业主牙医来说，牙科院校是一个开始寻找潜在合伙人的好地方。不一定非要是离诊所最近的学校。随着临床试验机构不断扩大其涵盖的州，并且不断授权允许更多的州颁发许可，许多毕业生都可以在自己所属的州或地区之外找寻机会。许多学校通过校友事务办公室处理这些问题。大量学校近来举行了牙科工作招聘会，邀请牙医开设展台向那些感兴趣的学生宣传他们的诊所。通过这些会议，他们彼此相识并且开始沟通，这可能会促使合伙安排的形成。

牙科供应公司

另一种普遍建立联系的方式是通过当地的牙科供应公司。很多时候这些公司代表都是第一个知道他们所属区域内有可用机会的人。业主牙医和作为合伙人的牙医双方都可以利用这一资源。有意向的合伙人应当将其联系信息留给业主牙医，这样就可以在方便的时间和地点安排他们见面并且就潜在的合伙关系进行讨论。

诊所转让专家

过去几年中出现了诊所转让专家这一职业。这些个体或者公司做出的服务宣传是帮助建立联系并且指导所有者将诊所转让给即将到来的牙医，他们可以是潜在的合伙人、伙伴或者诊所的买家。认识到这一商业机遇的需求和潜力，这些专家所提供的服务在不断发展，已经远不止于简单地将合伙人与诊所进行匹配。这些专家提供的服务范围随着个体专业和牙医需求的不同而有所差异。这些服务可能包括诊所对合伙人的定位或者是合伙人对诊所的定位，对感兴趣的当事人进行个人匹配度测试，建立过渡至合伙关系的计划，建立伙伴关系和（或）销售诊所，明确诊所的价值，建立包括购买、纳税计划、资产保护以及退休计划在内的财务安排，并且完成过程中每个步骤相关的所有法律文书。确保这些活动得到公平适当的处理，做到这一点的价值再怎么强调都不为过。这无疑是一个出于成本－效益的考虑，个体应该确保自己的支出得到了收益，因为这些服务并不便宜。

期刊和网络

州立牙科期刊在寻找合伙人职位方面可以起到一定的帮助，因为许多牙医都选择把他们的诊所列在这些广泛发表的期刊上。

此外，还有越来越多的网站在宣传这些诊所提供的机会。这种沟通模式将会在未来几年中持续作为一种有价值的资源来提供服务。

定义成功

传统来说，合伙关系的"成功"更多是根据这段关系存续的时间来进行定义，报道的平均时长大致是 2 年，或者更短。时间其实只是定义合伙关系成功的因素之一。这种关系的真正成功应当根据当事人达成一致时的目的进行更好的评判。因此，双方当事人的脑海中都必须清楚，他们希望通过将彼此的职业生涯结合在一起来实现什么。如果合伙人对未来诊所的所有权感兴趣但是所有者只是想找一个人帮忙创收，这可能会导致一段失败的合伙关系。另一方面，如果合伙人想要得到指导并且得到一个增长技能、提高效率的机会，而所有者又想在对某人进行指导的同时减少他或她的诊所负担，这就可能成为一段极其成功的合伙关系。两个例子一个被认为是成功，另一个是失败，但都只能持续 1 年。

图 20.1 展现的是不同合伙关系的成功潜力，取决于业主牙医和作为合伙人的牙医双方所表达出的目的。加号（＋）表明成功的可能性更高，减号（—）则预示着这个合伙协议极有可能被认为是失败的。

正如图 20.1 所表明的那样，当所有者和合伙人的目的在合伙人作为雇员、建立/购买诊所股份、成为未来的伙伴或者最终买下诊所这些区域内相互匹配的时候，合伙关系最有可能取得成功。双方预期的不匹配则可能会导致一段失败的合伙关系。

当然，在明确合伙关系成功潜力的时候，除过目的之外还有很多其他需要考虑的因素；但是如果双方当事人对彼此设想的目标没有一个清楚的认识，那么成功的概率就会大大降低。建议所有者和合伙人双方都写下来，在其各自的预想中，成功的合伙关系应该是什么样的。包括一份可能是 6 个月、1 年、2 年、3 年、5 年等的时间表。这个时候没有什么是盖棺定论的，这些东西也并不是具有约束力的合同，但是这的确给各自提供了一个了解他人计划方向的机会。

双　赢

一旦确定，双方都必须认识到他们需要实现另一个伙伴的目的或愿望。任何一

预期

合伙人

	雇员	公平	伙伴	全面收购
雇员	➕	➖	➖	➖
公平	➖	➕	➖	➖
伙伴	➖	➖	➕	➖
全面收购	➖	➖	➖	➕

所有者

图 20.1　合伙关系预期

方都很少能全面达成自己在协议中想做的每件事，但是如果双方都能认识到另一个人的渴望，并且公平、诚挚地寻找最终对所有人而言最佳的合作方式，达成双赢协议的概率就会大大增加。任何草率的安排使得一方的最终获益远大于另一方，就不能被认为是一种双赢。这种类型的协议只能在获益较少的一方可以容忍这种滥用时存续，而且几乎从未友好收尾。寻求双赢。

诊所的评估

很多业主牙医出于好意邀请一位有同样动机的合伙人加入他们的诊所，不料竟会早早地以分离收尾。这是如何发生的？一位拥有着成功诊所的牙医，渴望去指导一位新的开业者，怎么会与他们的合伙人落得如此消极的下场呢？性格不合这一解释是经不起考验的，问题可能是诊所并不能够再承受另外一位牙医。存在许多需要考虑的因素。未来作为合伙人的牙医最好也能在决定是否加入某个诊所时把这些问题考虑在内。

我有没有尽可能地高效工作？

在引进另一位从业者之前，业主牙医应当回顾一下自己目前的工作效率。通过仔细观察一个人如何安排患者可以获益良多。如果时间未被占用，可以考虑进行局部调整。如果你发现自己早上的工作状态比下午的更好，那么尽量把更高强度的操作安排在你状态最佳的时候。给你的卫生保健员甚至附加的卫生保健员招聘一位助手可以对诊所的生产力带来营销效果。一位附加的助手可以使得牙医在职业允许的范围内做得更多，而不是被辅助条件所限而做得更少。你的诊疗室、消毒区域、实验室等是否是按照能够使效率最大化的方式组织起来的？利用诊所顾问的服务来帮助你识别诊所中可能存在缺陷或者起到反作用的区域。很多时候在这种公正目光的审视下，将会挑出那些被多次忽视的、与过程密切相关的条目。

这是一个评估诊所内非有效工时总值的好机会。你或你的团队成员用于电话交谈的时间是否达到了相当可观的程度？在患者就诊时间内进行的某些程序能否在非接诊时间内完成？

即使你需要一位合伙人，也应当先将自己的诊所运营良好，这样只会提高成功的概率并且还能使另一位提供者的利益最大化。

是否有充足的患者数量来支持另外一名提供者？

取决于诊所类型以及操作程序的不同，这个数量也会有很大的不同。对于私人开业的个体牙医来说，需要的平均活动患者量最少为 1200～2000 名。此外，为了维持这样的人口数量，还需要足够的新患者供应。虽然在大多数情况下，引进的合伙人不会一开始就有使患者供应需求量加倍的速度，但为了与两位提供者的组合需求相匹配，还是会要求患者的供应量持续增加。诊所目前的营销工作有哪些，内部营销和外部营销两者都存在吗？为了增加患者量，你可能会尝试参加按人头付费计划，但要谨慎地做这一决定。如果你还没有这样做，这有一个劝你不要参加这些计划的原因。你现在愿意为了给合伙人提供患者而违背自己更好的判断，并把合伙人置于一个对于你来说并非是最佳选择的诊所模式中吗？这能否与我们所渴望的双赢关系保持一致？如果你参加了这些按人头付费计划，一定要在给合伙人计算薪酬的时候把这个考虑在内。否则为了谋生，你可能会要求诊所内速度最慢的操作者以他们不能承受的节奏工作。

诊所内有没有足够的设备来满足另一个人的需求？

一旦诊所效率已经运营至最大化，就必须要明确是否还能够支持另一位提供者。这其中需要考虑的因素远比仅仅增加一两间诊疗室要多。由于患者数量的增加（希望如此），将会有额外的交通流量穿梭于诊所。最需要的是额外的员工。两种情况都将要求停车位数量的增加，就你目前的诊所位置而言，这点是否可以实现。

这些问题中有些可以通过调整诊所的日程安排和延长诊疗时间得到解决。这种模式可以正常运行，直到合伙人厌倦了为了让业主牙医在下午 3 点前回家，他们不得不在下午、晚上以及周六工作到很晚。

如果令人惊愕的工作时长并不是解决方法的话，那么接下来可能就该对现有诊所进行革新或者扩建。最终可能会需要一个新的设备。虽然可以考虑让合伙人购买扩建所需的设备（如果合伙失败合伙人可以自己保留这些设备），让合伙人对诊所革新、扩建和（或）新建一家诊所进行投资仍旧是不合理的，除非已经对未来部分或者全部所有权做出了妥当安排。

我的员工从数量和组成上来说都是充足的吗？

在讲述运营一间高效诊所的相关章节中曾经提及，恰当运用辅助员工也将会给合伙人提供一个使产出最大化的机会。再次强调，在引进额外员工产生新增费用之前，必须把合伙人的速度和能力考虑在内。随着诊所的不断发展，期望不需要引进额外的助手、卫生保健员和前台人员这样的想法是不切实际的。

薪酬包

应当如何基于合伙人的付出给他们计算薪酬呢？

是该给合伙人发工资还是支付佣金又或是两者兼具？支付的佣金是基于产出还是托收？诊所应该给合伙人提供什么福利？

建立合伙关系的目的可以是决定如何给合伙人发放薪酬的因素。如果合伙关系中商定的目的是让合伙人在诊所内工作几年之后继续去做其他的事情，那么可能最简单的薪酬方案是将产出按比例发给合伙人，减少实验室费用的扣除比例。市场需求可能会决定这些比例。从历史来看，比例也许可以从28%升至40%。业主牙医可能更愿意支付一定比例的托收而非一定比例的产出，他们会说如果钱没收到手，就不能对合伙人进行支付。此外，什么能够阻止合伙人在不管患者对治疗支付能力的情况下就为其提供治疗呢？我主张业主牙医也应该是负责收费的人，因为他们制定了收费政策，同时还聘用了员工专门负责维持合理收费比例。这一概念中需要说明的一点是，合伙人在该笔治疗费用经过诊所财务办公人员审核之前不能开始为患者进行治疗。

另一方面，如果目的是为了建立潜在的伙伴 – 所有者关系，那么计算薪酬就会变得相当的复杂。初始基本工资的一部分可能会被用于纳入一个代管待交基金，用于日后交首付。业主牙医也会在这个基金中投入相匹配的资金总额，作为对共同承诺协议的一种表态。基本工资保障会随着市场有很大的不同，可能低至 60 000 美元，也可能高达 100 000 美元以上。这些工资可能会也可能不会与产出/托收的激励奖金挂钩，当达成产出/托收目标时，支付给合伙人的薪酬会超过保证的基本工资。为了使之成为一种真实、及时的奖励，工作量目标应当按月而非按年设定。例如，如果一位合伙人的基本工资保障是每年 100 000 美元，按每月 8333 美元计算发放奖金将会更好。任何超出这一总额的工作量都将计入奖金条款中，而不是等到合伙人的产出超过 100 000 美元之后才发放奖金。

薪酬制定中涉及相当多的因素，因此也存在相当多的可能性。作为一名雇员，合伙人应当与诊所内雇佣的每个个体享有全部的同等权利，同时遵守同样的规定。这些可能会包括例如健康保险、残疾保险、医疗事故保险、退休计划、利润分成、假期、病假、协会会费以及继续教育机会等等的项目。每个项目都应该有一个与之相关的金额并且将其考虑到支付给合伙人的整体薪酬包之内。与所有员工一样，合伙人也应当了解作为诊所员工的总相关费用，这点是很重要的。不要忘记包含每月必须支付的失业支票。

失　败

合伙关系为什么会失败？出于该讨论的目的，"失败"将会被定义为合伙协议的提前解除。这意味着一方或者双方当事人没有实现他们在合伙关系中所期望的，并且想要结束这段关系。

缺乏书面协议

有人指出，合伙关系失败的首位因素就是缺乏书面协议。握手成交的时代早已经远去了。英语并不严谨，美国法律诉讼的指数式增加就是证据，而且个体对协议涉及内容的记忆不是相互矛盾就是共同缺失。难以相信专业人士会加入一段没有书面协议的合伙关系之中。把达成协议的观点记录在纸上不仅是为了记录这件事情，还能帮助澄清意图。不过，在考虑了所有的事情之后，合伙关系的成功还是更多地取决于当事人而非白纸黑字。

预期不明确

目前，美国首次婚姻的离婚率高达 50% 以上。可以有把握地说，作出承诺的时候一定存在某些不明确的预期，才导致最终无法达到。为什么人们会达成一个从一开始就没有尽可能具体地表述预期的合伙协议呢？任何人都很难达成未知的期望。

预期不公平

很多合伙关系都没能撑过蜜月期，因为一方或双方当事人没能按照对方的期望行事。业主牙医可能会期望合伙人在工作的第一天就为诊所产生积极的财务影响。然而，取决于每个诊所以及为诊所引进合伙人所需投资的不同情况，最长可能需要 6 个月才能实现真正的收益。另一方面，作为合伙人的牙医可能会期望在刚到诊所的几个月内，就能够赚到与业主牙医一样多的钱。但这看起来同样是一个不切实际的预期。

诊所无力承担合伙人

尽管双方当事人都是出于好意，但是如果诊所不能够同时承担所有者和合伙人两位牙医，那么这段合伙关系注定是要失败的。所有者在明确诊所容纳能力方面没有做足功课，合伙人也没有去寻找能够就即将到来的失败对自己作出警醒的诊所相关指标。

不愿适应

作出改变对于某些人而言远比其他人困难。合伙关系中任何一方当事人都不应期望保持不变。任何事情的成功都必须要求个体有妥协的能力，这点在考虑达成一段合伙协议时显得尤为重要。如果所有者不愿意接受合伙人建议的改变或者合伙人不愿意适应所有者的特定要求，这段合伙关系将会失败。开放、真诚的沟通是势在必行的。没有人能够在制定协议的时候把每一件事都考虑周全，但是提前商定好的越多，成功的概率就越大，即将踏上的旅途也会更加顺畅。

薪酬不足、合伙人不够努力以及缺乏指导

这些题目可能最好应当归置为预期不明确/未满足之下的副标题。合伙人开始在诊所内工作之前，就应当对总的薪酬包作出明确规定。业主牙医也应当详细地阐明自己的预期。合伙人的工作量目标是什么，应当在何时达成？这些预期是切合实际的吗？影响这些目标达成的因素中哪些是可以减轻的（如患者分配）？目标无法达成的后果是什么？这些都是在雇佣之前应该讨论回答的问题。

合伙关系对于所有者和合伙人双方来说一个共同的优势就是可以进行指导和（或）被指导。业主牙医应当如何计划成为一名导师呢，这对他或她而言又意味着什么呢？合伙人应当对导师有怎样的预期呢？应届毕业生可能会接受一段获利略少的合伙关系，以期获得宝贵的导师指导经验。如果没能获得这样的经验，合伙人可能会离开，不仅仅是觉得失望，同时还会有被欺骗的感觉。

患者分配不公平

如果没有使合伙人将潜力发挥到极致，那么业主牙医就是在欺骗自己。如果合伙人从一开始就明白，自己在诊所中的角色定位就是只能接诊有医疗补助的患者和（或）那些参加了均摊计划的患者，并且对这些付出所获得的薪酬感到满意，那么就这样吧。我们能期望这种类型的关系得以长久存续吗？

患者分配不公平的另一个方面体现在分配给合伙人的患者类型上。业主牙医可能会示意前台人员将所有需要冠、桥修复的患者分给自己，从而将合伙人定位成一个跑龙套的角色。如果所有者期望合伙人成为诊所中多产的一分子，并且期待其某天成为伙伴或者是诊所未来的所有者，那么就必须对诊所存在的所有类型的患者进行公平地分配。给合伙人分配一间设备落后的诊疗室，让其与最没有经验的助手一起工作，这绝非成功的秘诀。

不参与决策过程

不让合伙人参与诊所的决策过程可能会导致合伙人对诊所缺乏归属感。这可以

是个双向作用的过程；合伙人可能希望参与这一过程然而并没有；或者是，所有者可能想让合伙人参与这一过程但是他或她并不想这样做；这就揭示了某一方或者双方缺乏忠诚。

薪酬不公平

导致合伙关系失败的原因列表中最后但也非常重要的一点与薪酬相关。这是一个双向作用的主题：不是合伙人觉得就自己的工作而言，得到的薪酬太低；就是所有者觉得就合伙人的总工作量而言，给其支付的薪酬太高。

合伙合同

一个公正的合伙合同应当同时满足业主牙医和作为合伙人的牙医双方的需求和愿望。业主牙医和合伙人在邀请法律顾问之前应当花费大量的时间为他们的协议做准备（或者至少是需要理解彼此的观点）。虽然这项服务对于整个过程而言是无价的，但是协议的基础内容最好还是由与其结果直接相关的人来决定。牙医理解牙科诊所的运作，只有达成协议的个体知道每个具体要素对他们而言有多重要，才能明白为每个问题制定一条基线有多不易。一旦制定出了这些细节，每个牙医就可以借助律师服务来审查这些提出的合约，不仅是为了确保其中的条款是合法的，也可以就其中的不足和潜在的风险给他们提出建议。当然，每个合同都应当确认该协议的参与者以及有效时长。表 20.1 展示了合伙合同典型构成要素的大纲。下面的章节中列举了一些在每个合伙合同中都肯定应当存在的附加条款，虽然没能将全部内容囊括在内。同样需要理解的一点是每个合同本身就是一个实体，对每项条款的处理取决于制定合同的个体，而非任何制定的"规范"。

所有者/合伙人责任

应当清楚地阐明业主牙医和作为合伙人的牙医有责任提供什么。由所有者来提供建筑、招牌、电话名单、员工、设备和物资，这种情况并不少见。作为合伙人的牙医一般来说应当负责自己的保险（医疗事故、健康以及残疾）、专业协会会费、授权费以及任何继续教育课程所需的费用。随着合伙关系市场状况的改变，有些合同中会提供一项或多项上述的福利。再次强调，对于合伙人而言，意识到这些福利中每一项的当前价值并将其考虑在整个薪酬包之内是非常重要的。

表 20.1　牙科合伙合同的构成要素

签订日期

所有者姓名

合伙人姓名

服务

术语

职责

限制

薪酬

雇主的义务

雇员的义务

保险

费用

记录

雇员的要求

假期

终止

患者分配和操作管理

身份

竞业禁止

注意事项

赔偿协议

购买

死亡或残疾

财务承担

调解/仲裁

费用和成本

全部协议

修正案

执行协议

可转让性

条款的可分割性

对应的签名

患者分配

在审查一份合伙合同的时候，未来的合伙人应当询问的一个问题是："我的患者将会来自哪里？"可以通过多种方式回答这个问题，但是需要在合同中进行精准陈述。有些业主牙医要求合伙人随着时间的推移建立患者基础，可以通过自己来招揽患者，也可以来自其他愿意与合伙人分享当前患者人群的人。业主牙医可能会决定在一段指定的时间内把所有的新患者分配给合伙人，之后再对新患者进行轮流分配。许多患者会更倾向于接受新牙医的治疗，因为他们的日程安排尚未饱和，而不是为了挤进业主牙医的日程安排中等待更长的时间。无论怎样处理，双方当事人都应当清楚其目的并且愿意承担相应后果。

优选医疗机构/按人头付费/医疗补助

如果诊所确实参加了一个或多个管理式医疗计划，不管是私有或是公有，合同中都必须包含如何对这些患者进行分配。如果是根据产出对合伙人进行支付，那么这点就显得尤为重要。这一主题在之前的章节中已经有所涉及，在这里特别提出是为了说明要把它加入合同之中。基于托收赚取收入的合伙人可能会有他们自己相当数量的收入，不会受到与管理式医疗计划相关的"销账"的影响。

工作时长

书面合同中应当包含合伙人的工作时长。不仅要包括每周工作的天数，还应包括每天工作的时长。这对合伙人和业主牙医而言都能起到保护作用。任何关于延时、晚上、周末以及急诊值班的要求都应该包括在内。与提供给任何其他合格雇员的规范一样，其中必须给合伙人安排可用的休假时间和病假时间。如果诊所在圣诞节假期期间停业一周，每个人都被要求把那段时间算作带薪休假的一部分，那么合伙人也必须那样做。

竞业禁止/诱引禁止

竞业禁止/诱引禁止条款的真实意图是在合伙人离开时，保护所有者不会失去自己的患者和（或）员工。并非所有的州都承认这样的条款，因此并没有把其囊括在合同之中。在获得准许的州中，典型来说都会将这点包含在内。竞业禁止和诱引禁止通常会包括时间和距离两方面的定义；个体在一段特定时期内，不得在某一明确位置的特定距离范围内工作。在多数情况下，合伙人从业主牙医的诊所中带走患者和（或）员工的可能性更大，这是一种真正的潜在侮辱或伤害。需要注意的是有些牙医可能在不同的地方拥有好几家诊所，那么这项条款可能适用于任何一个或者全部的地方。对"诊所"进行明确的定义也是十分重要的。合伙人可能会回到学校获得一个专业学位，希望可以回到相同的地区开业。在返回后，他或她可能仍旧被禁止在渴望的位置开诊所，因为之前同意的合同中存在书面的限制。

在获得许可的地方，通常都会执行竞业禁止/诱引禁止。这些条款的可执行性可能与其中所含项目的合理性有关。半径为10英里的范畴对于一个大的都市区域而言可能是不能接受的，但是对于乡村环境来说是完全合理的。五年可能会被视作一段过长的等待时间，因而不可强制执行。许多合同现在都会对所述条款的可执行性进行言语上的强调。合同中可以对竞业禁止/诱引禁止协议的全权购买进行规定。这种购买通常都是相当昂贵的，当然这也是理所当然的。

另外，类似的竞业禁止/诱引禁止规定也应当包含在销售合同中，禁止牙医在指定的时间段内，在某一具体位置（或多个位置）的特定距离范围内多点行医。鼓励读者研究第7章中关于诊所入股和收购的内容。

薪 酬

合伙人在诊所内提供专业的服务，应当详细解释给其支付薪酬的方式。解释中应当包括对各种相关因素的处理，比如实验室费用、税金、个人具体的物资或者设备消耗以及在诊所内产生的任何花费。在合同中包含一个附件来对每个月正常的薪酬计算方式进行示例，可能会有所帮助。图20.2和20.3展示了从总托收中去除实验室费用时（图20.2）或者在合伙人按比例拿到薪酬后去除实验室费用时（图20.3）基线的差异，后者是从合伙人收入的百分比中扣除实验室费用。

实验室费用（美元）	实验室费用（美元）
最开始	按比例抽成后
20000	20000
−2500	×0.30
17500	6000
×0.30	−2500
5250	3500

图20.2 从"最开始"扣除实验室费用　　图20.3 "按比例抽成后"扣除实验室费用

显然，最有利于合伙人的是"从最开始"的托收中扣除实验室费用，而非在"按比例抽成后"。在示例中，在每月托收20 000美元并且实验室费用为2500美元的情况下，合伙人最终的收入差异为1750美元。

卫生学

在合伙关系中一个很少讨论但是又尚存争议的问题是，如果任何合伙人接受卫生检查及服务监督，会有何收入呢？这点当然只适用于拥有卫生保健员的诊所。多数合同在这个问题上保持沉默，即意味着，几乎在所有的情况下都会默认，合伙人不会从与卫生保健相关的产出中获得收入。如果合伙人被安排承担监督卫生保健区域的职责，这种默认的姿态会给业主牙医带来相当可观的盈利。有些合同中指定监督卫生保健活动的合伙人可以在每一次卫生保健检查中获取 10 美元，或者可能从卫生保健产出中获取高达 30% 的抽成。其他的合同中可能会指定卫生保健中哪些牙科服务会给合伙人带来收益，如赊账检查可以获得收益，但是赊账抛光就不可以。与合同中其他关键的方面一样，所有者和合伙人从一开始就要对卫生保健产出问题知情同意，这点是很关键的。

保　险

医疗事故保险的类型（索赔或发生）以及合伙人要求的总覆盖范围应当在合伙合同中制定好；决定先用哪种类型的保险应当基于合伙协议的整体目标以及诊所对待医疗事故保险的经营理念。如果有必要的话，在索赔政策的相关条款中也应当对额外的长尾保险作出规定。

不履行

合同中应当包含任何一方不履行合同的后果声明，要么是业主牙医，要么是作为合伙人的牙医，这点是十分重要的。可以针对合同中的每一项条款本身作出声明，也可以针对合同整体作出声明，只要被视为是最合适的就行。如果合伙人在没有进行告知的情况下决定休一周假，那么会发生什么呢？如果所有者将合伙人的日程安排从商定好的每周 5 天改成了每周 3 天，又会怎么样呢？如果合同接二连三地因为这种不可接受的行为被解除，那么关于竞业禁止/诱引禁止的规定是否也不再有效了呢？这个问题的答案取决于被询问的对象是谁，所有者还是合伙人。

终　止

很多合同包含着对合伙人特定违约行为的描述，一旦发生就会导致合同的即刻终止。业主牙医必须有能力保护自己的诊所以及患者。我建议对合同的这一章节进行非常仔细的审视以及任何必要程度的讨论，以期理解其中内容的特定意图。"行为与专业不符"是一个宽泛的概念，可以用来解释多种问题。这不应当是业主牙医仅仅因为事情没有按计划执行就对合伙人进行解雇的借口。

死亡或残疾

很少会有合同包含倘若合伙人死亡或者业主牙医永久残疾时的相关规定。在这些规定缺失的情况下，合伙人可能不得不重新安置自己的家庭并且再次从头开始。一个可能的建议是，让合伙人拥有对诊所购买的优先取舍权或者优先购买权。为了合伙人的利益，可以为业主牙医购买一份足以覆盖诊所成本的人寿保险保单。这一保单的保险费用可以由合伙人和所有者分摊，并且可以转让给所有者的受益人。有很多种方式可以用于应对这种不幸的可能性。重要的是要提前计划、做好准备并且祈祷它永不发生。

提供抽身的机会

每个合同都应当提供一种让合伙人得以终止合同的方式。认识到并非所有的协议都能按计划进行这一事实是明智之举。如果你的特别协议未能达成，提前准备应对计划也是明智之举。

结　论

这一章节的撰写是基于特定的假设之上的。假设之一是所有者和合伙人在他们的交易中对彼此是诚实的。即使商定的合同并不完善，但是个体都很真诚地追求对双方当事人而言的公平，那么这段合伙关系成功的概率也大于由不诚实的、利己主义的个体签订一份最佳书面合同的成功概率。另一个假设是所有者和合伙人在签署法律文书前，都征求过个人法律顾问/代表的意见。对于任何人来说，给予双方当事人平等、公正的考虑都是一件困难的事情，尤其是在计算薪酬的时候，可能对双方当事人而言都不够平等。

牙科院校的毕业生债务已经达到了前所未有的高度。房地产和建筑成本持续增长。牙科行业女性比例不断升高，但是看起来有兴趣建立自己独营诊所的女性比例却有所降低。长远来说，所谓的牙科企业/牙科服务组织必将对合伙关系的模式转变产生影响（见第21章）。美国牙科院校寻求合伙人职位的毕业生数量有所增长，上述以及许多其他因素都为此做出了贡献。清楚理解这一动态关系机制的需求再怎么高都不为过。认识到它的复杂性并且尊重它的重要性，是使得这些关系最终取得成功的必要要求。

致　谢

这一章节中所呈现的信息代表了多年来源于各种资源的知识积累。大多数相同的信息都在很多的贡献者之间共享，因此为其中的内容设立一个特定的来源是比较困难的。本章中很多内容来自笔者与相关人士的亲自交谈过和（或）听过他们的演讲，还有一些来自他们的著作。我确信自己获取了一些较为久远的、已经忘记来源的事实。

我想对为这一章节内容做出贡献的个体加以说明：

Arthur（Ron）Croft 医生

RickWilleford 先生，注册会计师

Earl Douglas 医生

Gene Heller 医生

Bill Adams 医生

Richard Ford 医生

David Griggs 医生

参考文献和其他资源

Griggs D，1997. Successful Practice Transitions. Tulsa OK：PenWell Publishing Company.

Halley，Meghan，Lalumandier，et al，2008. A regional study of dentists' preferences for hiring a dental associate. J Am Dent Assoc，139(7)：973 – 979.

Ramsey D，2003. The Total Money Makeover：A Proven Plan for Financial Fitness. Nashville TN：Thomas Nelson Publishers.

Stanley T，Danko W，1996. The Millionaire Next Door. New York：Simon & Schuster，Inc.

Wilde J，1996. How Dentistry Can Be a Joyous Path to Financial Freedom. Hamilton IL：The Novel Pen.

Wurman R，Siegel A，Morris K，1990. The Wall Street Journal：Guide to Understanding Money & Markets. New York：Access Press.

练习题

1. 列举 4 种类型的合伙关系安排。

2. 列举业主牙医想引进合伙人的 5 个原因。

3. 个体可能寻求合伙人职位的 5 个原因是什么？

4. 列举业主牙医引进合伙人后可能实现的 10 个潜在优势。

5. 列举合伙人与业主牙医建立契约后可能实现的 5 个潜在优势。

6. 合伙安排的潜在不足是什么？

7. 你该如何找到合适的合伙人（合伙关系）？

8. 你对成功的合伙关系的定义是什么？

9. 列举为自己的诊所引进合伙人之前，业主牙医应当回答的 4 个问题。

10. 描述一下支付给合伙人的薪酬包是如何随着合伙关系目的的不同而有所改变的？

11. 列举导致合伙关系失败的 10 个可能原因。

12. 列举在每个合伙合同中都应当规定的 10 项条款。

13. 描述合伙合同中关于"诱引禁止"和"竞业禁止"规定的不同之处。影响其可行性的决定因素是什么？

第 21 章

牙科支持机构

Rick Workman

你可能已经注意到，近几十年里牙科支持机构在牙科产业中已经变得越来越普遍。目前这些机构每年能够支持全美就职于 5000 个牙科诊所的约 8000 位牙科执业医师，为超过 2700 万患者服务。尽管牙科支持机构正在发展和扩张，仍有许多牙科医生和牙科专业人士不完全理解它们是如何运作的。

概括来说，牙科支持机构为牙科诊所面临的非临床责任提供支持，以便于牙科医生和其团队成员能够集中精力提供高质量的服务。相对于花费时间进行诊所市场推广、完成工作额、雇佣新的团队成员以及执行其他的行政任务，被支持的医生和团队成员可以在这些领域获得各种专业团队的支持。另外，许多的牙科支持机构也帮助被支持的牙科医生和团队成员获得继续教育的机会，以提高他们的临床技能和沟通技巧。

我从事牙科支持机构行业的切入点是源于我作为一名牙科执业医生的经验。在 1980 年毕业于牙科学校之后，我试图寻找一份薪水在 25 000 美元以上的工作，但是失败了。相反，我迅速成立了属于自己的基层牙科诊所。我每周花费 50 小时进行临床工作、25 ~ 30 小时在牙科相关业务上，用了多年建立这个诊所并将其发展成为一个跨区域的连锁机构，但我也开始为此付出代价。尽管团队工作非常的成功，我仍然倍感压力，并且我生活的其他方面也受到了消极的影响。通过和不同地域的 20 位医生一起工作，我看见许多新医生重复我曾经犯过的错误。如果我经历了这些挣扎，那么无数的其他牙科医生也可能经历相同的事情。从那开始，我在 1997 年创建了第一个牙科支持体系，即后期成的 Heartland Dental，该机构目前是美国最大的牙科支持机构。

我在实现理想的道路上并不孤单。多年以来，许多其他的牙科支持机构也相继成立了，例如：Pacific Dental Services，Aspen Dental Management，Inc，Dental Care Alliance，Affordable Care，Inc 等。牙科支持机构之间在许多方面千差万别，但都具有同一目标——为牙科医生提供支持以便他们能够为患者提供最好的服务，这将积极影响我们的行业以及身在其中的牙科医生。

一个不断发展的行业

认识到这些支持需求无疑是牙科支持机构出现的一个主要原因，但绝不是唯一的原因。多年来，牙科行业在不断地变化。这在很大程度上使得牙科支持机构变得更加普遍。现代牙科医生需要面对众多挑战，如跟上技术的发展、治疗成本的增加、患者随访次数的减少、政府的监管、法律问题、第三方支付方式的变化等。在现代牙科行业，许多牙科医生不能够完成这样的过渡或者和助理牙科医生共享他们的诊所，而背负着超过 300 000 美元助学贷款的年轻牙科医生经常无法为他们自己的新诊所提供资金支持。这将导致寻找成功的优秀牙科医生的数量增加一倍。牙科行业的另一些方面也发生了变化。在过去的几十年里，牙科医生几乎全部都是男性，而现在牙科医生的男女比例相当。现在所有牙科学校的毕业生中有 45% 是女生（Reed，Corry，Liu，2012）。另外，新时代的牙科医生希望在诊所开设时保持地域灵活性。他们往往不希望将他们的整个生活奉献给某一个区域。

美国牙科学会 2013 年发布的一个研究讨论了一些引起这些行业变化的原因。其中几条如下所示：

- 消费者在购买健康服务时变得更加的精明，并寻求他们消费的价值所在。
- 越来越多的牙科医生正在接受培训，但是与日俱增的债务负担以及人口结构的变化正在改变新牙科医生的工作选择。
- 商业牙科计划现在更多的使用精品网站、通过数据和业绩指标增加问责制，并迫使供应商降低成本。
- 随着牙科护理支出价值需求的增长，牙科工作需要变得更加高效。
- 公司被迫增加了医疗保险的费用，保险后的牙科福利却在减少，从而使得牙科诊所的需求和收入不断减少。

大多数牙科支持机构的宗旨都在于帮助牙科医生满足这个不断变化的行业的发展需求。特别是对于一些牙科学校的应届毕业生，现在单枪匹马开业变得更加的困难。根据美国牙科学会的统计，只有 50% 的牙科学校应届毕业生在毕业后立即进入私人诊所工作。像我之前所提及的，应届毕业生经常背负着 300 000 美元的债务从学校毕业，这使得他们很难开设自己的诊所。引用印第安纳牙科协会会长 Steven Holm 博士的话，"如果你是一名应届毕业生，牙科前景看上去是暗淡的。你背负着惊人的教育债务步入你的职业生涯。在 2013 年，每位高等牙科院校毕业生的平均教育债务是 215 145 美元。如果你就读于私立的牙科学校，你的平均债务是 283 978 美元。"一些牙科学校毕业生在非常巨大的贷款债务面前，根本不愿意或无法申请贷款去成立新的诊所。

随着美国经济持续性的缓慢回升，在行业需要投资者和资本、国家需要寻找增加就业机会、提升牙科服务的新途径时，通过牙科支持机构筹集资金为此提供一个可行的选择。许多现代的年轻牙科医生也在自己所选择的工作中寻找一种可实现的自由和灵活的生活方式。牙科支持机构所能提供的灵活性以及直接的成功，使得它对这些应届毕业生而言，成了一个极具吸收力的选择。

满足目前牙科患者的需求已经不像以前那么简单。现在的"牙科消费者"拥有比以前更多地选择、信息及教育。通过简单的键盘和鼠标的点击，人们可以更多地了解牙科医生或者他们所寻求的服务，并找出数百名提供该服务的牙科医生以及确定符合他们预算的合适价格。患者能够进入无数的社会媒体以及审查评估网站（Face-book、Google +、Yelp、Angie's List 等）获得其他患者留下的诊所推荐或反对意见。由于患者比以前任何时候都见多识广，所以适应他们的需求对牙科诊所来说很有必要。

这种转变也不一定是坏事，因为它创造了很多机会来积极地影响更多人的健康和生活。走在行业变化的前端，使你的诊所在市场营销、社区参与以及患者沟通方面获得推进，这也是许多牙科医生选择牙科支持机构的另一个原因。牙科支持机构在一些方面帮助牙科医生获得成功，例如市场营销、公共关系、社会媒体、通信方法等。

行业的变化对于经验丰富的牙科医生同样也会产生相当大的影响，特别是对于个体牙科医生。引用 Richard T. Kao 博士的话："有效的业务管理对于个体牙科诊所拥有者也变得越来越难。不断增加的政府法规、持续提高的供应成本以及具有竞争性的劳动力市场使得牙科业务管理费用变得难以承受。"美国牙科协会卫生政策资源中心的结论显示个体牙科医生的比例正在减少。与 2006 年的 76% 相比，2010 年个体牙科医生只占有牙科医生的 69%，而从 2009 到 2011 年，团体诊所（其中许多是由牙科支持机构所支持的）的比例上升了 25%。这是不是就说明个体牙科医生即将消失？不，我并不这么认为。我认为个体牙科诊所将在牙科行业中一直存在。但我也确实认为由于上述 Kao 博士描述的原因以及其他的发展趋势（技术成本的提高以及雇主赞助的牙科保险项目的减少等），越来越多的牙科医生都会寻求牙科支持机构的支持。

不幸的是，牙科行业发展的另一个制约因素是患者获得护理的机会有限。在一般的医疗服务情况下，牙科医学服务在美国各地都是紧缺的，而由于地理和经济的因素，在一部分乡村地区很少甚至根本没有牙科保健服务。根据美国牙科协会的数据，超过 1.81 亿位美国人在 2014 年没有看过牙科医生。超过 4700 万的人难以获得牙科护理，为了满足乡村牙科健康的需求，需要近 9500 名新的牙科医生（健康资源与服务管理局短缺名单，2012）。在其他的医学领域，专业人员已经找到了相应的方法解决这些问题。在过去的几十年里，医生和其他医疗护理专业人士已经成立了管理服务机构这样的组织以获得帮助。根据美国健康律师协会以及医师组织法所规定，管理服务机构协助与运营业务相关的管理挑战。管理服务机构利用规模经济提供专业技术水平的服务，同时也帮助诊所以更低的成本获得更好的收益。以类似的方式，牙科支持机构解决了非临床方面的时间管理问题，使医生能够专注于临床专业方面。

由于金融屏障使公众和牙科护理之间产生了较大分离，类似于管理服务机构为医生们所提供的那样，牙科支持机构也为牙科医生提供行政资助，这也是保证牙科诊所保持长期财务活力的有效选择。花费时间提供更有效的牙科护理，由牙科支持机构（像它们的同行管理服务机构一样）所支持的牙科医生能够增加他们提供牙科服务的有效时间，并降低收费，从而增加为更多的社区提供牙科保健服务的可能性。

总结一下这种演变，无论你具有什么样的经验水平，无论你是应届毕业生还是个体牙科医生，我相信你已经感觉到这种新产业发展趋势的影响。牙科支持机构已经在牙科行业中建立起来，成为许多牙科医生克服这些挑战时的有利选择。

在此提醒，第 20 章讨论了与合伙相关的动态和变量，大部分内容都是用于理解牙科支持机构的作用并且意识到潜在的就业机会。

牙科支持机构模式和流程

正如我所提及的，牙科支持机构一致的目标是支持牙科医生，但并不是所有的牙科支持机构都在一种模式下或用同一品牌策略运行。在模式方面，以下几种不同的方式在牙科支持机构运营经验中有所增加，例如：协调专业公司法人客户开设新品牌诊所，在专业公司的诊所中招聘寻找新的工作机会的牙科学校应届毕业生和终生牙科医生，支持与专业公司法人客户有关联的其他牙科诊所。一些牙科支持机构利用所有上述手段去开展他们的支持工作，而另一些只采取上述方法中的一部分。在地理位置方面，许多牙科支持机构都为集中在某一特定区域的诊所提供支持。然而，也有牙科支持机构展开全国性的支持工作。

在品牌推广方面，一些牙科支持机构使用品牌共容的方法，他们支持的牙科诊所都在一个公司品牌名下。例如，所有 Aspen Dental Management Inc 所支持的牙科诊所都被命名为 Aspen Dental 。其他一些机构更多地采用一种多品牌的方法。在 Heartland Dental，每一个被支持的诊所仍然有他们自己的名字、标志和品牌。还有一些其他的牙科支持机构使用两种方式的结合，Dental Care Alliance 支持了许多牙科诊所，每个诊所被不同的品牌组合冠名，如 Advanced Dental Care，Main Street Children's Dentistry & Orthodontics，Manatee Dental 等。一些牙科支持机构所支持的诊所主要服务于有公共医疗补助的患者（牙科支持机构需要为所支持的诊所处理公共医疗补助的低报销率和繁重的文书工作要求，使他们能够有效地提供医疗补助服务）；而另一些被支持的诊所则着重于提供更多的突发事件和急诊服务。一些牙科支持机构着力于支持处理复杂病例的专科医生，如 ClearChoice 牙科种植中心。例如 Heartland Dental 就支持高档的全科牙科医生或专科医生。

当涉及模式和品牌的时候，就不存在牙科支持机构所必须选择的标准方法。每个机构采用最适合他们特定使命和目标的过程方法。然而，也有牙科支持机构的某些要素会影响到所有的牙科服务机构，特别是关于能够提供给牙科医生的所有权和服务。

对于所有权的误解

当被提及或被讨论时，牙科支持机构常与"牙科公司"和"私募股权"等定义相联系。通过这些短语，批评者认为选择被一个牙科支持机构支持后，牙科诊所失去了控制，他们得将牙科治疗中的所有临床决断和责任义务转交给牙科支持机构。

然而，在一个牙科支持机构所支持的牙科诊所体系中，专业的公司或其他专业的实体拥有这个被支持的牙科诊所。根据国家法律，这个专业公司的股东必须是牙科执业医师。总之，被支持的牙科诊所完全是被一个牙科执业医师所拥有的。然后这个专业公司或实体与牙科护理的提供者签约，所以在这个诊所中所有的牙科护理责任都被作为股东的牙科医生或牙科护理的提供者所承担。这个专业公司或实体与牙科支持机构签约，使其为这个牙科诊所提供行政管理服务。任何时候，牙科医生都为患者护理和临床决定负责。

这种管理模式和许多个体牙科执业医生的相同。牙科支持机构不直接雇佣牙科医生或提供牙科服务。相反的，专业公司或实体所雇佣的牙科医生依次和牙科支持机构签约。在这些因素的影响下，"企业牙科"所形容的牙科医生对牙科支持机构的使用，远不及临床医生对管理服务机构的使用。药学、医疗和光学所采用的相同医疗保健管理理念也适用于牙科诊所和牙科支持机构之间的合同制度。牙科医生提供给患者的服务水平没有减少。患者所付的费用也并没有增加。事实上，牙科支持机构提供的成本和效率经常帮助被支持的诊所减少患者的费用。牙科支持机构所支持的牙科医生能够有获得股份的机会以及其他的退休福利。

批评者们经常试图通过强调许多牙科支持机构属于私人股权或者其他试图控制牙科医生以及牙科保健行业的控股者而丑化牙科支持机构所支持的牙科医生。事实上，在过去的几年中，已经存在了贬低私人股权融资方的虚假信息。私募股权通常是由许多基金组成(包括共同基金、养老金计划或类似的基金)，这些基金的投资者向不在国家投资交易所上市的公司投资。这些私募股权基金的投资者包括生活中各行各业的人，如最近投资于某个牙科支持机构的教师工会养老金机构。需要指出的是，美国的一些最大的医院也是盈利性的，并且由私人股权所支持。虽然私募基金也能够投资于公开交易的公司，但美国的绝大多数公司并没有在证券交易所上市。换句话说，在批评者试图诽谤的牙科支持机构的投资基金里，包括了许多美国人的投资。

平价医疗法案包含的法规、国家法律、牙科行业普遍的创新性将行业投资移动到电子健康档案、CAD/CAM 技术、电子 X 射线等方面，都将造福于患者。最新数据显示，设备完善的牙科诊所的启动资金往往超过 700 000 美金。除非一个牙科医生本来就是富有的或者有能力负担得起银行贷款以满足投资所需的基金，否则牙科医生和患者可能无法使用新技术。这也是牙科支持机构和其员工们强烈地感觉到他们协助了牙科医生提高了服务水平的另一个原因。

在牙科支持机构的支持下，牙科医生可以通过提供新技术或者新实践的发展缩小牙科服务的差距，这样即使是新牙科医生或者限贷的牙科医生也能够负担得起。这些金融投资有助于牙科医生和患者在牙科服务相关领域获得相似程度的收益，而不依赖于税收金。私募股份代表了在政府报销的牙科护理费用远低于通常的牙科护理服务费用的一段时间里，牙科行业内一种自由市场的解决方案。应该指出的是，私人股份在支持整个医疗行业中都发挥了一个相似的重要作用，包括医疗公司、医药和生命科学公司、家庭保健和临终关怀机构、手术中心、医疗器械供应商、行为医疗服务提供者以及其他的一些面对快速升级技术成本压力的人群。

临床和非临床支持的明确分工

几十年来，卫生专业人员，如医生、药剂师和验光师已经成功地利用了外部资源（如管理服务机构或其他的外包行政支持）管理非临床责任。这种设置运行良好并且出现了多种模式相互共存（私人诊所和管理服务机构支持的诊所）。在验光配镜等部门，虽然如 LensCrafters 的公司已经很普及了，但个体验光师仍然开设了个人经营的诊所。无数的非临床支持资源仍然存在，以供这些医疗专业人士选择。医疗委员会的法律不断现代化以适应医疗专业人士的当前需求，这些改革也因而发生。随着现代化的发生，这些医疗保健行业中临床和非临床的明确分工也已经形成。

可以这么认为，在牙科行业，目前牙科的法律和规则没有达到足够的现代化以适应新的行业趋势和变化。很多法律条例甚至是第二次世界大战以前确立的。因此，在许多情况下，它们与当代牙科实践的相关性和可实施性（关于技术进步、诊所的增加、工作生活平衡需求和过度治疗）遭到了质疑。关于这一点，也可以说在牙科诊所中，临床和非临床分工之间还没有一个明确的界限。由于定义的缺乏，相较于管理服务机构和其他健康保健行业相比，临床牙科医生和牙科支持机构之间的关系经常被误解。这种误解并不一定是来自于牙科支持机构的模式的对错与否，更多的来自缺乏对牙科支持机构真正提供的服务的宣教。

牙科医生如何处理诊所的管理需求是他们的决定。一些牙科医生可能选择将所有的或者部分的管理需求（交给一个或多个运营商），而另一些可能选择在团队内部解决这些任务，无论是交由自己或者其他组员。这些需求包括：记账、会计和税务筹划、工资管理和处理、银行融资，牙科医生批准的广告的创造和投放、推广（社交媒体）和市场营销，信息技术，人力资源、办公管理、物业管理、家政服务和风险管理，法律法规、承诺和保险。无论牙科医生如何选择以处理这些非临床管理需求，事实仍然是这些决定都和他们如何处理临床问题无关。通过与牙科支持机构签约来处理管理需求的牙科诊所，仍然由牙科医生拥有并经营。

关于临床和非临床之间的监督和误解经常发生，因为牙科支持机构可以提供一整套综合的非临床管理任务。批评者们声称，因为牙科支持机构支持牙科诊所的许多方面，以至于这可能已经影响到了牙科诊所的临床活动。但随着牙科行业需求的变化，越来越多的牙科医生需要一整套综合的支持，而不是从十个或十五个不同的来源寻求非临床援助。这些行业变化就是牙科支持服务存在的原因。牙科支持机构已经充分意识到这些市场变化，在这个不断发展的行业中为牙科医生提供解决方案。

牙科支持机构还意识到需要记录临床和非临床之间责任的区别。这些组织对于他们所提供或不提供的支持有充分的理解，但这些理解需要在整个行业中更加广泛化。根据 Quinn Dufurrena 博士所说，"牙科支持机构非常支持明确说明他们不能参与的事情，但应该被允许参与支持那些许多牙科医生所抵触的非临床领域。"

牙科支持机构成功案例

在过去的几十年中，不同层次和背景的牙科医生受益于选择一个牙科支持机构作为一个支持非临床工作的方法。以下是几个例子：

● Marvin Berlin，牙科学博士，得克萨斯的麦肯锡 McKinneyDentist.com。在 2010 年，McKinneyDentist.com 已经是一个非常成功的独立牙科诊所，有着包括医生在内的 42 名员工以及每个月平均 200 名新患者。伴随着成功，他们面临的是加倍的挑战和更多的责任。Berlin 博士和他的团队选择了牙科支持机构的支持，并且得到了进一步的成功—启动了一个国家先进的设施，通过继续教育在个人和职业两方面提高自己，并获得工作生活间的平衡。到今天，Berlin 博士已经成为一名牙科支持机构的临床主任和导师，帮助其他牙科医生提高他们的服务水平和领导才能。

● Jade DeSmidt，牙科学博士，密苏里州 Valley Park 的 Dental Care：当就读于明尼苏达大学牙科学院时，DeSmidt 博士仔细思考了她毕业后的选择。她想要移居到 St. Louis。然而，如果不是来自这个地区，通过交际网建立合伙关系被证明是困难的。靠她自己开一家牙科诊所虽然是一个诱人的想法，但当她想到所有管理工作和数量时，事情变得令人恐惧。所以，当她在牙科学校的第三年了解到牙科支持机构所提供的服务时，她很高兴有这个另外的选择。作为一个牙科支持机构所支持的牙科医生，在接受很好的教育和支持后，她一毕业就在一个全国领先的诊所里带领着自己的团队。

目前我所讨论的只是牙科支持机构所支持的牙科医生经历的一部分好处和优势，

让我们一起发现更多牙科支持机构用来进一步扩展自己服务范围的具体方法。

支持新牙科诊所的开业

　　发展牙科医生拥有的专业公司业务的方法之一是通过增加新的牙科诊所。牙科支持机构经常拥有这一过程的有利信息和经验，可供个人公司拥有者参考。在许多情况下，都是从在理想地点购买或租赁建筑开始的。当选择这个地点时存在不同的标准，但通常目标都支持将诊所选在从人口统计学上对牙科医生和患者均有利的位置。例如，在 Heartland Dental，我们利用外包供应商给我们的人口统计学信息来确定我们支持的牙科诊所所在的区域需要一名牙科医生。举例来说，对于我们所支持的牙科诊所，我们还知道西部的患者需要平均 19 分钟的车程来访问他们的牙科医生。

　　这些新开设诊所(De Novo)的设计将最大程度实现被支持的牙科医生、团队成员以及患者的最大利益。牙科支持机构在这一过程中需要考虑许多因素。通常情况下，对于被支持的诊所而言，最需要考虑的是对患者友好并且以患者向导，但同时也要能够满足牙科医生和其团队的日常需要。这也可以让牙科医生免于和供应商以及设备器材商谈判，牙科支持机构可以为他们处理这些。

　　这些漂亮的新诊所满足了患者、牙科医生和团队成员对舒适性和功能性的需求。实施正确的技术以及规划理想的工作空间来提高工作效率在这个过程中也非常重要。通过做必要而适当的调查以及使用患者满意度测量方法，牙科支持机构试图确定使工作最有效的特征。

　　配备最尖端的设备和技术当然也是一个重点，但是这些设备必须经检验合格且有效。牙科支持机构所推荐的设备都是在长期运行中有益的而不是费钱或没有必要的。牙科新技术的不断出现并不意味着需要引进每一个设备，牙科支持机构会对所有的可用设备进行调查和评估，以帮助被支持的牙科医生决定各自的优缺点。然后，牙科支持机构可以为其推荐的设备谈判最佳的价格。在这个过程中，牙科医生的反馈也非常重要。交流有助于实现"最佳诊所"，可以帮助牙科支持机构更有效地支持牙科医生。

招聘牙科医生

　　一旦新的牙科诊所成立了，为了投入运营，需要牙科医生和团队成员。这就是牙科支持机构增加的招聘方面的支持。每个牙科支持机构都有自己的为所支持牙科诊所招聘新牙科医生的方法，但大多数都有一个擅长与可能的新成员沟通并与之共事的招聘团队。这些招聘团队通过一些方式与牙科医生联系，如主要的牙科行业展会和牙科学校宣讲等。绝大多数的牙科支持机构都在他们的网页上用不同的查询方式向牙科医生列出可能的机会。需要强调的是，牙科医生客户(个人公司的牙科医生）总是对新入牙科医生的招聘做出最后的决定。

如果你对一个职位感兴趣，招聘团队将会在面试过程中指导你，这一过程因不同的牙科支持机构而异，通常是通过电话或面对面的谈话。他们也将回答任何问题或疑虑。面试过程提示，牙科支持机构所支持的牙科诊所和绝大多数其他的专业人士寻求相同的品质。以下是面试成功的几点建议：

● 携带正确的材料。你绝不能空手参加面试。携带一份简历是很好的主意，特别是在你上一次向诊所发送你的简历以后完成了一些新的进展。你可能会被多个人面试，所以最好携带多份简历。你可能会发现携带简历用于翻阅是很有益的。你也应该带上你所拥有的牙科证书的复印件。

● 穿职业装。毋庸置疑，应该穿着商务职业装参加面试。你的外表将是面试官注意的第一件事情，所以你需要给面试官一个强烈的第一印象。正式的穿着可以让见你的人感觉到你对这个职位的认真态度，并将你视为一名专业人士。

● 让牙科诊所明确地了解你的工作能力。虽然你不可能准确地知道你将被问到的问题，但你仍然可以对可预见的情景进行思考。你可以讨论自己的牙科理念，并且知道它如何反映这个牙科诊所的理念和目标、你的领导风格、团队工作的能力、优缺点、过去的经验、认证证书以及对牙科和治疗流程的专业和总体认识。同时也要带来你自己的问题！另外，肢体语言和语调和你将提问以及回答的问题一样重要。

随着这个程序的继续进行，你也许有能力去参观以后可能工作的诊所。在那里，如果你被认为是合适的人选，可能会得到一个完整福利和工资的合同。再次说明，不同牙科支持机构间存在不同的合同细节和医生薪酬类型。

有时你会反复听到这样一种说法，牙科支持机构只寻找年轻的牙科医生和牙科学校应届毕业生。事实上根本不是这样。虽然很多应届毕业生选择牙科支持机构的支持，但牙科支持机构招聘来自所有背景和经验水平的牙科医生。事实上，在Heartland 牙科支持机构，招聘的牙科医生的平均年龄是 33 岁。选择候选人的标准实际上专注于目标、个性和激情，而不是年龄或经验。牙科支持机构寻找开朗、积极和思想上灵活的人。

我之前也接触过这一方面，但是牙科医生选择牙科支持机构的支持来寻找新机会的原因很多。随着管理事物的减轻，一个很大的原因是所提供的灵活性。依靠牙科支持机构，机会存在于全国各地，所以有兴趣的牙科医生可以选择他们感兴趣的地点进行从业。一旦开始从业，如果他们想要，也可以在日后选择更换去另一个地方。

牙科支持机构另一个吸引人的地方在于继续教育的机会。许多牙科支持机构都为被支持的牙科医生提供各种课程帮助他们自我提升，不仅在临床上，也可以是在他们的领导才能和沟通技巧上。这些机会对处于不同经验水平的牙科医生都是可用的并且有益的，年轻牙科医生和应届牙科学校毕业生尤其受益。虽然现代牙科学校的课程持续发展，但仍然有许多牙科学生没有学习过的重要事情，包括领导能力、沟通能力和牙科行业的商业方面。年轻牙科医生在面临所有复杂牙科病例时经常是经验不足的。他们可能无法根据盈利性诊所需要的方式去安排患者、时间和金钱。许多人面临着新家庭的所有挑战。另外，现在的应届毕业生还背负着牙科学校的平均 200 000 美元的债务（Diringer，Phipps，Carsel，2013）。

我引用了 Homoly 通信学院院长 Paul Homoly 博士协同太平洋牙科服务的另一份题为"发展年轻医生成为杰出的新患者经验提供者"的报告。在这份白皮书里，Homoly 解释道，"年轻医生们都知道在初诊的时候为每一位新患者提供一次很好的体验很有必要。"但问题是，他们所认为的良好体验通常并不是新患者所想的。每一位牙科学生都会有意识地学习牙科技术，但他们在不知不觉中也会学习用专业的言语进行交流。结果，他们在接受牙科行业的意向性教育的同时，也接受了如何与患者沟通的附加教育。

年轻牙科医生不仅要是一个杰出的临床医生，还应该是一个成功的领导者和交流者。牙科支持机构所提供的这种教育的机会可以提供这种基础知识，并帮助他们发展为全面的牙科医生。这些年轻牙科医生还可以与提供指导和建议的同事在网络上连线。

支持已有的牙科诊所

牙科支持机构支持其扩张和发展的另一个途径就是和现在已经存在的牙科诊所合作。在招聘团队以外，牙科支持机构也经常拥有联系团队，负责联系和找寻全国各地最理想最合适的牙科诊所。和招聘流程一样，联系团队代表拥有个人企业的牙科医生来促进经济的发展。这些联系团队利用不同的方式和牙科诊所沟通，如在全美各地参加各种贸易展览。

如果你是一个牙科诊所的拥有者，并且对于寻找牙科支持机构的支持有兴趣，以下列出了一些通常要走的程序。首先，你需要和一个沟通团队联系来讨论你的需要和最终目标，同时也可以提出任何问题和关注点。你和这个团队或代言人也将私下讨论业务和财务信息来决定合作选择是否正确。

再进一步，你将亲自联系团队或者代言人见面讨论合作的条款。每一个牙科支持机构寻找的他们支持的诊所类型是不同的。例如，Heartland 牙科支持公司要求所推荐的私人诊所有超过 800 000 美元的年收入，坐落于人口密集的城市和郊区，至少有 5 把牙椅，在加入后承诺至少和公司合作 2 年。像招募牙医一样，拥有开放、积极、灵活的个性更重要。

我已经讨论过如何减轻管理任务来协调牙科医生的工作生活平衡，但我无法强调这对于牙科医生意味着什么。减轻诊所的管理任务在我们现代的行业中非常必要。最近的调查证明了这一点。在 2013 年 11 月，Dental Economics 在 *Levin Group 7th An-*

nual Practice Research Report 指出：三分之一的被调查者表示他们最大的挑战是寻找提高诊所生产和利润的方法。另外三分之一的牙科医生报告，诊所系统的低效率是成功的主要障碍。这个调查报告还显示超过三分之一的全科牙科执业医生利用高级医生或顾问的帮助来建设和发展诊所。这表明，许多诊所的拥有者正在寻找能让牙科诊所更加高效和处理非临床事务的指导。牙科支持机构就旨在帮助诊所解决这些需要。

另外，牙科医生比早些年的时候更晚退休。这是由多种原因造成的，其中一个主要的原因是缺少过渡期。如果你接近退休了，你将会对你努力工作多年建立起来的诊所做什么呢？你将会如何处置你的股份？你会一走了之吗？你会转卖给一个伙伴吗？你会直接出售吗？许多处于这种情况下的牙科医生为了得到他们期望的价值和退休而通过牙科支持机构寻找过渡策略。

牙科支持机构模式和团队诊所模式的对比

随着牙科支持机构的发展，越来越多的"团队型牙科诊所"模式在现代牙科行业中应运而生。在这些模型中，一个或多个牙科医生拥有许多牙科诊所，这些诊所通常设置在一个区域内，并直接聘请助理医生。一些团队诊所模型也为一些雇佣牙科医生提供行政支持。虽然这些模式和牙科支持机构模式有一些相似之处，但两者之间仍然有许多的不同。相较于牙科支持机构，绝大多数团队诊所模式支持的诊所数量较少，并坐落于人口集中区，目前大多牙科支持机构拥有遍及全美的更广阔的定位。在行政支持方面，与大多数团队型诊所模式相比，绝大多数牙科支持机构提供更广泛的支持选择。相较于团队支持模式牙科支持机构可以提供一些非临床支持（在许多情况下是外包给其他企业的），许多牙科支持机构拥有处于同一地理位置的一个完整团队来提供服务，如会计、市场营销、教育、信息技术、人力资源等。正如已经提及的，在绝大多数团队诊所模式中，助理医生是由这些团队诊所的拥有者直接雇佣的。牙科支持机构所支持的牙科医生并不是被牙科支持机构所雇佣的。

牙科支持机构的现在和未来

虽然对于牙科支持机构的真正工作内容有着普遍的误解，我认为随着现代牙科医生的需求提升，特别是高年资的成功牙科医生越来越多，牙科支持机构的前景是明朗的。在接下来的 20 年中，我相信在牙科支持机构所支持的诊所中工作的牙科医生的数量至少会翻三倍。在一则 Levin 团队 2014 年的报告中，Roger Levin 博士声明在 2006 年牙科支持机构占有 5% 的牙科服务市场。到 2018 年，他报告牙科支持机构将占有 20% 的牙科服务市场。

这些组织面临的最大挑战是解决有组织的牙科医生和被牙科支持机构所支持的

牙科医生之间的差别问题。像我之前所提及的，我相信绝大多数牙科医生有着相同的基础。然而，牙科支持机构经常因阻止其他人成立个人的或自己的诊所而受到指责。有组织的牙科医生的反对使得许多被牙科支持机构所支持的牙科医生认为，（传统的）行业地位是他们不可企及的，或者他们自身也是遭到反对的。有的人认为这就是美国牙医学会会员减少的原因，尤其是牙科支持机构所支持的牙科医生。许多有组织的牙科医生理解这种情况，但仍有人不同意。时间会告诉我们，这样的趋势是清晰的。

改变传统是困难的。但是通过教育，我相信牙科支持机构将会因为他们创造的益处和优势逐渐被人们接受。在过去的几年里，由牙科支持机构及其管理团队组成的团体已经形成并已完成他们特定的目标。这个组织被命名为牙科支持组织协会或者 ADSO。

牙科支持机构协会目前是一个包括了来自 46 个州以及加拿大、澳大利亚、新西兰和英国的超过 50 个单独的牙科支持机构的行业交易机构。协会支持了超过 8000 位牙科医生，这个协会的宗旨在于积极地向牙科界展示这些牙科支持机构提供给牙科专业人士的关于提高患者牙科护理质量和牙科专业人士生活质量的强大优势。牙科支持机构协会成员之间密切合作，相互介绍新技术、业务流程和患者服务。这些支持服务系统提高有效性和效率，加强所有牙科支持机构协会成员的服务质量，包括牙科医生、牙科制造商、行业供应商，并最终支持牙科患者。

牙科支持机构协会的职业道德通常概述为成员公司与牙科医生责任相一致的六个准则。这六个准则包括：

- 正直
- 注重于满足牙科医生的需求
- 绝不干涉牙科医生的临床决定和治疗服务
- 雇佣高质量的团队并使用已被证实的方法以提供高效支持
- 提供各种各样的商业支持服务以满足牙科医生的需要
- 当他们需要的时候通过慈善活动支持牙科医生

绝大多数牙科支持机构协会的成员（包括我自己）已经相互认识 10～20 年。我们的协会最初是由 10 个牙科支持管理团队组成的，每年都在其他的专业组织中会面。随着团队成员逐渐增多，我们很快发现大家都在试图完成同一件事，也面临相同的挑战。2007 年，在 13 个团体成员的发起下，牙科支持机构协会成立了。虽然说我们是商业竞争对手，但我们的团体分享更多共同的问题和机会，而不是实际上的"竞争"。我们作为一个整体，都在寻求如何推进被支持的牙科医生的个人和专业生活，并使这些方法得到进一步发展，以便从整体上对牙科行业产生积极影响。相似的，我们都面临着相同的机会。

随着时间的推移，牙科支持机构所支持的牙科诊所的数量以指数方式持续性增加（牙科支持机构协会每年有 15% 的会员增长量），不同的外部团体经常会感受到牙科支持机构模式成功所带来的威胁，他们也尝试了不同的手段来抑制和消除牙科支持机构的发展和成长（经常是我之前所说的批评者）。这一点在过去的几年里一直特别活跃，因为它涉及反牙科支持机构法律法规的提出。对牙科支持机构最大的误解就是牙科支持机构所提供的管理支持影响了牙科医生的临床决策。然而，那些受牙科支持机构支持的牙科医生仍然领导着他们的诊所，为他们的患者和团队做出决定。从这个出发点来说，牙科支持机构所支持的牙科诊所和一个私人诊所真的没有什么区别。

许多其他高度管制的行业之前也曾面临牙科支持机构现在所面临的挑战，但是他们最终获得了成功。他们创造有效成果的创新方式最终变得有价值。与临床医学、药学和视觉护理相比，牙科是要改变市场发展方式最后的商业模式之一。但是我们相信，当我们回顾过去时，我们会发现牙科支持机构提供给受支持的牙科医生的效益，尽管这些效益并不是处处存在的。当有组织的牙科医生和牙科支持机构可以达成共识，认清双方在为我们的行业发展共事的过程中，应当如何协调各自扮演的角色和担负的责任时，需要考虑这种情况。

在患者人数下降、教育和诊所开业成本越来越高的情况下，牙科行业面临一个巨大的挑战。牙科支持组织在对抗口腔疾病和获得口腔保健方面提供重要帮助，这一过程包括向牙科医生提供众多的管理支持、发展资源、培训、融资以及其他的一些涉及众多供应商和牙科医生宝贵时间的非临床服务。

随着牙科行业的发展，许多的牙科医生仍然会选择私人诊所。但是我们知道私人诊所平均每周花费 10~15 小时的时间用来处理非临床或商业责任（他们中的一大部分越来越觉得这是在和这些商业业务作斗争），而大量的牙科医生想要将注意力集中于患者的护理。如果你的情况正如前所形容的，无论你是经验丰富的牙科诊所拥有者还是牙科学校应届毕业生，牙科支持机构协会都会努力确保你的选择变成现实。

参考文献和其他资源

American Dental Association, 2012. 2010 Survey of dental practice characteristics of dentists in private practice and their patients (updated 2012). [2012]. http://www.ada.org/~/media/ADA/cience% 20and%20Research/HPI/Files/10_sdpc.ashx.

American Dental Association, 2014a. ADA explores growth of large group practices. [2014]. http://www.ada.org/en/publications/ada-news/2012-archive/april/ada-explores-growth-of-large-group-practices.

American Dental Association, 2014b. Action for Dental Health, Year One: 2014, A Report to Congress. [2014]. http://www.ada.org.

American Dental Association, 2014c. A Proposed Classification of Dental Group Practices.

Anderson G D, Grey E B, 2013. The MSOS prognosis after the ACA: a viable integration tool? American Health Lawyers Association Physicians and Physician Organizations Law Institute. [2013]. http://www.healthlawyers.org/Events/Programs/Materials/Documents/PHY13/B_anderson_grey.pdf.

Association of Dental Support Organizations, 2014. Toward a common goal: the role of dental support organizations in an evolving profession. [2014]. http://www.theadso.org/professional - resources.

Association of Dental Support Organizations, 2015. [2015]. http://www.theadso.org/about.

Blaes J, 2013. Solid Recovery Offset by Outdated Systems. Dental Economics/Levin Group 7th Annual Practice Research Report.

Cox C, Foster S, 1990. The Costs and Benefits of Occupational Regulation.

Diringer J, Phipps K, Carsel B, 2013. Critical trends affecting the future of dentistry: assessing the shifting landscape. Prepared for the American Dental Association. [2013]. http://www.ada.org/~/media/ADA/Member%20Center/Files/Escan2013_Diringer_Full.ashx.

Holm S, 2014. House of Delegates Address. [2014]. Available at http://www.indental.org/About - IDA/Leadership/Officers/Holm - Speech.

Homoly P, Feldsein J, 2014. Developing young dentists into providers of excellent new patient experiences: a special report for leaders of dental group practices. Homoly Communications. [2014]. http://www.theadso.org/resources/DevelopingYoungDentists.pdf.

Health Resources and Services Administration(HRSA), 2012. Shortage designation: health profes-sional shortage areas and medically underserved areas/populations.

Kao R T, 2014. Dentistry at the crossroads J Calif Dent Assoc, 42(2): 91 - 95.

Levin R, 2014. Dental practice trends: 8 permanent game changers. Levin Group. [2014]. http://www.medicaiddental.org/files/Other%20Files/Roundtable_Presentations/2014Roundtable_DentalPracticeTrendsPP.Pdf.

Reed M J, Corry A M, Liu Y W, 2012. The role of women in dental education: monitoring the pipeline to leadership. J Dent Educ, 76(11): 1427 - 1436.

United States Federal Trade Commission, 2012. Letter to the Honorable Stephen LaRoque.

练习题

1. 对于你现在的情况，无论你是应届毕业生还是经验丰富的牙科医生，写下你在现代牙科行业中面临的最大的临床和非临床方面的问题。

2. 在市场营销、会计、持续教育、技术、团队建设和领导能力方面，从 1 到 10 分评估你的诊所目前在每一个方面的规模(1 分是在这个领域非常缺乏，10 分是非常高效)。什么行动可以帮助你在每个领域得到提高?

3. 访问 www.theadso.org，评价这个组织的目标、使命、价值观和职业道德。

4. 从牙科支持机构协会的网站上查看牙科支持机构成员名单，选择三个机构，访问他们的网站并评价他们的支持模式。他们使用的是什么模式?他们在什么方面和其他机构不同?他们的优缺点在哪里?

第6部分

员工管理：人力资源及遵守法规，牙科团队管理及员工会议

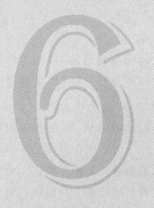

第 22 章

人力资源及遵守法规

Tim Twigg, Rebecca Boartfield

劳动法简介

美国许多联邦、州和地方的法律对诊所员工的管理进行规范。劳动法会影响你招聘、发放薪酬、评估及解雇员工的决定和行动。具体的法律根据诊所员工的数量可能不同，本章中会提到一些联邦法律，有助于你了解在私人诊所或其他组织中的法律背景：

1938 年出台的《公平劳工标准法案》规定了小时工的最低工资标准，该标准在一些州或城市中可能会高出联邦最低水平。这一法案还要求工作时长超过 40 小时/周时应付 1.5 倍的工资。

1963 年出台的《同酬法案》要求男性和女性同工同酬。

1964 年出台的《民权法案》和 1972 年修正的《平等就业机会法案》均保护个人免受基于性取向/性别、种族、肤色、宗教和国籍的就业歧视。许多州和城市都有类似的法律。

1973 年出台的《就业年龄歧视法案》保护 40～70 岁的人免受就业歧视。

1976 年出台的《怀孕歧视法案》禁止解雇一名孕产期、哺乳期或类似的医疗状态下的员工。

As Zarkowski 和 Aksu（2008）总结：联邦和州级法律的制定用来保护员工免受歧视，并作为雇主在雇佣员工和终止合同时的指导方针。在申请诉讼时联邦法律常常对员工数量的下限有要求。大多数州都通过了类似联邦法律的保护公民权利和其他员工福利的法规。州级法律对于诉讼申请的员工数量要求可能仅为一名。雇主应该知道国家的就业法和公民权利给予员工的保护。

保护特定阶层个人的联邦法律已通过。1964 年出台的《民权法案》第七章，之后在 1991 年被修订，禁止在雇佣、解雇和就业、薪酬、条款、条件和特权方面存在基于个人种族、肤色、宗教、性别或国籍的歧视。第七章要求拥有 15 名及以上员工的雇主，每年至少工作 20 周。

各州也有法律来保护公民的公民权利。州级法律可能比联邦法律更严格，但永远不能与联邦法律冲突。例如，一个旨在保护公民权利的州级法律，除了禁止上述第七章中提到的各项歧视以外，也可能包括保护员工免受因身高、体重或婚姻状况等而受到歧视。在《民权法案》通过后，制定了附加的联邦立法以保护不同阶层的人。

人力资源的介绍

成功拥有、运行和管理一家牙科诊所，需要许多重要的资源。这些资源包括金融资源、物质资源、设备资源，当然还有"人"的资源—也就是人力资源（HR）。人力资源的管理，必须符合诸如上文中强调的劳动法。

虽然所有这些资源都是重要的，但人力资源是至关重要的，也是必要的，因为诊所的体制、进程和各项协议的优劣都是由做这些工作的人决定的。没有优秀的人长期和你一起工作，世界上最好的体制都不能保证你的成功。

每一个"真正的"公司都有一个人力资源部。在这些人力资源部门，请确保以下几点流程：

1. 对每个员工或职位综合的职位描述
2. 标准化招聘和聘用协议
3. 包含适用规定的最新制度手册
4. 满足文档需求和要求的所有必需的人事表格
5. 绩效和员工敬业度的管理流程

当你被诸如微软、高露洁、沃尔玛、卡夫、亨利·史肯牙科等企业聘用时，工作的第一天需要与人力资源部门（HR）见面来完成所需的一系列流程。HR 作为一个专业的系统，有助于员工在遵守繁杂规章制度的同时，创造成功。

牙科诊所也类似于那些公司，需要有相同的部门构成。即使员工的数量和年收入可能较少，但要求和不正确处理人力资源的风险都是相同的。

事实上，牙科医生不重视人力资源所致的风险可能会更大。这可能是因为牙科院校给这一话题安排的时间较少甚至没有，或者是牙科医生错误地认为这一问题小到无须处理。因此，大多数牙科诊所没有正确地处理人力资源，并容易因此承受严重的责任。现实是，牙科医生面临比医疗纠纷诉讼更大的风险是与劳工相关的理赔或诉讼。

好消息是，当你有人力资源基础时，不再凭猜测工作，不再凭感觉做事，不再仅仅祈祷与期望。最重要的是，你正在采取一项重大的措施，保护最有可能是（或已经是）你最有价值的资产 – 牙科诊所。

一旦你了解了这种需求和重要性，问题就变成了我如何在诊所里完成完善的人力资源管理实践？本章将为介绍建立一个健全繁荣的牙科诊所所需要的人力资源的基本原则。

简单来说，人力资源是由三个主要部分组成的：

1. 基本要素
2. 招聘
3. 绩效管理

基本要素

对于牙科诊所，有四个主要领域的规范（合规性）必须解决：就业/人力资源，记录保存/记录表格，职业安全与卫生管理条例（OSHA），健康保险流通及责任法案（HIPAA）。

不像 OSHA、HIPAA 和记录表格，就业/人力资源是最棘手的，因为你仅有极少时间甚至没有时间学习这方面的业务。可悲的是，大多数牙科医生对这一至关重要的方面一无所知。那么，从哪里开始？需要什么？

应该从这些基本要素开始：

1. 制度手册
2. 职位描述
3. 人事档案

只要这三个要素到位，就可以运用重要的人力资源实现成功。

基本要素：制度手册

如果正确地制定、实施和使用制度手册，可以保护一个雇主免受法律上的麻烦，或者至少在雇主已经尽了最大努力但仍受到指控时，能够协助雇主胜诉。

在制定一个制度手册时，考虑一下适用人群。你不希望你的手册太苛刻、盛气凌人、有错别字、杂乱无章，或者存在不完善。制度手册将是员工对诊所的第一印象之一，并将为诊所文化和氛围奠定基础。阅读手册应该是一种积极的体验。

手册应该列出你的期望、沟通理念、解释员工福利，并总结实践政策。尽可能简洁明了。杂乱无章的手册将是一个障碍而不是有利条件。

在许多情况下，一个制度手册能够实现雇主向员工提供在特定事项上应尽法律义务的书面陈述。例如，一些州要求雇主在解约员工时告知他们如何安排未使用的带薪休假。

最重要的是，该手册应该根据诊所员工数量采用适用于诊所的联邦、州级和地方法规。这些法律法规在联邦、州级和地方性水平上有所不同，不存在一种"通用型"法律。你需要知道这些具体要求，并将其纳入。以下是需要考虑的几点：

- 加班
- 产假
- 家庭和医疗休假
- 用餐和休息时间
- 军事家庭休假
- 陪审团义务
- 选举休假
- 有关家庭暴力的休假
- 性骚扰
- 职业安全与卫生管理条例（OSHA）和健康保险流通及责任法案（HIPAA）

仅仅是编写一个制度手册，将其束之高阁，而且没有随着法律的改变而修订，这是远远不够的。此外，基于业务需求作出改变时，要谨慎修改政策。未能保持政策更新将导致雇主遵守一个不被法律认可的过时的政策。

基本要素：职位描述

职位描述包含工作的职责、任职资格和身体健康要求。这些描述有助于进行选择：申请人是否合格，员工薪酬的差异，为什么解雇工作表现不佳的员工。

当员工或政府机构对雇佣决定提出异议时，需要提供的最重要的文件之一是职位描述的副本。这可能是保护雇佣行为的一个关键证据。

当员工清楚地了解对他们的工作预期时，就能专注于最重要的职责，并提高工作效率。清晰的职位描述是达到准确有效地沟通工作期望的最佳途径之一。

一个好的职位描述是由以下关键要素组成的：

1. 职位名称
2. 免税或非免税职位
3. 员工报告的名称或者标题及对象
4. 陈述本职位的主要目标
5. 工作能力的最低要求
6. 本工作的身体健康要求和要执行的工作类型及数量的描述
7. 基本职责
8. 任何其他有助于了解工作职责的信息

拥有 15 名或更多的员工的雇主必须遵守《美国残疾人法案》（ADA）。若少于 15 名员工，也不能免于相关法规的管理，因为大多数州都有适用于小型企业雇主的残疾人法律。通过遵守 ADA 的规定，你就能保证遵守州或联邦的残疾人法律。

如果招聘或雇佣决策受到质疑，可能需要表明，在决策过程中遵循的资格标准是与职位和业务需要一致的。为了达到应用工作描述的这个目的，必须在推广或面试工作前准备。在诉讼存档后准备的工作描述将不会被视为证据。

在做与雇佣有关的决定时，无法进行不必要的或边缘性的工作一般不能作为取消残疾人应聘资格的理由。因此，在职位描述中区分清楚本工作的基本职责是极其重要的。

根据公平就业机会委员会（EEOC）规定："基本职责是指无论是否有合理的便利条件，员工都必须完成的最基本的工作。你应该仔细检查每一个工作，以确定哪些职责或任务是必不可少的。在进行像招聘、广告宣传、雇佣、晋升、或解雇等工作之前，这一点是极其重要的。"

在职位描述中写本工作的基本职责时，需考虑以下几方面：

1. 具体描述员工的实际工作内容和花费在每个职责和任务上的时间，而不是泛泛的描述。

2. 描述要执行的工作量。

3. 句子结构尽可能简单，省略不必要的词语。

4. 避免使用"负责"之类的词语，员工可以"负责"任何数量的职务并永远不会去完成它们。

5. 每一个句子使用主动动词开头。

6. 将每个基本职责所花费的时间百分比作为整个工作的一部分。描述每个基本职责消耗的时间百分比，有助于区别特定职责与其他职责的重要性。

清晰翔实的工作描述对雇主来说是一种宝贵的资产，但要确保与时俱进。工作描述应该至少一年审查一次，必要时进行更新或修改，并由员工签署，一式两份，员工本人保留一份，另一份存档于员工档案中。

基本要素：人事档案

美国联邦和州级法律要求雇主保存记录。一切从招聘前到解雇后的相关工作都要求有某种形式的记录保存，雇主应该遵守这些要求。这些记录不能保存在同一个地方。根据记录的类型，要将文档放置到三个人事档案其中的一个：常规档案、机密档案和 I-9 表格档案（美国专用表格）。

常规档案通常包含以下内容：

- 求职申请和简历
- 就业协议
- 工作时长和工资记录

- W - 4 表
- 出勤和请假记录
- 弃权和确认表格
- 直接存款的授权
- 员工福利和登记表
- 人事变动表，如工资、职称和工龄的变化
- 绩效评估
- 由员工保存的财产，如钥匙、寻呼机、其他诊所财产
- 继续教育记录
- 纪律处分
- 晋升、降级、调任、解雇、离职或解约

机密档案通常包含以下内容：

- 申诉或投诉的调查记录
- 职工补偿文件
- 歧视指控及相关文件
- 包括体检结果在内的医学信息
- 以往就业记录和（或）其他药物测试结果
- 工作限制或便利要求和结果
- 就业参考结果，解约后向其他雇主提供的参考资料记录（记录资料参考）
- 扣发工资信息
- 信用卡信息
- 家庭暴力信息
- 确定雇员属于受保护人群的文件
- 退伍军人的现状

建议专门为 I - 9 表格建立一个严格的档案。如果美国移民局和海关执法（ICE）部门对你的 I - 9 表格进行审核，而你不想让海关执法（ICE）部门代表访问你的人事档案。这将引导他/她发现其他可能的违规行为，可能会导致潜在的罚款。

保存员工各种记录所需的时长随文件中的信息类型而变化。根据一般经验法则，除了 I - 9 表格，所有的员工相关文件需在雇佣关系内妥善保存至解约后 4 年的时间。如果法律诉讼已受理或待审核，所有有关记录必须保留至最终处置。对于 I - 9 表格，一旦解约，保存至就业日期开始后 3 年或解约后 1 年，以较长的时间为准。

招　聘

现在，一旦具备了基本要素条件，可以专注于招聘合适的团队成员。雇佣、培

训、激励和有效管理合格且有能力的人是最重要的管理职能。

良好的招聘政策和有效的人际交往能力有许多共同益处。最重要的是减少员工离职和与劳动有关的问题。研究表明，直接替代成本可高达一个员工年薪的50%～60%，与员工离职相关的总成本可达一个员工年薪的90%～200%（参见www. shrm. org. 有效实践指南系列，分析和管理员工离职的指南）。试想把那些成本变成诊所的利润。

缺乏经验的牙科医生最常见的雇佣错误是专注于申请人的工作技能和经验。虽然这些是重要的，但你不应该对这些有过多的重视。即使某些应聘者的技能不是你所需要的，但这通常是可以后期教导和培训的。不幸的是，在每一个特定的诊所内经验并不等同于精通。

另一方面，员工在诊所中的工作态度和适应性，是不能被教导或培训的。工作态度与适应性若非本身存在，否则不会有。因此，建议先关注工作态度和适应性，然后再考虑工作技能和经验。

另一个常见的错误是评估申请人的方法有限，只是从一两个方面，而不是进行多种模式的全面评估。以下是评估求职者的一些建议：

- 简历/申请
- 一对一的面试
- 求职者小组面试
- 征信调查
- 就业验证
- 个性/工作匹配评估
- 技能评估/工作面试（试工）
- 犯罪/背景调查

招聘成功率将随着增加评估求职者的方法而增加。与评估求职者的方法类似，拓宽吸引和寻找求职者的途径是一个好主意。寻找有质量的求职者可参考以下几点途径：

- 现有员工推荐
- 患者
- 供应商/销售商
- 学校
- 就业机构
- 专业协会
- 政府就业部
- 报纸上的广告
- 互联网就业安置服务

●社区网络

一旦从招聘途径上获得了一些良好的反馈，即可以通过初步筛选缩小求职人群。要做到这一点，需准备评估每个候选人是否合格的问题。这些问题必须是工作相关的，范围可以从工作经验到行为背景。通常，通过电话进行初步筛选。如果答案是不满意的，那么没有必要进一步评估该求职者。对于那些印象深刻的求职者，邀请他们进入下一轮面试。

如果求职者在面试前没有完成申请，要求他们在进入下一轮面试前完成。与简历不同，该申请要求求职者列出以前的相关就业信息，以便更容易地验证。该申请还应要求申请人签字以证明信息的真实，授权信息的真实性检查，并确认理解提供虚假信息会成为被拒绝或终止就业的理由。

准备面试，制定一系列具体的问题。避免问到回答"是"或"不是"的问题。着重于基于行为的问题，将得到一个更有价值的和综合的（总体担保的）回答。一个应当遵循的原则是，求职者的回答应该占面试时间的 70%~80%。

在面试中和面试后用一个文档记录要点而不是直接写在简历或者申请书上。记录技术技能或经验，而非可能产生歧视的问题，这一点是必要的。通过综述诊所相关信息和你的观点来结束面试。在结束时通知求职者下一流程，但不要作出任何就业承诺。

当两个或三个候选人进入最终面试时，每个候选人都需要完成一个关于工作匹配的个性评估。使用上述方法来评估领悟力、性格优势以及与工作相关的局限性。必须注意的是，该评估不能是歧视性的、片面的，或把特定群体或受保护的阶层作为雇佣员工的目标。仅使用经过验证和批准的、与牙科专业相关的完善评估方法。

对于第 1 或第 2 名最终候选者，你可能要进行技能考核或工作面试。技能考核和工作面试是不一样的，不应该相互混淆。可以使用任何一种方法，只要确保遵循相应的规则即可。

进行技能考核，限时 1 或 2 小时，不更换常规工作人员，不要求求职者执行生产性工作，并要求他/她签署一份确认自愿地和无偿性参加该考核的确认书。在这种情况下，参加技能考核的人假装执行一个工作职责。例如，洁牙员可以清洁牙齿模型；前台工作人员可以为虚拟客户创建一个保险账户。

而进行工作面试时，以上都不适用。工作面试就像雇佣一些人几个小时至几天。他们的职责与普通员工一样，没有任何限制。他们像正常工作人员一样获得薪酬。面试者不会自愿做无偿的工作面试。在开始工作之前，需要确保完成 W-4 表以及 I-9 表的填写。这样做以后，如果求职者在工作面试时受伤了，工伤赔偿可能是一个保障，如果她/他没有被聘用，诊所可能需要承担一部分失业保险索赔责任。

一旦有了最终候选人，最后一步是征信检查，核实就业史和（或）执行背景检查。虽然你可能会亲自管理这个过程的一部分，但你很可能会与第三方机构合作。如果你确实聘请了一个机构，确保你知道并遵守所有公平信用报告法案或其他适用的国家法律规定。你必须严格遵守相关步骤进行这一系列的工作进程，如果求职者因为所提供的信息而被拒绝，你需要提供相关报告。

通过采用上面列出的选择过程，你可以组建一个强大的工作团队。

绩效管理

现在，随着你的团队组建，你必须致力于团队成功。这种承诺意味着提供将有助于他们成功的工具、资源、培训、支持和持续的沟通。这指引我们走到人力资源构成的最后一部分—— 绩效管理。

几年来，在人力资源行业持续存在关于绩效评价价值的辩论。它一直是人力资源出版物的重点，也是华尔街日报和商业周刊文章中的焦点。标准的老式年度绩效考核已被认为不再有效并有潜在风险。现今，需要一个新的、更相关的、有意义的和富有成效的方法。许多雇主都因为他们所选择的绩效管理方法而在目标设置和持续获得反馈上取得成功。

首先，通过目标设定管理绩效具有挑战性，因为它对每个员工来说是个性化的。没有人可以给你的员工制定目标，因为只有你知道需要员工做哪些工作来支持你的成功。

如果你问自己"为什么要制定目标？"答案很简单：提高员工敬业度。受到激励的员工会努力使你的业务和他们的职位变得更好，同时将对诸如客户服务、生产力和士气等方面产生积极影响。

在开创性研究中，Gallup 小组创建了 Q12 问卷。Gallup 进行了数十年的研究，提炼成千上万的问题，以期找到最能衡量员工敬业度的问题。1996 年，Gallup 最终确定了始终与业务结果有很强关联的 12 道题，包括盈利能力、员工留任、生产力、安全记录和客户参与度。

以下是他们发现的十二个核心要素，作为员工敬业度和绩效的最佳预测因子：

1. 我知道别人对我在工作中的期望。
2. 我拥有需要的材料和设备来完成我的工作。
3. 在工作中，我每天有机会做我最擅长的工作。
4. 在过去的 7 天里，因为我工作表现良好，受到了认可或表扬。
5. 我的主管或同事，给予我了一个个体应该拥有的关心。
6. 同事在工作中鼓励我的发展。
7. 在工作中，我的意见似乎有价值。
8. 我公司的使命或宗旨让我觉得我的工作很重要。

9. 我的合作人或同事都致力于做有质量的工作。

10. 我在工作中有一个最好的朋友。

11. 在过去的 6 个月里，同事在工作中向我谈到了我的进步。

12. 去年，我有机会在工作中学习和成长。

作为经理/老板/雇主，创建目标从你开始。你必须明确企业发展方向，以便确定最好的实现方式。你需要仔细分析业务内容，以确定需要改进的方面。

你希望每个人都以自己的方式工作，以期实现你在执行层次上建立的目标。请牢记：

• 员工要有能力完成这些工作，人们无法实现超出其影响力或现有能力范围的目标。

• 员工必须具备完成工作所需的工具、资源和途径。

• 明确定义期望值，员工必须有足够的时间和空间去实现目标。

• 目标必须合理。挑战一个需要全力以赴的目标是令人振奋的，而一个不可实现的目标则会令人沮丧和绝望。

• 管理者必须准备好提供指导和辅助。

如何设立一个能够实现的目标是至关重要的。一个被误解的目标将是无效的；过于雄心勃勃的目标将阻碍积极性。目标符合 SMART 标准是很重要的这个常见的缩写具体代表以下内容：

• 明确性（specific）：精确的、准确的、清晰的、明确的、没有使用概论。你必须明确地定义你期望员工做什么。在可能的情况下使用动作动词。

• 可衡量性（measurable）：你将需要确定如何衡量成功。具体的标准是什么？通常会在数量、质量、时效或成本方面作出规定。以此客观地评估员工是否正在实现既定目标。

• 可实现性（attainable）：目标是否在员工的能力范围之内？目标是否是员工整体职权的一部分？目标应该是现实的，不是遥不可及的，也不是极端的。如果你不知道如何才能完成目标，那么员工也不知道。确保员工有资源和时间，以及获取必要信息（如数据、人）的途径，以期成功地实现目标。

• 实际性（relevant）：目标对员工而言应该是重要的，并与团队、科室/部门和组织的目标一致。确保员工了解他/她的个人目标如何影响更高层次目标的成败。从这个意义上说，你指定了员工的工作背景。

• 时限性（time bound）：指定一个交货日期和（或）时间表。目标需要什么时候完成？目标应该是限制在一个特定的时间框架或目标期限内，以创造一种紧迫感，并且防止以不必要的方式进行日常活动。

SMART 目标创造共同的理解和期望。目的是帮助员工、团队、部门和组织取得成功。

需要避免的陷阱：

● 考虑员工的总目标。虽然每个人的目标可能是可以实现的，你分配给员工的目标可能会超出她/他合理预计的范围。一般 3 ~ 5 个应该足够了。

● 不要制造一个为实现目标而需要在安全、伦理或道德方面妥协的局面。确保员工知道你不想通过走捷径（作弊）这种危险的方式来完成目标。

● 不要制定太狭隘的目标，让员工们失去更大的蓝图。不想让员工目光短浅地仅关注短期收益而忽略长期效益。

● 目标应该是有时间限制的，不要制定不合理的、太短的时限。太短的时间框架可以导致长期问题，因为短期目标仅鼓励短期思维。

● 考虑目标是否会影响风险承担。定义可接受的风险水平。你不希望员工冒太大的风险，并给团队带来任何形式的伤害。

一旦你确立了目标，然后就进行到关键的一步，监控员工的绩效并提供重要的反馈，包括积极的和建设性的。如果员工不接收反馈，目标设置就会失去意义。如何期望员工在不知道雇主目标的情况下，在工作中做到扬长避短呢？反馈对于扭转局势而言是基础而又必要的。

在任何人都能提供反馈之前，为了知道该给什么样的反馈，员工的绩效需要被监测。可以通过两种不同的方式监测员工绩效：量化型和行为型。这里有几个量化方法的例子：

● 销售/生产/托收报告

● 最后期限

● 错误报告

● 预算预测

这些方法具体地评估了一个员工每天实际上做了哪些工作。这些评估都是客观的，这些工作要么被完成，要么没有。

以下是一些检测行为表现的方法：

● 观察：这可能是最有效的方法，因为这意味着你确实在观察你的员工工作。没有其他方法优于直接观察。

● 要求解释：这必须通过与员工进行常规的一对一谈话来完成，在谈话中，你要求员工无论如何都要为他/她的表现作出解释。提出如下问题：你达到期望了吗？为了达到预期你采取了哪些行动？然后你必须倾听，做出一些评估，并可能提出更多的问题，以便决定提供反馈的最佳方法。

● 其他反馈来源包括像同事、监管者、客户、患者等。

记住积极的反馈是重要的。有时雇主太过于纠结哪里出错了，以至于忽略很多正确的事情，而员工应该对正确与错误都有所了解。

据近期《华尔街日报》的一篇文章报道，在工作场合鼓励积极的反馈有重要的意义。文章中写道：恐惧会摧毁员工的自信心并逐步削弱其表现，雇主要求经理用温和的方式提供严厉的反馈。加强积极的反馈已经变成工作场合的一个新的准则，像VMware 公司、Wayfair 公司和 Boston Consulting Group 公司，他们的老板现在经常给予员工少许称赞，鼓励员工庆祝小的成功，关注围绕员工优点的绩效管理—而不是细想他为什么没有做好一个客户介绍。

任何反馈，都不应该是单向的。事实上，越能够将反馈组织成对话的方式，结果越好。开放式地讨论积极的和建设性的反馈过程是建立有效关系、增强意识、充分利用潜能并改善个人表现所必需的。

不管给予的反馈是否是积极的或建设性的，以下是一些需要遵守的原则：

- 及时性：及时提供反馈。抓住下一次合适的时间来提供反馈。
- 具体性：避免应用总结性的短语，像"你做的很好。"这些称赞是模糊的，并且不能使你的员工领悟到哪些工作是需要重复保持，而哪些又是需要避免的。
- 客观性：尤其是建设性的反馈。反馈是基于行为，而不是针对个人。描述发生了什么，你看到了什么，怎样对客户、团队、项目以及其他各方面产生影响。
- 连续性：提供各种类型的反馈应该是员工与雇主关系中常规发生的事情。

尤其对建设性反馈而言，应该关注的是可以改变的行为。有些人就是不能适应某些情境并且无法改变。员工说什么，怎样开展工作，如何与其他人交流是可以管理和培训的；其他问题，尤其是态度，是很难改变的。当你发现你是在评价一个人，而不是其行为的时候，你将发现这种关系可能是不起作用的。

反馈需要注意的最后一点，根据已经设定的目标，你需要设置具体的时间间隔，在某一个时间点，对员工完成设定目标的进展进行评估和讨论。这是由目标决定的。一些目标会比其他目标更早的被评估。它是要在 6 个月内实现的目标吗？还是一年内？这将引导你如何快速地，在哪个时间间隔，应该组织会议来讨论员工的进步或者缺陷。

无论是用哪种绩效管理系统，雇主都倾向于过度地关注过去。以下是关于为什么聚焦于未来可能是更有效的方法的一些思考：

- 我们不能改变过去，但是我们可以影响未来。
- 没有人希望被"认为是错的"——这样容易激发防御。着眼未来的谈话避免了"让我告诉你你以前有多差"，并使其转换为"我希望你如何去完成这份工作/任务。"
- 尽量避免对号入座以减轻个人人身攻击的感受。
- 大部分人不喜欢得到消极的/有建设性的反馈，也讨厌给予这样的反馈。避免处于这种情景，对各部门来说是一种解脱。
- 着眼未来的反馈可以包括同样的建设性意见，但是要以一种适当的方法，这种方法不会针对已经犯下的、不能改变的错误对员工进行进一步的严厉批评。
- 当收到消极的/建设性的反馈时，人们已经处于自我防御状态，倾向于忽视讲话者并且开始在脑海里作出反应。着眼于未来的反馈会让聆听者全神贯注。

在此期间，应确保有适当的记录文件，记录这一点是很重要的。只要可以监测员工的绩效并记录与之有关的谈话，文档可以有不同的表现形式。尤其是对于一个效率不高的员工，即使接受了所有的反馈，其表现都没有提高，当然也没有达到既定的目标，这很可能意味着你必须终止对该员工的雇佣。

纪律文件应该包括：

- 用具体、真实、恪守诚信、简洁的术语声明该建议的原因。
- 概述该纪律的具体性质。
- 用特定的、可衡量的术语描述对员工的预期改进措施。
- 如果员工未能改善，警告其可能产生的后果。
- 包括来自有关各方的签名和日期。

以下是一些其他文件形式的例子：

- 包含要达到的特定目标的任何文件
- 计算机上文件夹中的记录
- 来自患者/客户/同事/其他人的书面声明
- 黄色便签上的手写笔记

请记住，所有这些笔记和文档，无论什么类型，应该与工作相关并且是客观的。不要传递任何主观性质的判断或记录。

防止性骚扰

Zarkow ski 和 Aksu（2008）简洁地描述了防止性骚扰的重要性。1964 年的《民权法案》所提供的一个重要保护是防止性骚扰的保护。两种形式的性骚扰行为受到保护。性骚扰包括不被接受的性冒犯，要求性施惠，向他们提出的其他口头或身体行为，并将其作为招聘、解雇或晋升的依据。当任何不受欢迎的性行为造成冒犯或怀有敌意时，就会发生敌对的环境。骚扰不一定导致有形的或经济的工作后果。牙科诊所是一个以工作关系为特征的环境，其中不恰当的评论或行为，虽意在幽默，但可能会因此导致建立敌意的环境。以下是可能造成敌对环境的行为示例：

- 不被期待的或不受欢迎的调情、求爱或求婚
- 不礼貌的笑话或无礼的手势
- 关于员工个人生活的侵入性问题
- 暗示性的表情
- 滥用亲密感或昵称如"可人儿"或"我的女孩"
- 不必要的身体接触，如拥抱或触摸
- 关于服装的影射性评论

- 有关性幻想、性偏好或性行为的问题

解雇员工的技巧

终止员工的工作肯定不是一个简单的过程。然而，当一名工作人员随着时间的推移未能达到工作期望，并且其为提高工作绩效所进行的有记录的努力没有获得成功时，这项工作可能就成为必需的了。

律师 Michael Moore（*Oental Economics*，2010，3）推荐了一个较为"温和"的方法，传统上被称为"渐进性惩处"——在此期间不使用"警告"或"惩罚"等词语，建议用以下这些步骤代替：

1. 提供非正式疏导。

2. 设置一个决定日，在那一天员工领薪水，但不报告工作转移，以反映个人目标与对诊所的承诺。

3. 签订一个最终的确认协议，工作人员同意与诊所签约，并在一个特定的时间段纠正工作绩效问题，在此期间，如果工作绩效问题被成功解决，工作人员将不会被解雇。

4. 离职后评价，离职的人员（友好地或相反地）会收到一封信，鼓励她以任何形式反馈任何关于诊所的负面报告。

在不那么咄咄逼人的同时，解雇员工的这四步与第 23 章结尾处提及的过程非常相似。

这些实用的技巧将帮助你完善实际解雇工作人员的细节：

1. 准备一张支票，包含应付的所有薪资和福利（例如：未使用的假期、遣散费，如果你提供的话）。

2. 行动要坚定且快速。

3. 不要与员工争论或争吵。

4. 通常情况下，最好是在一周周末解雇工作人员，如果你有可用的临时员工或新聘的员工。如果你没有候补员工可用，您可能需要在本周早些时候解雇员工以便及时雇佣临时或永久员工。

5. 解雇后，不允许被解雇的职员留在诊所。一个知道他/她即将被解雇的沮丧员工会对诊所声誉和团队团结造成相当大的伤害。

有关员工挪用公款的更多信息见第 16 章。

最后说明/结论

为了预防与人力资源有关的问题或缺乏就业合规，牙科医生需要：①获得知晓度；②恪守承诺做一些与它相关的工作；③采取行动，规避固有的人力资源合规风险，以保护他们的诊所。

你有以下选项来处理第三条：①自己做；②雇佣劳动法律师；③与专门为牙医提供人力资源服务的公司合作（见第 21 章）。每一种方法都有正反两方面。鉴于你所了解的以及与人力资源和就业合规相关的挑战，与人力资源相关的专业人员合作是最简单，最安全，最符合成本效益的方法。

不管你选择哪一种方法，重要的是要了解成功解决人力资源问题的重要性、价值和需求。

参考文献和其他资源

http：//www. wsj. com/articles/everything-is-awesome-why-you-cant-tell-employees-theyre-doing-a-bad-job-1423613936.

http：//www. wsj. com/articles/ SB122426318874844933.

http：//www. bentericksen. com/.

http：//www. dol. gov/.

https：//q12. gallup. com/public/en-us/Features.

Moore，Michael. 2010. Dont let your practice be held hostage. Dent Econ 100：3.

Zarkowski，Pam and Aksu，Mert. 2008. Employ-ment Law. Chapter17//Dunning，David G. and Lange，Brian M. (Eds.)，Dental Practice Transition：A Practical Guide to Management. Ames IA：Wiley-Blackwell.

练习题

1. 技能考核，我不承担任何责任，因为（　　）

a. 被考核者不是员工，我还没有制定正式的工作录用通知，

b. 我把时间控制在 2 小时以内，没有生产工作，我有一个核实没有工资和就业承诺的签字表格，

c. 他们试工的一天，我不付给未来员工任何钱，

d. 我让候选人成为一名志愿者。

2. 今天，我的诊所的资产价值是处于最危险的状态，由于（　　）

a. 经济衰退，

b. 医疗事故诉讼，

c. 美国国税局审计，

d. 与劳动有关的判决、处罚和罚款。

3. 你需要为（　　）准备 I-9 表格

a. 所有员工，

b. 只有现任员工，

c. 受雇于 2001 年 9 月后的员工，

d. 仅仅少数员工。

4. 员工绩效管理最好由（　　）来评估

a. 着眼于过去的表现和引用过去的绩效缺陷，

b. 从雇佣日期起每年的次数不少于一次，

c. 着眼于未来，通过个性化制定的目标，

d. 采取严格的渐进性惩处的三击原则

5. 良好的书面工作描述是有价值的，因为（　　）

a. 它们传达一个工作的期望，职责，职位要求和体检要求，

b. 它们确保遵守 ADA，

c. 它们可以用来支持雇佣决策，

d. 以上所有

答案：1. b；2. d；3. a；4. c；5. d

第 23 章

牙科团队管理

Amy Kirsch

有效管理牙科团队是当今牙科医生面临的最大挑战之一。一个积极的、管理完善的团队将提高生产率，增加盈利率，并改善患者的护理。通过在招聘、培训和评估团队时运用有效的管理技巧，牙医将会为自己和团队成员创造一个更加稳定和愉快的工作环境。

有效地管理牙科团队是牙医在实践中面临的最大挑战之一。我们都知道，一个积极的、管理完善的团队将提高生产率，增加盈利率，并改善患者的护理。在本章中，我们将讨论如何招聘合适的人，如何激励他们以及如何有效地评估他们。

在你招聘员工之前，必须了解的事

当招聘一个高质量的员工时，你必须首先进行自我定位，并且明确有效实践所需要的团队类型。与我们共事的最为成功的诊所，都能够传承其优秀的行为风格，并知道如何将其运用到对员工的选择及与员工的共事中。

在 20 世纪 70 年代初，卡尔森学习公司描述了四个主要的行为方式（DISC），指导了许多牙科诊所的招聘实践和团队建设会议。他们描述了你在招聘中需要意识到的四种普遍的行为个性风格：

- 主导型（dominance）
- 影响型（influence）
- 稳定型（steadiness）
- 责任型（conscientiousness）

你是一个"主导型"风格的人吗？这是一类热爱挑战和变革的富有远见的领导人。你提出心中所想时，需要追随者为你实现你的想法。在一个诊所里有太多的主导风格的人就像在厨房里有太多的厨师。

"影响型"风格的人，喜欢与人一起工作并激励他们。你乐在其中并热爱与牙科相关的人。然而，如果你雇佣的团队中全部都是影响型的员工，你会有很多乐趣，但很少能够按计划进行工作，并可能会在工作的实施和跟进方面存在问题。

"稳定型"风格的人，渴望秩序，按照制度工作和思考，喜欢和谐，不喜欢变化和冲突。如果你的团队有太多稳定风格的人，你们将是一个低调的、快乐的团队，但改变对你们来说会很难。

"责任型"风格的人是一类注重细节、热爱分析、喜欢单独工作和研究的人。如果你团队中有太多责任型的员工，你将有一个非常有秩序的诊所，有很多规章制度，但缺乏以人为本并且拥有高超客户服务技巧的员工。

你的行为方式是什么？什么样的行为方式在实践中能最好地与你互补？我们大多数人都是这些类型中某几种的结合。我们身边需要有在其他方面比我们更胜一筹的人。许多工作人员和医生花费太多的时间试图改变其他人的行为方式，但很少成功。有一个因素是不会改变的：你是牙科医生和生意的拥有者。在你的职业生涯中，你的行为风格将很可能保持不变。

因此，聘用员工的基础是他们的长处和行为风格，而不仅仅是他们的技能。如果你有一个有能力和学习意愿的员工并且具备一个优秀的培训计划，学习有效的临床和商业系统是很容易的。然而，基本的行为风格很少改变。聘用和选择与你风格互补的工作人员。

当聘用某人的时候，另外一个需要考虑的重要问题是，要相信你的直觉。如果求职者在面试中让你心中产生抗拒感，那么一旦他被雇佣，早晚会出问题。我们常常对一个人有一种直觉并容易忽略它，但经过多年聘用数百名员工后，发现我们的直觉几乎总是正确的。

如何定位诊所和招聘最佳员工

你职位的最佳人选不一定正在找一份新工作，所以你需要通过网络找到合适的人选。网络工作的最佳起点是你现有的患者记录。你的患者中有好的人选吗？也许他们的一个朋友可能正是你在寻找的团队成员。让患者了解你的诊所的空缺职位。鼓励员工参与到招聘实践中，如果他们推荐一个申请人并且你聘用了那个人，给他们提供一个"推荐者酬金"。动员大多数工作人员为你的诊所推荐他们的朋友，这将使他们在长期的成功和培训中有更多的归属感。

不要忽视在报纸上（如果你是在一个小社区）和在互联网上（Craigslist, Indeed. com，ziprecruiter. com）放置一个创造性的、描述性的、令人激动的广告的重要性。下文中有示例广告。你想在网上和报纸上把你的诊所和其他的分开，这样你就可以吸引"精英"了。

在当今竞争激烈的市场中评估候选人时，快速的反应时间和良好的面试技巧是非常重要的。应聘者应通过电子邮件发送他或她的简历，并由主管人员或医生在电话中进行初筛，以确定经验、工作职责和薪资需求。如果应聘者似乎有资格担任该职位，请他/她参加个人面试。如果应聘者的简历或求职申请表明具有良好的工作经历和从业时间，应尽快安排与医生或诊所管理者面谈。优秀的应聘者应尽快录用！

在面试中，问有趣的问题，多听少讲。寻找一个有积极态度和愿意接受挑战的人。记得相信你的直觉！理想情况下，合适的候选人是可以尽快参加工作面试或技能考核以评估他/她的能力和经验的。

面试过程的最后一部分包括与员工的午餐聚会。毕竟，他们将密切参与这个人的培训和成功，而且，在招聘过程中，你需要他们的反馈和支持。

需避免的问题：

1. 婚姻状况

2. 配偶、子女、家属的姓名和年龄

3. 国籍，祖先，血统

4. 申请人是否怀孕或计划组建家庭

5. 年龄

6. 种族或肤色

7. 他或她租房还是拥有住房

8. 宗教

9. 入学或毕业日期

10. 身高和体重

11. 儿童保育服务

12. 与他或她一起住的人

13. 一般的医疗状况、健康状况或疾病

14. 工伤赔偿收据

15. 身体残疾或障碍

16. 组织、俱乐部、社团、会所

17. 国内外军事服务

18. 经济状况

19. 拒绝或取消抵押

20. 紧急情况时的联系人姓名和地址

21. 配偶/父母对个人工作的意见

22. 性取向

招聘广告的示例

发展中的、以质量为主导的专业诊所需要热情的、成熟的团队成员作为患者协调员。

杰出的工作环境和福利。位于 Aurora，每周工作 3 天。请通过电子邮件发送简历至＿＿＿＿＿＿。

小型的、以质量为主导的专业诊所的全职诊所管理员。如果你是一个有高度积极性并且有非凡组织能力的人，并愿意成为我们进步团队的一员，请发送简历至＿＿＿＿＿＿。

快乐的、高效的、具有团队精神的牙科诊所正在寻求热情的财务管理员，帮助患者家属妥善管理账户并安排预约。需要有牙科工作经验。如果这听起来像你，请发送您的简历＿＿＿＿＿＿。

你是一个正在寻找新机会并且热情积极的牙科医生吗？我们有一个管理人员职位虚位以待，需要能承担前台职责的合适个人。兼职或全职。请联系：＿＿＿＿＿＿。

一个发展中的专业诊所需要一个有爱心、热情的人任职预约管理员，请发送您的简历到＿＿＿＿＿＿。

一个以质量为导向的市中心专业诊所需要预约管理员。如果你活力充沛、拥有出色的语言技巧和人际交往能力，请发送您的简历至＿＿＿＿＿＿。

市中心牙科诊所需要全职患者协调员。如果你是自我激励的、热情的并有良好沟通能力的人，请致电 Elaine ＿＿＿＿＿＿。成为我们高质量团队的一员。提供福利计划。

小型专业诊所的全职职位。一个有条理、有创意和注重细节的人的绝佳机会。要成为我们优秀团队的宝贵成员，请将简历电邮至＿＿＿＿＿＿。

位于市中心并且拥有两名医生的康复诊所寻求成熟的、有良好口头表达能力并且乐于学习的员工。

你喜欢在一个愉快的、令人兴奋的和专业性的气氛中工作吗？是的，我们需要一个热情并且有爱心的人加入我们这家以质量为主导的诊所。有经验者优先，但经验不是必需的。

专业诊所的全职职位。对有条理、注重细节的人而言是一个极好的机会。良好的福利待遇，在 Englewood 地区，有牙科工作经验者优先。

希望你的才华得到赏识吗？有爱心的、进步的家庭诊所需要牙科保健员。对热情且有合适技能的人，会提供极好的薪资与福利。

我们的高端诊所正在寻找一个充满活力、有条理并且追求卓越的牙科助理。每周工作 34 个小时。位于 Wadsworth。要求有工作经验。

不断进步的牙科团队正在寻求经验丰富的 EDDA 来帮助提供优质的牙科护理。这一全职职位附带完整福利待遇，薪资面议。

不断进步的 Cherry Creek 诊所正在寻找专业牙科助理，喜欢团队工作，喜欢多任务，对个人成长和长期承诺感兴趣。有良好的薪资和收益。

配备全新设备并不断进步的年轻牙科诊所寻求热情的、自我激励的全职牙科助理。有经验者优先，但我们也会培养合适的人。

寻找一个性格外向并且以人为本的团队成员，愿意接受护理办公室 EDDA 职位的挑战。如果你正在寻找这种具有良好薪资待遇的职位……

电话筛选

在电话面试中，询问以下问题以便决定这个人能否进入下一轮的个人面试：

1. 我们的广告中哪些内容促使你作出回应？

2. 告诉我你的牙科工作经验。

3. 总的来说，你对自己目前的职位最看重哪一点？

4. 你在以前的职位上处理与公众有关的事物吗？你对此感觉如何？

5. 你最喜欢目前工作的哪一方面？

6. 这个职位的工作时间是_____。对你而言可行吗？

7. 在继续我们的讨论之前，确认我们在薪资方面想法一致。你想要什么样的薪资水平？

8. 你认为_____的主要职责是什么？

9. 你认为一个好的_____应当具备哪些重要特征？

10. 理想情况下，你想在下一份工作中找到什么？

如果一个人"通过"电话筛选/面试，安排有潜力的申请人与办公室经理或医生进行 30~45 分钟的个人面试。

初次面试

要为面试准备好已完成的申请、工作说明复印件和 DISC 简介。提前确定你会问申请人的问题并做好记录。在面试中许多医生都会有一个工作人员陪同，负责提出反馈和记录印象。提出的问题要确定一个人的意愿、能力、价值观和目标，可以包括以下内容。

关于应聘者上一份工作的问题

1. 是什么情况导致你就业于_____？

2. 你决定在那里工作的主要影响因素是什么？

3. 你每天的职责是什么？

4. 你的职位最重要的方面是什么?

5. 主要职责和目标是什么?

6. 描述你在_____的客户联系类型。

7. 你的哪些职责完成得特别好?

8. 你的绩效能通过什么方法来改善?

9. 你采取了哪些措施来改善在这些领域的表现?

10. 你最喜欢该职位哪些方面?

11. 你最不喜欢哪些方面?

12. 你认为你目前职位的处境有什么压力?

13. 你为什么要在这个时候换工作?

14. 在你目前的工作岗位上,你最喜欢跟哪些类型的人共事?

关于应聘者其他工作环境的问题

1. 你过去工作过的企业中,你最喜欢哪一个?

2. 你最不喜欢哪个?

3. 你最喜欢哪个职位/职务?

4. 你最不喜欢哪个职位/职务?

5. 在你工作过的各种环境中,你在哪一环境中工作是最富有成效的?

6. 你过去的哪个职位最能让你为这份工作做好准备?

关于应聘者个人能力的问题

1. 你如何描述你自己?

2. 你认为自己最大的优点是什么?

3. 你能在哪些领域做出改善?

4. 你在某个职位上犯过的最严重的错误是什么,你是怎么处理的?

5. 你在 3 ~ 5 年对自己的职业生涯有什么规划?

6. 我们今天讨论的职位如何与这些职业抱负关联?

7. 如果你能为自己创造一份理想的工作,那份工作会是什么样子呢?

8. 你为什么被我们正在讨论的这个职位所吸引?

9. 什么吸引你从事牙科行业?

10. 你所认为的牙科诊所"患者服务"由什么组成?

第二次面试/技能考核和工作人员午餐聚会

第二次面试的目的是评估应聘者在不同日期及不同环境里的能力或技能水平，并更多地沟通关于价值观和工作本身的问题。常常检查技能水平。另外，你可能需要咨询律师，以确保符合雇佣/选择法。

当检查能力或技能水平时，使用三个工具：询问这个职位为什么需要特定技能。测试求职者拥有诸如此类的专业技能。对求职者在此职位上很可能遇到的情境进行角色扮演。

关于理念的问题

1. _____最重要的职务是什么？
2. 描述你的感染控制程序。
3. 描述你的消毒技术。
4. 描述你的牙周护理理念。
5. 你关于帮助建设诊所的观念是什么？
6. 举一个你如何支持团队工作的例子
7. 在影响患者牙科就诊（确诊前）的过程中你的作用是什么？
8. 你如何记录财务安排？
9. 在员工会议上你认为自己有什么作用？
10. 你认为预约安排在诊所的整个成功中起什么作用？
11. 如果你被录用了，告诉我你将如何把这些经营理念融入你日常的工作责任中（你在第一次面试时，已经预先给了求职者一份自己经营理念声明的复印件。）

测　试

卫生员的测试

执行一个或两个象限的治疗（操作对象可以是医生，或如果医生想观察应聘者的技术，则换为团队成员）。如果是对你或一个团队成员实施治疗，你必须支付求职者并签署适当的 I9、W4 表格文件。可以观察到对患者的同情心和沟通技巧。

给一个工作人员或医生放置/拍摄/冲洗颌翼 X 线片。

牙科助理的测试

给一个工作人员或医生放置/拍摄/冲洗颌翼 X 线片。测试一般的椅旁操作技术，测试求职者的四手操作技能，让求职者独立准备手术室，消毒手术室，之后对仪器和托盘消毒。然而，准备工作不可能是真实的，也不会有任何人从这项工作中受益，除非它是有报酬的。

财务管理员和预约管理员的测试

在电脑上给你的推荐人写一封感谢信和（或）给一个新患者写一封欢迎信，用来检查构思、拼写、标点符号、计算机技能等等。

从数学上，在一个虚构的情况下，应用适当的文件进行财务管理。

问他们问题，解决一个复杂的保险和（或）使用经费预算的问题。

情景角色扮演

卫生员的角色扮演

如果卫生员发现患者存在牙周炎的症状，必须要告知患者并且建议他们可能需要去看专科医生。

如果卫生员意识到患者已推迟 2 年做全冠。让他或她告知患者要继续去做。

如果卫生员看到另一员工无视诊所的重要政策。候选人会做些什么呢？

牙科助理的角色扮演

当医生离开房间时，患者转过身来对你说："你认为我真的需要那个冠吗？"助理会怎么回答呢？

当医生不在房间时，患者突然大哭起来。助理会做什么呢？

当医生离开房间时，患者说："我想我需要其他意见。"助理会如何回应呢？

他或她看到另一名员工无视一项重要政策。助理会做些什么呢？

财务管理员的角色扮演

为一个需要很多治疗的患者提供财务安排。

处理一个因没有意识到治疗费用而产生情绪的患者。

模拟对超过 30 天的账单打催收电话（随访跟进财务安排）。然后，对超过 60 天的账单打催收电话。

财务管理人员看到另一名员工忽视了一项重要的诊所政策。候选人会做些什么呢？

预约管理员的角色扮演

柜台缴费

安排预约

当患者"想下班后来"时，在一个预先约满患者的早晨安排预约。

患者想稍后打电话预约他或她的下一个复诊。预约管理员应该如何回应？

预约管理人员看到另一名员工无视诊所政策时，候选人会做什么呢？

欢迎新员工入职

通过给新员工赠送一盆植物或一束花并附加欢迎他或她来到诊所的卡片，庆祝其决定与你的优秀团队共事。让整个团队在卡片上签名。在工作的第一天，指定一个员工迎接新员工，并带他/她简单地熟悉环境。应该包括指引停车场、储物柜的位置，参观办公室，建议午餐和休息的时间以及向全体员工做介绍。

为每位新员工制定要参加的具体培训计划。最成功的团队成员清楚他们的工作职责和期望。所有的员工也应该知道新员工在培训过程中的位置以及他们在培训中的角色。

最后请牢记：通过雇佣那些能够助你实现目标和愿景的人，可以为诊所奠定基调。好好招聘！

职位描述

定义明确的职位描述和职责是一个员工和诊所成功的支柱。职位描述应尽可能清楚地概述岗位职责。有记录的职位描述包括职位的标准和任职资格。可以将其作为招聘、面试和未来培训的指导方针。工作描述也为绩效评估和有效管理员工奠定了基础。表23.1提供了这些职位描述的样本：财务管理员、预约管理员、牙医助理、卫生员和负责感染控制的员工。

如下所示的工作描述中并没有列出任职资格。

表 23.1　职位描述

财务管理员职位描述

总体职责：

• 负责诊所日常财务活动的管理，应收账款，保险费，协助预约管理员

维护应收账款系统：

• 在计算机中输入患者的活动

• 维护应收账款活动

• 为每一个患者维持一个财务记录

• 完成每个患者需要的保险索偿表格

• 编制银行存款

• 准备患者的清单

• 跟进保险索赔

• 跟进拖欠账款

安排患者使用保险的付款计划：

- 根据预先决定的费用提交治疗计划
- 为有牙科保险的患者准备索偿申请表
- 整理支持索赔申请表的材料，如 X 线片或病历
- 每日提交电子索赔申请表格
- 协助解决第三方支付的问题

账单：

- 每周给患者发送报告单，按字母表规律分配
- 在每个月的十五号准备和邮寄逾期账款的信件
- 给有逾期账款的患者打电话
- 公布每天收到的支票

预约管理员工作描述

总体职责：

- 负责维护牙科诊所的外观和秩序，患者的日程安排，患者管理和通信

诊室管理：

- 每天至少在第一个预约前 15 分钟打开诊室的大门和灯光。
- 确保接待室整洁并且看起来很专业
- 检查当天预约表的准确性
- 协助安排晨会事宜

行程安排：

- 建立和维持电话回访制度
- 提前 2 天通过电话或电子邮件确认患者预约
- 根据日常生产目标安排预约计划
- 根据治疗程序提前改变计划表
- 为患者的延期治疗和未完成的治疗建立无纸化备忘录

患者管理：

- 每个月与卫生员一起处理电话回访系统
- 确保及时通过电子邮件、短信、信件和电话与患者沟通
- 欢迎患者并用名字问候所有患者
- 准确记录患者牙科、医疗和保险信息
- 将患者信息准确归档
- 治疗时向患者收费
- 为第二天的预约患者准备就诊记录
- 根据需要协助治疗室

通信：

- 分类、编组和分发邮件
- 准备和发送欢迎电子邮件给新患者并发送推荐感谢信给患者

表 23.1(续)

- 发送每周的营销记录

牙科助理的工作描述

总体职责:

- 负责协助牙科医生对患者进行临床治疗

临床管理:

- 在每个预约就诊前进行检查,确保就诊区已准备好,器械已储备且清洁
- 监督治疗室的清洁
- 必要时帮助诊所其他部分工作(接听电话,文件归档,协助卫生员等)

患者管理:

- 进入接待室,用名字问候患者
- 安排患者坐在治疗室的椅子上,并为治疗程序准备合适的器械。
- 尽量不要让患者独自坐在治疗椅上
- 预期和随时协助牙科医生的需求
- 执行牙科医生委派的临床任务
- 记录服务日期、服务内容、所有费用以及下次就诊需要完成的治疗程序
- 必要时按牙科医生的指示给予患者指导和演示
- 每半年更新患者的健康史和患者信息
- 如果一个患者在复杂的复诊后需要在傍晚进行电话回访,请通知预约管理员
- 时刻关心患者
- 护送患者从治疗室到缴费区

牙科保健员的工作描述

总体目标:

- 负责对患者提供牙科卫生处理治疗

设备管理:

- 在每次预约前,检查卫生室是否清洁
- 在一天结束时清洁卫生室;关闭设备
- 保存牙科卫生处理的供应清单
- 为诊所审查、选择并提交患者的宣教材料

患者管理:

- 收集和回顾当天和第二天的患者资料
- 与预约管理员紧密合作,保持洁牙工作安排紧密且富有成效
- 仔细审查患者的医疗和牙科病史记录,并在必要时及时更新
- 在每次诊疗时准确地记录每个患者的牙周健康状况和修复体维护情况
- 对患者进行彻底且温和的预防治疗
- 对指定患者提供需要的牙周治疗
- 按照牙科医生的指示为患者拍摄 X 线片
- 为牙科医生指定的患者提供局部应用氟化物的治疗

- 用易于理解但不失专业的方式与患者沟通
- 对每位患者进行适当的宣教，并分发相应的宣教材料
- 提前预约 90% 洁牙患者的下一次复诊
- 努力实现你每日和每月的目标
- 完成牙科医生安排的其他工作

感染控制的职位描述

- 正确丢弃每次诊疗后的一次性物品
- 收集污染的器械并放置在消毒区
- 用消毒液清理治疗室表面
- 将污染的器械浸泡在消毒液中
- 在超声波清洗池中处理污染器械
- 消毒剂浸泡处理治疗托盘
- 用托盘分类包装器械，进行适当灭菌
- 按制造商的说明书安装、启动灭菌装置并进行通风排气
- 在适当的地方存放器械和托盘

购买一个有员工的诊所

　　牙科医生在购买一个诊所后，可能面临的最具挑战性的情况之一就是与"继承人"或现有员工建立融洽关系。许多工作人员不愿意有一个新的领导者并且不确定他们在这个诊所中的未来。为了确保医生、工作人员和患者的顺利过渡，我们建议尽快与员工沟通，建立融洽关系。例如，以下是在 15 分钟的初次面谈时，需要询问现有员工的五个关键问题：

1. 向我介绍一下你自己。
2. 你最喜欢工作的哪一部分？
3. 你最不喜欢哪一部分？
4. 你目前最希望这个诊所如何运行并且在哪些方面做出改变？
5. 在领导和沟通方面，你需要我（牙科医生）做什么？

　　作为业务的新主人，牙科医生在这个简短的面谈中，正在寻找方法来激励和满足员工需求。他或她希望找到员工的"热键"，了解什么能够激励员工，以及他或她喜欢和不喜欢的工作方面。它也允许牙科医生确定他或她是否是"合适的"员工及是否需要作出人事变动。这种类型的面谈也给了工作人员一个机会，用于观察作为新任领导的牙科医生，并开始建立信任。

员工培训

一个员工的成功往往取决于培训项目的质量和数量。由于缺乏培训，许多技能熟练的员工变得沮丧，当他们不能有效地完成其工作时，便会离开这个职位。在诊所中的每一个职位都需要有一个完整和准确的工作描述，成为培训计划的基础。

在雇佣"合适"的人工作后，牙科医生、办公室经理或主管应与雇员面谈，审查其工作描述、职责和具体培训表。培训表(表 23.2)是与员工一起完成并审查的。根据工作和新员工的技能水平，许多员工可能会参与新员工的培训。

培训表的目标是明确的：

- 谁来培训
- 他们将何时培训
- 他们将如何评估培训
- 培训是什么类型的

培训师和新员工需要有连续的培训时间以确保培训是有效的。根据培训的性质，他们可能需要 15 分钟或超过 1 小时。许多培训师最严重的错误之一是在同一段时间内对新员工进行太多任务的培训，使得他们无法在进行下一项任务之前精通当前的任务。好的培训师要做到以下的工作：

- 留出特定的连续培训时间
- 描述要学的任务
- 说明为什么这个任务是重要的
- 示范这个任务是如何完成的
- 让员工在监督下完成这个任务

表 23.2 培训表

日期：＿＿＿＿＿＿＿＿＿＿＿＿＿＿＿＿＿＿

培训生：＿＿＿＿＿＿＿＿＿＿＿＿＿＿＿＿＿

职位：＿＿＿＿＿＿＿＿＿＿＿＿＿＿＿＿＿

	任务	培训师	培训类型	培训日期	进度
1					
2					
3					
4					
5					
6					

7	
8	
9	
10	
11	
12	
13	
14	
15	
16	
17	
18	
19	
20	

培训类型	进度
A. 一对一	病例反馈
B. 团队培训	需要监督
C. 外部来源	不需要监督
D. 同行培训	监工
E. 自我学习	可以培训其他人

　　显然，员工在培训期间和培训后，记笔记和问问题是很重要的。培训表由牙科医生每周审查一次以更新培训进度。

员工评估

　　员工需要并且希望得到关于其工作情况的反馈。当他们知道自己被赋予的期望时，会促进进步并减少冲突。如果员工不知道他们在工作中的表现，他们可能会继续犯错误，并对其职责感到困惑。绩效评价是以职位描述中的职责为基础，有助于确定加薪、试用期和解约。

　　每位员工应在其被聘用之日或另一特定时间，接受每年一次的正式评估。新员工应在工作 3 个月后接受正式的绩效考核。新员工未来的审查，可以根据需要进行。

　　牙科医生或主管需要浏览雇员的工作描述并填写评估表（表 23.3）。请注意，工作人员也需要完成自我评价。然后，员工需要和牙科医生/主管讨论自身的优缺点，共同制定下一个阶段的目标。所有人签署评估表，并在人事档案中保留一份复印件。

表 23.3 员工评估

绩效评估

（由医生或办公室经理填写）

日期：_____

员工姓名：_____

职位：_____

特性和绩效评定：

按 1~5 的标准评定工作绩效的各个方面

1：超越工作要求

3：达到工作要求

5：无法令人满意或无法接受的绩效

每个范畴各圈出一个选项						
守时	1	2	3	4	5	_____
出席	1	2	3	4	5	_____
态度	1	2	3	4	5	_____
沟通技巧	1	2	3	4	5	_____
主动性	1	2	3	4	5	_____
灵活性	1	2	3	4	5	_____
工作质量	1	2	3	4	5	_____
速度	1	2	3	4	5	_____
电话技术	1	2	3	4	5	_____
电脑技能	1	2	3	4	5	_____
记录表格	1	2	3	4	5	_____
AR 管理	1	2	3	4	5	_____
保险	1	2	3	4	5	_____
预约	1	2	3	4	5	_____
拍摄 X 线片	1	2	3	4	5	_____
消毒	1	2	3	4	5	_____
设备保养	1	2	3	4	5	_____
治疗程序	1	2	3	4	5	_____
继续教育	1	2	3	4	5	_____
预防	1	2	3	4	5	_____
患者教育	1	2	3	4	5	_____
初步诊断	1	2	3	4	5	_____

表 23.2(续)

员工的行动计划

目标：

实现日期：

目标：

实现日期：

目标：

实现日期：

签名

绩效评估表格

（由员工填写）

日期：_____

员工姓名：_____

职位：_____

特性和绩效评定：

按 1~5 的标准评定工作绩效的各个方面

1：超越工作要求

3：达到工作要求

5：不令人满意的或不能接受的绩效

每个范畴各圈出一个选项					
守时	1	2	3	4	5	_____
出席	1	2	3	4	5	_____
态度	1	2	3	4	5	_____
沟通技巧	1	2	3	4	5	_____
做事主动的人	1	2	3	4	5	_____
灵活性	1	2	3	4	5	_____
工作质量	1	2	3	4	5	_____
速度	1	2	3	4	5	_____
电话技术	1	2	3	4	5	_____
电脑技能	1	2	3	4	5	_____
记录表格	1	2	3	4	5	_____
AR 管理	1	2	3	4	5	_____
保险	1	2	3	4	5	_____
预约	1	2	3	4	5	_____
拍摄 X 线片	1	2	3	4	5	_____
消毒	1	2	3	4	5	_____
设备保养	1	2	3	4	5	_____
治疗程序	1	2	3	4	5	_____
继续教育	1	2	3	4	5	_____

表 23.2（续）

预防	1	2	3	4	5	＿＿＿
患者教育	1	2	3	4	5	＿＿＿
初步诊断	1	2	3	4	5	＿＿＿
成就	1	2	3	4	5	＿＿＿

列出你完成得很好的工作领域。举例说明。

提高绩效

描述任何需要提高绩效的领域（考虑具体的任务和行为）

AR：应收账数

加　薪

诊所中的加薪应基于两个因素：员工的功绩和诊所的良好运行。薪酬调整应每年按特定的时间表进行。薪酬调整不应与员工的绩效考核挂钩，尽管绩效考核是加薪的一个考虑因素。

激励和赏识员工

员工是医生最好的资产和营销工具。激励那些自知可以创造不同的员工，这对于诊所的成功来说极其重要。员工士气较高的牙科诊所有许多共同之处：

- 共同的价值观
- 相互尊重的环境
- 医生和员工之间的良好沟通
- 团队合作
- 不非议或陷害
- 归属感
- 具有挑战性的工作
- 领导的赏识

积极的员工喜欢"家庭"般的氛围和一个致力于团队长期成功的医生。工作人员在工作时喜欢有明确的期望、自由和自主权。许多医生认为用薪资和福利就足以表达其对团队成员的感谢。我们综合了 35 年中来自美国各地牙科诊所中面试团队成员的想法，许多员工渴望和希望他们的雇主做到以下几点：

- 做一个好的听众
- 经常说"请"和"谢谢"
- 给予公平的薪资和福利

- 对较好地完成工作的员工给予自发的酬谢
- 记得诊所成员的生日和入职周年纪念日
- 当众表扬，私下批评
- 以一种友好的方式给予诚实直接的反馈
- 做一个好的榜样

许多工作人员反映说，他们自觉没有受到医生的充分赏识。优秀的领导人会认识到，在患者面前真诚地夸奖员工来表达对其由衷的欣赏是十分重要的。患者喜欢这样，你的团队也一样。其他表达团队认可的想法包括：

- 由诊所不同部门策划的季度团队活动（有专门的预算），如保龄球、购物、美甲、棒球比赛、影院、激光枪战。
- 自发的奖励和金钱奖励一样具有激励性。
- 在晨会给员工带一杯星巴克拿铁，给他们一张 50 美元的钞票，或订购一盒比萨送到他们家，会给你换来很多的动力和积极的态度。
- 奖励提出年度最佳"营销"想法的人两张往返机票。
- 雇一个按摩师来你的诊所，给员工做一个 15 分钟的肩颈按摩。
- 在 5 年、10 年和 15 年的时候给员工赠送礼品，以表彰他们的忠诚（手表、珠宝、含早餐的酒店礼券）。
- 安排一个 3 小时员工会议，实际上用一次令人惊喜的购物之旅取而代之。给他们 200 美元，最后和他们见面喝杯咖啡。你为此付出的所有花费都会得到回报。

员工激励最关键的一点在于雇佣有动力的人。你不能长期激励一个消极的或无动力的人。通过让员工参与诊所的决策、提供定期的反馈并给他们具有挑战性的工作，来保持他们的积极性。

许多诊所已转向奖金激励计划，以帮助激励和奖励员工。如果正确设置和管理，奖金激励计划可以给员工一个极大的动力。然而，一些奖金激励计划很难跟进，并且如果奖金很少兑现时，可能会实际上创建一个消极的环境。

我们发现最有效的奖金激励方案是基于一个为期 3 个月的滚动平均绩效（不是工作量！），并在花费 50% ~ 75% 的时间期限时兑现。奖金金额由员工工资占绩效的百分比确定并按月分发。个人的奖金总额根据工作的天数或小时来确定。

奖金激励的示例

1. 医生承诺给员工一定比例的绩效作为工资和（或）奖金奖励。

这个百分比是根据上一年员工基于绩效的工资总额来制定的。通常范围是 21% ~ 28% 。

2. 奖金激励是基于绩效，而不是工作量。

3. 奖金激励是基于一个为期 3 个月的绩效校正滚动平均值。

4. 每月按预定百分比扣除的工资总额应包括合同劳动成本，但不包括配偶薪资、员工福利或工薪税。

5. 公式和示例：

第 1 步：3 个月的绩效校正平均值

Jan：68 000 美元

Feb：64 000 美元

Mar：66 000 美元

Average：66 000 美元

第 2 步：每月薪资总额：18 363 美元

（根据五月损益表，每个月会根据当月所支付的工资总额和合同劳动成本而改变。）

第 3 步：66000 × 28%（例子）= 18 480（美元）

第 4 步：18480 − 18363 = 117（美元）

第 5 步：117 美元被分配给各员工（根据工作天数或小时）

6. 以 28% 为例：

67000 × 28% = 18760　18760 − 18363 = 397（美元）

68000 × 28% = 19040　19040 − 18363 = 677（美元）

69000 × 28% = 19320　19320 − 18363 = 957（美元）

如何掌控具有挑战性的员工：对事不对人

大多数牙科医生想从事牙科工作，不想应对员工的工作表现和冲突问题。不幸的是，作为一个企业雇主，有时你会在职业生涯中经历这些具有挑战性的情况。经过多年处理团队冲突并取得成功的结果后，这里有一些我们认为有益的提示：

C：在 24 小时内沟通（communicate with 24 hours）

O：在工作场合以外（out of area）

N：中立（neutral）

F：事实（facts）

L：倾听（listen）

I：投资（investment）

C：结论（conclusion）

T：信任行动（trust the movement）

C—24 小时内沟通：在你的情绪得到控制后，尽快处理这些情况。最好在一天结束之前了结，这样你就不会把这个问题带回家了。

O—在工作场合以外：当一个情况得到注意或引起你的注意时，请确保你在关上门后(单独的空间里)处理。

N—中立：保持中立和公正是你的责任，尤其是涉及一个以上的个体时。记住，每一个故事都有三个方面：你的，他们的和真相。

F—事实：坚持事实，重要的是讨论与该情况相关的具体问题。有时，提及之前的情况可能于事无补。你越能还原事件的真相，结果就会越好。

L—倾听：为了收集事实，必须先倾听。请记住你有两只耳朵却只有一张嘴的原因。

I—投资：员工是一项投资。你的主要目标是解决任何冲突的情况并前进。更换现有员工比雇佣和培训新员工要困难得多，成本也高得多。然而，如果问题继续下去，保留这个人更昂贵。

C—结论：作为一个牙科医生或所有者，最好是让员工来考虑可能的解决方案。无论是你发现了员工的问题或员工带着问题来找你，最好是让这个人一起想出一个可能的解决方案。你的目标是让员工自己解决问题。如果他们真的来找你，他们可能已经解决了这个问题。当你需要责罚一个员工时，问他或她能做些什么来改善现状。这往往导致更高水平的问责。最后，在员工人事档案中记录这些情况。口头情况可以转换成书面形式的沟通，这有可能促使问题的终止。记录再怎么详尽都不为过。

T—信任行动：这是一个古老的说法，但它至今仍然是真理。事实胜于雄辩。这句老话会使你的业务保持蓬勃发展，并有助于为你们所有人创造一个良好的工作空间。

解雇员工的纪律程序

作为一个雇主，更有压力的任务之一是管理一个没有在其工作中表现出所需水平的员工。拥有一个纪律程序是重要的，可以减少错误解雇诉讼的可能性，也会让员工有机会提高绩效。在渐进性惩处过程中有一些标准的步骤：

1. 在员工人事档案中对口头警告进行书面核实。
2. 列举具体的问题和对员工期望的书面提醒。
3. 可能的停职停薪。
4. 解雇。

所有这些步骤都应该有很好的记录，并由牙科医生和员工签字。所有书面文件的复印件存入人事档案中。解雇任何员工之前，每个牙科医生应该了解美国联邦政府和各州政府的指导方针。

管理牙科团队有时会有压力，但相对于你作为一个企业家得到的回报，在建立一个高绩效团队方面花费的时间是非常值得的。花时间聘请"合适的"团队成员并且对其进行训练，能够打造出一个对彼此尊重友好的团队，同时也会把患者放在第一位。有一个坚实的团队来分享共同的价值观和技能，对诊所的成功和患者的保留而言是至关重要的。

参考文献和其他资源

Moawad, Karen, Bender, et al, 1993. Managing Dental Office Personnel：A Management Tool for Structuring and Administering Personnel Policies in the Dental Practice. Tulsa, OK：Penwell Books.

www. ada. org. American Dental Association（ADA）（especially, Basic Training Ⅱ and Ⅲ, Employee Office Manual, Fast-Track Training：The Basics for Dental Staff, and Smart Hiring：A Guide for the New Dentist）.

www. dol. gov. U. S. Department of Labor（DOL）.

www. eeoc. gov. Equal Employment Opportunity Commission（EEOC）.

www. pathways-to-performance. com. Pathways to Performance, Inc.

练习题

发现你的行为风格

1. 回答以下问题，圈出答案来解读你的行为模式。

你是活跃/外向(DI)还是更偏内向(SC)？

如果你选择"活跃/外向"，你是别人的协调者(I)还是领导者(D)？

你更关心劝说或给他人留下深刻印象(ID)还是得到你想要的结果(DI)？

如果你选择"更偏内向"，你更关心你如何完成一个任务还是该任务的质量(C)？

你更多地接受他人(SC)还是评估他人(CS)？

2. 做一个关于"行为风格"的互联网搜索，比较你在网上发现的答案。这个练习题唯一的不足在于对自身观察的准确性，但是通过从同事那里获取额外信息，可以轻松弥补这一缺陷。

冲突案例研究

案例研究 1

一个员工闯入你的办公室，失声痛哭。然后她告诉你另一个员工故意伤害她。你要如何掌控局面，发现事实真相并最终让员工自己解决问题？

案例研究 2

Sally，你的牙医助理，不遵守 OSHA 协议。你应当在何时、以怎样的方式处理她？你应该使用什么样的方案解决冲突？

案例研究 3

Margie，你的长期牙科保健员，忧心于她的工作时间表，要给每一个预约增加 20 分钟时间。

你应该遵循什么样的冲突策略？

案例研究 4

上个月，你的应收账款非常高，特别是在超过 90 天的类别。在你与你的诊所管理者 Virginia 最后一次会面时，她向你保证钱已在邮寄中并且她有信心下个月的应收账款将受到控制。在审查本月的应收账款报告时，超过 90 天的应收账款已经更高了。你对 Virginia 的处理计划是什么？你想使用什么样的冲突原则？

第 24 章

员工会议

David Neumeister

员工会议 = 团队充电 = 患者满意

每个牙科诊所都有一个独特的氛围贯穿始终，就像一条河。当你第一次涉水入流时就可以感觉到它的温度和动度。河流的流动是每一滴水的能量来源，就像诊所的友情精神为每一个员工所营造的一种工作氛围。诊所的能量场也决定了每个患者的满意度和安全感。支持性的力量由牙科医生激起，由每位工作人员在与患者接触的每一刻推动。

一个牙科诊所的氛围往往不过分热情也不过于冷淡。有意识的思考可以使你的诊所对员工和患者都有独特的吸引力。成功需要时间。一个健康的诊所氛围不能由一个仁慈的牙科医生强加给一群人。它也不能通过每个人去上一个课程或读一本书来形成。一旦氛围改变，眼界和激情也随之改变。它每天随着自己的责任和目的流动，逐渐发展出自己的动力。培养新的模式和行为并使其融入诊所氛围之中需要很长时间。

当你的患者走进你的诊所时，就可以感受到独特的氛围。他们在接待室，在洁牙员的牙椅上，在临床检查时，在拿出支票支付医疗费用时，都感受到诊所的节奏和氛围。根据潜意识中对诊所的信任度、质量评价和氛围感受，患者对诊所提供的诊断和建议做出反应。如果患者感到紧张，他们会本能地认为你别有用心，他们会通过拖延或拒绝治疗，甚至带着诊疗记录到另一个诊所表达他们的感受。患者会基于你的新设备和临床专业知识作出一些判断，但刺激他们采取行动的是舒适平和感，这种感觉来自对他们产生影响的团队所表现出的所有权和安全感。发展和激励你所选择的团队是非常重要的。这就是为什么你需要精神上的、有目的的、员工驱动会议。

诊所的成功不仅限于治疗牙齿。牙齿没有情感，但是人有。治疗牙齿很容易。你如何在牙科诊所营造一个健康的、以患者为主的氛围？首先牙科医生需要对个人成功作出十分明确的定义，随后建立一个敬业积极的专业人士团队，他们将那些能量和承诺带到牙科专业人员所做的每一件事情中。每一个成功的牙科团队需要学习、成长、团结、分享并完成作为牙科医生的使命。

无论你每天看三个还是三十个患者，不管你有四个还是二十四个员工在同一栋大楼里工作，都需要员工会议。事实上，你越是忙碌，看的患者越多，越是需要定期地停下来，坐下来，与你的工作伙伴交流，并学会如何明确任务、合作和培养持续成功所必需的日常精神。

你可以尝试将这种积极性教给或赠予员工。你可以用奖金换取一些忠诚，有时单凭灌输意念也能换取劳动奉献。但是，如果想要提升至患者期待的优质服务并且增加每月的工作量，那么只有两种选择：要么更快地工作，要么发展你的团队。

你不能因为"国王统治王国"而不发展团队。如果你的团队成员不能完成服务患者的承诺，你就相当于没有团队。除非他们理解此愿景，相信所需要的奉献精神，并愿意相互扶持来为确定的结果负责，否则你也相当于没有一个团队。员工会议是团队成功的基础。记住，有效的员工会议对你的团队和牙科诊所的成功都是必不可少的。

牙科团队：一群具有不同技能背景和能力的人，为了一个共同目标一起工作，他们让自己有责任感，成为一个共同承担责任的团队。

一个年轻的牙科医生，本能地不会为了把每个人聚在一起分享和学习，而定期占用高效的工作时间。许多普通牙科诊所完全不举行员工会议，或虽定期安排但常常因为更重要的事情而一再推迟。在某些情况下，员工会议勉强举行却极少被诊所的牙科医生或员工接受。"我没有时间参加员工会议。""我一生从来没有经历一个真正有价值的工作会议。""我现在为了完成工作已经有足够的麻烦，怎么会为了召开会议而浪费宝贵的时间？"

牙科医生经常认为成功意味着掌握临床技能，学习沟通技巧和聘用诚实勤奋的员工。你确实需要技能和沟通技巧。同样，拥有一个有才华的、忠诚的团队也是必要的，但并不止于此。为了成功，日复一日，年复一年，你需要不断地激励、训练、奖励和挑战你的团队，要理解和价值化你对患者口腔健康和团队共享的服务理念的贡献。

普通团队和优秀团队之间的区别是常识及其在人际交往中的日常应用的差异。每天的成功绝对需要专注、高效和定期的团队会议。

作为一个专业人士，你会更多地通过定期专注的团队会议来提高你的满足感和成就感，而不是通过花费一周的时间参加全国最好的牙科教育课程！让我告诉你原因。

了解你所拥有的。你毕业于一所好的牙科学校，并通过了执业医师考试。你获得了营业执照，并且目前拥有一所牙科诊所。你有条件将你的才能应用于公共服务工作，并因此获得实际报酬。社区患者还不知道你的优势，但他们很快就能意识到。你认为作为一个牙科医生，成功的关键掌握在自己手中。

但成功不只是依靠双手。当你在床上等待入睡的夜晚，满足感并不来源于你的技术技能。有能力做牙科工作仅仅是开始。当你知道一位今天打电话来希望解决旧义齿松动问题的患者，能够在不影响你的其他患者或令你的牙科助理烦恼的情况下，被安排在明天早上的日程中时，你会感到满足。当你第一次告诉一位当地学校的校长，她需要进行四个象限的龈下刮治和根面平整时，她没有生气，也没有质问为什么之前没有人告诉过她她有牙周病时，你会感到满足。当你离开手术室，患者悄悄问你的助手为什么根管治疗如此昂贵，你的助手给出了一个有经验的答案来建立患者决定接受今天的治疗服务的信心和安全感时，你会感到满足。这就是能让你微笑入睡的满足感，因为你期待你每天工作中的专业决策能够帮助别人维护牙齿的终生健康。

你如何让一群独特的、有才能的、有奉献精神的人，求同存异，团结在一起？

你如何激励这些人以团队的形式来工作？

你如何鼓励他们像你一样重视为患者服务？

你如何在一群有着不同生活经历、个性和个人需求的人中建立起责任感？

一个成功的诊所需要什么类型的会议？推荐以下标准：

- 每天开展，并确立一致的主题。
- 分享个人的成功并进行庆祝。
- 共享诊所基本业务信息。
- 把新员工带进诊所这个大家庭，了解你的诊所理念。
- 定期学习牙科技术、材料和办公系统的更新。

这都可以通过两种会议高效完成：每日晨会和一次几小时的每月小组会议。会议所需的总时间可能会每月 3~5 小时，致力于让每个人理解、沟通并促进个人和牙科诊所的成功。

你如何知道你的会议是否成功？

1. 可以预见与会者对会议的期待。
2. 这段时间是高效的并能完成办公系统的发展和改进。
3. 每个人都会觉得自己对决策有所贡献。
4. 参加会议能促进团队更加勤于思考和高效行动。

如果我们把这些要点作为成功的标准，想象一下为了实现目标必须做些什么。首先，我们必须意见统一，是什么让我们成为一个团队。在许多情况下，一群人聚在一起行动，但没有人会混淆群与团队。你在一些餐厅用餐时，会感觉员工相互之间没有交流。问题再三重复，你仍旧被独自留在桌边很长时间。你感觉到没有人负责，你要么是被忽视，要么是在被服务的时候总结出他们真的不在意你是否会来第二次。

　　有时候，有些餐馆里的服务员甚至好像都不喜欢彼此。很快，你否定了餐厅的服务，接着降低了对食物质量的评价，你会好奇当初为什么要来这儿。很快你就决定不会再来了。你曾经遇见过这样的牙科诊所吗？

　　相反，你也在一些服务周到的餐厅里用过餐。迎宾员告诉你你的服务员是谁并且会尽快到达。每个人看起来都致力于满足你的需求。他们实际上是在寻找方法来回应你的问题和心愿。

　　他们可以定制菜单，以满足你的饮食需求，他们还会面带微笑地询问你是否需要其他帮助。

　　自然而然地，你觉得食物也很棒。

　　是什么导致了这些区别呢？怎样使一群有不同背景和经验的人成为一个团队，去满足客户、约会的夫妇、有孩子的家庭或者庆祝结婚纪念日的大型团体的需求？每个客人对特定的餐馆都有一个独特的期望和独特的看法。一家成功的餐馆发现人们一次又一次地来就餐，是因为预见到这种体验是温暖并且有求必应的。食物做得很精致，但仅靠食物并不能带来回头客。优质食品很重要，但仅有优质食品还不够。

　　优质牙科治疗是重要甚至非常重要的，但仅仅如此还不够打造一个成功的牙科诊所。

自觉遵守的制度

　　团队成功的定义：全体员工享受、参与、吸取教训以及改善对患者和彼此的服务。牙科诊所成功的定义：融洽、培训、挑战、肯定并促进团队成员的成长，提高能力以便帮助患者作出更好的关于牙科健康的选择。

　　你的办公系统有一个有序的模式，而不必控制或规定诊所每天接诊并提供牙科健康服务的患者数量。所有员工都参与了患者服务的过程。他们对工作行动的信心和责任心来自共同的目标和对成功的共同期望。你专注于患者的治疗，而你的团队致力于为诊所的患者提供其想要的注意力和服务。

　　团队会议必须是：定期且团队主导的，集中且灵活的，有趣且高效的。

　　为了定期召开，团队会议需要安排在一个确定的时间，不能改变日期或缩短会议的长度。员工应该知道这个会议时间像午餐和月底存工资一样是必不可少的。每个人，包括兼职团队成员，每次都应该努力出席整个会议。员工付出的全部会议时间是有报酬的，任何食物或附带费用均由牙科医生支付。

晨会：在每一天工作开始前 15 分钟

　　如果把日常安排比作行程图，那么晨会就是让你有效到达目的地的 GPS（全球定位系统）。例会在每一天工作开始前 15 分钟召开。例会的目标是让诊所里每一个人的日常期望得以顺利沟通。这是一个机会，分享通常只有一个团队成员了解、但对整个团队建立服务一致性意识很重要的信息。图 24.1 描绘了一个晨会。牙科医生需要知道在上午的中间时段有一个要做口腔卫生维护的复杂患者需要麻醉，且助理需要知道前台工作人员将打电话给下午一点的患者，确定她已按需服用了上次忘记的预防性抗生素。处理财务安排的人希望卫生员将今天下午两个孩子的母亲留下办理共同支付保险。牙科医生可能让接待员要求监护人 4 点钟留在诊所，给一个存在特殊需要的孩子提供必要的照顾。

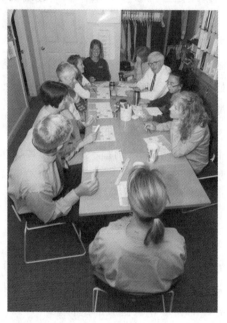

图 24.1　上午 7：45 牙科诊所召开有综合日程表的早晨例会。每个参与者准备分享今天的关键信息

每天交流的信息使每个人都能和谐地度过每一天。这是患者开始感知诊所氛围的一部分，直觉告诉他们这个诊所管理良好。患者反映了他们在诊所里看到的信心、温暖和保证。

每个人必须准备好参加晨会。有些工作人员可能会提前 20 分钟到诊所准备，有些人可能会在前一天加一会班去准备。如果你有一个卫生员每天上午 9：00 开始工作，他/她需要在前一个下午做好准备并把信息给帮其做报告的人。如果每个人都能在晨会中就不同事件多次发表言论，那么在短短 15 分钟或更少的时间内就能取得非常好的完成效果。

业务部有与突发计划变更、有财务安排的患者或到期款项相关的信息。他们也可能有与一个患者特殊保险要求相关的信息，或者了解一个今天新来的患者的家庭情况。他们可能知道今天早上一个患者必须准时接诊，因为以前的日程安排问题。

卫生员知道谁需要拍摄 X 线片，谁的牙科治疗还未定计划，谁需要牙科检查，谁在今天的行程可能需要一个治疗计划/方案或一个新的综合检查。牙医助理知道哪些患者需要特别的预防措施，每个患者需要什么样的安排，哪些房间将被使用。牙医负责了解哪些患者可能需要特别护理，哪些患者可能最近完成了在专科医生那里的治疗。牙医也必须帮助预约协调员了解，如果有急诊患者打电话需要今天就诊的话，约在什么时候较为合适。

鼓励每位团队成员分享任何诊所患者特殊事件的消息。今天的时间表上，谁最近一直见报，谁正值一个周年纪念日，谁住院了或谁从学校毕业了。例会也是任何人都可以提供任何有记录的患者正值一个重要里程碑的时间，如婚礼或宝宝出生。这些患者可能会得到一张贺卡，上面包含许多团队成员的祝福。例会时特定的人会把祝福卡放在员工公共桌上，这样贺卡可以在一天中被签名并于傍晚寄出。

例会是你可以期望每一个人为其他团队成员的成功负责任的另一个方法。每个人都有机会成为一个能满足今天来访患者期望的人。晨会的质量定下了今天的基调和节奏。这使得患者经常在离开时对诊所的一致性和专业性做出由衷的赞美。

当每个人做好准备来参加例会时，这个积极健康的团队就会开始营造当日的氛围，团队中每位成员都渴望为集体做贡献。必须有一个日常清单，记录业务部、卫生员、助理和牙医每天的职责。如果你不是在已知共同信息和共享期望时开始工作，当有不可避免的急诊进来或患者迟到 20 分钟时，你就会觉得今天过得不够顺畅。早晨例会在一天工作开始前的 15 分钟迅速开始并可以在 10 ~ 12 分钟内完成。

表 24.1 提供了一个例会的详细议程。

表 24.1 早晨例会议程

- 早上 7：45 开始，7：55 结束
- 整个办公室的最新公告
- 今天日程安排的变化
- 业务
  - 可能需要帮助打开前门的患者
  - 需要制定或确认财务安排的患者
  - 转诊患者
  - 新患者
  - 卫生员和牙科医生下一个需提前预留的时间？
- 卫生用品
  - 需要在前台更新病史的患者
  - 尚未完成治疗的患者
  - 需要一个全口 X 线片、治疗计划或转诊检查的患者
  - 需要牙科医生检查的患者

- 助理
  - ·需要额外时间或有特殊需要的患者
  - ·需要进行随访的昨日患者
  - ·今天的急诊时间
- 患者的礼物创意
- 设备或供应需求
- 一天的反思

　　重要的是，这本书的相关网站有一个数字记录——关于牙齿健康的早晨例会——持续约 7 分钟，帮助您更全面地了解这些重要会议。正如那句老话所说，"眼见为实"。

月度工作会议

　　整个诊所的员工在每月一个确定的日期和已知的时间聚集开会，不能找借口缺席。这些会议最终应该在诊所之外的场所开展，这样就不会有干扰，而且能够让团队成员明显感觉到，你正在投入一个独立的时间和空间，以便进行专注的讨论，建立人际关系，从而提高你的日常工作。由衷的倾诉，可以带来一个有序的、以患者为中心的、满足情感交流的聚会，让每个人每个月都对其满怀期待。

　　在牙科诊所职业生涯早期，员工会议只有在危机发生时才会召开。他们被视为一个用来弥补错误的时间。主题往往是迫切需要采取行动的关键问题，很少讨论与诊所和谐相关的长期问题。当牙医有更多的经验时，员工会议上会有更多规划时间来考虑问题。尽管如此，员工会议仍然是消极的投诉时间，被问题最大或声音最响亮的人掌控。任何人都不愿意再有一次这样的经历。

　　预见能够成功的每月团队会议由六个部分组成：

1. 有益的经历
2. 活动清单
3. 报告：卫生、牙科医生、物资供应、礼品账单
4. 内务管理清单
5. 教育话题
6. 月度团队会议评估

　　表 24.2 提供了每月团队会议的基本组织结构。

表 24.2　牙科的每月团队会议

地点：_____

主持人：_____

记录员：_____

评估员：_____

开始时间：_____，结束时间_____

会议议程

有益的经历：个人的或专业的

活动清单

报表

卫生用品

牙科医生

物资供应

礼品账单

内务管理清单

教育主题

会议评估

有益的经历

在这次会议的有益经历部分，每个人至少分享一个上个月发生的个人的或专业的经验。

在这个时间段内，房间里的每个人可以悠闲地分享经验。

一个人开始后，经验分享按顺时针方向环形顺延，给每个人一个机会，讲述他或她的故事。这给予大家一个友好的、轻松的、从容的机会，在个人和专业方面介绍自己。他们可以先告诉团队，在诊所环境之外给他们带来满足和奖励的是什么。一些牙科同事发现，分享家庭经历不仅容易而且很有必要。一些团队成员会分享这些个人的亮点，即使这意味着把照片或个人记忆带入一天忙碌的工作之中。其他团队成员对工作以外的生活很少公开，那也可以。

这个过程不是为了透漏秘密的。然而，每个人每月都一定会有一些给他们带来特殊满足感的事情。如果一个团队成员在分享经验时感到迟疑，给他或她一个机会，等到圈中最后一个人分享完后，再回到这个不健谈的团队成员。

没有人可以跳过分享个人有益经验这一环节。重要的是要与每个作为个体的人沟通，知道一些使他们独特的东西。

作为团队的领导者，你可以通过私下跟进来帮助较安静的团队成员，总会有一些不情愿的人。你可以问更多关于他们兴趣的问题，并极力鼓励他们在下一次会议上做更多的分享。

　　每个人都应该表达上个月发生的一两次个人有益经历。这可能是一个孩子参加童子军取得的奖励，成功地完成了教会活动，或包括某次特殊旅行照片的度假体验。这使得热情或缺乏安全感的人都有一个既定的时间可以告诉团队自己是谁以及自己为团队做了什么微妙的贡献。这是作为一个社会和情感层面的人沟通的一部分，使工作生活有可能成为一个支持网络。那些了解和理解你的家庭生活、爱好以及使你成为一个独特的人的生活经历的同事，更容易与之共事。这些社会关系加强了职业责任，并且当有人生病或受到细菌感染时，他人能够在那一天表示深切的同情。那些日子将会发生。

　　这个有益的经验时间也创造了一个机会，让团队成员分享在过去的一个月里让他得到专业回报的一系列经历。庆祝为什么你享受每天来诊所。告诉另一个人什么对你的患者是有效的。这些经验应包括某些患者和其他工作人员。这意味着要鼓励疗效良好的患者，并肯定团队成员的行为和行动。

　　这种有益经历时间也提供了一个传播媒介，通过这一媒介，业务部和临床医生的治疗可以详细说明发生在一个好的诊所里的每一件事之间具有互联性。卫生员会感谢预约协调员在她因为女儿生病不得不匆忙离开时，为患者调整预约。助理可以感谢卫生员鼓励患者在她前磨牙戴全冠前完成美白牙冠的治疗，使颜色匹配更完美。牙医可以称赞给新患者打电话的人，因为她在电话里收集的所有详细信息，促进了更好的第一次就诊体验。

　　灌输有益经验的时间内所蕴含的微妙信息是：我们都是有家庭、有朋友圈、有独特的生活体验的人。在这个牙科诊所中，我们也碰巧有相似的价值观，有机会使我们的患者和队友的生活有所改变。员工会议议程第一个项的重点是悠闲分享。

活动清单

　　会议的这一部分，员工将跟进以往会议的活动。应指派抄写员或记录员来跟进和张贴活动清单、内务管理清单（见下面）以及每月员工会议的其他关键点。

　　每一次会议议程的第二项是活动清单。通过这一部分，你可以论证团队在员工会议上做出的决定，要么马上付诸行动要么需要更多的研究，并在未来的会议中进行一个更完整的讨论。

　　表24.3是活动清单的一个示例大纲。

表24.3　活动清单

公布在星期一的员工会议上

活动	执行者	截止期限或完成日期
————————	————————	————————
————————	————————	————————
————————	————————	————————
————————	————————	————————
————————	————————	————————
————————	————————	————————
————————	————————	————————
————————	————————	————————

　　这个清单主题的一个例子可能是牙周维护治疗中 Current Dental Terminology（CDT）编码的具体规范定义。有人可能会自愿研究这个定义，并在下一次团队会议上做报告。这个需要后续阅读的项目将被列在活动清单上。活动清单主题的另一个例子可能是安排在下一个夏天的区域继续教育会议的日期和费用。可能要求一个人获取所有信息，在办公室张贴有发言者和日期的名单，然后将话题放在下个月的活动清单上，以便可能要参加的团队成员作出决定。

　　也许有人在业务部收到关于种植体的问题，并询问他或她是否可以更多地学习这项服务。该小组可能会决定邀请当地牙科外科医生来参加你们诊所的午餐会并讨论种植治疗的优势。团队成员可以决定他们希望向哪位外科医生学习，并且指定某人联系午餐聚会场地。

　　本书的同步网站包括一个活动清单的示例。

　　在他或她发现你的诊所和员工的质量后，你甚至可以从这个牙科外科医生处得到更多的转诊。如果由团队作出一个决定，该项目将继续列在活动清单上并在下一次团队会议上报告。

　　本清单的目的之一是向大家确认，本团队所支持的建议已跟进并完成。第二个目的是确保不会错失好的想法。在团队会议之后的几天内，这个清单应该张贴在员工办公室，以便在两次团队会议之间对每个工作人员是能看到。

报告：卫生，牙科医生，物资供应，礼品账单

　　哪些报表是重要的，你需要跟踪什么数据，负责跟踪的人又是谁？首先，牙科诊所必须建立成功的患者护理、卫生服务、财务支付以及所有其他办公系统的系统规划。这就引出了团队要衡量和讨论的结果。通过这种方式，你支持一个共同的愿

景，确切地说，在你的诊所中什么构成了不强制的秩序。一旦愿景得到了团队的理解和重视，让一个工作人员负责跟踪每一项基本的、团队选择的结果是牙科医生的责任。事先对每一业务领域渴望的成功目标达成一致意见，并确定谁在诊所中主要负责跟踪和实现这些期望的结果。如果这些数字中的任何一个明显超出了预期的目标范围，那么诊所里负责该结果的人应该准备好讨论可能的解决方案，并帮助制定改进的行动计划。

牙科医生有时会检查本月的数据，也会为实现成功提供支持，然而，牙科医生不提出报告，也不是第一个对报告评论的人。本次员工会议是团队主导模式，而不是牙科医生命令模式。

经过数个月的跟踪和评估办公程序，对此负责的工作人员更容易报告关于你所选择的结果的成功和缺陷。示例如下：如果你的目标是耗材占工作量的6%，你有一个负责订购耗材的人，这个人可以将购买预算控制在预定的范围内。如果每月的结果异常高，负责人可以解释哪些购买是必要的，以及在未来几个月内是否或如何将总购买减少。最终得到最多回报的优秀牙科医生领导者的角色是像授权团队的啦啦队队长一样，其成员的行为就如同他们才是负责让牙科诊所取得成功的人。

想要在牙科业务中取得完全的成功，你的确需要专注于一些具体的结果，但仍然要允许团队成员为他们自己的行动和后果负责．这两者之间存在有一个微妙但必要的平衡。

会议的这一部分是致力于与每一个人分享所选的诊所信息。如果团队成员理解决策背后的"为什么"，这个团队就会更充分地支持行动和决策。人们不会对自己的数据产生争议。诊所管理软件程序也允许你容易地生成报告和审查/分析。

卫生报告：在会议的报告部分，将有一个关于诊所卫生活动方面的总结。不管你有一个兼职的还是专职和兼职混合的卫生员，这份报告都是必不可少的。这些数据对今天的团队很有用。当你的诊所在成长和你在职业生涯中跟踪患者的流量和员工变化时，这些数据对你也很有用。该报告可能包括上个月就诊患者的数量，窝沟封闭的数量，龈下刮治和根面平整的象限数，牙周维护治疗的次数，每小时产生的美元和作废的预约占总可用工作时间的百分比。

牙科医生报告：牙科医生的新患者数、生产成功率、未来预定计划、保险账单以及应收账款跟踪，也应该有一个报告。

再怎么强调强有力的牙科领导的必要性也不为过。确定你的成功指标，监测成就水平，庆祝你的优秀业绩，并决定如何以团队的形式加强你的薄弱环节。随着实践经验的增长，你选择跟踪的目标将慢慢发展。你可以开始跟踪生产和收集的数值，并进一步将牙科医生与卫生员的工作数值分开。你可能跟踪超过90天的应收账款，然后意识到每天在前台收集的日营业份额是更好的跟踪数值。你的诊所发展没有上限。随着协作能力的提高，你会意识到影响预期结果的微妙碎片信息。关键因素是，作为一个团队，你们用什么衡量诊所的成功以及如何实现你既定的高效牙科诊所的定义。

物资供应报告：在员工会议的共享信息部分，另一份定期报告应该是物资供应报告。它应该由团队中负责订购、采买和跟踪供应成本的个人来提供。供应费用的目标可能是占诊所每月工作量的 6%。将实际供应成本与目标相比，并且由为你的团队订购物资的人给出一份报告。供应负责人将报告每月的成功和年初至今的成功。你甚至可以报告目标与实际中的卫生供应成本以及牙科医生供应成本，以便使你更好地了解你的花费差异在哪些方面。我们的目标是让整个诊所团队在每月控制特定开销目标的过程中感受到所有权，并以一种允许改进的方式分享这些信息。

礼品账单报告：礼品账单是自上次会议以来送给患者的小礼物的报告。一个人负责给患者发送贺卡并购买礼券，例如，正值庆祝周年纪念日时，在他/她获得奖项时或谁因伤住院时。任何工作人员在任何时候都可以建议送礼物。诊所里的一个人被指定为礼品负责人，手上有贺卡和礼券，并在适当的时候发送信息。任何一名工作人员都能在某些时候签署贺卡，或者也有可能会有很多员工签署贺卡，视情况而定。当决定奖励个人时，没有必要通知牙科医生。礼品官每月的工作有一个允许的最大值，只要在这个参数范围内，他或她可以随时在月内送礼物。收件人姓名和礼品公告是在会议议程的礼品账单部分制定的。对于在房间里一些人，这可能是他们第一次意识到可能会被奖励。

礼品账单的目的是为每一位员工提供一个机会，来辨认一些特殊的、把自己的护理托付于你的团队的人。诊所里的每个人都应该有记住和奖励患者的个人责任感。员工对奖励时机的辨别应该时刻保持灵敏。想象一下，当两三个工作人员都将庆祝新生儿的鲜花和贺卡送到医院时，社区里会有怎样的赞誉声。或者想象一下，当一个接受你们治疗的学生入选国家荣誉协会时，会有多少朋友知道他收到了来自你们诊所的一张当地书店的礼券和一张个人签名贺卡。

本书的同步网站包括一个这些报告的示例：每月供应清单、前台部门以及卫生部门。

内务清单

在会议的这一部分，讨论自上次团队会议以来任何非紧急的想法或问题。本月初在员工区域张贴一张空白的"内务清单"。它为列出提纲预留了空间，包括感兴趣的主题，想要提出问题的人的名字以及允许小组讨论所需的大约时间。鼓励每个员工在当月提出他或她任何原始的想法或出现在清单上的任何问题。任何放在内务管理清单上的东西都不需要紧急行动，并且普遍地受益于在采取行动之前达成一些共识。例如，如果空调不工作了，需要立即注意，不会添加到内务清单中。如果你想每周拥有三次清洁服务而非目前的两次，这个问题应该放在内务清单上。在你的助手对审核中的某件事感到担忧的这天，这个问题可以由牙科医生自发的回答。或者，它可能只是被一个员工忘记或忽略。但是，如果这个问题是由意识到该问题的人添加到内务清单上的，那么在本月的某一时刻，员工会议将对所有诊所清洁相关问题进行讨论并达成理解。办公室谈话会使团队成员渴望拥有一个非常有吸引力的办公室。它也将允许每一个团队成员重视清理自己工作区域的结果、目前供应商的成本以及公众对你诊所清洁的感觉。

表 24.4 是一个内务管理清单的示例。

表 24.4　内务管理清单

要讨论的问题	谁	多长时间

在上次员工会议后即刻张贴把这个以及类似的话题放在内务管理清单中，张贴在员工活动室的墙上，能够鼓励每一个团队员工每天思考如何改进诊所。鼓励他们的投入精力并且提出建议和问题。这是授权你的团队为诊所的成功负责的一部分。

使用内务管理清单，避免使牙科医生或诊所管理者在解决员工问题时，成为独断专制的问题解决者。工作人员可能只是希望有人可以出去为诊所买不同的杂志，但这是一个暂停的好时机，以便将该事项列入下个月的内务管理清单中。然后，整个小组可以讨论患者的阅读习惯并迎合患者的具体兴趣，在此之后，你可以给负责所有患者阅读材料的员工一个预算。这种情况下，最好的行动可能是立即回答。另外根据问题，你可以帮助其他人参与到解决方案之中。在全体团队讨论该问题之前，要给工作人员和牙科医生一定的时间对问题进行思考并且获得更多的背景信息。最重要的是，这种类型的分享允许每个人成为学习和决策过程的一部分。

由团队作出的决策更有可能由团队来评估和实施。团队中的个体不会反对团队作出的决定。把一个不紧迫的问题列在内务管理清单上进行充分的讨论，这种做法本身就能明显减少与决策者和决策过程相关的办公室非议。

肯定会有一些问题最终需要由牙科医生独自作出决定。这项内务管理清单活动不会将所有的领导责任转移给团队。如果需要在技工室选择等患者护理方面做出决策，或者如果一些建议的成本较高或时间不合适时，都会需要牙科医生来作出决定。领导并不能缺席员工会议上内务管理清单这个步骤。这是最高形式的领导，创造了建设理想牙科健康环境共同愿景的真实体验。

即使在牙医鼓励充分讨论但团队选择不能立即完成的情况下，工作人员和诊所也会受益良多。可能的例子包括增加另一个前台工作人员、购买新的设备或改造建筑物。首先，他们受益于自己使诊所各方面有所进步的感觉，认为自己是团队工作的重要组成部分。其次，他们将对感知到的问题的所有因素有一个更全面的了解。还记得早些时候提出的清洁问题吗？它甚至可以是每个人在当日结束时在各自的区域做更多的清理，从而完全消除了需要第三个清洁日的需要。第三，他们将见证领导者，即牙科医生，认真聆听、重视和肯定一组敬业的、被授权的团队成员的投入。

授权不是赋予员工能力的问题。当你邀请他们加入你的诊所时，他们已经拥有了他们所具有的天赋和技能。你作为领导者的作用是以集中的方式促进该能力的发展和释放。领导力是一种创造环境的能力，使人们在这个过程中很容易成功且自我感觉良好。记住，我们的目标是自发遵循的秩序。

其他你可能会在内务管理清单发现的项目可以包括这样的事情，如每年 7 月 4 日前后的流动假日安排。将该事项列在内务管理清单中，通过团队讨论决定相邻的哪一天放假，是 4 号的前一天还是后一天。内务管理清单项目的其他例子可能是关于诊所的合适背景音乐或空气温度的问题。有可能是一家特定的保险公司对一项保险理赔反复拒绝的问题，或在 CDT 手册上保险费定义的变化。

每个月这一清单上会有 5~15 个项目。大多数项目将在当天进行讨论、达成共识并采取行动。一些项目会需要主持人招募志愿者们作为一个短期特别小组，负责获取更多的信息或撰写一些可能的解决方案。在这种情况下，该项目将被添加到指定的未来会议的活动清单时间表中。不管结果如何，你已经确立了成功的理念，即鼓励、听取、辩论、决定并采取行动。

当牙医助理问你为什么使用一个特定品牌的美白材料时，你只是简单地告诉她你的原因。会有更合适的时间来对这些问题进行讨论。你也可以建议她把它放在内务管理清单上，让整个诊所的人思考各种美白材料的选择。你可能会发现另一个工作人员知道一些更加高效的新产品。

把这个话题带到全体员工会议中进行讨论，表明你重视团队中每一个成员在这一主题中的意见。前台、助理和卫生员都应该了解对患者最好的美白材料。当被问到美白材料时，每个人——甚至是业务部的员工，将对可用的材料范围和你选择的产品优点有一个更好的了解。最重要的是，你兑现了使每个人都成为专业人员的承诺。一个团队的强大程度取决于其最薄弱的环节。

内务管理不仅是一种使你的团队参与解决问题的方式，也是一种对诊所进行整体培训的方式，通过叙述一些可能被视为理所当然的活动，会让团队新成员有更真实的感受。非常重要的是，它也是一种塑造团队效仿行为的方式。如果你表现出对认真聆听的话语背后感情的尊重以及你对团队成员的关心，他们也会给予队友们同样的尊重。如果你真诚地提出问题，你会确定在作出决定之前已经掌握了所有必要的信息。然后，你尊重团队的意愿并最终确保所选的行动得到落实。团队成员个人将扩大他或她的所有权和对诊所的承诺。这奠定了基础，让每个人都觉得自己要对你们诊所每天发生的事情负责。如果患者的就诊结果或同事之间的交流结果不友好，你会希望业务部成员、助手或卫生员负起责任、采取行动以达到不同的结果。

如果牙科医生和领导者能公正地处理已经发生的事情，并真正倾听你的员工，他们也将同样地对待患者。他们会更愿意这样对待彼此并在工作之余继续这种行为。他们可能会因为在你的诊所工作而成为更好的配偶、更好的社区成员和更好的公民。

大多数牙医都难以接受这样一个事实：有时出现问题时最好的解决办法是不提供答案。相反，首选的行动是问问题，以帮助个人在这些问题的基础上发现一个解决方案，引导他或她从不同角度思考问题。像这样召开员工会议所做出的一些决定，可能需要更长的时间才能实现，但长期执行的效果会好得多。团队决策是内容繁多，贯穿在每个人每天的行动和决定里。这创造了患者在接触的每一刻所感受到的能量和舒适。

本书的同步网站包括一个内务管理清单的示例。

教育主题

教育主题是每月一个独特的学习机会，可以在内部或外部实行。工作人员在团队会议上参与教育主题，如图 24.2 所示。

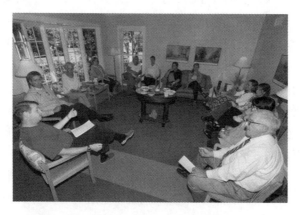

图 24.2　全体工作人员和邀请的客座讲演者参加每月半天的员工会议，在这个例子中一个当地的药剂师在讲解新的制药规章

享受会议的这一环节。这个项目应该被安排在会议日程最后，但应该提前计划并安排每次会议的主题。这是一个关键部分，但经常被牙科团队会议忽视。每次团队聚会都是一个发展内部系统或学习外部事物的机会。

内部系统发展：教育主题部分的内部系统主题可能包括新的牙科材料，磨牙的原因和治疗，种植的时机，应对新患者的经验，医生的语言能力，牙科诊所急救程序、安全培训，保险编码和追踪或生产目标和设备维护。你还需要偶尔重温和微调所有成功牙科诊所需要的设想和行动。团队会议也是一个机会，能够对工作人员和你进行与现代牙科诊所变化和挑战相关的教育。你会希望自己的诊所成为全日制学习型机构。

利用会议的教育主题部分向团队介绍或扩展新的想法和服务。你们可以通过自己对牙齿美白技术或颞下颌关节疾病的影响和治疗进行全面回顾来提供教育会议。

外部主题学习：这部分教育主题通常包括邀请外部演讲者来增加你的知识深度并对员工进行拓展。依次邀请你提到的每一位专家，请他们来解释自己为什么进入牙科领域或其在专业领域中最喜欢做的事情。你的一些团队成员甚至可能没有见过这些人，他们将汲取知识，当患者问起由这个外科医生拔除智齿是怎样的场景时，也会有一个更有说服力的答案。想象当正畸医生可以来你的诊所解释为什么他们喜欢重排牙齿时所创造的无形价值。他们可以带来成功的案例模型和照片，以帮助你的团队了解治疗方案的选择和时间参照的框架。当新的专科医生搬迁至这个地区时，这个机会尤其值得赞赏。他们渴望见到所有推荐的牙科医生并与工作人员联系。专科医生和你的员工将会在未来的很多年内铭记这个时刻。每隔几年，邀请一个客座演讲者回来做第二次或第三次访问是有益的，因为治疗方案的改变或新增的健康风险已经更多地成为公众话题。这也会在你的员工中间造成轰动，当他们可以告诉同事几周前他们在自己的诊所听了一个当地牙周病学专家或者牙科外科医生的讲座。

许多其他社区成员拥有重要的背景资料，可以扩展你的能力以帮助你的患者。许多这种主题专家会喜欢参观你的诊所并访问你的工作人员的机会。他们也可能会把他们的客户和朋友介绍到你的诊所，因为你会花费时间来对员工整体进行全面的培训。

想象一下，如果社区医院的糖尿病顾问可以前来告知你们，他或她建议患者如何关注牙科健康以及糖尿病对牙科系统的影响，你的患者和工作人员将会怎样受益。

创造力和承担风险的意愿是你的团队获得有益和成功的学习机会数量的唯一限制。邀请一位临终关怀医生来倾听一位近期可能失去了至爱的患者，会如何呢？其他好的长达 1 小时的话题可以由药剂师、饮食失调顾问、戒烟专家或药物和酒精顾问参与。

在这个混乱诉求和推荐无处不在的信息风暴时代，你如何才能尽可能浏览并学习到足够的信息？然后，你又如何让你的员工获取这些信息？实现这点的一种方式就是在每次团队会议中安排 1 小时的办公室教育。

为什么你会给整个诊所团队提供每个月 1 小时的教育主题？

1. 确保患者得到更完整的医疗保健。这发展了一种患者可以感知的意识和共鸣。对于习惯了"时间就是金钱"这种匆忙的医疗保健模式的患者来说，这将是一次独特的经历。

2. 培养团队成员的技能和信心。高级牙医助理和最新前台实习生将受益于这些教育机会。每个人都将对新的操作背景、新的名词解释以及帮助每位就诊患者的新方法进行第一手的学习。患者将受益，团队互动将加强，每个员工会形成一个新的认识，从而实现更高水平的自我认同。

3. 它可以让你更多地把对治疗进行描述和构建患者信任的责任赋予积极且经验丰富的团队成员。当接听新患者电话的人知道伴随牙周病的糖尿病患者的可能后果时，他或她充满自信的回答会给患者留下积极的印象。当卫生员知道技工制作全瓷冠的顺序时，他或她可以为不理解简单冠的高成本来源的患者提供一个更令人信服的答案。当你的助手会见了外科医生，与他交谈并见识了多个种植修复病例的照片后，他或她就不仅仅能用语言安抚一位刚刚因严重外伤而失去了前牙的焦虑的大学生，还能感同身受地为其提供帮助。

你也可以利用这个教育时间，最大限度地发挥作为一个团队参加继续教育课程的好处。

如果在每个人离开诊所参加一整天的课程之前，你要求他们为下一次的会议做准备，列出在白天新学的三个观点及由于新观点使你在行动中做出改变的两件事，会怎么样呢？想象一下，如果你的工作人员不得不在下个月的会议上进行汇报，他们的投入程度会提升多少。想象一下，如果有人在员工布告栏上记下"两件我会做得不一样的事"的清单，以便任何人都可以在几周后对该承诺的结果进行检查，又会带来什么样的结局。

你可以用教育的时间写一份诊所任务清单作为 1 号草案，并在 2 个月后对你的选择进行回顾和微调。在未来会议的教育主题部分，你可以建立评估任务进展的标准。每个人可能会被要求确定他或她可以亲自完成的事情，这将对新定义的牙科诊所任务产生最大的影响。张贴这些影响声明，使每个人都与行动自我关联，有助于实现更高水平的参与。

在团队学习这一常规环节中，唯一能够对其发展形成限制的是你的想象力。

月度会议评价

会议的这一部分涉及每月成功标准的讨论。评估每一次团队会议，帮助团队在每次会议中对选择的结果达成一致意见。

你可以为真正完美的团队会议制定一个"你怎么知道？"的标准。事先列出理想的细节，这样每个人都知道成功的样子。可能的标准可以包括以下内容：

准时开始，上午 8∶00 和下午 1∶15

每个人都参加了吗？

所有的主题都令大家满意了吗？

每个人都学到新的东西了吗？

它很有趣吗？

让每个人用一个 1~5 的刻度评估他们的反应，5 代表极好，1 代表很糟。

团队会议的时长和频率

你们这些会议什么时候举行，多长时间举行一次，总共需要多长时间？一旦你不再对团队交流失控感到恐惧，你决定了有利于这些会议的风险/回报平衡，这些都是自然的问题。

表 24.5 给出了一个员工会议计划表的示例。

在一个月的某一天开始的时候，在诊所里召开这些会议，从而简单地开始新一天。开始时，在充满活力的早晨留出 2 个小时，让大家在该过程里营造舒适感。经过 6 个月的发展，变为 3 个小时，也许最终每个月会花半天时间来构建你的团队。在开放和分享的过程中发展信心和信任比任何一个结果都更加重要。早期的成功就是让每个人都畅所欲言，清楚了解构建团队决策的动态。在学习早期，没有错误的答案，唯一的不足就是缺乏团队成员的参与。

这本书的同步网站包括一个团队会议评价的示例。

表 24.5　员工会议日程

长期公布于员工活动室

月份	主持人	记录员	调解员	评估员	客人
一月	Shirley				
二月	Heidi	Shirley			
三月	Jackie	Heidi	Shirley		
四月	Tom	Jackie	Heidi	Shirley	
五月		Tom	Jackie	Heidi	
六月			Tom	Jackie	
七月				Tom	
八月					
九月					
十月					
十一月					
十二月					

成功的团队会议是一生的旅程，它的目的地随着你的旅行而不断延伸

员工会议主持人

在最初的几次会议上，让一些高级职员主持会议。议程提供了该过程的流程顺序，所以主持人只需保持讨论的进展，在达成共识时切换话题并在指定的时间结束会议。主持人不是知道答案的专家，而是一个对话的引导者，以构建一个和谐的结果。主持人不对各种观点发起投票或制定规则。目标是开放思想并达成群体共识。"我们是否同意在星期五之前发布无菌区域计划，每个人都会选择自己负责的一天，以便在这个月的第一天开始运行这一系统？"这是主持人的作用。

每月主持人的另一个重要职责是引导较为安静的团队成员。当话题自然涉及一个众所周知的内向的人时，让这个内向的人说话，是会议过程中令人期待的一部分。主持人也有责任把他们引入谈话中。"Martha，你每天都在这样做，你对我们的讨论有什么看法？"

最终，诊所里的每一个人都应该成为主持人。如果诊所中有六个人，那么每个人每年将主持两次诊所员工会议。即使是仅在你的诊所工作了几个月的新的牙科助理，也要被安排在日程中，使他或她可以自信地融入并促进会议。

入门：如果你还没有每月的员工会议，你该怎么办？

1. 每个月选择周内固定的一天召开一个 2 小时的会议，比如这个月的第三个星期三上午 8：00。

不会更改日期或时间；展示你对会议的绝对承诺并有规律地不断发展。几个月后，扩大预留出 3 小时时间，那天可能会在上午 11：00 吃饭，然后从中午一直工作到一天的日程结束。

2. 对于你的第一次每月员工会议，从简单开始。建立一个只有两人轮换的时间表，也许是主持人和记录人（记录笔记的人），保持一年的平衡。为了更容易地过渡到定期集中的员工会议，你可能只有两个或三个部分，而不是完整的六个部分。也许从教育主题、报告和有益的经验部分开始。我极力建议一直包括有益的经验部分，让每个个体在这一环节中悠闲地进行分享。你可能只有为期几个月的诊所有益经验，那就专注于成功患者的经验。要求员工分享涉及三个或四个团队成员成功的故事是很容易的，它能鼓励员工将专注点置于诊所中运行良好的方面。只要时间允许，你总是可以扩展有益经验部分。我建议你总是先开始有益经验部分。它为每一次会议的平衡定下基调。它提升了团队成员对之后每一次会议的参与积极性，同时强化了团队工作的重要性。不管你安排了 2 小时还是一整天的会议，总是从有益经验部分开始。为你第一次会议所准备的一些简单教育主题，可能会包括一些你提及过的专家。他们喜欢分享一些有趣的案例，每个人都对其个性和涉及的类型有更多的了解。

3. 随着不断发展，团队会了解到员工会议不仅用于让牙科医生抱怨最近的危机，这时你可以扩大议程并延长会议时间。你可以添加会议评估责任，并添加一个内务管理清单，以便在两次会议之间生成更多的想法。

4. 询问员工他们在未来的员工会议上希望深入了解的主题。让他们对接下来的学习拥有一些自主权。在该过程的早期，你可能会提供几个你认为有必要探索的主题，如牙齿美白和种植。每期主题会吸引相当积极的兴趣，而暂停营业、买面包圈、并对分享改善意见的团队成员提供酬劳，可能会使每个人在早期产生一些不确定性。

牙科医生很自然地喜欢一致性多过创造性，他们往往通过控制获得秩序。员工会议是一个成长的机会，寻求新的精神活力和挑战。大多数牙科医生是高度完美主义者人格类型。牙科医生也害怕接触任何新的东西，除非他们确切知道这个过程的结局如何。一般来说，牙科医生宁愿不尝试新事物，也不愿冒犯错误的风险。这不是让你做一些可能会使自己后悔的事。而是为你们所有人开启一段新的旅程。员工会议创造了一个平等的环境，每个人都对整体的成功负责。它为你的诊所创造了更高的上限。这是一个不断发展的过程，也是一段有所回报的个人旅程。

如果你敢于梦想在每一天开车上班时保持微笑；如果你认为患者能够在你的诊所里找到情感寄托并会心怀感激地奉上感谢信；如果你能想象每一个团队成员都努力地做好自己并友好地相互鼓励，你迫切需要员工会议。当你通过充满激励的员工会议来促进员工成长，让他们将目标转向更大的个人和诊所成功时，你的整个团队将会在每一天中受益。

当你把自己的天赋与同事的才能相结合，从而营造出一个健康积极的氛围，并曾体验过这种氛围所带来的内在平静，你便知道一个团队真正的价值。如果你能使自己置身于有才华的人之间，并建立一个有序的集体旅行过程，你会享受你的牙科职业。你创造了自己的好运，也创造了他们的好运。

员工教育主题的其他想法

通过找一个人给你整理一份所有员工自我评分的清单，了解他们的行为方式和个性风格。将结果公布，使团队中的每个人都可以看到如何配合他人独特的沟通风格，从而打造一个完整的团队。除此之外的选项包括学习：如何使用行为风格帮助患者以及如何在聘请新的团队成员时使用这些信息。

要求每个工作人员在下一次会议上带着"你被问过的最难的问题。"把所有的问题都放在一个盒子里，让一个工作人员从盒子里抽出一个问题，并给出一个好的回答。然后要求整个团队头脑风暴其他可能的答案，并将这个问题更好的答案写在会议记录上。持续进行这个过程直到所有问题都达成了令人满意的共识。可能需要两次会议完成这项活动，但你的口头表达能力将大幅提高。同时，本团队也要学习诊所价值观和牙科术语。

邀请来自附近一所大学的传播学教授，一个家庭医生，你们医院的感染控制专家、压力管理顾问，当地救援服务、消防安全专家，一个好的餐饮公司的老板或女主人或一些其他服务业的营销专家。

要求每个人带来他们最喜欢的 5 个或 10 个患者的名单，并告诉大家所选患者的特殊之处，以确定你们在患者关系中做得好的方面。这些患者的共同之处是什么，你是如何建立起这些好感的？你能做些什么将更多这种类型的人吸引到你的诊所里来？

给每个人 50 美元，要求他们在下一次员工会议之前用这笔钱去享受一个真正的优质客户服务体验。在下次会议上，让每个人描述到底是什么使事件进行得顺利或不那么好。列出创造情感满足体验所必需的品质和感觉。然后你可以集思广益，如何让你的团队成员在诊所里做更多这样的优质服务。停下来，要求每个人写下他或她可以亲自实施以便改善患者就诊质量的三件事。张贴清单，然后在下个月请每个人报告进展如何。你的员工看到了什么并且能让他们觉得，这些将引起患者对诊所质量产生不同的认知。

邀请一位独立的财务策划人向员工讨论寿险需求和退休计划。

向员工征求意见和创意。这是每个人的乐趣，也为你的诊所成为一个能够欢度每一天的特别之处提供了部分能量。

本书的其他章节与本章互补，特别是第 2 章和第 3 章的财务报表和诊所财务分析，以及第 22 和第 23 章人力资源和人员编制。

本书同步网站

本书的同步网站 www. wiley. com/go/dunning/transition 包括没有出现在本书印刷版本上的本章附加资料。请参阅本书开头处"关于同步网站"部分，了解如何访问网站并获取详细信息。

参考文献和其他资源

Blanchard Ken Carlos, et al, 1996. Empowerment Takes More Than a Minute. San Francisco：Berrett - Koehler.

Blanchard, Ken, Cuff, et al, 2014. Legendary Service；The Key Is to Care. New York：McGraw Hill Education.

Brown, Brene, 2012. Daring Greatly. New York：Penguin Random House.

Chambers, David, Abrams, et al, 1992. Dental Communication. Sonoma CA：Ohana Group.

DISC Personal Profile System，2001．Minneapolis：Inscape Publishing.

Frazer R L，Associates．Emotional Intelligence Workshop，Personal Coaching Workshop. www. frazeronline. com.

Haines，Stephen G，1995．Successful Strategic Planning．Menlo Park，CA：Crisp Publications.

Keirsey，David，1998．Please Understand Me II．Del Mar，CA：Prometheus Nemesis Book Company.

Lancaster，Lynne C，Stillman，et al．2002．When Generations Collide．New York：HarperCollins.

Lencioni，Patrick，2002．The Five Dysfunctions of a Team．San Francisco：Jossey-Bass.

Rath，Tom，2007．Strengths Finder 2. 0 New York：Gallup Press.

练习题

1. 想象一下，你已经购买了一个牙科诊所，员工会议很少举行。你如何开始添加一个晨会流程？你给员工的、可以使他们期待预留出这个时间的理由是什么？一开始你的会议议程包括什么？

2. 现在想象一下你想添加一个定期的每月员工会议，讨论更广泛的话题。在最初的几次会议中，你可以包含哪些容易的话题？你会做些什么，确保员工明白你重视每个人，以便帮助你改进诊所？

3. 想象一下，在一年月度会议后你的员工会有怎样的变化。你可以看到他们重视举行的学习活动，并且所有人都认为诊所的团队意识有所提升。你所遇到的问题是，一些工作人员主导会议而其他人不愿发言。你能做些什么来吸引安静的人？你能做些什么来增加他们对定期会议的热情和期待？

4. 哪些是你可以放在议程中的可能主题，能够增加员工关于牙科材料或新技术发展的知识？

5. 你如何计划一个员工会议，以便每个人都可以自始至终进行参与，很少被打扰？

第7部分

资金管理：诊所投保，个人理财、投资和退休选择

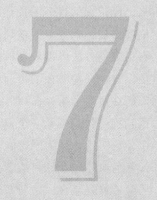

第 25 章

诊所投保

James E. Spitsen

诊所投保

1. 在这一章中我们不会深入讨论风险管理和风险管理程序的原则。或者说，我们将对这一话题加以概述，这样你们能够知道在哪些地方可以投保。可能在无意识下，你已经在日常生活中实践了风险管理的某些方面。

风险管理就是识别和分析暴露在事业和个人生活中的风险。这个程序包括对于暴露风险的评估，以及针对所识别的风险做出一个处理该风险的计划。

让我们来看一些例子。一名新到诊所的年轻全科牙科医生说其十分不擅长拔除第三磨牙，并想知道为了拥有一个成功的牙科诊所，他/她是否不得不实施这一操作。牙科医生更喜欢将这些患者转诊给口腔外科医生。将没有把握的患者转诊给专科医生的过程就是风险管理的绝佳方法之一。事实上，这被叫作"风险规避"。

当已经识别到这个困扰你的风险，无论是关于经济还是专业，你都能够找到处理它们的方法，就像上述被讨论的那个问题一样。

有很多种方法可以处理风险。我们简要地讨论了风险规避，即有意识地不做某些事情以避免一些潜在的负面结果。通过转诊给口腔外科医生从而避免了第三磨牙拔除的潜在负面结果，而口腔外科医生的工作就是接受这种风险。

风险接受就是接受一个以你的能力去做某项业务时存在的潜在风险的决定。作为一个牙科医生，你为了患者去做的每一件事都存在了一定程度的潜在风险。不可能不带任何风险地在牙科或者任何其他专业进行实践。

风险转移就是在风险管理过程中进行投保。假如你拥有或者购买了一栋建筑，就存在可能会倒塌的风险。如果这发生了，你不可能拥有个人资金去重建它。所以，给一家保险公司支付保险费，用这一小部分费用，换取保险公司来承担失去该建筑后重建这个建筑的风险。这家保险公司认为虽然部分建筑确实会倒塌但绝大部分建筑不会，所以接受了这个风险，他们相信平衡法会发生作用。

你也可以通过合同转让风险。如果租赁房子，房东一定会要求你签订一定的条款，以便在发生损失时承担某些潜在债务。房东也会要求你在保险单上指定其为附加被保人。通过这种方式，房东将其租赁房屋的风险转回到你这里。

如果你决定接受一个风险，并且决意不通过合同或保险将这种风险转交给别人，那么你已经保留了这种风险。也有人称之为自我保险。让我们回到房子那个话题。每个人都有从他们的保险商或者联邦政府购买洪水或地震保险项目的选择权。然而，事实上如果你的建筑不在洪泛区或者容易出现地震的区域，你通常不会去购买保险来避免这种风险。有了这个决定，你便保留了由于洪水或者地震造成财产潜在损失的风险。在保险单上接受一些高免赔额的项目是一种风险保留的方式。

因此，保险是你会利用的许多风险运载工具之一，但它不是唯一可用的。保险的存在是因为你不能在商业中避免所有的潜在风险，而且不能独自为这些潜在风险买单。

好的风险管理计划是你已经识别到所面对的风险，就如何处理这些风险做出决定，落实风险管理计划，监控它并根据需要进行更改。保险代理人或者经理人应该在整个过程中协助你，因为你是一个牙科医生而他们是保险专业人士。

你拥有了一个简单的风险管理计划。你没有前往牙科学校学习这些，但作为一个企业人士，必须了解这一过程，并且要知道在整个过程中应该如何寻求所需的专业帮助来指导你。

2. 在美国的每一个州，都可以找到两三家专门为牙科医生投保的专业代理。州立协会将会知道这些代理是谁，你在牙科诊所工作任何时长的同事也会知道。需要找出这些代理是谁，与之会面，与最适合你、拥有你所需知识的一家合作，以期保护你的企业。给一家牙科诊所投保有许多的细微差别，所以和一位在这方面比你知道更多的保险专业人士合作是明智的。

另外，还有许多保险公司专门从事牙科诊所投保工作。选择一个已经设计和实施牙科诊所保险项目的保险公司总是能保证你最大的利益。在步入专业领域之后，你就会明白为什么这点非常重要。一个专门为牙科医生服务的保险公司也给他们的客户提供风险管理的专业知识，以帮助他们减少损失的风险，最终使所有人受益。

3. 现在我们将要解释保险的本质。总的来说，我们将着眼于针对牙科医生的个人保护以及财产的保险，最后要寻找那些保护你免因他人而遭受损失的保险。当提到牙科医生的时候，我们包含了一个个体和一家合法公司。如果你作为一个法人实体组建了你的牙科诊所，确保在所有的保险单上签署法人实体的名字。

我们将按上述顺序介绍它们。所以，你想要先了解的专业责任保险实际上是所讨论的保险中最后几个类型之一。

当谈论到为牙科医生投保的时候，实际上我们在讨论什么呢？我们将讨论那些保护你的健康、收入和生活的险种。这些险种更多是保护你个人。

健康保险

如果你在 26 岁以下并且有慷慨的父母，你可能仍在他们的家庭健康保险计划之内。如果是这样，请确保你毫不吝惜地感谢他们，因为他们帮了你一个大忙。一旦你达到 26 岁，政府规定你将要依靠你自己了。

《平价医疗法案》（ACA）是目前规定了美国所有健康保险的规则的本土法律。《平价医疗法案》最初在 2010 年签署进入法律之后，在 2014 年 1 月 1 日开始实施。作为一个未来的小商业个体，这对你来说非常重要。

自 2014 年 1 月 1 日起，每个人都需要有健康保险，而对于那些选择不参保的人将面临惩罚措施。如果你每年的收入在一定数额以下，你可能有资格从政府申请健康保险保费补贴。然而，作为一名牙科医生，你不具有资格，你的卫生员不具有资格，很可能你的椅旁助手也不具有资格。

对于较小的用人单位，好消息是如果你有不良的健康史，就不再需要去承担高风险去运行健康计划或者成立计划小组来得到健康保险。平价医疗法案的有效性在于所有人都会被覆盖。

在过去，牙科医生的配偶拥有一份提供团体健康保险的工作并不罕见，因为有的牙科医生存在医疗健康的问题而不符合申请单独健康政策的要求。随着《平价医疗法案》的执行，这将不再必要。

你可能是一个拥有不到 50 个员工的小雇主，根据《平价医疗法案》，将不需要为你的雇员提供团体健康保险。这并不意味着不能把健康保险作为雇员的一部分福利待遇，这只是意味着不提供保险不会受到惩罚。

让我们回到健康保险，现在你知道你必须拥有它。到底哪种类型的计划最适合你？正确答案就是"因人而异"。这取决于你的健康状况、医疗保健利用水平、经济状况。这里有三种基础的计划类型供你选择：高免赔额健康储蓄账户合格计划，共同保险免赔计划，共同保险和共同支付免赔计划。

高免赔额健康储蓄账户合格计划

为了保持每月较低的保费，高薪人群被更高的免赔额计划所吸引。某些高免赔额健康保险计划限定为健康储蓄账户（HSA）。然而，如果你是高工资者并且有显著的健康问题，高免赔额计划可能并不是你的最佳选择。

符合高免赔额健康保险计划资格的健康储蓄账户必须有一个由联邦政府提供的每年最低免赔额度。一些保险还在免赔额后有共同保险，所以通常最好购买拥有 100% 共同保险的计划，这将意味着在你的免赔额满后，健康计划将负担 100% 的覆盖费用。

使用健康储蓄账户，你能够通过使用一个提供特别利益的储蓄账户为高免赔额提供资金。你可以用税前美元为账目提供资金，你也可以用税后美元提供资金以扣除部分账目。无论哪种方式，如果使用的资金用于限定的医疗费用，这些健康储蓄账户的钱和其收益是免税的。如果你在非限定购买的项目上花费，则需要支付这笔钱的正常税率以及一项税收惩罚。

在 65 岁之后，你可以为想要的任意东西使用健康储蓄账户中存储的钱。如果继续使用这些资金来支付限定的医疗费用，使用的钱是免税的。假如你决定取出部分的钱来购买一艘船，你需要支付所抽出资金的正常税率，但不需要额外的税收惩罚。如果你决定使用健康储蓄账户的资金来支付一项非限定健康服务，请确保您咨询了你的会计或税务顾问。

哪些是和健康储蓄账户相关的限定和非限定医疗费用呢？关于这个主题的最好资源可以在财政部内部收入服务部门的 969 和 502 号出版物中被找到。你可以使用内部收入服务网站[1]来找到以上这些。

共同保险的可减免计划

如果你冒险从高免赔额健康计划转入低免赔额计划，有许多的问题需要考虑。免赔额的选择更多，低免赔额从 750～5000 美元或者可能更高。不适合健康储蓄账户的高免赔额计划有无数的原因，但通常是由于包括免税额之前的处方给付。随着平价医疗法案的推进，你将比以前看到更多的共保医疗水平。

如果拥有一个具有共同保险的免赔额计划，这意味着你仍需在支付完免赔额之后，根据保险单上的保险水平和最大免赔额，支付一定的承担费用。

例如，你有一份单独的健康保险计划，拥有 2500 美元的免赔额以及 80% 的共同保险，将适用于"最大免赔额"。你是单身，所以这个计划只涵盖了你自己。你的"最大免赔额"是 6500 美元。如果跳伞时你腿部有两处骨折，总的医疗费用是 50 000 美元。免赔额将应用到第一个 2500 美元的医疗费用中。在免赔额之后有 47 500 美元的医疗费用账单。由于你拥有 80% 的共同保险费用，健康保险公司将为剩下的账单支付 80% 的费用，而你自己总共支付 6500 美元，这包括你的免赔额。如果没有"最大免赔额"，你将支付 2500 美元的免赔额以及剩余费用 47 500 美元的 20%，总共 12 000 美元。

看清健康保险中的共同保险百分比和自负最大额都很重要。根据《平价医疗法案》，可以自由选择青铜、白银、黄金和白金类别计划。青铜计划可能有 60% 的共

---

[1] www.irs.gov

同保险，这意味着在扣除了最大免赔额之后，需要支付 40%。保费看上去可能很吸引人，但严重的损伤或者健康事件可能会引起个人的经济困难。

白金计划将有 90% 的共同保险，这意味着在扣除了最大免赔额之后，只需要支付 10%。每月的保费将远远高于青铜计划。但是如果你有健康问题，或者这样的每月保费相较于潜在而巨大的医院账单更易负担，那么白金计划可能更适合你。

共同支付及共同保险的可减免计划

这个类型的计划和以上的计划完全相同，除了公司可以为某些健康费用做到共同支付，比如门诊就医、急诊室就诊等。共同支付限制或者"固定"了初期支出费用，但是如果门诊就医导致了更多的检查和实际的住院，你就会有免赔额和共同保险费用。

《平价医疗法案》并不是一个停滞的法律，它在 2010 年被首次通过，没有理由相信会在不久的将来销声匿迹。它已经成为并在未来的几年仍将是一股政治力量。正因为如此，依靠一个健康保险方面的专业人士根据你的健康、资金以及对假定风险的承担能力来帮助你找到一个最适合你的计划是非常重要的。

几乎所有的健康保险计划都需要你利用一名健康保险公司优先提供者组织（PPO）成员的医生。用一名优选医疗机构里的医生，通常需要签一份合同，这份合同将会限制或者"限定"门诊就医和医疗程序的偿还金额。作为一名执业牙科医生，你也会对工作相关的许多个牙科保险计划有同样的问题。

自从平价医疗法案实施以来，健康保险行业有了更多的改变。请确保帮助你设立这种保险的保险专业人员专门从事健康保险。使用互联网来购买这种保险是不可取的，因为你可能会看到一个你喜欢的每月保费，但是如果没有过多地关注价格，免赔额、共同保险和共同支付可能导致支出更多的费用。请聘用一名保险专业人员！

牙科和视力保险

我们不会很详细地讨论这两个险种，因为你可能不需要任何一个。这两种类型的保险都只有有限的益处。牙科保险通常覆盖每人每年两次诊断/预防门诊就医。它可能会涵盖一个终生限为 1000 美元的正畸治疗或者其他的一些限定的覆盖项目。由于你是一名牙科医生，可能不大需要这种保险。然而，你很可能接受来自父母的牙科保险，那在第 13 章中讨论到。

视力保险同样也是有限的。视力计划包含对一次年度检查和限定的覆盖项目如镜架、镜片和隐形眼镜等的共同支付。一些计划会提供费用的减少或者某些程序如 Lasik（原位激光角膜磨镶术，眼科手术的一种术语）的折扣。

伤残保险

伤残保险可能是提供给你的第一个商业相关的保险产品。当你因为某种限定内的疾病或损伤而导致伤残时伤残保险将会为你提供需要的钱。伤残保险涵盖了你的个人生活费用。大部分伤残保险政策允许你购买正常总收益的 70% 或 80%。不可能对正常总收益的 100% 进行投保，因为需要为其缴税。伤残时你不可能比工作时为家里带来更多的收入。如果做到了，这将变成一个道德困境，因为没有回到工作岗位的真正动力。

作为一个第三学年或者第四学年的牙科学生，可能会开始遇到很多的保险专业人士试图向你推销伤残保险。然而，作为一名牙科学生你是否需要购买伤残保险呢？你没有收入，事实上好像除了债务和可能存在的负资产你几乎一无所有。所以，你为什么要在还在学校的时候了解伤残保险呢？

答案是你要购买。当进入牙科学校的最后一学年时，你应该了解伤残保险。主要的原因是你已经在所选择的事业中投入了许多钱。所以，如果当你还在牙科学校的时候变成残疾人了，需要保留一些经济能力去生存。另一个原因是为了保护未来的可保性以及在以后的日子里提高限额。

如果你是在 1960 年 1 月 1 日以后出生的，正常的完全退休年龄是 67 岁。购买一个伤残保险对你来说很重要，无论收到其他的任何福利，它都可以为你的正常退休年龄提供益处。

有两种伤残保险政策的基本形式：个人伤残保险和协会或集团雇主伤残保险。在这些类型中，有几种不同的规定将他们区别开来。首先来聊一聊两种保险的形式。

个人保险就是：这是基于目前的职业、收益和健康而向你出售的保险。收取的费用是基于上诉因素以及你想购买的保险金额。

协会或雇主团体伤残保险更像一个团体健康保险。无论是一个雇主团体或者是一个协会，团体伤残保险经常是为一些特殊人群设计的。团体伤残保费往往比个人保费更具有竞争力，但较低的保费通常需要交换条件。

作为一名牙科医生，你需要寻找专门为牙科医生设计的伤残保险。你必须保证它覆盖了你的职业，无论是全科医生还是专科牙科医生。这种类型的保险被称为特定职业保险。在你购买任何伤残保险之前，需要知道职业的定义。如果是任何职业，它意味着当你能够执行任何与技能水平和教育程度相关的工作职能时这个保险通常不会兑现。

例如，在作为一个全科牙科医生工作 10 年之后，手关节发炎不能够再操作。然而，你有能力并有资格在母校教书。如果你购买了定义为任何职业的伤残保险，那么将不能收到任何伤残津贴。在正确定义的特定职业保险中，当你不能进行全科医生的操作时，伤残保险将给予你津贴。

在"特有职业"定义下，你也一样需要确认没有时间的限制。一些"特有职业"保险将为一个 5 年内真实发生的特有职业伤残赔偿，在这个时间之后，保险定义转化为"任何职业"。当然这能够使保险公司保持较低的每月保费，但也能严重影响到你的伤残津贴。

个人伤残保险通常保证续保，或者不可取消并保证续保。那么，这两个项目意味着什么呢？

保证续保的伤残保险就是只要你支付保费，保险公司就不能取消保险，同样也不能更改条目，但是他们可以提高保费。

不可取消和保证续保的伤残保险是如果你缴纳保费，他们就不能取消保险，保险的条目不能改变，保费不能增加。

作为一名牙科医生，除非在一个牙科公司或者为一个非常大的诊所工作并且不是美国牙科协会的成员，否则你就会遇到通过美国牙科协会[①]或者州牙科协会提供的团体伤残保险[②]。协会团体保险很可能既不是不可取消也不是保证续保的，那你为什么还要了解一个协会团体伤残保险呢？

通过某个协会办理的伤残保险通常比个人伤残保险花费更少。它们也经常被定义为特有职业，对于作为牙科医生的你来说，这种定义比现有的个人伤残保险更有说服力。另外，协会伤残保险可能还有一些为牙科医生设计的附加条目加入，例如丧失双手功能的津贴。

然而如果你离开这个协会，可能就没有资格再持有他们的伤残保险。同样，由于这种协会伤残保险建立在团体伤残保险的基础上，随着时间的推移，保费可以被提高。询问你的协会或者他们的保险专业人员有关于这种保险计划的历史，它有没有被取消过？有没有针对现有保险持有者提高过保费？

现在开始最难的部分，哪一种保险更好？这个答案并不简单。简短的答案明显是这两种保险各占一席之地。

对于一个全新的牙科医生，资金流动通常不是最好的。因为事实上你可以作为一名四年级牙科学生来购买伤残保险，资金流动可能是更糟糕的。在职业早期，协会或者团体的伤残保险可能更加适合你因为所支付的保险金得到更多的保证。后来当你开始赚得更多，将需要更多的伤残保险。这将是从你目前的团队保险中分离出个人保险的好时机。

作为一名四年级牙科学生，如果决定开启个人伤残保险，请确保你遇见一个值得相信的了解你最大兴趣所在的保险顾问。检查个人保险的市场定位。比较这些保险，特别是对于职业的定义。请你的保险顾问提供他们推荐的每个保险公司的等级。

---

① 你可以在 www. ada. org 网站上了解美国牙科协会的保险条文
② 为牙科诊所投保

关于伤残也有其他的规定需要讨论：生活补助津贴（COLA）和受保证的购买选择就是两点。请和你的顾问查看这些规定，并请他们详细全面地解释这些规定。也请确保和你的保险顾问以及会计讨论过所需伤残保险费用以及如何支付。不要伪造你的伤残以至津贴达到需要纳税的水平。

无论你是要寻找个人伤残保险还是协会承担的或团体保险，都需要找出保险政策是否会"抵消"所能得到的其他补助。如果你完全残疾，你可能有资格获得社会保障伤残津贴。一些伤残保险将会减少他们支付给你的津贴数额，以便他们提供的津贴加上社会保障伤残津贴总额和你购买的伤残保险数额相等。也有伤残保险不会抵消接受的其他津贴。你应该寻找这些保险。

当你开始筹建诊所，贷款购买设备或者签署租赁文件而获得设备时，经纪公司或租赁公司常常会要求你拥有足够的伤残保险以支付贷款或租赁付款。你应该尽量避免将个人伤残保险交给贷款人或者租赁代理。如果你伤残了，他们将得到主要的支付部分而你将得到剩下的部分。

相反，也有专门为满足贷款机构和租赁公司的需求而设计的伤残保险。他们被称为"伤残减少期保险"。这些保险满足了贷款和租赁公司的需求而不占用个人伤残津贴。只要你残疾了，这个保险就将兑现而为你的贷款或者租赁付款。

业务间接费用

某种程度上和伤残保险相关的就是业务管理间接费用（BOE）。业务管理费用保险项目为你支付持续的商业费用，如租金、租赁设备的费用、工资和贷款利息。如果你因一种疾病或者外伤而残疾，却并不想让自己处于不得不使用个人伤残保险津贴来试图维持诊所运营的境地。业务管理费用保险项目将从你的肩上挑过重担。

业务管理费用保险项目通常是一个支付最多达 2 年的短期项目。如果在 2 年内你都不能回到自己的工作岗位，诊所将会因为患者已经找到了其他的牙科医生而倒闭。保费通常非常合理，因为这个保险只为 2 年支付。

如果你独自开诊所，应该购买足够的业务管理费用保险项目来支付所有费用。如果至少有两名牙科医生共同开诊所，你们应该各自对所覆盖的花费进行相应份额的投保。

很多人将业务间接费用保险和财产保险政策中的业务中断保险相混淆。这两者间最大的不同在于业务管理费用保险只在你因疾病或外伤致无法工作时才起效。而业务中断保险是在你的处所因已发生的损失如火灾或风暴灾害等而不可用时起效。我们将在后面详细讨论业务中断；因此不会在这里讨论它实际的保险项目。值得记住的重要事实就是它们是两种截然不同的保险类型。业务中断通常会自动包括在财产保险里面，但是你不得不单独申请得到业务管理费用保险的资格。

人寿保险

因为一些原因，人寿保险是一种每个人都倾向于讨厌的保险，但是如果你曾经是人寿保险单的受益人，将会知道在对的时候有一个人寿保险单所能得到的好处。许多年前，有人在某个电视上的商业广告声称："人寿保险不是为了你，而是为了你所留下的人。"是的，这在某种程度上是对的。人寿保险是为了那些你所留下的人，但它对你来说也是一个有用的工具，因为你交税，进行个人财产以及商业继承规划。

关于人寿保险最常问的两个问题就是：我需要多少人寿保险以及我能够购买的最便宜的人寿保险单是哪种。对于第一个问题的简单回答就是"我不知道"，而对于第二个问题的答案通常是"长期或团体长期"。

作为一名四年级牙科学生你可能需要或者完全不需要很多人寿保险。如果你单身并且没有身负许多债务，你可能只需要足够的人寿保险来照顾你的晚年生活。如果你结婚了并且拥有两个孩子，配偶依赖于你以及你作为牙科医生所能得到的潜在收入，那么你可能需要一个数额巨大的人寿保险。

当你毕业开始筹建诊所，可能会借钱买设备。贷款人都会多次要求你将人寿保险分配给贷款人来负担贷款的价值。一些贷款人甚至会像前面提及的一样要求分配你的伤残保险。

如果你成为一家诊所的合伙人，作为合同的一部分，如果你的合伙人过世，你同意用个人财产购买合伙人的诊所份额很常见。这通常叫作"买卖协议。"麻烦可能会伴随着这笔钱出现。但是，如果你拥有覆盖这一项目的人寿保险来支付，它完全可以为购买诊所提供资金。

那么，你需要多少人寿保险呢？答案就是"比你认为的可能要更多！"和人寿保险专业人士或者顾问一起坐下商谈，让他帮助你找出投资中每一美元的价值将花费很长的时间。

有许多种人寿保险，但我们只讨论其中的两种：长期人寿保险和终身人寿保险。就像个人伤残保险和团体伤残保险一样，在你的投资中这两者都占有一席之地。

定期寿险是最具有成本效益的保险，它能以较低的费用提供更高的死亡补助。终身寿险更加昂贵因为它们被认为是"终身寿险。"在建立现金价值后，只要你支付保费或者直到"付清"保险，这种现金价值持续积累。

定期寿险只适用于被选定的时间期限，通常是 10 或 20 年。只要你在这段时间内死亡，它们将是一项巨大的保险。如果不是，你支付的保费就作废了，也并没有死亡补助或者现金价值。保费通常是很合理的，因为你很可能会比所选择的时间活得更久。

终身寿险不会被时间所限制，只要你支付保费，保险就会生效。一些终身寿险在特定的年数或者支付金额后就被认为"付足"了。一些保险可能需要你支付保费直到 100 岁。终身寿险可以被设计成许多不同的配置来满足你的需要。

终身寿险确实能够在未来需要钱的时候提供可以使用的现金价值。你也可以像退休计划一样从中抽取现金价值。

让我们来看看终身寿险和定期寿险之间的保费差异：

我们将从一位 24 岁的男性的保费开始。让我们叫他 Jim 吉姆。Jim 正在了解价值 500 000 美元的定期寿险。绝大多数公司提供的最长时限的定期寿险是 20 年时长的。这意味着在最初的 20 年内保费是不变的，但是在第 21 年，请小心！

Jim 没有健康问题，因此他得到了保险公司提供的最佳保费。基于你的健康和生活方式，保险可以从"吸烟者"到"超级首选"的不同等级收费。

Jim 选择了 20 年时长，定期寿险每年预估保费是 245.00 美元。245.00 美元的每年投资中存在许多的潜在支出。请记住如果你在 20 年周期的最后仍然活着，定期寿险将不能创造任何现金价值，你将得不到任何东西。第 21 年的保费将提升到超过每年 2 000 美元，因此你可能会在第 20 年的年底终止保险，特别是如果你仍然非常健康。

与之相反，相同的 500 000 美元死亡补助在终身寿险中每年可能需要花费 3000 ~ 10 000 美元，这取决于你选择的保险，当然还有目前的健康和生活方式的选择。

如果这个保险是为女性购买的，收费将明显降低，因为女性通常比男性活得更久，她们的收费更低一些。在同样的情况下，一位女性可能需要约 210 美元保费的定期寿险和 2800 ~ 8300 美元的终身寿险保险保费，这取决于被选择的保险。

定期寿险和终身寿险的计划之间也有许多的不同。首先，像之前声明的一样，在约定期限结束之后，定期寿险的保费将会大幅升高。如果你有幸活到保费约定的年限之后，定期寿险将不会造成现金价值，保费将永远消失。

相反，终身寿险的保费会持续创造现金价值。如果你在终身寿险中每年缴纳保费 2800 美元，你可以期待在 20 年以后获得相当可观的现金价值。很可能这个保险的价值将比你在过去 20 年里支付的保费总额要多得多。

但我知道你现在的想法，在你事业的早期，相比于 2800 美元或者 3000 美元，你更容易承担 210 美元或者 245 美元，这很可能是真的。你年轻无敌，所以会选择定期寿险并且打赌将会保持健康，所以当定期寿险变得太贵的时候，你可以进一步申请另外的低资费定期寿险。

但如果你不能保持健康呢？如果在那 20 年中发生了什么使你不能承保呢？心脏疾病、癌症、帕金森病甚至糖尿病等医疗状况都可以严重限制你购买人寿保险能力或者使之将你完全排除在外。你的长期保费时限已经结束，现在每年的保费暴涨，但你没有其他的适当的或可用的人寿保险。这就是当你只依赖于定期寿险时的赌博。

如果开始时你确实只有定期寿险，在某些保险有一种可用的安全阀。这个安全阀就是在保费时限内的任何时间将定期寿险转化为终身寿险的能力。如果你购买了定期寿险，请确保这个保险可以转化为终身寿险保险产品。通过这种方法，在你失去承保能力以后，至少拥有保留一些永久性保险的能力。

总是能惊讶地发现，那些以相较于团体或协会基础的伤残保险来说增加了安全性的理由来说服你购买个人伤残保险的保险专业人员，将会改变意见并建议你购买定期寿险，而非终身寿险。像之前比较两种伤残保险所陈述的那样，在你个人保护组合中，长期和终身寿险都有存在的空间。

人寿保险公司在提供最基础的死亡抚恤金的同时还提供各种各样的附加项目：

一些比较常见的包括以下：

1. 保费豁免：如果完全残疾，保费在身体残疾期间得到豁免。

2. 保证购买权：购买这个附加条款保证在保险期间有机会在一定程度上提升你的死亡抚恤金，而不需要提供目前可保性的证明。

3. 提前给付附加条款：如果你被诊断为慢性病或者绝症，可以预付一定比例的死亡抚恤金。

4. 家庭长期附加条款：这个类型的附加条款可以为受供养子女增加一些保险，通常有一定的最大额。这种保险是非常有益的，因为以下三个原因：花费通常非常合算，你很可能不会有其他为孩子购买的单独保险，以及一旦孩子不再受抚养，通常在 21 岁，很多的公司会同意你为孩子将这个附加条款转变为一个永久性的保险。

在人寿保险政策中还有许多其他的附加条款。

作为保险购买者，你的工作就是了解这些附加条款的花费，判断这些附加条款是否符合成本效益。如果保险专业人员为你展示了一个已经"包含"了部分或者全部附加条款的保费，将它们提取出来，这样你可以看到这些条款的费用。

除了为保护那些你爱的人，人寿保险还可以用在很多方面。在买卖协议中你可以要求人寿保险提供收购所需资金。人寿保险通常被用来承担个人财产税义务，以便更多的个人财产可以过继给继承人而不是上交给政府。

由于人寿保险所得是免税的，所以这是一种避免税收债务的很好的方法。当涉及需要购买多少人寿保险以及最适合你的人寿保险类型的时候，一位敬业的人寿保险顾问可以帮助你根据个人情况做出最好的决定。

现在我们已经讨论了保护你的主要的保险类型，包括健康、伤残以及人寿保险。下面我们将转而讨论保护你的财产。

保护你的财产

在本节我们将讨论对你开设牙科诊所的所有物质需求进行投保。如果你从牙科学校毕业并且成为一名助理，可能在一段时间内不需要担心这个。如果你毕业后立刻收购了一个牙科诊所，或者决定开设一个牙科诊所，你可能很快就会学习到需要多少资金来开展技术。当涉及开张所需的设备和供应时，牙科是最昂贵的专业之一。在本节我们将讨论如何确保你的建筑和商业个人财产免遭损失。

如果你没有事先判断损失发生后诊所重建所需的物资，以及恢复原状所需要的费用，为诊所和牙科设备购买保险是徒劳的。如果不能持续在你对建筑或者牙科诊所的财产做出重大的购买或者主要的变化时通知保险顾问，这也是徒劳的。

在为牙科诊所投保时，你最好知道许多保险公司已经在最需要的保险中加入了许多"捆绑条款"，这些条款需要根据个人诊所的需要对保险单进行小部分的增加或删减。这些捆绑条款可以包含你的建筑（如果你拥有它，就需要合同为它投保）、你的资产、因范围内的原因引起的收入损失，甚至一些影响到临床实践但没有发生在诊所的损失等，以上只是列举了几个。

有一些捆绑条款中的其他的保险可以保护你免于一些来自第三方的潜在债务，但我们将会在后文中讨论。

为你的建筑投保

建筑保险：建筑保险的保费基于建筑建造构建材料，占地面积，与消防站、河流、洪泛平原、维修站的距离等等。如果牙科诊所是该建筑的唯一租用者，那么这是最理想的。如果你的牙科诊所坐落于商业街或者办公楼，楼中其他的租用者将一起被保险公司加入决定保险定价以及他们是否想要为你提供保险的衡量中来。

当谈及为建筑和资产投保时，你会想要为其重置成本进行投保。如果你在 2015 年以 30 000 美元的价格购买了一架全景 X 线机，但它在 2025 年的一场火灾中被毁坏，这台机器的花费已经上升到 37 500 美元。你在失去它时将会想要某个保险为它的重置价值买单。相似的，你的建筑在 2015 年的建筑费用为每平方米 150 美元，但在 2025 年这将达到 225 美元，此时获得 150 美元将不足以帮助你重建建筑。

保险顾问可以帮助你估计重建建筑所需要的费用。不要愚蠢地认为应该以花费的价格为建筑投保，除非你只是建造了它。保险公司通常会在烧毁后再寻找建筑的替代价值。虽然你不会为土地价值或者地基投保，因为这两者通常在损失中幸存，建筑的替代价值可以和你购买时的花费有很大的不同。

为商业个人财产投保

和建筑一样，为商业个人财产（BPP）投保的目的就在于在失去的时候获得重置价值。在保险顾问和所选择共事的牙科诊所供应商之间沟通，可以在损失发生时使保险金额或可能需要限制的限制金额保持与时俱进。咨询可用的保险顾问，并且重视他们的意见。保险顾问是你的搭档，并不是只试图让你把赚取的金钱全部用于保费的敌人。

在你的商业个人财产中，可能有许多需要特殊保险的电子装备。从数码电话系统到电脑、数码 X 线、甚至是 CAD/CAM 系统，你的设备可能会受到电离辐射的严重影响，并且这些风险可能并不包括在投保的建筑保险中。确认分离出了电子设备价值以及保证他们包含在保险套餐中是非常重要的，但也要列出一个电子数据设备表格或者保证书。

电子数据处理设备（EDP）是非常重要的，因为它为非投保原因的损失提供附加保险。例如，离你投保的建筑半英里以外的电力转化器的损坏引起的电力激增。

如果你拥有自己的建筑或者需要为租赁的建筑提供所有的保险，也可以将暖气设备、通风设备和空调设备增加到保险中。这是非常重要的，特别是如果你的空气处理机组被放置在建筑的楼顶，更有可能遭受雷击。

业务中断

业务中断保险会在由于指定的财产损失导致你的业务中断时保护你的收入。

就像伤残保险一样，这笔提前的业务开支将会在意外、疾病或者外伤中保护你的收入，业务中断保险将会保护你免于财产损失。许多的牙科医生认为拥有了业务中断保险就等同于拥有了伤残保险一样。请不要犯这种错误。这是两种截然不同的保险类型。

为牙科诊所设计的保险将以两个基础的形式提供业务中断保险，通常在一个保险中会同时包含两种形式。牙科医生特有的保险将允许你购买特定天数并有一定日常限额的保险。例如，你可以购买 30 天内每天 5000 美元的限额。这样做可以让你免于证明在这 30 天内遭受的损失。你的补助只需要证实由于范围内的损失导致诊所停业。相对于证实实际上的损失，这更节省时间。

可以包括在保险中或者可以为你提供的业务中断保险的第二种类型就是实际损失持续性业务中断。拥有这种类型的保险，你不得不利用工具来证明你的损失，如纳税申报表、患者安排、应收账款、银行对账单等等。你不得不积极协助你的会计。实际损失持续性的业务中断保险通常最多支付 1 年，因为在 1 年结束之前任何牙科诊所都应该回归工作。一旦损失过后诊所重建，你回到工作中来，这种保险也可以支付部分补助。

保险免赔额以及共同保险

让我们简短的讨论一下保险免赔额以及共同保险所扮演的角色。你可能会将他们理解为有一些"游戏皮肤"。

免赔额就是发生财产损失的时候你承担赔付责任的金钱数额。如果你的财产保险拥有 500 美元的免赔额，这意味着保险公司将会在损失总额中扣除这个数额，并赔付给你剩余的。

举例说明，你的牙科诊所由于手术室中水管爆裂引起的水灾而遭受了保险范围内的损失。牙科诊所遭受了 2500 美元的损失，并且拥有一个 500 美元的免赔额。

范围内的损失：2500 美元

免赔额： -500 美元

赔付金额：2000 美元

免赔额帮助可以让你免于上交每一笔可能需要保险公司提供收据的小额赔偿。免赔额可高可低，这取决于方便程度或者保险公司的需要。更高的免赔额可以帮助你降低财产保险单的总保费。对于牙科诊所的财产保险，购买高免赔额的保险可能没有意义，因为价格的差异可能不能够使高免赔额更有价值。咨询保险顾问几种不同免赔额水平的保险选择，这样你会在成本节省和方便程度上知道哪一种更适合你。

特定保险的共同保险是当你决定不为建筑和/或财产的重置成本投保时等待你的潜在惩罚。如果你用 250 000 美元购置了一个建筑，但当它被烧毁时可能需要花费 500 000 美元来重建，你可能会面临一个真实的问题。

这种情况可以申请共同保险惩罚。这种规定只能恢复你确实拥有的财产的一部分，而不是恢复你应该拥有的财产。在金融界我们称之为"据实执行"。你实际上拥有价值 250 000 美元的保险。而你应该拥有价值 500 000 美元的保险。你实际拥有的其实是应该拥有的保险金额的一半，所以如果你保险范围内的损失是 200 000 美元，你将获得一半金额的补助，即 100 000 美元。

你并不希望这种事情发生，有两种方法来确定这不会发生。首先以及最好的方法就是确保你拥有建筑或者财产的重置价值的最新信息。保险顾问以及牙科诊所供应公司可以协助你保持价值信息的更新。

第二种方法，每一个人都应该实施，就是确保保险顾问在保险中删除共保惩罚条款。在捆绑保险中我们称之为"放弃共同保险"。这将使你免于接受共同保险的惩罚，但如果你仍处于保险额不足的状态，保险只支付一定数额的补助，你仍然不得不自己处理非投保部分。

附属保单覆盖范围

牙科医生的捆绑保险包括由不同的保险公司提供的许多其他的附属保险。对于不附属于被保险的建筑、树木灌木或者其他的财产、金钱和有价证券、良好的艺术品等时，你应该列一张保险公司包括在捆绑包中的额外政策保险的清单。专注于为牙科医生提供保险计划的保险公司将会增加诊所特有风险暴露的保险，如一些贵重物品保险，尽管你不太可能在房屋中留有很多的贵重物品。

洪水和地震保险

洪水和地震保险通常不包括在现有的保险政策。如果想要这个保险，需要申请。通常只在牙科诊所坐落于洪水和地震高发的地区时购买这样的保险。

绝大多数的洪水保险是通过一个叫作全国洪水保险项目的政府项目提供，或者简称 NFIP。这个项目是通过当地的保险代理出售的，但实际上是由 FEMA（联邦应急管理局）运行的。如果你的牙科诊所坐落于 FEMA 划定的洪泛区，房东可能要求你购买洪水保险。如果你位于洪泛区，当地市政法规可能也会要求你购买洪水保险。

给你的最好的建议就是确保你没有在洪泛区购买或者建造牙科诊所。可以通过访问 www.floodsmart.gov 来检查任何地点的洪水灾害风险。风险越大，需要支付的洪水保险的保费就会越高。

洪水保险的最后一个思考。不能等到洪水威胁到财产时才申请洪水保险。从申请到保险生效将会有一个 30 天的等待时间。如果这中间没有一个等待时间，每个人都会等到洪水威胁到财产以后才申请保险。

地震保险有一些不同于洪水保险的地方。通常可以在一家为牙科诊所投保的保险公司购买地震保险。当然，除非你住在像加利福尼亚一样的地震高发区。在地震高发区，可能需要从政府或者类似政府的代理商手中购买地震保险。

洪水和地震保险的免赔额通常比一般的捆绑保险免赔额要高得多。洪水和地震保险的整体保费价格与地理位置呈现的暴露和风险有关。潜在风险越大，保费也越高。

保护牙科医生免受他人伤害

有几种保险在之前的小节中已经讨论过，因为它们经常通过我们在之前章节所讨论的捆绑保险来投保。然而，这种保险可以真正地保护自己免受他人伤害，所以它们在本节才是最合适的。

在牙科诊所捆绑保险政策中你将可以找到针对员工欺诈的保险。限额很低，在 25 000 美元左右，但可以通过追加保费而被提高。员工欺诈可以当一名员工在你的牙科诊所中窃取钱财、用品或者服务时保护牙科医生。

员工欺诈的索赔并不像你认为的那样罕见。你被训练来从事牙科行业，而不是来运营一个诊所。然而，你在牙科行业的商业方面"经手"得越少，员工欺诈索赔所发生的概率就越高。当你将储蓄、书写支票、商业账户对账等授权给一名或两名员工，而采取"放手"的立场时，你将自己推向索赔的境地。

绝对不要认为让亲戚、亲近的朋友，或者甚至是配偶处于这一位置就能够消除员工欺诈的威胁。所有这些提及的情况下，员工欺诈都可能并已经发生。有许多关于员工从雇主这里偷窃的故事，就像天上的星星一样多。

所以，应该如何来控制这种风险，即使不能消除它？答案就是采取"亲自动手"的方法。以下有几个建议：

- 签所有的支票。绝对不要授权给别人。检查所有的支出也是有帮助的。
- 绝对不要让同一个人办理银行账户存款和检查核对。
- 由于手写纸质支票越来越少，进入你的银行账户或者经济管理软件查看。了解你的供应商，这样你可以注意到是否有一些不熟悉的实体支付。
- 每一个在你诊所中处理金钱的人，无论他/她是在诊所内外办公，每一年必须有至少一整个星期的休息，以便其他人可以做他/她的工作。如果这个人正在休假，代替者可能注意到是否某些事情看上去不大对劲。如果这个员工拒绝休一个星期的假或者持续取消假期，你的脑海中应该立即竖起红旗，有必要进行一次详细审计。
- 你选择来利用的控制越少，应该购买的员工欺诈保险限额就越高。

希望你意识到这是一种重要的保险，并且保证你拥有足够的限额和足够的控制。侵吞公款的主题在 16 章中讨论。

职工补偿

你可能会想要知道为什么职工补偿保险列在保护牙科医生的保险产品名单中。事实上，绝大多数牙科医生会选择不包括自己的职工赔偿保险，这在保险中由你选择。你通常会只为员工购买工伤保险。绝大多数的州会要求诊所购买这种保险。

为了理解为什么工人赔偿金会在这一小节中，让我们先上一段简短的历史课。在工业时期，制造业在美国急速发展。并没有 OSHA 来保证员工的工作环境的安全性。如果一名员工在工作中受伤了，其雇主可能接受或者拒绝照顾他们。如果雇主拒绝照顾受伤的员工，起诉雇主的失职就成了这名员工唯一的收入来源。

政府很快意识到当时绝大多数的雇主都选择拒绝照顾他们的员工。过失索赔很难获胜，并且非常昂贵。所以，为了给员工提供生活费，职工补偿就应运而生了。但是也存在取舍。雇主不得不购买保险来保护员工，但作为协议的一部分，员工也不得不放弃起诉雇主有过失的权利。

所以，职工补偿将保护在工作中受伤的员工，但它同时也保护了雇主免于在每位员工受伤时收到过失起诉。

在美国，职工补偿最接近社会保险，理由如下：

1. 保险是强制性的；

2. 雇主和员工为了它的实行都必须放弃一些权益。

如果一名员工在工作中受伤，当雇主和员工在错误判定时都被认为是无过错的，那么保险就会起效。

就像之前声明的一样，绝大多数的州要求雇主购买这个保险。一些州要求你从州政府购买职工补偿。这些被叫作"垄断"州。目前的垄断州有怀俄明州、华盛顿、北达科他州以及俄亥俄州。剩下的州允许你在开放的市场中购买这个保险。其他一些州，如密苏里州，只有你具有一定数量的员工以后才要求你购买这个保险。绝大多数的州要求即使只有一名员工，也要购买这个保险。

在职工补偿政策下可以获得以下四种基本类型的补贴：医疗费用、失去工资、永久残疾以及死亡抚恤金。另外，也有一些为了无法返回原来岗位的再培训员工的补偿。但在大多数情况下，在牙科诊所里，你会着眼于医疗费用和失去工资。

牙科诊所的工作可能会为员工带来一系列的伤害：针刺伤、咬伤、腕管综合征以及下背部损伤似乎是最常见的。通常情况下，可能除了背部损伤以外，这些类型的损伤都不会引起完全的残疾。

如果员工向你和国家说明他的情况并提出一项工伤索赔要求，或者如果你目睹了或者注意到了员工在工作中受伤，你有义务申请工伤索赔要求。因为这不仅是法律规定的，也是正确的事情。它也保护作为牙科医生的你，因为它开始运行限制条令，并且禁止员工因为你的疏忽提起诉讼。这并不意味着员工在受伤的时候不能够与一名律师合作。它意味着这名律师将要和这名员工合作以确认医疗费用都被支付，正确金额的临时残障福利都被支付，员工因他们受伤后可能遭受的任何的永久性完全残疾或者永久性部分残疾而受到补偿。

雇主责任险

在职工补偿政策中还有另一种保险叫作"雇主责任险"。雇主责任险有时被称为是职工补偿政策下的第二部分保险。它为了那些没有被职工补偿条款所包含的其他类型的损失所设计。可以包括重大疏忽的索赔以及财产损失后配偶的索赔。不同于职工补偿，你必须证明雇主的过失才能获得雇主责任险赔偿。这是一种很少用到的保险，也不大可能看到它在牙科诊所中被使用。雇主责任将出现在职工补偿政策中，但存在三个限定：意外人身伤害；每个员工因疾病引起的身体伤害；由于破坏政策限制引起的身体伤害。基础的保险限额是较低的，但是如果你愿意的话可以提高[①]。

---

① 在 www. irmi. com 网站可查找更多职工补偿的内容。

职工补偿政策审计

职工补偿可能是唯一一个工作中可以被保险公司或者国家计划所审计的保险。最初的保费基于受保险员工的预计年收入。比如说除去你的收入外所有职工的收入为 200 000 美元，假使你选择不参保。保险公司会应用一个率来估计保费，增加叫作"固定费用"的一定数额，然后得到保费。

如果在保险期结束时支付给员工的实际年收入为 225 000 美元，你可能会额外亏欠 25 000 美元的保费。另一方面，如果你的实际工资为 175 000 美元，将会有一部分支付的保费退还给你，因为对于实际工资，你超额支付了保费。你绝不会想高估年收入。如果在年末的时候确实有保费退还给你，保险公司不会支付给你一年中持有并使用这笔钱的利息。然而，如果严重低估了工资，你不仅在保险的年末会有更多的债务，而且如果没有在续保保险中增加收入，保险公司将会在续保保险中自动增加你的收入。

一般责任保险

牙科诊所中的一般责任险通常会提供处所责任险。但是你一定会问什么是处所责任险呢？那么，让我告诉你一个关于处所责任险的故事。当我还是小孩子的时候，母亲带我的祖父去看医生时带着我。那时我大约 6 岁。在当时，为了看医生等待很长的一段时间并不罕见，一名 6 岁的小孩就会不耐烦。我把椅子拉到饮水机旁边，爬上凳子，想要倒一杯喝的。然后，椅子从我的脚下滑了出去，我摔倒了，嘴唇磕在了饮水机上并且破裂了，我因为疼痛、害怕和痛苦而大声的呼喊。猜猜后来怎么样了？在那发生了之后我们立刻就进入诊室看了医生。在那时，我从未想过指责医生疏忽大意，而医生的疏忽大意造成了我的受伤。相反的，医生给我止了血，把一块胶带贴在我的嘴唇上，并让我走了。谁知道呢，他可能甚至为那次就诊向我母亲收取了费用！

今天相同的事故可能会导致存在疏忽大意、造成永久的面部瘢痕、疼痛和痛苦的指控。这就是处所责任险和一般责任保险所包含的情况。

你想知道一个来自牙科诊所的故事吗？很乐意提供。一名年轻的椅旁助理走出来到接待室叫下一位患者琼斯夫人。琼斯夫人年纪大了，步履蹒跚，并且不喜欢这名牙科医生，因此她非常焦虑。这名助理帮助琼斯夫人从椅子上站起来，扶着她的手臂走过大厅，走向手术室。在路上，琼斯太太绊脚并且跌倒了，摔伤了髋部。后来，她的家人断言他们可怜的母亲是被大厅中一块破旧的地毯绊倒了。琼斯太太起诉你的过失。一般责任险可以保护你免于这些索赔。

在一般责任险中，有两种其他的保险值得一提。第一种叫作"急救"保险。有时它也被称为"场所医疗费用"保险。只要没有对疏忽大意的指控或者对疼痛和痛苦的补偿要求，急救保险可以通过为你提供医疗费用的支付帮助你在萌芽状态扼杀这种潜在的索赔。这是一种很好的保险，阻止了很多索赔。

第二种也是更重要的保险就是"非自有和租赁车辆"保险。这是一种抛售保险，一些代理甚至剔除了它从而使捆绑保费降低。

但是它绝不该被剔除。除非你说你的牙科诊所中没有任何的车辆。

非自有和租赁车辆保险并不是为牙科医生自己拥有的车辆保险的，它会用另一种方式来保护牙科医生。如果你让你的诊所管理员去邮局，他/她开了自己的车，如果你的员工发生了车祸，你难道认为自己没有任何的潜在责任吗？答案是"有"。虽然员工的个人车辆保险会放在首位，一旦对方发现他们正在执行你的商业任务，问题就会出现。你几乎可以保证员工自己不会购买很高的汽车责任限额，你也不可能曾经过问他们的限额是多少。

还有一部分是"租赁"汽车方面的保险，它包括临时替代用车的使用，但真实的保护来自"非自有"方面。总是要购买非自有和租赁车辆保险，并且给予其与一般责任相同的限额。

一般责任保险还包括很多其他方面的保险，相对于主要的一般责任限额，它们可能有更低的或者相同的限额。如果你从第三方租用了诊所空间，有为租给你的房屋设计的损害保险。这个保险还将包括个人以及广告侵权，还有产品和完工保险。

一般责任保险将会排除关于专业责任的保险。作为一名专业人士，保险公司希望你购买一种单独的保险来覆盖这些风险。这种特别为你设计的专业保险将会在下一节被讨论。

当你要出租牙科诊所的房屋或者为设备申请贷款时，房东很可能会要求你出示购买保险证明。租赁协议将会注明他们要求你购买的保险级别，也会要求你指定他们为附加保险受益人。这很常见，而且保险顾问也会很快为你办到这个。

总是要将完整的租赁合同发送给你的保险顾问以便审查，而不是只发送租赁合同的保险部分。可能会在租赁合同的另一部分有文字说明或要求陈述，这需要代理去审查。当然，在签署合同之前，你总是需要找一位律师来审查所有需要签署或者实施的合同。一些房东可能会将一些疯狂的条款放在租赁协议中，将一些你的保险并不包含的条款强加给你。你和保险顾问以及律师的工作就是找出这些条款，并且删除它们。

我曾经见过一份牙科诊所租赁合同，要求牙科医生不仅为在牙科医生受保的场所范围内发生的事故，同时还要为在整个办公大楼和停车场发生的事故为房东提供一般责任保险，以保护他不受损害。像这样的条款就需要删除。

伞式保险

伞式保险是在一般责任保险、非自有和租赁汽车保险、职工补偿政策下的雇主责任保险上延伸了一些额外的限额。伞为你提供了一层额外的保护。然而，伞式保险几乎不会为专业责任保险提供额外的保险项目。这些保险被设计用来作为一般责任保险的补充。如果牙科诊所拥有自己的车，伞形保险也会为汽车提供额外的保险。随着资产的增长，伞形保险所能提供的额外保护将会更多。如果因为资产增长而购买了伞形保险来增加保护，请确认你已经充分提高了专业责任保险的限额，因为相较于一般责任保险，你有更多的风险。

专业责任保险

终于到这里啦！无论我们是叫它专业责任、牙科医疗事故、医疗事故还是错误和遗漏保险，我们都是在讨论相同的保险。这个保险保护牙科医生及其团队免于因疏忽大意而受到的指控。无论是拔错了牙，在一个错误的牙上做了根管治疗，损伤了一根神经，造成长时间的麻木，还是导致患者吸入义齿或者钻头或其他任何可吸入物，专业责任保险可以为这些疏忽操作提供实际的保护。

在"过去的好日子"里，我们会向客户出售专业责任保险，但他们中绝大部分从来不会用到它。它总是作为安全网存在，但是索赔很少发生并离我们很遥远。在那时，我们不会用这种形式和我们的客户谈话，"如果你曾经遇到了索赔。"更多的我们会说"当你遇到索赔时。"现在我们所在的社会和 30 年前的截然不同。现在专业责任索赔出现的概率比那时要高得多。

一般牙科医生专业责任保险写明了每次事故的限额是 1 000 000 美元，保险总赔额为 3 000 000 美元，并且没有免赔额。这意味着这个保险将会为任何一个索赔提供不超过 1 000 000 美元的金额，但在一个保险年份中，它不会为所有的索赔提供超过 3 000 000 美元的金额。辩护费用通常在每次的事件限额之外支付。

绝大多数专业责任保险也有一个较小的"急救"承保责任总额的次极限。如果你的患者吞下了义齿冠，急救限额将会支付 X 线和追踪牙冠穿过患者身体系统的必要物理检查的费用。如果出现对疏忽大意的指控，急救支付就停止了，而索赔处理程序开始运行。

理赔和报告保险形式

一般的保险是在"索赔和报告"基础上书写的。一些保险公司也会提议在"意外"

的基础上书写牙科专业责任保险。保险顾问将会帮助你决定哪一种对于你来说是最好的，但我们将会对每一种进行简短的讨论。

在一些法庭案件得出每年都会由于一项新出现的保险所伴随的一系列新的限制而导致索赔的结论以后，在20世纪70年代保险公司为索赔设计了保险项目。这被称为"叠加保险限额"。索赔提交以后，保险公司认为他们最大的限额是1 000 000美元，这是索赔发生时的保险限额。一些具有创新性的律师和法庭得出结论：一些后续的保险项目可以被用来让更多的钱放在明面上。

索赔保险填补了那个漏洞。这些保险被书写成文以便只涵盖在保险期内被报告的索赔。一旦保险到期，就不能再报告与之冲突的索赔。为了涵盖你过去的行为，索赔保险包括事先生效日期，也叫追溯日期，用来将你的新保险追溯至第一次专业责任保险的初始日期。

举个例子，你通过了考试，执业证书在2015年6月1日发出。你在执业证书发出的那天就接受了一个合伙人的职位。在申请中，你想要使保险在2015年6月1日开始起效。这也是未来保险中的事先生效日期。在2016年，当这个保险到期，新的保险会将保险日期定在2016年6月1日到2017年，但是事先生效日期还是2015年6月1日。现在的新保险将从2015年开始涵盖，因为原先的索赔保险已经过期，不能再报告与之冲突的索赔。如果在前一个保险期内你已经报告了一项索赔，无论花了多久来解决它，保险都将会涵盖这个索赔，但是一旦保险到期，不能再报告与新保险冲突的索赔。

事件保险形式

事件保险是当所谓的疏忽事件发生时起效的保险。所以，如果你在2017年6月1日收到发生在2015年的某个事件的索赔通知，很可能是2015年起效的保险响应了。记住这个的一种简单的办法就是事件保险涵盖过去，而索赔保险投保未来。

这两种保险都有正反两方面。索赔保险比事件保险更具有成本效益。然而，拥有事件保险使你不必担心在每一份新保险中保持事先生效日期，或者当你没有免费跟踪的资格时，不得不购买一个跟踪担保。

当你退休的时候，你不必担心需要像"索赔"保险一样购买事件保险的"跟踪"保险条款。

跟踪保险可以在你停止购买索赔保险的时候保护你。如果你曾多年购买专业责任保险，保险公司通常会在退休时免费为你提供跟踪保险。这种免费跟踪保险通常只在你和保险公司合作一定的年限，并且满足最低需要年龄之后提供。举例来说，保险可能声明你必须在他们那里投保至少5年并且达到了一定的年龄，通常是50岁。

如果你残疾了，这种跟踪也是免费提供的。

很少需要在退休之前购买"跟踪"担保。如果要举个例子，你决定回到学校接受专业训练，在校期间不准备作为一名牙科医生职业或兼职，你将不得不决定是想购买跟踪还是孤注一掷，并把握机会。必须要了解跟踪保险非常昂贵。

事件保险花费更多，因为基本上是在每个保险中"预付"退休后的跟踪。

如果当你在作为新牙科医生时初次设置了较低的限额，但是在 10 年以后你决定要提升限额，事件保险将不会提升过去的责任限额，而只是提升之后的限额。而在一个索赔保险中，如果你在 10 年之后提升责任限额，许多的保险公司将会从事先生效日期开始申请一个更高的限额。一些保险公司不这么做，他们利用所谓的"分责追溯日期担保"。这种担保基本上保持了过去工作的较低限额，而只提高了之后的限额。如果可能，你可能想要避免这种类型的方案。

如果曾经有患者指控你存在过失，或者患者仅仅因诊疗程序不符合他们所想而做出评论，都应该立即和保险顾问商量。使保险提供者警惕潜在的索赔是很周到的。如果没有任何事故发生，就没有损失。如果某个真实的索赔确实出现了，得知这件事已经及时地汇报的保险公司会让你非常舒服。当你没有和保险提供者沟通这些事故的时候，问题将会出现。请记住他们是帮助你保护自身、个人声誉和资产的伙伴。

雇佣实务责任保险

当在职或者以前的员工指控你的行为时，雇佣实务责任保险可以保护牙科医生，例如：非法终止合同或者性骚扰，只是举两个例子。请不要将这个和职工补偿小节中的职工责任保险相混淆。它们是截然不同的。

如果它是从一家专注于为牙科医生和其他专业人士投保的公司购买的，当雇佣实务责任事件出现的时候，这个捆绑保险将总是保护你的。很多公司将会以额外的保费向你提供购买更高额度的机会。更高的限额也包含一些除了防卫限额以外的赔偿限额。

雇佣实务责任保险是近几年出现的一种热门的新保险。非法终止合同、性骚扰、无法升职、不利的工作条件以及性别歧视曾经较为普遍。一些保险公司站出来提供一些保险来帮助解决某些雇佣行为要求的潜在经济负担。谁知道短短几年内与网络责任相比，雇佣实务责任保险会处于次要地位。

网络责任保险

网络责任保险是有史以来保险行业发展最快速的领域之一。不久前你购买的最接近于网络责任保险的可能就是身份盗窃保险，而那只能保护你个人。对于公司来说，网络责任保险已经几乎成了一种强制购买的保险。现代牙科诊所是如此得现代化以至于你的业务和患者信息总是处于风险中。

如上所诉，讨论了许多保险的其他条款，但是与牙科诊所相关的捆绑条款很少涉及网络责任保险。无论是因为系统黑客的攻击还是单纯丢失了存有所有患者病历的笔记本电脑而造成的患者信息的全部丢失时，绝大多数"赠品"保险不足以给予你相应的保护。

保险行业快速的应答，不仅保险条款可以帮助你解决潜在的经济损失，而且有计划、项目和模板来帮助他们的被保险人来满足 HIPAA/HITECH 安全法案的要求[①]。

在 2013 年 9 月，HIPAA/HITECH 的最终规则生效，由于系统故障导致患者受保护的健康或个人信息遭到泄露将成为你的责任。你的责任可能会导致高昂的花费并成为沉重的负担。患者通知和信贷监控被证明可能是昂贵的两个潜在的责任。

你也必须尽可能保证程序到位以减少数据泄露发生的概率。

甚至在安全漏洞发生后你读到或者听到这个安全漏洞时，执业的牙科医生购买成熟的网络责任保险的费用实际上也下降了，承包范围参数及后台服务也下降了，例如，公共关系与患者通知单支援等已经形成。你问为什么？答案就是一个经济学的简单问题。首先，更多的专业人士正在购买网络责任保险，这将为每一个人降低费用。其次，牙科诊所将会做出更多的控制来保护它们的系统免遭潜在黑客的攻击。

尽管如此，对于牙科医生来说，购买保险仍然是重要的。绝不要低估前员工污蔑的能力以及上文提及的丢失的笔记本电脑的力量。

良好的风险管理计划加上良好的网络责任保险会将你的网络责任风险最小化，这个很棒的组合将会使你在夜晚睡得更香，因为知道你所做的能够阻止坏人盗取患者受保护的健康和个人信息。

身份盗用保护计划

身份盗窃保护计划在极大程度上并不是真正意义上的保险。当购买一个身份盗窃保护计划的时候，你其实是购买了一系列的服务，这些服务将会在个人身份被盗窃的时候协助你。个人身份盗窃保护计划保护你更像网络责任计划保护你的业务一样。

你的个人身份可能由多种途径被盗窃。你可能会丢失钱包。别人可能会得到你的社会安全号码和生日时间，然后开始申请信用卡和贷款。你的支票和储蓄账户号码可能会被窃取。

身份盗用保护计划帮助提供减小身份盗窃之后的后续影响的支柱工作。这项计

① 可以 www. hhs. gov 网站查询详细信息。

划和信用卡公司、信贷局、银行、国税局等合作，来帮助你辨别什么是对错、做出更正，并纠正你的信用评分和账户。他们可以快速锁定你的信用卡，以便没有人可以用你的名字、社会安全号码以及生日时间申请信用卡和贷款。

身份盗用保护计划是具有成本效益的，它可以保护你远离那些试图从你的成功中牟利的人。

总　结

这是对于给牙科诊所投保的一个复习和概述。以下是从你刚刚消化的信息得到的几点结论：

- 风险管理是一个计划和考虑的过程，保险只是一个全面的风险管理计划的一部分。

- 你并不是第一个需要为专业投专门的保险的牙科医生。但是，如果你不小心，可能会遇到一位首次和牙科医生合作的保险顾问。别让这种情况发生。

- 同样，选择一家拥有针对牙科医生的专门保险的保险公司。任何的保险公司都可以为建筑和财产保险。但只有当他们的保险是为牙科医生设计的时候，他们才会包括常规的保险所不包含的保险项目。

- 你不需要重蹈覆辙。利用当地和国家牙科协会以及所在区域的执业牙科医师，寻求他们的建议。

- 当你改变牙科诊所时，与保险顾问保持联系。一个锥形束 CT 的购买，在交付之前要保证给保险顾问打过电话了。让保险顾问在一年之后发现此次购买或者更糟糕，在损失发生之后发现，这不是你想要的运行牙科诊所的方式。

- 你也可以支付较低的保费来为你所有潜在的风险投保。和你的保险顾问合作来设计一个完整的保险项目，可以满足你个人、合同和财务的需求。

- 为了保护你的资产，你不得不卷入牙科行业的商业方面。利用专业团队来协助你，包括保险顾问、律师和会计师。绝不要在你的团队审查文件之前签署租赁合约或者合同。

- 保持知情，因为保险是易变的，持续适应于新的风险，并且提供解决方案。定期会见你的保险顾问，掌握牙科行业和保险市场的最新状况。十年前我们不会有讲述网络责任的章节，雇佣实务责任也很少被提及。现在它们是最大的两个风险。

- 一个运行良好的风险管理计划和保险计划提供了我们在业界所谓的"睡眠保险"。你想要过得舒服，就应已经识别这个风险并且有了相应的对策，而这个对策可以让你在晚上睡个好觉。

参考文献和其他资源

American Dental Association Member Benefits. ADA Group Insurance Plans. www. ada. org/en/member-center/member − benefits/insurance-resources

Employers Liability Coverage. Insurance Risk Management Institute. www. irmi. com/online/insuranceglossary/terms. aspx#E

Head, Horn, 1988. Essentials of the Risk Management Process, ARM 54. The Institutes. Risk Management Principles and Practices. Available atwww. theinstitutes. org

Health Savings Accounts and Other Tax − Favored Health Plans. Publication 969 Internal Revenue Service. Available at www. irs. gov/pub/irs − pdf/p969. pdf

Health Insurance Portability and Accountability Act (HIPAA). Privacy, Security and Breach Notification Rules. U. S. Department of Health and Human Services. www. hhs. gov.

Health Information Technology for Economic and Clinical Health (HITECH) Act. www. healthit. gov. National Flood Insurance Program, Federal Emergency Management Association. www. floodsmart. gov. www. fema. gov.

Retirement Planner: Benefits by Year of Birth. Social Security Administration. Available at www. socialsecurity. gov/planners/retire/agereduction. html

练习题

1. 在你第四学年的开始，通过考试并拿到了执照，是时间对将要做的事情做出计划了。在简短的搜索之后，有购买现成牙科诊所的途径提供给你。在考虑了所有与企业所有权有关的事物以后，你意识到在决策过程中包括一个风险管理计划非常重要。

a. 一个好的风险管理计划的四个要素是什么？

b. 由于你在执业过程中不可能避开所有的风险，处理你所要面对的一些风险的三个途径是什么？

c. 说出你可以带进决策进程的一些专业资源，以及它们在帮助你时可能扮演的角色。

2. 在第四学年的中期，你可能会接到很多关于购买伤残保险的推荐。尽管还没有收入，并且如果事实上，除了债务你一无所有，伤残保险公司声称要为你提供保险。

a. 在你职业的这个阶段，在目前甚至还没有收入的时候，你是否需要购买伤残保险？如果需要，为什么？

b. 比较和对比个人伤残保险和协会团体伤残保险的主要区别？

c. 当你为牙科诊所购买新的设备而签署租赁合约时，租赁公司想要让你将你的伤残保险单分配给他们，以防你变成残疾人。他们为什么想要让你做这个？

这是一个好主意吗？分配你的个人伤残保险来覆盖商业费用的替代方式有什么？

3. 你现在已经进入诊所 9 个月了。你最喜欢的患者之一正躺在牙椅上，准备好了让你来为他戴一个崭新的单冠。当你将单冠就位的时候，患者移动到了右边，轻微撞到了单冠，在这一瞬间，单冠不见了……至少目前不见了！

a. 你应该将这个事故通知谁？多快？

b. 哪项保险将会立即生效来帮助你确认该患者得到了照顾，在什么情况下，保险公司将会在该保险下停止为这个患者支付？

4. 你的患者 Frank 也是一个当地的保险代理。他已经跟随了你一段时间，想要"为你提供一个报价"来为你的牙科诊所投保。他说：为了你提供给他的家庭的牙科服务，他支付了很多的钱，让你作为他的客户当然也会非常好。

a. 考虑为牙科诊所投保时你会问 Frank 哪些关键的问题？

b. 为什么和一个专注于牙科诊所的保险专业人士合作是非常重要的？

第 26 章
个人理财、投资和退休选择

William "Dana" Webb, *Brian M. Lange*

理　财

建立金钱观

　　从多年帮助别人创造和维持财富的经验中我们发现：很明显，绝大多数人并没有金钱观。当谈及金钱观时，他们通常都会一脸茫然。事实就是绝大多数人从未考虑过这件事。因此，首先对金钱观进行讨论是很重要的。

　　当你手持一张支票时，你有三种选择：

　　1. 消费。绝大多数美国人知道如何办到这件事。作为世界上储值最低的国家之一，耗费时间向美国人解释如何花钱并不值得。我们将会假设读者已经理解此概念。

　　2. 放贷。这是绝大多数美国人认为他们在创建财富时所做的。事实上，你所知道的人中没有一个人是通过放贷来创造或者维持财富。"放贷"这个概念对于一些读者来说可能是新鲜的。举例来说。如果你购买了美国政府债券或者票据，就相当于借钱给联邦政府。如果购买了公司债券，就相当于借钱给那个公司。如果购买了市政债券，就相当于借钱给那个城市。如果你将金钱放入储蓄账户或者金融市场，就相当于借钱给那个金融机构。换句话讲，债券、票据、存款单、金钱市场、固定年金等等都是贷款工具。向他人放贷，作为回报，你得到了利息。重复一下：没有人通过放贷而创造或者维持财富。但是如果你做了第三种选择，甚至是在退休期间，你将会创造和维持财富。

　　3. 购买资产。富裕的人购买资产。想一想。你认为比尔·盖茨是因为知道如何放款而变得富有吗？他拥有一家公司。你认为沃伦·巴菲特是因为放款做得很好而变得富有吗？他拥有好多家公司。那么唐纳德·特朗普呢？他拥有不动产。纵观历史，拥有者才能创造和维持财富。虽然价值最高的事物确实会随着时间不断变化，但总是拥有者才能创建金融安全。你可以通过拥有不动产、经营生意、股票和收藏品等等来创造财富。拥有什么取决于你，但必须是一个拥有者才能创建和维持财富。

再想一想。你需要在余生中保持这种观念。绝大多数美国人认为他们应该在退休期间用不同的方式来看待财富。请记住：财富带不走也留不住。随着利率处于历史低位，人类的寿命延长，你必须在退休期间保持这种观念，以防钱不够用。

致力于理财目标

据说绝大多数人"想要"变得富有，但创造财富的人"致力于"变得富有。换句话说，相比于绝大多数人，那些财富创造者为了实现目标愿意牺牲更多。财富创造者知道如果想要在人生中得到一个不同的结果，就需要改变思考、行为和反应的方式。虽然绝大多数人想要在人生中得到一个不同的结果，但却不想要改变他们思考、行为和反应的方式。为了创造财富，绝大部分人都需要在性格方面做出一些根本的改变。

请准备好花费更多时间集中精力于财富创造项目。这就是为什么与配偶分享目标非常重要。许多财富创造训练脱轨的原因在于配偶不同意从家庭中分离出必要的时间来实现这个梦想。有一位善解人意的配偶可以使事情变得更加简单，而更好的情况是，有一位可以和你并肩作战来帮助你实现目标的人。

请做好没有人陪伴的准备。你无法一直和你的邻居保持一致。他们可能会花钱炫富，但也可能会因此而负债累累。财富创造者在他们的方式下有控制地生活。举个例子，绝大多数人认为有钱人驾驶昂贵的汽车。但百万富翁车辆的平均持有年限是 11 年。换句话说，财富创造者很少在感情上有攀比心理。

请准备好在合适的时间使用"良性"债务。太多人不理解债务。他们要么认为所有债务都是坏的，要么认为他们拥有太多"不良"债务，而没有足够"良性"债务。良性债务就是兑换了那些随着时间的推移可能将会拥有上升价值的事物的债务。这包括了抵押贷款和教育债务。不良债务就是购买了那些几乎在购买之后立刻就贬值的债务。这可能是汽车债务或者是信用卡债务。在生活中尽量多的保留良性债务，而消除不良债务。

最终，更多的情况是，财富的创造是副产品，而不是主要的焦点。绝大多数富有的人将会告诉你，他们是如此忙于所热爱的事业，而财富只是附加的收益。这就是为什么富有的人退休的这么少。他们可以在理财方面退休，但是不想停止从事所热爱的事业。请找到一种你热爱并且擅长的职业。绝不要停止学习。如果你能够每年阅读一本与你职业相关的书，你将会比绝大多数竞争对手领先几年。

节约用钱与保存购买力

关于创造财富的最大的误区之一就是如果你节约用钱，就会创造财富。对于绝大多数人来说这是不可能的。想要创造或者维持财富，必须通过保存购买力，而不是节约用钱。

当福特在 1964 年推出野马的时候，价格大约是 2000 美元。现在它的价格超过 35 000 美元。大多数人认为这辆车增值了。其实并没有！现在的美金相较于 1964 年的美金更不值钱了，所以购买同一件东西时，将需要更多的金钱。请再次阅读先前的句子。人们代代相传：“将钱放在储蓄罐里，以备不时之需。”他们教导孩子节约用钱，每一年这个教条都会贬值。孩子长大了，弄不明白如何创造财富，但父母百思不得其解。怎么能指望通过储存持续贬值的东西来创造财富呢？

对于那些退休的人，这个问题更加严重。在他们的退休生活中，他们已经对于“安全”这个词有了错误的定义。他们认为持有拥有的财富才是安全的。现在请改变你对安全的定义。不要等到另一天了。安全不是保存本金，而是保存购买力。

假设一个人在 1964 年退休，拥有 100 000 美元。如果相信安全就是持有本金，他可能会投资于收益为 5% 的长期债券。每年收入 5000 美元，当债券到期，他收回 5000 美元加上 100 000 美元。他认为这是安全的，因为他还拥有本金。但其实并非如此。当他在 1964 年获得第一个 5000 美元时，野马价值 2000 美元，他能够支付两辆半的野马。当他在 2015 年收获 5000 美元时，野马价值 35 000 美元，他只能买到不到 1/6 辆野马。结论：如果他对于安全的定义是保持本金，他是成功的。然而，这对他有什么好处呢？因为与之而来的是他逐年下降的购买力和生活水平。

那么，这个退休的人犯了什么错误呢？他将财富置于租赁机构，而丧失了购买力。如果他利用这笔钱来购买一些东西，他的 100 000 美元可能会有更好的机会来获得足够高的盈利率，以便于他在 2004 年仍然能够购买野马。换句话说，在一生中，为了创造和维持财富，我们必须是拥有者，而不是租赁者。但是要做到这一点，必须首先创建一个预算，并以此生活。

创造财富

从收益方面而不是开支方面作出决定

每一个金融商业模型基本上都有两个部分。公司中的一些人负责带来收益。而另一些人负责控制开支。两者都很重要。然而，主要的决定必须要基于收益决定。现代太多的生意基于开支作出决定。

一直以来，那些传奇的首席执行官（CEO）都是通过为其公司增加新的收入来提升价值。这通过出售创造出的新产品或服务，或者通过收购更小的公司并且继续出售其产品或服务来实现。两者都能够提升公司收入。

现在，首席执行官似乎更像是首席财务官（CFO）。他们试图通过削减开支而不是增加收益来提高公司的价值。这在短期内可能会起效；而从长期来看，通常是一个坏的决定。举个例子：某小商品公司把工作转移到海外以减少劳动力成本。他们甚至在海外建造了一个工厂，在上午 8 点到下午 5 点之间生产小商品。但是实际上发生了什么呢？海外的工厂在上午 8 点到下午 5 点之间按合同生产小商品，关闭了仅仅 1 分钟，然后在下午 5：01 重新开工来继续为盗版市场生产小部件直至第二天上午 7：59。他们不得不通过降价的方式与盗版市场竞争，每 24 个小时的周期中有 16 个小时在生产盗版商品，那么这个公司实际上能赚多少钱呢？换句话说，每一天生产的非法小商品相较于合法小商品质量相同，但数量却是其两倍。

我讲这个故事是因为我发现绝大多数的家庭以及新的商业拥有者同样也从开支方面作出决定。当飓风横扫墨西哥湾沿海地区时，迫使汽油的价格升高，我们可以仅靠听取谈话而将财富创造者们从那些未创造财富的人中辨别出来。绝大部分人正在讨论如何从预算的其他方面削减支出，用来为汽油价格的上升而买账。换句话说，他们是从账单的开支方面来做出决定的。而财富创造者则在讨论如何增加收入来支付汽油价格的上升部分。时不时都有人要求加班。销售人员每月关注于多做几单额外的销售。退休的人可能会在部分投资上变得更激进。换句话说，这些人关注于提升收入，而不是削减开支。

创造和维持财富的人从收益方面做出决定。从收益方面构建成功的商业。因此，在你建立牙科诊所，并且仍然管理日常开支时，也必须以这种方式思考。

投资选择

既然你明白为了创造和维持财富，你必须做一名拥有者，那么你应该拥有什么呢？有许多东西你可以拥有。然而，我们的建议将列表缩小如下：

1. 拥有你自己的牙科诊所。一开始做的时候可能是艰难的，但把它作为目标之一。终有一天你将会拥有自己的事业。

2. 拥有你的牙科诊所的所在之处。对于绝大多数的牙科医生来说，这将是一个长期目标，将会成为你不动产中的商业资产。如果购买或建造了一个比所需要的占地面积更大的建筑，你可以租出剩余部分的面积，并且拥有额外收入。

3. 在退休计划中拥有你投资的部分。这将给你一个拥有共同基金的机会。请确认你拥有的共同基金包含的全是股票而没有债券。请牢记，债券是一种租赁工具。股票代表你的拥有权，将会帮助你在长期积累后创造更多的财富。

4. 只有在你已经完成了以上三个项目之后，你才可以开始拥有其他东西。说到这点，你可能会想要拥有单身房屋或者公寓楼进行出租。可能会希望拥有个股或者拥有你配偶所经营的其他商业。你将有许多选择，但是请选择最适合你个性和性格特征的投资。例如，如果你缺少时间或者性格不适合，请不要试图成为一名房东。

需要指出的是，上述意见针对商业生活。请不要忘记了个人生活。在这方面也应该做一名拥有者，你第一个应该购买的就是一座房子。绝大部分人们在购买房子时，会采取这样的比例模式：80%的第一抵押贷款，10%的次效抵押贷款和10%的折扣。这应该是你仅有的个人债务。总是使用现金支付其他购买物，包括汽车。太多的年轻人用车贷和信用卡债务开始他们的成年生活，因为他们看到其父母做过同样的事情。财富创造者不会面临上述任何一种债务。这并不意味着他们避免使用信用卡，而是意味着当出现账单时付清整个账单，决不让利息累积。

关于这个话题的最后一个警告。我们无法告诉你，刚退休的人们曾多少次告诉我们，他们在职业生涯中，过度忙于挣钱，以致未能创造财富。我们知道你努力学习成为一名牙科医生，但绝不要混淆赚钱和创造财富。如果你全神贯注于赚钱，那么就聘请一个称职的财务顾问来帮助你持续关注你的财富创造计划。这么做将是一个很好的投资。

理解财务规划的基本知识

即使你并不计划做任何的投资，你也应该熟知很多的概念和术语。至少你应该理解投资顾问的建议。投资字典（http：//www.investmentterms.net/）定义或解释了所有你可能会有疑问的投资。你也应该知道如何去挑选投资经理。关于如何去挑选最好的投资经理，你可以在（http：//www.scholtzandco.com/individual-investors/how-to-choose-thebest-investment-manager/）获取相关指南。

这个由美国注册会计师协会赞助的强大网站还提供了丰富的个人理财和投资信息：http：//www.360financialliteracy.org/Topics/Investor – Education

以下是一些常用的投资术语和词汇表。这绝不是一个详尽的清单。

与投资相关的一些基本术语词汇表

债券：债券是一种投资者将资金借贷给在一定期限内以可变利率或固定利率借入资金的实体（通常是公司或者政府）的债务投资。公司、市政当局、各州和主权国家的债券用于筹集资金和资助各种项目和活动。债券拥有者就是发行者的债权人或债主（www.investopedia.com）。

衍生工具：在最基本的情况下，金融衍生工具就是规定双方之间的支付条件的双方合同。据我们所知，衍生工具是从标的资产里（如股票、合同、交换物），甚至是等可衡量的事件（如天气）中"衍生"出来的。确定支付的条件通常包括标的资产的价格和标的资产达到该价格的日期（www.simple.com/blog/what-are-derivi-ates-really）。

多元化：一种将各种投资组合在一起的风险管理技术。这个技术背后的基本原理包括不同类型的投资主张之间的组合，就平均而言会产生更高的回报率，并且组合投资相较于任何单独投资都具有更低的风险（http：//www.investopedia.com）。

红利（股息）：公司向股东支付的报酬，通常作为利润分配。当一个公司获得了利润或盈余，可以将它投资于业务中（称为留存利益），并支付该投资的一部分作为红利发给股东（www. wikipedia. org）。

道琼斯工业平均指数（股票价格平均指数）：美国最知名的股票指数。是 30 家交易活跃的蓝筹股的一个价格加权平均，主要行业包括在纽约证券交易所交易的股票。所谓的道琼斯指数就是最大的美国公司的市场占有率的晴雨表。全球有数百个投资指数，包括股票、债券、货币和大宗商品（www. nasdaq. com）。

全球基金：一种在投资组合中包括至少 25% 的外国有价证券的共同基金。该基金的价值取决于外国经济体的健康与否和汇率变动。全球基金允许投资者国际多样化（http：//financial – dictionary. thefreedictionary. com）。

成长型基金：投资于任何国家的任何有前景实体的债券和股票（股份），高度可信的的证券资金保持在一个显著百分比（通常是 25%～50%）的共同基金（单位信托）（www. businessdictionary. com）。

对冲基金：通常是由富有的个人或者机构所使用的、允许使用共同基金不能使用的冲击策略的一种基金。对冲基金免除了政府对于其他共同基金的许多规章制度，这使得它们能够完成积极的投资目标（www. investorwords. com）。

收益基金：寻求通过投资提供股息或利息的证券为股东产生收入的共同基金或任何其他类型的基金。该基金可以持有债券、优先股、普通股或资产投资信托基金（REITs）（www. investinganswers. com）。

指数基金：指数基金（指数跟踪）是一种无论市场条件，旨在复制一个特定金融市场的指数运动，或一组持续持有的所有权规则的投资基金，通常是共同基金或交易所买卖基金（www. wikipedia. org）。

国际基金：通常是指由国际债券和外国公司股票组成的投资或共同基金（www. investinganswers. com）。

市场资本总值（市值）：大盘股、中盘股和小盘股：市场资本总值，俗称市值，通过将公司的已发行股份乘以公司每股股票价格计算得出。一个公司自身的股价并不能在很大程度上告诉你这个公司的总价值和规模；一个每股股价为 60 美金的公司并不一定比一个每股股价为 25 美金的公司更有价值。举个例子，一个每股股价为 60 美金并拥有 1 亿股已发行股票的公司（市值为 60 亿美元）实际上比一个每股股价为 25 美金并拥有 5 亿股已发行股票的公司（市值为 125 亿美元）规模更小（www. mutualfundstore. com）。

共同基金：能够使投资者将资金汇集到一个专业管理的投资中的一种投资安全类型。共同基金可以投资于股票、债券、现金和（或）其他资产。这些称为控股的基本的安全类型，结合形成一个共同基金，也被称为投资组合篮子（http：//mutual-funds. about. com）。

纳斯达克：美国全国证券交易商协会自动报价系统：为市场参与者提供在场外

市场交易的更积极上市的普通股报价的一个电子报价系统。约 4000 个股票包括在纳斯达克系统中（www. nasdaq. com）。

罗素指数：退休金和共同基金投资者广泛使用的由市值来衡量的美国股票指数，它是由美国华盛顿州、塔科马的弗兰克罗素公司所发行的。举个例子，罗素 3000 指数包含了美国 3000 家最大市值的公司股票（www. nasdaq. com）。

证券：证券是一种可交易的金融资产（例如债券和股票）。它通常用于指任何形式的金融工具，但是"安全"的法律定义因不同的法律和监督管理权限而不同（www. wikipedia. org）。

标准普尔指数：标准普尔道琼斯指数是世界上最大的全球资源，包含基于指数的概念、数据和研究。国内的标志性金融市场指标，有例如标准普尔 500 指数和道琼斯工业平均指数，标准普尔道琼斯指数拥有超过 115 年的满足机构和散户投资者需求的建设创新和透明解决方案的经验（http：//www. standardandpoors. com/en_ US/web/guest/home）。

股票：一种在公司中授予所有权的财务担保，如对公司部分资产和收益的索取和董事会的表决权。股票的发行和交易单位称为股份（www. thefreedictionary. com）。

股票市场：股票也被称为股份的买卖双方的集结体（一个松散的经济交易网络，而不是一个实体设施或不相关联的实体）。这些可能包括证券交易所的以及私下交易的证券（www. wikipedia. org）。

价值型基金：一种投资于价值被基本评估方式所低估的公司的共同基金（www. investorwords. com）。

退休计划的选择

主要有三种类型的退休计划：个人退休计划、公司赞助的退休计划和个体经营的退休计划。本次讨论将只涵盖每种中你最可能考虑的类型。并不是每个计划都会被提及。

1. 个人传统退休账户：是一个需要每年供款的税收优惠账户，任何年龄在 70 半岁以下且有收入的人都可以申请。一个非工作的配偶也可以做同样的事。收益是缓税项，保险金是免税项。请注意收入限制。

2. 个人罗斯退休账户：保险金并不是免税的，收益增长免税，提款时不需缴税。这也有收入限制，但没有申请年龄限制。

3. 401(k)：允许"盈利性"公司的员工通过工资扣款来获得税前保险金。雇主可能会为员工账户缴纳保险金，这种保险金将使公司税务注销。

4. 简易个人退休账户：拥有 100 个或更少合乎条件员工的企业可以制定这个计划。其类似于 401(k)，但较少的测试和较低的管理成本。雇员的最大提存金可以远远低于 401(k) 所允许的。雇主的保险金是强制性的，高达 3.5%。

5. 利润共享计划：这为公司提供相当大的灵活性，允许他们决定每年是否会给出存金以及给出多少，可以高达每个参与者的薪酬的 25%。像 401（k）一样，这些计划可以包括贷款和转归计划的规定。它有最大的提存金金额极限。

6. 货币购买计划：这类似于利润共享计划。提存金限制也是一样的，但这个计划不是那么灵活。每年一个薪酬的固定比例必须被作为提存金。这个百分比是在建立这个计划的时候决定的。

7. 养老金固定收益计划：一旦你的牙科诊所建立并且收入更高，我们建议你切换到这种类型的退休计划。它更像原来的退休金计划。在提及的其他计划中，提存金是固定的，但是你不知道将来你会得到多少钱。这个计划允许你决定未来你想要的退休金数额，一位精算师每年计算你需要提存多少钱来保证退休金数额的实现。请记住：高收入才能符合这个计划。

8. 简化雇员养老金（SEP）计划：它允许个体经营户和小企业主缴纳减税保险金，高达 W-2（工资和税务报表）收入的 25% 或者 1099 表（美国的一类报税表）的 20%，直至最高限额。它非常易于管理；然而，雇主也必须提存相同比例的薪酬到他们的雇员账户，就像他们为他们自己的账户所做的一样。

当决定哪一种计划最适合你和雇员时，我们再怎么鼓励你去寻找专业人士的帮助也不为过。在绝大多数情况下，你支付给一名好的理财师的费用将会被改善的缓税增长和税收节约所抵消。

高校资金投资计划

是否所有的父母都应该放弃一些事物来资助他们孩子进行大学教育？一些人会回答："是的。"他们是否应该为此使用政府推出的储蓄工具之一？一些人应该不会。有两个主要的计划为大学教育存钱：

1. 科弗代尔教育储蓄账户：每年每位孩子可以有最高 2000 美元的进项现金提存。收益增长是免税的。在某些情况下，该账户可用于支付初等和中等教育。不过，修改调整后的收入限制可能会限制你的保险金。

2.529 计划：此计划使每位捐赠者可以提前给每位孩子存入 5 年的年度赠予豁免额（每年 14 000 美元，2015 年）这不是减税的，但如果这笔钱用于高等教育，收益增长将是免税的。它不能作为初级以及中级教育的费用。申请时没有收入限制。富人们利用这个计划从他们的财产中转移资金，来节省他们的受益人需要缴纳的"终身税"。

对于适合的情况有恰当的计划，但它们并不适用于所有人。例如，美国机会信用和终身学习信用可能不会因将资金应用于非计划覆盖项目而被要求索赔。对于一些人来说，这些信用比免税增长更为有价值。销售人员最爱销售这些计划，因为大多数人想要帮助他们的孩子储蓄。和一位不出售这些计划的税收顾问交谈。公正地给你提供一个为大学存钱的最佳计划。

父母可以资助大学费用的方法有很多，包括学生贷款和抵押房屋贷款。请不要排除任何的选项，除非你已经和主管财务分析师彻底讨论了所有的选项。然而，请记住：你可以一直为教育费用借钱，但是不能为退休借钱。因此首先考虑退休计划。

预算的需要

预算方案应该是决定开支的金钱计划。预算是可用的最有效的理财管理工具，允许我们控制财务资源、设定和实现目标，并且计划如何将钱为我们所用。预算的目的在于节约已知的和意外的支出。好处很多，包括但不仅限于以下：

1. 预算使你控制钱，而不是钱控制你。
2. 预算将你的资金组织为支出和储蓄两个类别，自动记录所有交易。
3. 预算帮助按你自己的方式生活。
4. 预算可以让你摆脱并远离债务。
5. 预算通过设立共同目标来加强家庭联系。
6. 预算帮助你达到储蓄目标。
7. 预算协助计划意外开支和处理紧急情况。
8. 预算创造额外收入。
9. 预算能够显示过度消费领域，从而使你重新关注最重要的目标。
10. 跟着预算让你晚上休息得更好，因为你不必担心如何支付账单。

并不是所有人都能够在人生中第一次试图建立理财秩序时制定预算。以下是人们不能够制定预算的主要原因：

- 不理解预算是什么，不知道预算有什么用
- 设定不现实的目标
- 放弃预算过程

理解在人生中设立理财秩序的过程就像是开始并且坚持体育锻炼计划一样是非常重要的。在体育锻炼计划中，需要调整运动量来适应你的身体状况和目标。你可以调整预算。在所有的钱被分配支出之前你可以拥有所有的支出额（例如，在存够钱买一个替代品之前，你的衣物烘干机坏了）。你或者某位家庭成员会有冲动消费的情况。如果告诉自己你正处于学习阶段，可能会有意想不到的情况发生，这样你就能够按预算生活。你可以在这个网站中学习，以避免消极心态或者自我诱导导致人们放弃预算过程：www. betterbudgeting. com/budgetformsfree. htm，www. soyouwanna. com/site/syws/budget/budget. html，www. youneedabudget. com.

目标设定

就像你为了从牙科学校毕业而不得不设定目标、不断发展并坚持积极的自我鼓

励一样，在生活中你同样需要设定生活目标，并且坚持进行积极的自我鼓励。问自己以下问题，以做好应对生活目标的准备：

1. 我希望别人在我晚年之时如何评价我？
2. 在我死之前想要完成什么？
3. 在我死之前希望参观或者生活在哪里？

你可能想要增加、修改或者删除三个问题中的一个。过程才是最重要的。一旦你回答了问题，就准备好了开始你的人生目标。人生目标是不断变化的，只要你活着，就需要不断地更新。它需要你的使命、理想和价值为核心。很多人认为使命、理想和价值是为你的事业而存在的，而不是为你或你的家庭存在；然而，如果你不知道要去哪里，在事业中创造使命、理想和价值将变得更加困难。如果你浏览网站 http：//www. liquidplanner. com/blog/create-mission-vision-statement-year/，你将找到在生命中如何树立个人使命和理想。他们认为可以用同一过程来树立人生使命和理想。当谈及你的价值，请回答以下问题：引导你怎么做、做什么的基本信念是什么？这个问题的另一种问法就是对我来说什么是真正重要的？

为了帮助你树立人生目标，可将以下内容纳入考虑。你可能想要增加或者删除某一个类别。同样的，以下网站为树立目标提供了更多阐述和有益的建议：http：//www. mindtools. com/page6. html。

1. 宗教：你是否相信上帝，在你的人生使命路途中它起了什么作用，为需要帮助的人减免费用或并不想要以此为人生目标？
2. 个人目标：你如何照顾自己以便能够照顾家庭、事业及其他。这包括你的运动、爱好、空闲时间等。这可能跟其他的人生目标相重叠。这也可能是你放置人生目标清单的地方。
3. 家庭目标：包括你希望孩子学习的价值观，与配偶相处的时间，与每个孩子相处的时间，假期等。一些人把家庭目标放在个人目标之前。记得航空公司警示你先戴上你自己的氧气罩再帮助他人。含义就是如果自己不在良好的状态，帮助他人就会更加困难。
4. 事业、生意：这可以包括与员工的日常会议，要上的继续教育课程，你和其他人在实践中的生产目标，增加患者就诊量更佳方法等。
5. 兴趣爱好：我(我们)会为兴趣爱好留出多少时间、多少钱？
6. 理财：见下文。

你的理财目标应该反映你的价值观。举例来说：在经济上帮助别人非常重要，不管通过宗教组织还是非营利组织为需要的人提供服务，你首先应该有一个预算。如果教育孩子非常重要，那么你需要一个大学预算项目。专业的财务管理师声称可以通过支票或信用卡账单看出一个人最看重的部分。人们愿意在对他们来说重要的东西上消费并储蓄。

在分析你的支出模式和制定预算之前，列出近期和远期的理财目标是一个好主意。请记住，目标就是在完成预算后想要实现的东西。可以根据需要调整目标来实现你的理财目标。关于设定理财目标的更多信息请参见以下网站：http：//genxfinance. com/setting-your-financial-goals-with-a-goalworksheet.

预算过程

第一步：设置类别和计算支出

如何开始预算过程能够决定你的成功或者失败。为了使成功最大化，保留所有收据；如果结婚了请你保留所有的家庭收据至少2个月最好3个月。按类别分类累积。在指定的时间节点，总计每个类别。现在你就会知道需要为食物、基础设施、天然气、午餐、咖啡、钓鱼等留出多少预算了。

对于周期性重复的票据，例如汽车保险和房屋保险，请查询支票和信用卡报表并按月进行预算。预算簿可以在办公用品商店购买，或者你可以购买一些允许记录购买和帮助生成预算的软件。一些个人电脑自带有例如 Microsoft Money 之类的软件。你可以购买其他的软件，例如 Quicken 或者 Microsoft Excel。请确保适当调整你使用的任何预算工作表。增加或删除一些类别以便反映你的消费状况。

重点是找到一个能为你所用的方法，然后按这种方法记录你的消费。表 26.1 为个人或家庭预算提供了一个模板。有两个网站可以帮助你找到或者建立预算工作表：http：//www. betterbudgeting. com/budgetformsfree. htm 和 http：//www. soyouwanna. com/site/syws/budget/budget. html

表 26.1　个人/家庭每月预算

预计每月税后收入：＿＿＿＿＿＿＿假设紧急基金已储蓄好。如果没有，提前 3~6 个月进行资金储备	
汽车(可以通过商业留出一部分预算)	
汽油	＿＿＿＿＿＿＿＿
修理/轮胎	＿＿＿＿＿＿＿＿
税收/保险	＿＿＿＿＿＿＿＿
租赁/贷款支付	＿＿＿＿＿＿＿＿

汽车更换储蓄基金 　　　　　　　　　　＿＿＿＿＿＿＿＿＿

衣服/鞋 　　　　　　　　　　＿＿＿＿＿＿＿＿＿

食物 　　　　　　　　　　＿＿＿＿＿＿＿＿＿

非食物（家居清洁用品、洗发水等） 　　　　　　　　　　＿＿＿＿＿＿＿＿＿

礼物和邮票/邮资 　　　　　　　　　　＿＿＿＿＿＿＿＿＿

个人债务（信用卡、百货公司等） 　　　　　　　　　　＿＿＿＿＿＿＿＿＿

学校债务 　　　　　　　　　　＿＿＿＿＿＿＿＿＿

儿童保健 　　　　　　　　　　＿＿＿＿＿＿＿＿＿

房子/公寓 　　　　　　　　　　＿＿＿＿＿＿＿＿＿

电话（本地、长途服务，手机） 　　　　　　　　　　＿＿＿＿＿＿＿＿＿

水 　　　　　　　　　　＿＿＿＿＿＿＿＿＿

电 　　　　　　　　　　＿＿＿＿＿＿＿＿＿

天然气/瓦斯 　　　　　　　　　　＿＿＿＿＿＿＿＿＿

垃圾（一些情况下是通过城市税收提供的服务） 　　　　　　　　　　＿＿＿＿＿＿＿＿＿

房屋维护（维修等） 　　　　　　　　　　＿＿＿＿＿＿＿＿＿

抵押贷款/贷款支付 　　　　　　　　　　＿＿＿＿＿＿＿＿＿

托管保险/税收托管 　　　　　　　　　　＿＿＿＿＿＿＿＿＿

有线电视/互联网 　　　　　　　　　　＿＿＿＿＿＿＿＿＿

更换资金（炉、屋顶、地毯、家具、电脑等） 　　　　　　　　　　＿＿＿＿＿＿＿＿＿

其他保险（人寿、责任、伤残）；可以通过企业办理，但鉴于税收影响，

　　不建议这么办理伤残保险。 　　　　　　　　　　＿＿＿＿＿＿＿＿＿

娱乐（电影、外出就餐等） 　　　　　　　　　　＿＿＿＿＿＿＿＿＿

津贴 　　　　　　　　　　＿＿＿＿＿＿＿＿＿

度假基金 　　　　　　　　　　＿＿＿＿＿＿＿＿＿

捐献 　　　　　　　　　　＿＿＿＿＿＿＿＿＿

医疗保险、处方、眼镜等（根据企业实体和提供的福利可以通过企业

　　办理） 　　　　　　　　　　＿＿＿＿＿＿＿＿＿

储蓄/退休（超过你的退休计划的部分通过企业办理） 　　　　　　　　　　＿＿＿＿＿＿＿＿＿

宠物 　　　　　　　　　　＿＿＿＿＿＿＿＿＿

杂项（报纸、杂志、理发、孩子体育运动，孩子学杂费，等等） 　　　　　　　　　　＿＿＿＿＿＿＿＿＿

每月合计预算 　　　　　　　　　　＿＿＿＿＿＿＿＿＿

第二步：量入为出

　　成功预算的第二步就是总结你 2 ~ 3 个月的消费方式，并且比较每月的总支出和净收入（税收和扣除扣减项目之后）。如果支出比收入更高，需要进行消费调整。

通过大幅调整，使你在月末的时候有一笔余额。请记住，意外可能并且将会发生，所以为意外留一笔钱，详见第四步："建立一笔紧急基金"。储蓄应该是预算的一部分。储蓄应该围绕着你的目标，如退休、投资和休假。

第三步：完善你的预算

寻找方法来提高购买力。你可以通过减少支出、增加收入、把握独特的机会来增加购买力。

减少支出可以从削减、推迟购买或者取消购买中实现。从积极的方面来说，减少支出也包括批量购买你需要的或定时销售的物品（在春天购买下个冬天的大衣）。很多书籍和在线网站也可以为减少支出出主意。

不需要你或者家人寻找一份额外的工作，同样能够增加收入。尽早合并贷款或者还清贷款可以免于缴纳大幅增加的税收，亦可以增加收入。同样的，图书馆和在线网站都有很多可用资源来帮助你找到增加收入的方法。

使用信用卡消费来省钱（只有当你每月能够付清它们），如免费的航空旅程、汽油的折扣、以及定点的购买。在线购买一些必需品（只有从声誉好并且手续费低甚至没有手续费的网站上购买）。邮寄费用可能会抵消任何在本地购买相同商品所减少的零售税或者汽油需要。同样的，许多书籍和网站可以让你找到最能帮助你实现目标的特价商品。谷歌消减成本：特价商品指南和资金管理。

第四步：建立紧急基金

当你创建了预算并以此生活时，如果部分或全部现金都用完了，你需要创建紧急基金。紧急基金的目的在于把 3~6 个月的生活费用存在一个安全的、位于日常视线及意识之外的账户中。紧急基金不仅可以在受伤和拿到伤残保险金之间或者改变工作之间临时补助你和你的家庭，也可以补助意想不到的开支，例如破损的烘干机以及昂贵的汽车维修。紧急基金对于财务安全来说完全是必要的，因为它们给你提供资金支持。没有紧急基金，你可能被迫承担花费数年才能还清的信用卡债务。你绝不想要处于一个不得不使用信用卡支付诸如食物和交通等日常必需品的处境。

如果你没有家属，3 个月的紧急基金应该是足够的。如果你有家属，应该设立 6 个月紧急资金的目标。你要担负的人越多，遇到计划外或意料外的支出也越多。

最好将你的紧急基金和用来度假、买车的投资账户分开。这样更容易单独保存。然而你不可能将退休基金存储在一个储蓄账户、货币市场账户、存单或者短期债券中，这些是你存储可能短期内需使用现金的好地方。这些都是最具有流动性的投资产品。

如果决定需要 6000 美元作为你的紧急资金，你可以每个月提供 100 美元，自己支付、存储起来并让其持续增长。一旦到达目标，把投资的钱放在一个非退休金账户待其增值。

如果将钱从薪水账户中划到紧急基金账户，那么你消费的欲望将会减少。请记住，理财安全的建立需要时间。不要气馁。为什么你需要紧急基金，请查看（http://financialplan.about.com/od/savingmoney/a/emergencyfund.html）。

第五步：传递你所学到的东西

所有被预算所影响的人一旦到了理解金钱含义的年纪，就会开始预算。家庭预算会议对于孩子来说是很好的教学机会，并且是一个家庭一起为某个目标或者很多目标奋斗的良好方式。

你会找到很多关于应该花费在房子、食物等上的预算百分比多少的例子。这种百分比是以平均收入为基础的。因此，当你的收入比平均少或者多，这个范围就不能反映你的消费方式。

请记住预算是一个需要实际目标和不断调整的过程：对目标的调整，对于意料外支出的调整，因收入而进行的调整等。对预算观察和了解越多，你实现理财目标的可能性就越大。坚持你的预算，不要放弃。

退出策略

为了你的事业

你应该使用独资、合伙或者有限合伙的方式来构建你的牙科诊所吗？你认为 C型有限责任公司、S 型有限责任公司或者有限责任公司（LLC）怎么样？第 10 章详细讨论了这些公司结构选项。无论怎样强烈地建议去寻求一个称职的律师会计师团队的帮助都不过分，让他们帮助你做出最佳决定。很多时候是基于哪一个提供最好的税务情况或者哪一个能够将诉讼的潜在风险降到最低从而作出决定。有的时候是基于哪一个有最少的管理费用从而作出决定。最好考虑以上所有方面。同时，请记住考虑其他方面。当出售这个牙科诊所时，我选择的公司结构将会对我造成怎样的影响？当开始运营牙科诊所时，它将如何出售可能是你最不想考虑的事情之一。虽然这可能是很多年之后的事了，但开始的时候最好思考一下。

为了你自己

所有人都应该意识到有一天你会离开这个世界。你将如何将资产转给挚爱？基本上，可以通过以下三种方式完成：

1. 在死亡声明上对你所拥有的每一件东西附上受益人或者转让人。如果你接近生命的终点并且没有太多财产，这可能是你需要做的。

2. 使用遗嘱：在去世的时候，遗嘱执行人将会根据你的指示分配财产。一些州可能会要求遗嘱检验法院牵涉其中，因此这些诉讼可以公开进行。检验遗嘱的费用可以是昂贵的。

3. 使用信托：如果你拥有可观的资产，信托可能对你来说是最好的选择。它能使你所爱的人免于缴纳不必要的税。一个人可以在生前激活信托程序。当你还活着的时候，信托就可以开始使你受益。因为信托不需要通过检验法庭，过程就不需要被公开。你的资产情况仍然是保密的。准备、建立和管理信托将会花费更多，但如果所有资产都由信托持有，就避免了遗嘱认证费，从而省去一笔花费。

会见一名称职的资产管理律师。专业人士的意见是非常重要的。

长期护理计划

由于人均寿命的延长，在生命的尽头支付护理费用成为一个更大的问题。这里有四种方式来支付护理费用：

1. 长期护理保险：相对昂贵，需要定期支付保费，并且不保证会使用它。它和销售公司共存。老龄化社会的出现，对这些保险公司提出了更高的需求，他们是否有足够的资金来满足所需费用？如果没有，公司破产后，你将不会得到你应得的利益。

2. 医疗保险和医疗补助：医疗保险是一个联邦项目。医疗补助是一个州项目，并且每个州不尽相同。通过联邦和（或）州项目支付长期护理专为不能自行支付护理费用的人设计。然而，这两种项目都只涵盖了一小部分长期护理的费用。有律师专门设计程序使你"放弃"资产，从而使你有资格获得这个资助。越来越多的这种漏洞被填补，使得富人们不能"钻空子"。然而，如果你决定冒险尝试，请聘请一名专注于在这个领域处理细节的称职律师，而不要自行尝试。这个过程非常详细，一个小小的失误就会影响你的计划。

3. 自我保险：很多人认为只有非常富有的人才能够负担得起。其实无须这么快下定论。假设在你所在的区域，一个长期护理设施的平均费用是每年75 000美元。如果平均使用3年，那么一个人将需要支付225 000美元。当步入人生的最后3年，很多牙科医生的退休计划中将会有更多的剩余。在你排除这个选项之前，花时间做做计算。

4. 亲戚：绝大多数人认为这意味着从亲戚那里获得资金支持。这是一种可能性。但是如果你有一个当医生或者护士的儿子、女儿、侄子或者侄女呢？他们中的某个人可以照看你，而作为回报，当你过世的时候，将部分或者全部资产留给这个人。

那么，你如何决定这四个当中哪一个最适合你？首先，决定你是否要为孩子或爱人保护资产。一些人计划花完他们储蓄的所有钱来享受生活。这些人有兴趣为他们的配偶保护资产，但不会为了其他人。我们曾很多次听到过：我已经告诉过我的孩子，我死前写的最后一张支票将会遭到拒付。如果这是你的观念，当需要为长期护理付钱的时候，你将会和那些想要确保他或她的孩子能够继承一些财产的人有不同的选择。请记住你在工作生活中进行储蓄的原因是为了在晚年的时候照顾你和你的配偶。这就是这些钱的用处。你存钱并不是为了将它传给子女。然而，一些人想要为了这个原因而保护财产。所以，首先决定你是否有意愿将部分财产传递给你的孩子，然后决定你将用哪种方式为长期护理提供资金，以便最好地实现这个目标。

其次，如果决定要购买长期护理保险，请注意，在你生命的最后阶段，新一代到达了顶峰时期，并不是所有的保险公司都有足够强大的资产来为你支付。那时绝大部分保险公司面临的资产流失非常巨大。太多的长期护理销售人员只着眼于他们销售的政策所带来的好处，这非常重要。但是请不要忘记考量保险公司落实政策实施的经济实力。这最好咨询一位知道如何去阅读损益表、资产负债表和年度报告的称职专业人士。保险公司也会被机构定级。这些信息在评价公司的时候可能也是有用的。

总　结

如果决定将经济独立、创造和维持财富作为你生活方式的一部分，那么你需要做出承诺并且在态度和行为上做出一定的调整来实现你的目标。态度和行为上的改变并不会像你在牙科学校的第一年那样困难。事实上，如果绝大多数人在毕业后的几年仍然维持其在牙科学校的生活方式，他们将会在经济独立和创造财富方面取得显著进展。这意味着通过不消费而储蓄的钱被用于明智的投资和（或）"不良"债务的支付。

那些实现了经济独立和财富积累的人留下了有迹可循的道路。所有你需要做的就是跟随这些足迹，照他们做的去做：

- 树立一个正确的金钱观
- 建立并致力于财务目标
- 保存购买力
- 从收入方面做决定
- 做出明智的投资选择
- 为未来做打算（大学、退休）
- 发展并坚持预算
- 早年制定退出策略

最后提醒，像第 25 章详细讨论的一样，用合适的保险来保护你的商业和个人资产非常有必要。

参考文献和其他资源

书 籍

Chidester Jane E, Macko, et al, 1997. BudgetYes！: 21st Century Solutions for Taking Control of Your Money Now. Powell, OH: Tulip Tree Press.

Dahle, James M, 2014. The White Coat Investor: A Doctor's Guide to Personal Finance and Investing. The White Coat Investor LLC.

Graham, Benjamin, 1973. The Intelligent Investor: A Book of Practical Counsel. 4th ed. New York: Harper & Row.

Lawrence, Judy, 2004. The Budget Kit: The Common Cents Money Management Workbook. Chicago: Dearborn Trade Publishing.

Sander, Peter, Sander Basye, et al, 1999. The Pocket Idiot's Guide to Living on a Budget. New York: Macmillan.

Shiller, Robert J, 2015. Irrational Exuberance. 3rd ed. Princeton NJ: Princeton University Press.

网 址

http：//www. investmentterms. net

http：//financialplan. about. com/cs/personalfinance/a/EmergencyFunds. htm.

www. betterbudgeting. com/budgetformsfree. htm.

www. genxfinance. com/setting-your-financial-goals-with-a-goal-worksheet

www. soyouwanna. com/site/syws/budget/budget. html.

www. youneedabudget. com.

www. frugalliving. about. com/od/moneymanagement/u/cut_ costs. htm

练习题

1. 写出你的金钱观。
2. 至少阅读两本关于预算的书籍，并且制定你的每月预算。
3. 制定你的人生目标。
4. 确定你未来 5 年的理财目标。